Dobler
Kinesiologie in der Naturheilpraxis

Günter Dobler

Kinesiologie in der Naturheilpraxis

Grundlagen – Praxis – Therapieschemata

Unter Mitarbeit von Waldemar Birkholz
Grafiken: Karin Glöggler

2., neubearbeitete und erweiterte Auflage

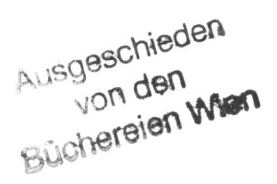

ELSEVIER
URBAN & FISCHER

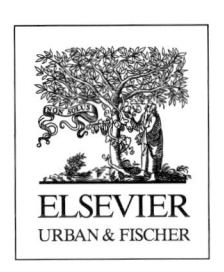

URBAN & FISCHER

Zuschriften und Kritik an:
Elsevier GmbH, Urban & Fischer Verlag, Lektorat Komplementäre und Integrative Medizin, Karlstraße 45, 80333 München

Autor:
Günter Dobler, Maienweg 6, 89160 Dornstadt-Tomerdingen. Internet: www.bio-med-kinesiologie.de

Wichtiger Hinweis: Die Erkenntnisse in der Medizin unterliegen laufendem Wandel durch Forschung und klinische Erfahrungen. Der Autor dieses Werkes hat große Sorgfalt darauf verwendet, dass die in diesem Werk gemachten therapeutischen Angaben (insbesondere hinsichtlich Indikation, Dosierung und unerwünschten Wirkungen) dem derzeitigen Wissensstand entsprechen. Das entbindet den Nutzer dieses Werkes aber nicht von der Verpflichtung, anhand der Beipackzettel zu verschreibender Präparate zu überpüfen, ob die dort gemachten Angaben von denen in diesem Buch abweichen und seine Verordnung in eigener Verantwortung zu treffen.

Wie allgemein üblich wurden Warenzeichen bzw. Namen (z.B. bei Pharmapräparaten) nicht besonders gekennzeichnet.

Bibliografische Information Der Deutschen Bibliothek
Die Deutsche Bibliothek verzeichnet diese Publikation in der Deutschen Nationalbibliografie, detaillierte bibliografische Daten sind im Internet über http://dnb.ddb.de abrufbar.

Alle Rechte vorbehalten
1. Auflage 1999
2. Auflage 2004
© Elsevier GmbH, München
Der Urban & Fischer Verlag ist ein Imprint der Elsevier GmbH.

04 05 06 07 08   5 4 3 2 1

Das Werk einschließlich aller seiner Teile ist urheberrechtlich geschützt. Jede Verwertung außerhalb der engen Grenzen des Urheberrechtsgesetzes ist ohne Zustimmung des Verlages unzulässig und strafbar. Das gilt insbesondere für Vervielfältigungen, Übersetzungen, Mikroverfilmungen und die Einspeicherung und Verarbeitung in elektronischen Systemen.

Um den Textfluss nicht zu stören, wurde bei Patienten und Berufsbezeichnungen die grammatikalisch maskuline Form gewählt. Selbstverständlich sind in diesen Fällen immer Frauen und Männer gemeint.

Lektorat: Ulrike Kriegel, München
Herstellung und Satz: Kadja Gericke, Arnstorf
Druck und Bindung: Printer Trento S.r.l., Trento (Italien)
Grafiken: Karin Glöggler, Osnabrück
Umschlaggestaltung: SpieszDesign, Neu-Ulm
Titelfotografie: Wolfgang Moll, Ulm

Gedruckt auf LuxoSamtoffset 115 g/m^2, chlorfrei gebleicht – TCF

ISBN 3-437-55501-4

Aktuelle Informationen finden Sie im Internet unter
www.elsevier.com und www.elsevier-deutschland.de

Geleitwort

Als Gründungspräsident des „International College of Applied Kinesiology" und Mitglied des ursprünglich von Dr. George Goodheart persönlich ausgewählten Teams von Lehrern seiner Methode, hatte ich die Gelegenheit, das Wachsen und die Verbreitung dieser komplementärmedizinischen Methode zu einem weltweit praktizierten Verfahren zu beobachten.

Ich habe viele Menschen erlebt, die begeistert über die positiven Auswirkungen des Einsatzes kinesiologischer Verfahren berichteten. Es war für mich aufregend zu sehen, wie sehr die Angewandte Kinesiologie (AK) von den Therapeuten als Möglichkeit geschätzt wurde, bessere Resultate bei schwierig gelagerten Fällen zu erzielen. Wenn der Patient im Raster der herkömmlichen Medizin ein Rätsel darstellte, konnte das Einbeziehen des kinesiologischen Modells oft den entscheidenden Unterschied bedeuten, um die Selbsthilfekräfte wieder in Gang zu setzen.

Ich lege es allen Praktikern nahe, die Betrachtungsmodelle des Touch für Health (TfH) und der AK zu erlernen und damit die Palette Ihrer Möglichkeiten zu erweitern und auch den Betroffenen selbst etwas in die Hand zu geben, womit sie selbst zum Erhalt ihrer Gesundheit beitragen können.

Ich selbst wende diese Methoden seit 1965 bei meinen Patienten an und unterrichte sie professionellen Anwendern bereits seit 1967. Seit 1970 lege ich besonderen Nachdruck auf TfH als Einstiegsprogramm. Auf Anregung von Dr. Goodheart begann ich damals das TfH-Buch zu schreiben, um die von ihm entwickelten Methoden auch Laien zugänglich zu machen und dem Anfänger den Einstieg in die AK zu erleichtern. Mein Modell des TfH hat sich im Laufe der Jahre zu einer einmaligen Art und Weise entwickelt, die Grundideen in einem speziellen Modul sowohl dem Laien als auch dem Therapeuten zur Verfügung zu stellen.

Das vorliegende Buch von Günter Dobler und seinem Team gibt den Therapeuten im Gesundheitswesen einen ausgezeichneten Einstieg, um die TfH- und AK-Techniken in den Praxisalltag zu integrieren. Die Inhalte werden in einer Weise dargestellt, daß die Therapeuten in der Lage sind, die vorgestellten Techniken fast unverzüglich bei ihren Patienten hilfreich einzusetzen.

Weiterhin wird ein Überblick über die verschiedenen Modelle von TfH und AK gegeben. Die klar dargestellten Techniken können als Zusatz von jedem Therapeuten sofort genutzt und in das bereits bestehende Therapieschema eingebaut werden. Besonders die sofortige Umsetzbarkeit der hier vorgestellten Techniken ist der spannendste Teil. Es ist auch möglich, je nach Praxisablauf erst einige Grundlagen und später immer mehr der dargestellten Techniken zu verwenden.

Die Methoden sind alle sehr sicher und können ohne gesundheitliche Risiken eingesetzt werden. Als selbstverständlich wird von jedem Therapeuten erwartet, daß er den Muskeltest nur anwendet, wenn keine Kontraindikation dies verbietet.

Die AK-Techniken sind vielseitig verwendbar und in der täglichen Praxis für jeden Therapeuten zur Erleichterung von Schmerzen und Leiden aller Art einsetzbar. Sie können komplementär zu fast jedem heute gelehrten Verfahren eingesetzt werden. Es sollte jedoch bedacht werden, daß auch die AK, wie jedes andere Modell im Gesundheitswesen, nicht allumfassend sein kann. Jeder Therapeut ist stets bemüht – der individuellen Lage des Patienten entsprechend – sämtliche ihm zur Verfügung stehenden Möglichkeiten zur Hilfe zu nutzen. Das vorliegende Buch gibt diesem Bemühen wertvolle Unterstützung.

Ich würde mich über jeden Leser freuen, der mir über seine Erfahrungen mit der Anwendung der beschriebenen Methoden berichtet und möchte meine Hilfe auf der Grundlage meiner 34 Jahre währenden Praxis der AK sowie meiner 25 Jahre Erfahrung im Unterricht von TfH anbieten.

John F. Thie, DC
Founding Chairman
International College of Applied Kinesiology
Autor und Gründer des Touch for Health
6162 La Gloria Drive
Malibu CA 90265
FAX 310 589 5369

Vorwort zur 2. Auflage

Nachdem sich bereits die erste Auflage durch seine Praxisnähe auszeichnete, haben mich die vielen positiven Rückmeldungen bei der praktischen Umsetzung durch meine zahlreichen Leser und Kursteilnehmer motiviert, das Werk weiter zu verbessern.

In der vorliegenden stark erweiterten zweiten Auflage habe ich versucht, das Buch noch mehr praxisorientiert zu gestalten. Unter anderem wurden die Kapitel der Diagnostik und der Korrekturen neu eingeteilt. Neben zahlreichen neu aufgenommenen Korrekturen wurde als weiteres Bonbon ein herausnehmbares Arbeitsheft geschaffen, das alle Test- und Korrekturabläufe zur schnellen Umsetzung enthält.

Nun möchte ich noch meiner Frau Erika danken; ohne Ihre Unterstützung wäre diese Arbeit nicht möglich. Ein besonderer Dank geht auch an meinen Freund Hans-Joachim Pollin, der bei der Gestaltung und Umsetzung des neu aufgenommenen Themas „Kraniosakrale Korrekturen" tatkräftig mitwirkte und mich unterstützte.

Ich wünsche allen Lesern viel Spaß bei der Umsetzung und bei der Integration in den Praxisalltag.

Günter Dobler
im Frühjahr 2004

Vorwort zur 1. Auflage

Dieses Buch hat zum Ziel, den kinesiologischen Erfahrungsschatz des Autors und sein umfangreiches Wissen auf dem Gebiet der Naturheilkunde und der Gesundheitslehre in einem praktikablen System miteinander zu verbinden und daraus eine gelungene Synthese der ganzheitlichen Diagnostik und Therapie herzustellen. Es handelt sich dabei um eine Auswahl vieler altbekannter und bewährter Techniken und Heilansätze, die unter der Prämisse „Praxistauglichkeit" und „Zuverlässigkeit" ausgewählt und zum Teil auch weiterentwickelt wurden. Mit Hilfe des Muskeltests werden die möglichen Diagnose- und Therapieverfahren gefunden, um dann eine Feinabstimmung der Krankheitsursache und die für den jeweiligen Patienten wirkungsvollsten Therapieschritte in das Behandlungsschema einzusetzen.

Die in diesem Buch vorgestellten Korrekturen und Vorgehensweisen werden bereits in zahlreichen Naturheilpraxen täglich angewandt und stellen den Schwerpunkt der dort erfolgreich praktizierten therapeutischen Tätigkeit dar. Die bisher vom Autor durchgeführten Therapeuten-Schulungen wurden von Naturheilkundlern sehr interessiert aufgenommen und in die eigenen Behandlungsverfahren eingebunden. Über häufige Feedbacks wurden die dort erzielten Therapieerfolge bestätigt, was auch für alle neu Interessierten eine gute Ausgangsbasis zum Einsatz der Kinesiologie darstellen kann.

Ein besonderes Anliegen des Autors ist der respektvolle und würdevolle Umgang mit allen Therapeuten aller unterschiedlicher Therapierichtungen zum Wohle des Patienten. Wer heilt, hat recht.

Der Muskeltest und die Kinesiologie sind keine wissenschaftlichen Verfahren, sondern subjektive Methoden, die zu objektivierbaren Ergebnissen führen. Nicht der Muskeltest als einzelnes Kriterium sollte also das Ziel wissenschaftlicher Überprüfung sein, sondern der Zustand des Patienten vor Beginn und nach Beendigung der Konsultationen muss entscheidend sein.

Ich hoffe, dass meine Kolleginnen und Kollegen mit Hilfe dieses Buches ebenfalls einen bedeutsamen Erfolg bei der Behandlung Ihrer Patienten erfahren werden, wie ich es seit Jahren durch den Einsatz der Kinesiologie miterleben durfte.

Darüber hinaus bin ich dem interessierten Leser für kreative Anmerkungen, Hinweise, Erfahrungen und Anregungen jederzeit dankbar.

Günter Dobler
im Sommer 1999

Inhaltsverzeichnis

1	**Einleitung**	1
1.1	Was ist Kinesiologie?	2
1.2	Die Geschichte der Kinesiologie	2
1.3	Weitere Richtungen der angewandten Kinesiologie	3
1.4	Ablauf einer Erstkonsultation	5
1.5	Ablauf einer kinesiologischen Korrektur-Behandlung	6
1.6	Der verantwortliche Umgang mit der Kinesiologie	7
2	**Die Steuerung der Muskelfunktion**	9
2.1	Rezeptoren	10
	2.1.1 Golgi-Sehnenorgane	10
	2.1.2 Muskelspindeln (Spindelfasern)	11
2.2	Die Muskelspindeltechnik	14
3	**Vorprogramm zum Muskeltest**	15
3.1	Der Indikatormuskel	16
	3.1.1 Auswahl des Indikatormuskels	16
	3.1.2 Überprüfung des Indikatormuskels	16
	3.1.3 Korrektur von Abweichungen (hyperton/hypoton)	18
	3.1.4 Zusammenfassung	20
3.2	Prüfung der übergeordneten Meridiane	20
	3.2.1 Die Überprüfung des Zentralgefäßes	21
	3.2.2 Die Überprüfung des Gouverneursgefäßes	22
	3.2.3 Die Beurteilung der Ergebnisse/Korrektur	23
3.3	Prüfung auf latente Dehydratation	24
	3.3.1 Vorgehen	24
	3.3.2 Beurteilung der Ergebnisse/Korrektur	25
3.4	Switching	25
	3.4.1 Überprüfung auf Switching	26
	3.4.2 Korrektur	26
3.5	Verbaler Test	27
	3.5.1 Ja-Nein-Test	27
	3.5.2 Die Überprüfung der Gesundheitsbereitschaft	27
	3.5.3 Die Korrektur von Haltungskonflikt und Haltungsumkehr	29
4	**Wichtige Werkzeuge der Kinesiologie**	31
4.1	Modi	32
	4.1.1 Grundlagen	32
4.2	Challenge	38
4.3	Therapielokalisation	38

4.4	Surrogat-Test	39
4.5	Zwei-Punkt-Test	39
4.6	Das Überprüfen von Energiezuständen in den Meridianen	40
4.7	Arzneimitteltest	43
	4.7.1 Auswahl durch Indikatorveränderungstest	44
	4.7.2 Auswahl durch den Ja-Nein-Test	44
	4.7.3 Sicherheitsüberprüfung	44
	4.7.4 Festlegung der Häufigkeit der Verabreichung	44
	4.7.5 Festlegung der Einzeldosis	46
5	**Das kybernetische Modell und die Regulationsfähigkeit des Körpers**	**51**
5.1	Das kybernetische Modell	52
	5.1.1 Das Modell des überlaufenden Fasses	52
	5.1.2 Das Gesetz der Summation	52
	5.1.3 Das Haus-/Wohnungs-Modell	53
5.2	Die Überprüfung der Regulationsfähigkeit des Körpers	53
	5.2.1 Testdarstellung	53
	5.2.2 Testdurchführung	53
	5.2.3 Bewertung der Testergebnisse	54
	5.2.4 Zusammenfassung	55
6	**Tests gesundheitlicher Störungen**	**57**
6.1	Entzündungsherde und Störfelder	63
	6.1.1 Mögliche Herde und Störfelder	64
	6.1.2 Herd- und Störfeldtestung	65
	6.1.3 Neuraltherapie zur Herd- und Störfeldsanierung	68
	6.1.4 Weitere Möglichkeiten der Herd- und Störfeldsanierung	68
	6.1.5 Zusammenfassung: Störfelddiagnostik	68
6.2	Emotionale Belastungen	69
	6.2.1 Das Testen emotionaler Belastungen	69
	6.2.2 Möglichkeiten zur Auflösung emotionaler Belastungen	79
6.3	Toxische Belastungen	79
	6.3.1 Tests	79
	6.3.2 Amalgam	83
	6.3.3 Das Aufzeigen der Zusammenhänge durch den Zwei-Punkt-Test	85
6.4	Allergien	86
	6.4.1 Tests	86
	6.4.2 Nützliche Medikamente zur Allergiebehandlung	90
6.5	Strukturelle Störungen des Bewegungsapparats	91
	6.5.1 Der Testeinstieg über den Struktur-Modus	91
	6.5.2 Nützliche Medikamente zur unterstützenden Behandlung	91
6.6	Krankheitserreger	94
	6.6.1 Tests mittels spezieller Modi	95
	6.6.2 Test mittels Nosoden	98
6.7	Geopathie-Belastungen	99
	6.7.1 Regulationsstörungen durch Erdstrahlen und Wasseradern	99
	6.7.2 Störungen durch elektromagnetische Felder	100
	6.7.3 Möglichkeiten der kinesiologischen Geopathie-Testung	100

7	**Korrekturen gesundheitlicher Störungen**	**103**
7.1	Strukturelle Korrekturen	104
	7.1.1 Spezielle Muskelarbeit	104
	7.1.2 Wirbelkörperverlagerung	104
	7.1.3 Wirbelkörperfixierungen	107
	7.1.4 Beckenfehler und deren Korrekturen	109
	7.1.5 Korrektur des Kiefergelenks (Articulatio temporomandibularis)	114
	7.1.6 Kranio-sakrale Korrekturen	116
	7.1.7 Test und Korrektur der Ileozökalklappe	127
	7.1.8 Die Hiatushernie	128
	7.1.9 Die Gelenkstoßdämpfer	129
7.2	Die ökologischen Korrekturen	132
	7.2.1 Die Korrektur wichtiger Blutbestandteile	132
	7.2.2 Die allgemeine Hormonstruktur	134
	7.2.3 Korrektur der Nebennieren-Erschöpfungs-Syndrome	137
	7.2.4 Die Riddler-Punkte und ihre Verwendung zur Korrektur	140
	7.2.5 Das Allergie-Klopfen	145
	7.2.6 Allergie-Löschung durch Meridianharmonisierung und Farbbrille/Emotion	145
	7.2.7 Die Eigennosode	149
7.3	Emotions-Korrekturen	150
	7.3.1 Die Altersregression	150
	7.3.2 Stressabbau mittels Antistress-Punkten	153
	7.3.3 Stressabbau durch Affirmation und Schläfenklopfen	154
	7.3.4 Augenbewegung, Farbe und Licht zur Stressauflösung	156
	7.3.5 Die Arbeit mit Glaubenssätzen	158
	7.3.6 Die Phobiebehandlung	162
	7.3.7 Die Auflösung von posturalem Stress	164
	7.3.8 Die Suchtbehandlung	165
7.4	Energetische Korrekturen	168
	7.4.1 Die 14 Muskel-Balancen	168
	7.4.2 Die Elemente-Punkte	173
	7.4.3 Die Luo-Punkte	180
	7.4.4 Die Anfangs- und End-Punkte	181
	7.4.5 Die tibetischen Achter	181
	7.4.6 Die Chakra-Balance	183
	7.4.7 Die Zentrierung	186
7.5	Reaktive Korrekturen	196
	7.5.1 Reaktive Muskeln	196
	7.5.2 Reaktive Chakren	200

8	**Spezielle kinesiologische Muskelarbeit mit Korrekturen**	203
8.1	Korrekturmöglichkeiten für hypotone Muskeln	204
	8.1.1 Die neurolymphatischen Punkte und Zonen	204
	8.1.2 Die neurovaskulären Punkte	205
	8.1.3 Die stärkenden Akupunkturpunkte	205
	8.1.4 Das Ausstreichen von Meridianen	206
	8.1.5 Die Anfangs- und Endpunkte des Meridians	206
	8.1.6 Die Ansatz-/Ursprung-Technik	206
	8.1.7 Nährstoffe zur Muskelstärkung	206
	8.1.8 Die Wirbelsäulenreflexe	208
8.2	Die wichtigsten Muskeln in der Kinesiologie	209
8.3	Die Harmonisierung hypertoner Muskeln	296
9	**Anhang**	297
	Adressen	298
	Literaturverzeichnis	300
	Register	305

1 Einleitung

1.1 Was ist Kinesiologie?

Unter dem Begriff Kinesiologie versteht man eine körpereigene Feedback-Methode, mit deren Hilfe die unterschiedlichsten Störungen der körperlichen Organ- und Energiezustände analysiert und durch zahlreiche Korrekturmethoden harmonisiert werden können.

Im Mittelpunkt der Kinesiologie steht der diagnostische **Muskeltest,** welcher jedoch trotzdem nur ca. 10% des gesamten kinesiologischen Spektrums ausmacht. In vielen Bereichen der Medizin kann die Kinesiologie die Arbeit des Behandlers erleichtern und verbessern. Die eindeutigen **Vorteile** des Systems ergeben sich aus den folgenden Punkten:

- **Verbesserung der Diagnostik:**
  – schnelles Auffinden von Krankheitsherden
  – Diagnostizierung von Allergien
  – Identifizierung emotionaler Schlüsselkonflikte
  – Auffinden maximal belasteter Organe etc.
- **Verbesserung der Therapie:**
  – Finden geeigneter Medikamente
  – Korrekturen struktureller Probleme
  – Harmonisierung der Meridianenergien
  – Auflösung von Allergien
  – Lösung emotionaler Stressmuster etc.

Durch die Kinesiologie erhält der Therapeut ein umfangreiches Instrumentarium für Diagnostik und Therapie und kann somit die Gesundheitsstörungen seiner Patienten besser erfassen und gezielter behandeln.

1.2 Die Geschichte der Kinesiologie

Die Geschichte der Kinesiologie ist durch historische und nationale Entwicklungsabschnitte ebenso geprägt wie durch verschiedene psychologische und medizinische Disziplinen und deren Fachvertreter. Im Folgenden soll zur Orientierung ein kurzer historischer Überblick über die wichtigsten Entwicklungsstationen der Kinesiologie gegeben werden.

Eigentlicher Begründer der modernen Kinesiologie (schon Hippokrates verwendete einen Muskeltest, um neurologische Verletzungen an Soldaten zu diagnostizieren) ist der amerikanische Chiropraktiker George Goodheart. Sein Verdienst war, den Muskeltest als diagnostisches Mittel in die funktionelle Medizin eingeführt zu haben. Als Meister der Synthese entdeckte er die im menschlichen Körper existierenden Zusammenhänge zwischen der einzelnen Muskelfunktion und

– den Meridianen der Akupunkturlehre
– bestimmten Reflexzonen
– Nahrungsmitteln und
– Emotionen.

Anfangs gab Goodheart seine Erkenntnisse durch Vorträge nur einem kleinen Kreis von Kollegen weiter, bis sich ab 1964 unter der Bezeichnung „Applied Kinesiology" diese neue Fachrichtung etablierte.

Später entwickelte der Chiropraktiker John F. Thie, ein enger Mitarbeiter Goodhearts, auf der Basis der Applied Kinesiology sein System „Touch for Health". Dieses System wurde speziell für Laien entwickelt und stellt ein vereinfachtes Verfahren verschiedener kinesiologischer Grundtechniken dar, die einfach und problemlos anzuwenden sind. Es handelt sich dabei um ein Schulungsprogramm, das viermal 2 Tage umfasst und sowohl medizinische Laien als auch Fachleute mit einer soliden kinesiologischen Basisausbildung entlässt. Von 1971 bis heute haben über 2,5 Millionen Menschen in 55 Ländern der Erde dieses Programm absolviert. 1973 erfolgte die Veröffentlichung seines Buches „Touch for Health", das mittlerweile in 16 Sprachen erschienen ist.

1975 schließlich wurde das „International College of Applied Kinesiology" (ICAK) in Kalifornien/USA von einer führenden Studiengruppe um George Goodheart gegründet. Das ICAK ist heute maßgeblich beteiligt an der Erhaltung und Weiterentwicklung der Standards der Applied Kinesiology in Lehre und Forschung.

Mit der Gründung des Deutschen Instituts für Angewandte Kinesiologie (IAK) 1982 in Freiburg wurde die Kinesiologie auch in Deutschland etabliert. Seither tragen auch immer mehr Erfahrungen, Ansätze, Methoden und Arbeitsfelder aus Deutschland zur Erweiterung der Kinesiologie bei.

Zehn Jahre später 1992 fand dann der Gründungskongress der Deutschen Gesellschaft für Angewandte Kinesiologie e.V. statt und 1996 schließlich wurde die Deutsche Ärztegesellschaft für Applied Kinesiologie gegründet, die zum Ziel hat, speziell die Vertreter der Schulmedizin, die kinesiologische Methoden anwenden, zu vertreten.

Durch die ebenso zahlreichen wie verschiedenen Impulse, die die Kinesiologie erfahren hat, haben sich im Laufe der vergangenen Jahre zahlreiche kinesiologische Spezialverfahren herauskristallisiert. Die wichtigsten dieser Verfahren sollen im Folgenden Abschnitt kurz charakterisiert werden.

1.3 Weitere Richtungen der angewandten Kinesiologie

Im Folgenden soll zur Orientierung ein grober Überblick über die wichtigsten Richtungen der Angewandten Kinesiologie gegeben werden (Abb. 1-1). Da sowohl die Kinesiologie selbst als auch ihre verschiedensten Spezialrichtungen äußerst komplex sind, erheben die folgenden Definitionen selbstverständlich keinen Anspruch auf Vollständigkeit. Zur weitergehenden Information soll deshalb auf die entsprechende Literatur verwiesen werden.

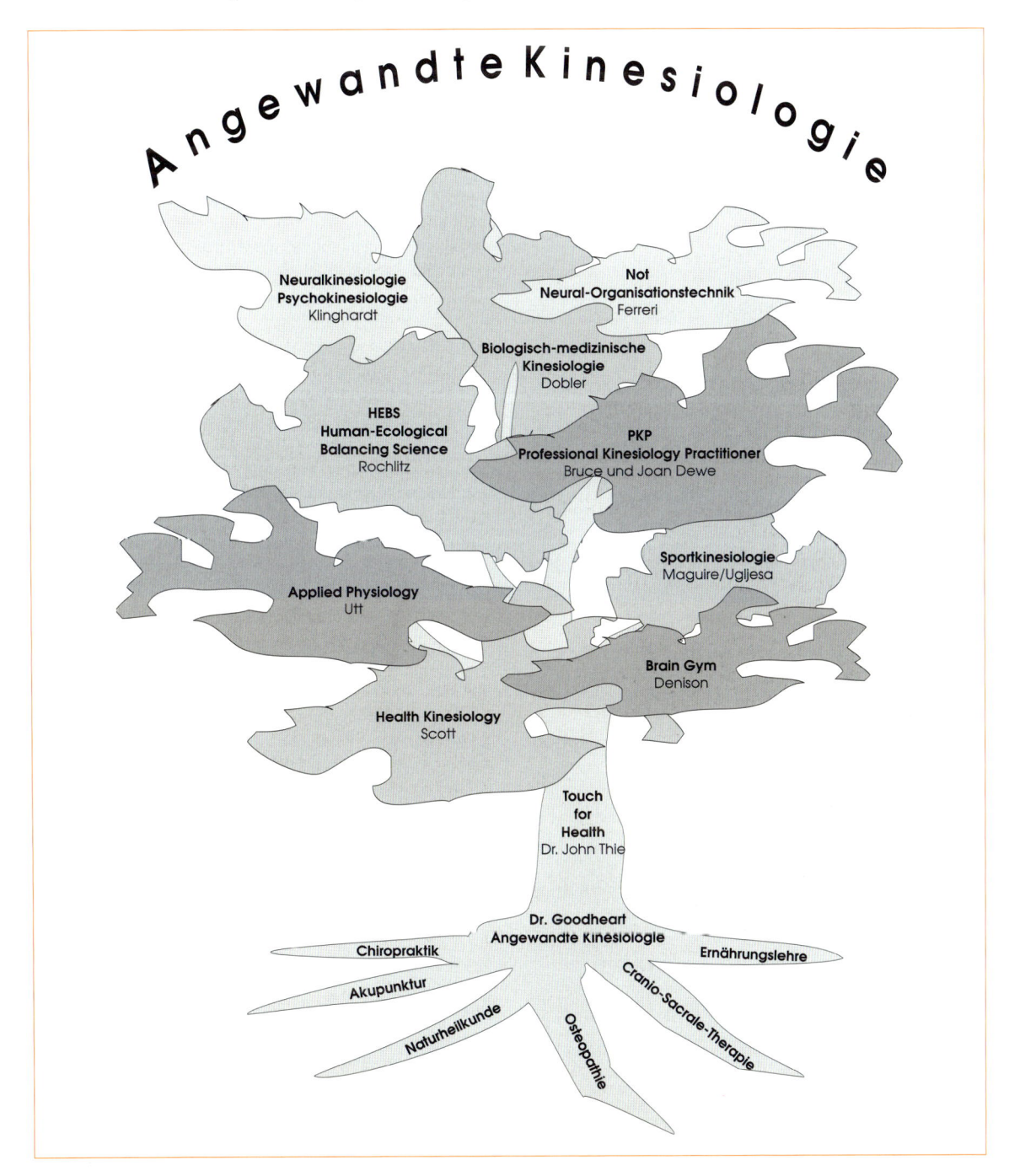

Abb. 1-1: Der Entwicklungsbaum der Kinesiologie.

Touch for Health

Begründer: John F. Thie, Kalifornien/USA.
Definition: Touch for Health stellt ein entwickeltes Lehrprogramm für Laien und Selbstanwender im Bereich der Selbsthilfe, Gesundheitsvorsorge und Persönlichkeitsbildung dar. Hier wird eine gute theoretische und praktische Basisausbildung der Kinesiologie vermittelt.
Methode/Vorgehen: Touch for Health ist ein in sich geschlossenes System von Muskeltests und Energiebalance, wobei jeder Muskel einem Meridian zugeordnet ist und so getestet und entsprechend bei Bedarf gestärkt werden kann.

Health-Kinesiology

Begründer: Dr. Jimmy Scott, Ontario/Kanada.
Definition: Scott hat mit seinen Arbeiten das Ziel verfolgt, anormale Körpermuster und -reaktionen zu beseitigen, Allergien und Mangelernährung zu korrigieren und ein individuelles Gesundheitsprogramm auszuarbeiten. Entsprechend steht im Mittelpunkt der Health-Kinesiology die Ermittlung und Korrektur physischer, psychischer und umweltbedingter Stressoren. Einen Schwerpunkt stellt die Allergiebehandlung dar.
Methode/Vorgehen: In der Health-Kinesiology wird zur Sondierung der unterschiedlichen Problemfragen ebenfalls der Muskeltest verwendet. Zur Korrektur werden meist die Anfangs- und Endpunkte der entsprechenden Meridiane, Magnete oder Reflexpunkte verwendet.

Professional Kinesiology Practitioner (PKP)

Begründer: Dr. Bruce Dewe und Joan Dewe, Neuseeland.
Definition: PKP ist eines der umfassendsten Ausbildungsprogramme für den professionellen Anwender. Durch die Verwendung von Fingermodi werden die 300 bewährtesten Korrekturverfahren ausgesucht.
Methode/Vorgehen: Im Zentrum dieses Verfahrens steht das von Bruce und Joan Dewe entwickelte Prioritätensystem. Es versetzt den Anwender in die Lage, durch die Einnahme bzw. das Halten bestimmter Fingerstellungen (Modi) genau herauszufinden, was (für eine Methode), wann, und in welcher Reihenfolge angewendet werden soll.

Applied Physiology

Begründer: Richard D. Utt, Arizona/USA.
Definition: Durch gezielte kinesiologische Voreinstellungen des Patientenproblems werden die Beschwerden durch ein spezielles Setup-Verfahren präzise erfasst, so dass die anschließende kinesiologische Balance gezielter und tiefgreifender wirkt. Dabei macht man sich bekanntes und fundiertes physiologisches Wissen zunutze.
Methode/Vorgehen: Auf dieser Basis der exakten Voreinstellung des existierenden Problems beim Patienten erarbeitete Utt ein Einstellungsprogramm, das bewirkt, dass der Behandlungserfolg durch ein spezielles Einspeicherungsverfahren erfolgt, so dass die nachfolgende Balance exakt auf das eingespeicherte Problem einwirkt. Utt hat bei seinen Untersuchungen herausgefunden, dass so fast jede vorhandene Körperfunktion einzeln durch die individuellen Einstellungsprogramme aktiviert werden kann.

Neural-Kinesiologie

Begründer: Dr. Dietrich Klinghardt, Washington/USA und die Chiropraktikerin Louisa Williams, Kalifornien/USA.
Definition: Die Neural-Kinesiologie wurde speziell für die Bedürfnisse der medizinischen Praxis entwickelt. Klinghardt und Williams gingen bei der Entwicklung ihres diagnostischen Systems davon aus, dass zwischen Neuraltherapie und Kinesiologie engste Wirkungsverbindungen existieren müssen. Es handelt sich um eine auf der klinischen Erfahrung aufgebauten Hypothese, dass die Kinesiologie in Kombination mit neurologischen und orthopädischen Standardtests ein feines Instrument der manuellen Diagnostik darstellt und sich die Neuraltherapie ergänzend als eine effektive Behandlungsmethode anbietet.
Methode/Vorgehen: Mit Hilfe des Muskeltests erhält der Praktiker die Möglichkeit, das primäre Störfeld beim Patienten aufzufinden und die spezifische Auswirkung auf Organsysteme festzustellen und durch gezielte Therapiemaßnahmen zu behandeln.

Neural-Organisationstechnik (N.O.T.)

Begründer: Chiropraktiker Carl Ferreri, New York/USA.
Definition: Ferreri kam zu dem Schluss, dass das Grundproblem seiner Patienten ein aus dem Gleichgewicht geratenes funktionales Nervensystem ist. Durch die Neural-Organisationstechnik – einer Synthese aus Ferreris Arbeit als Chiropraktiker und seinen Erfahrungen aus der Kraniosakral-Technik und der Traditionellen Chinesischen Medizin – gelingt es durch standardisierte Korrekturschritte, das Gleichgewicht innerhalb des Nervensystems wiederherzustellen.
Methode/Vorgehen: Mit Hilfe der Neural-Organisationstechnik werden bestimmte Körperreflexe und

-abläufe nach einem standardisierten schrittweisen Vorgehen ausbalanciert. Wenn die neuralen Funktionen des Körpers wieder optimal zusammenarbeiten und sich gegenseitig unterstützen, fallen auch die darauf aufbauenden Tätigkeiten wie Lernen, Sport etc. wieder leicht.

Sport-Kinesiologie

Begründer: John Varun Maguire, Kalifornien/USA und Michael Ugljesa, Kalifornien/USA.
Definition: Mithilfe von in der Sportkinesiologie verwendeten Techniken aus dem Bereich von Touch for Health und der Applied Kinesiologie zur Stärkung und Harmonisierung von Muskelfunktionen können sportspezifische Beschwerden im Vorfeld vermieden, aber auch Sportverletzungen schneller und effizienter ausgeheilt werden.
Methode/Vorgehen: Es werden über unterschiedliche Tests werden die häufigsten im Sport beanspruchten Muskeln auf ihre Zuverlässigkeit überprüft und, wenn erforderlich, sofort korrigiert. Weitere Überprüfungsmethoden finden Verwendung zur Optimierung des Trainingsplans, der Ernährung und zur Stabilisierung des Willens zum Sieg bzw. des Selbstvertrauens.

Human-ecological Balancing Science (HEBS)

Begründer: Prof. Dr. Steven Rochlitz, New York/USA.
Definition: HEBS ist ein kinesiologisches Balancierungsverfahren, das in der Lage ist, die häufigsten durch Allergien, Pilzerkrankungen, Parasiten und Umweltschadstoffe ausgelösten Körperenergie-Probleme durch Übungen, Ernährung und kinesiologische Balancen wieder erfolgreich ins Gleichgewicht zu bringen.
Methode/Vorgehen: Der Muskeltest wird hier zur Feinabstimmung im Bereich der Ursachen- und Wirkmechanismen verwendet. Die von Rochlitz entwickelten Körperübungen zur Hirn-Herz-Meridian-Integration stellen neben den Techniken aus der Angewandten Kinesiologie die wichtigsten Werkzeuge des HEBS dar.

Psycho-Kinesiologie

Begründer: Dr. Dietrich Klinghardt, Washington/USA.
Definition: Klinghardt beschäftigte sich besonders mit den wirkungsvollsten Methoden der Kinesiologie zur Auflösung von emotionalen Blockaden. Die Psychokinesiologie setzt vor allem bei psychosomatischen Beschwerden an und stellt eine sinnvolle Therapie unterschiedlichster psychischer Beschwerden oder Erkrankungen dar.
Methode/Vorgehen: Kern der Psychokinesiologie ist das Aufdecken „belastender Glaubenssätze" und das Herstellen „befreiender Glaubenssätze" beim Patienten. Zusätzlich werden seelische Störungen durch die Klopfakupressurmethode, die Augenbewegungsmethode in Verbindung mit Farbbrillen entkoppelt.

Edu-Kinestetik/Brain Gym

Begründer: Dr. Paul Dennison, Kalifornien/USA.
Definition: Das Verfahren hat zum Ziel, unter Einbeziehung sowohl heilpädagogischer Kenntnisse als auch kinesiologischer Methoden sowohl das Lernen zu erleichtern als auch spezielle Lernschwierigkeiten zu beseitigen.
Methode/Vorgehen: Brain Gym zeigt die für das Lernen notwendigen Bewegungsgrundlagen auf, welche mithilfe der Kinesiologie getestet und korrigiert werden können. Zum Beispiel muss der freie Fluss der Augenbewegung, die Hand-Augen-Koordination und die Fähigkeit, bei sich bewegenden Augen die Lesezeile halten zu können, ausgetestet werden, da gerade diese Grundfunktionen im Lernprozess besonders gefordert werden. Mit geeigneten Übungen und Bewegungsbalancen werden dann diese zentralen Gehirnfunktionen auf ein ganzheitliches Lernen im Gehirn ausgerichtet.

1.4 Ablauf einer Erstkonsultation

Nachfolgend soll stichwortartig der Ablauf einer Erstkonsultation im Rahmen der Kinesiologie dargestellt werden (Abb. 1-2).
- Nach einer ausführlichen Anamneseerhebung erfolgt ein **irisdiagnostischer** Blick in die Augen des Patienten, um die Reaktionsweise seines Körpers, in Form der Konstitution, zu erfassen.
- Die danach durchgeführte segmentale **Hautwiderstandsmessung** mit dem D-F-M-Gerät der Firma Vega ergibt schon erste Hinweise auf die Körperregulation und das am stärksten belastete der sieben Mess-Segmente. Auch Belastungen durch Allergien, Herde, Pilze, psychischen Stress und Schwermetalle werden angezeigt.
- Danach beginnt bereits der Einstieg in die Kinesiologie, durch Überprüfen des **Indikatormuskels** und Herstellung der **Testbereitschaft** (s. Kap. 3) und die Durchführung eventuell notwendiger **Korrekturen.** Ein besonderes Augenmerk wird bereits

hier auf die Gesundheitsbereitschaft des Patienten gelegt und, falls notwendig, sofort korrigiert.
- Der nächste Schritt gilt dem Überprüfen oder Herbeiführen der **Regulationsfähigkeit** des Körpers (s. Kap. 5).
- Danach erst wird die **Feindiagnostik** gesundheitlicher Störungen über weitergehende kinesiologische Muskeltests in Form eines Screening-Verfahrens durchgeführt. Medizinisch-biologische Checklisten können das Ablaufverfahren vereinfachen (s. Kap. 6).
- Nach Beendigung der diagnostischen Phase werden mit Hilfe des Muskeltests die geeigneten **Therapieschritte** (s. Kap. 7 und 8) und die **medikamentöse Therapie** (s. Kap. 4.1) erarbeitet.

Ab der zweiten Konsultation wird der Schwerpunkt jeweils auf spezielle kinesiologische Korrekturen und begleitende Naturheilverfahren gesetzt. Prinzipiell sollte sich der Therapeut für jeden Patientenkontakt 60 Minuten Zeit nehmen, um wirklich umfassend einen richtigen Gesamteindruck zu erhalten und in Ruhe die geeignete Therapie zu finden.

1.5 Ablauf einer kinesiologischen Korrektur-Behandlung

Im Folgenden soll kurz die allgemeine Vorgehensweise einer kinesiologischen Korrekturbehandlung skizziert werden. Zu den speziellen Korrekturen siehe Kapitel 7.

Zu beachten ist, dass alle Korrekturschritte nach der einzelnen festgestellten Priorität umgesetzt werden.

1. Testen der Therapie-Modi (s. Abb. 1–2) bis zur ersten feststellbaren Indikatormuskelveränderung (z. B. der Emotionsmodus). Dies zeigt dann das Spektrum möglicher Behandlungen auf (s. Abb. 1–2).
2. Die einzelne Korrekturmaßnahme wird danach durch verbale Testung herausgefunden und durch spezifische Einstiegstests bestätigt. Es ist sinnvoll, die vorgegebene Reihenfolge einzuhalten.
3. Danach wird die hier im Buch beschriebene Korrekturmaßnahme durchgeführt.

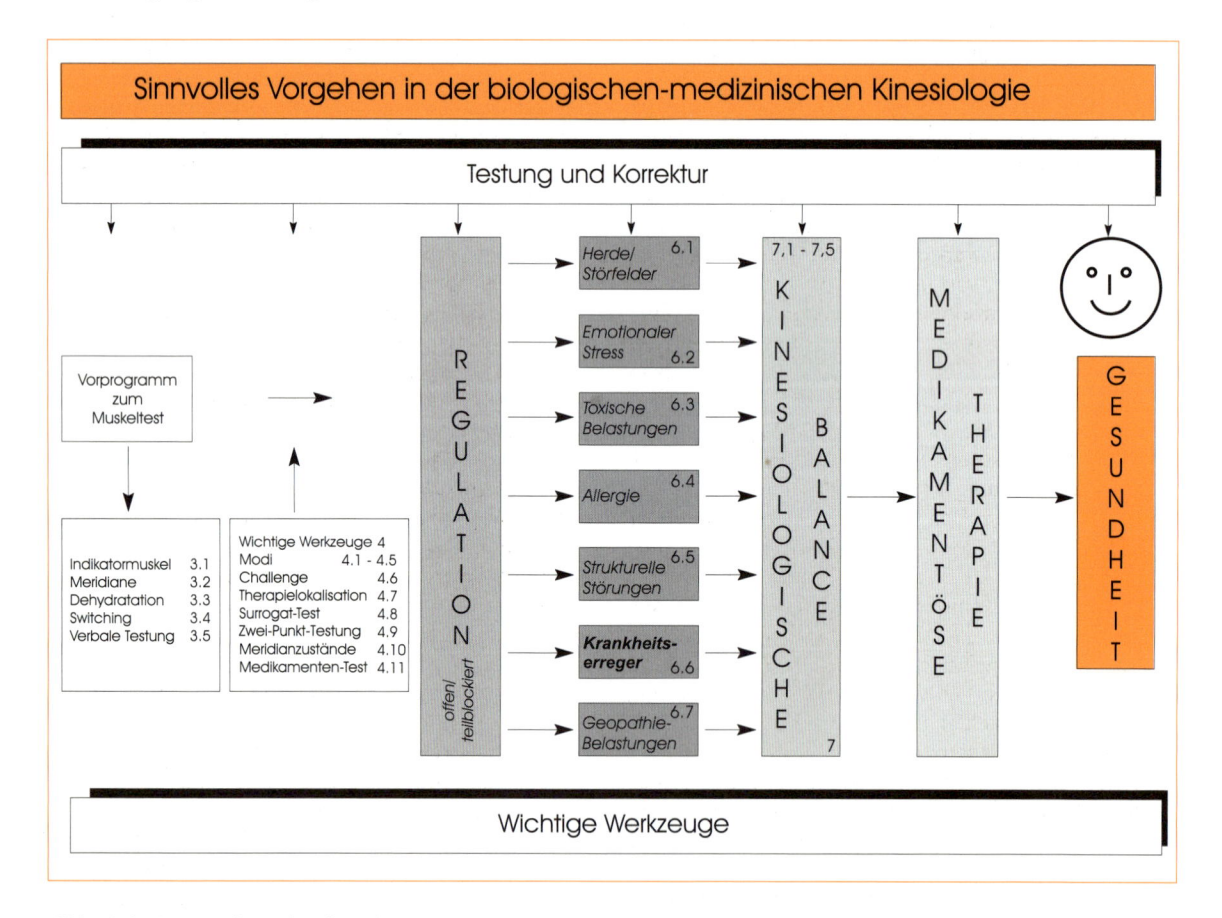

Abb. 1-2: Gesamtübersicht über die Vorgehensweise in der biologisch-medizinischen Kinesiologie. Die Ziffern verweisen auf die entsprechenden Kapitel des Buches.

4. Diese Vorgehensweise (Grobtest, Feintest, Korrektur) wird solange durchgeführt, bis kein weiterer therapeutischer Modus angezeigt wird. Man bezeichnet dies auch als Prioritätsbalance.

1.6 Der verantwortliche Umgang mit der Kinesiologie

Immer wieder wird von kritisch eingestellten Mitmenschen beim ersten Kontakt mit dieser Methode gefragt, ob das Austesten mit dem Muskel eines Armes überhaupt verlässlich sei. Kann man sich auf die Testergebnisse verlassen? Welchen Einfluss kann der Therapeut nehmen, und was für Möglichkeiten hat der Patient, um das Testergebnis zu beeinflussen? Diese und viele ähnliche Fragen können den interessierten Therapeuten verunsichern und vom Erlernen dieser Methode abhalten. Daher möchte ich zu Beginn dieses Buches auf diese Themen eingehen und im Folgenden einige wichtige Punkte aufzeigen.

1. Die Kinesiologie ist eine partnerschaftliche Methode und bedarf der Bereitschaft zur Mitarbeit von Seiten des Patienten. Denn nur durch eine offene wohlwollende Grundeinstellung ist ein zuverlässiges Testen möglich. Dies sollte prinzipiell die Grundeinstellung jeder modernen Medizin sein.
2. Patient und Therapeut müssen, soweit möglich, eine neutrale Erwartungshaltung bezüglich der Ergebnisse der einzelnen Testungen einnehmen. Dies ist am Besten mit dem Beispiel eines kleinen Kindes vergleichbar. Ein Kind, das den zuvor gebauten Turm aus Bauklötzen umstößt, ist völlig frei von Erwartungen, in welche Richtung die Klötze fallen. Genau so unvoreingenommen sollte unsere Erwartungshaltung bezüglich des jeweiligen Testergebnisses sein. Das bedeutet aber nicht, dass der Therapeut erst nach dem durchgeführten Test überlegt, wie das Ergebnis zu interpretieren ist. Nicht ein bestimmtes Testergebnis zu erwarten, aber jede mögliche Muskelveränderung in Bezug auf die durchgeführte Testung muss dem Therapeuten schon vorher klar sein: Oder anders gesagt, der Tester muss klar in seinem Testablauf und der Vorgehensweise sein.
3. Manipulation ist natürlich möglich, daher sollten die Testergebnisse stets auch durch logisches Denken und andere Diagnosemethoden überprüft und bestätigt werden. Dadurch wächst das Vertrauen in die Zuverlässigkeit der durchgeführten Testungen und gibt immer mehr Sicherheit in der Anwendung dieser Methode.
4. Die Kinesiologie ist kein wissenschaftliches Verfahren, sondern eine aus der Empirie durch Beobachtung und Erprobung geschaffene Vorgehensweise zur Diagnostik (Testung) und Therapiebalancierung von Dysbalancen aller Bereiche des menschlichen Seins. Hier in diesem Buch geht es schwerpunktmäßig um die Sondierung und Behandlung gesundheitlicher und psychisch-emotionaler Störungen. Hierbei gilt wie bei allen erfahrungsmedizinischen Methoden, dass es nur sinnvoll sein kann, den Gesundheitszustand des Patienten vor und nach einer Serie von Behandlungen zu bewerten. Der oft gemachte Fehler, einen Einzelbaustein, z. B. einen einzelnen Muskeltest, in Form einer Studie zu überprüfen, führt nicht selten zu keinen verwertbaren Erkenntnissen. Daher habe ich bereits im Vorwort geschrieben: „Die Kinesiologie ist eine subjektive Methode, die zu objektivierbaren Ergebnissen führt."
5. Ein wichtiger Teil der erfolgreichen Anwendung der Kinesiologie liegt sicherlich bei der korrekten Anwendung der Techniken, aber einen ebenso großen Anteil macht die „Droge" Therapeut aus. Das Vertrauen des Therapeuten in seine Methode ist ein oft unterschätzter Faktor. Dies haben auch unterschiedliche Studien gezeigt. Der bekannte Arzt und Kinesiologe, Dr. Klinghardt, berichtete z. B. von einer Studie mit Antihypertonika. Die in der Studie verwendeten Medikamente waren schon lange auf dem Markt und ihre Wirksamkeit durch zahlreiche Forschungsarbeiten bewiesen. Der Untersuchungsansatz sollte zeigen, welche Rolle die Einstellung des Arztes in Bezug auf die Wirksamkeit des Medikamentes hat. Durch verschiedene Tests wurde die Einstellung des Behandlers zur Wirksamkeit des Medikamentes herausgefunden, um eventuelle Unterschiede in der Wirksamkeit bei gleicher Indikation und Dosierung festzustellen. Kurz und gut, auch diese Studie zeigte was empirisch schon lange beobachtet wurde, bei positiver Einstellung des Therapeuten ist die Wirkung deutlicher als bei der Gruppe der „Zweifler". Daher ist es sinnvoll, neben der regelmäßigen fachlichen Fortbildung auch genauso viel Zeit für das persönliche Wachstum zu verwenden, um die individuelle Heilerpersönlichkeit zu entwickeln.
6. Die Achtung des Selbstbestimmungsrechts des Patienten stellt einen weiteren wichtigen Pfeiler der kinesiologischen Arbeit dar. Dies wird nicht nur durch die respektvolle Umgangsweise, sondern auch durch das jeweilige zusätzliche Einholen der Erlaubnis gewahrt. Der Muskeltest zeigt die Zustimmung oder Ablehnung, somit wird die Entscheidung für beide sichtbar. Es ist selbstverständlich, dass ein „Nein" des Patienten vom Therapeuten genau so geachtet werden muss wie ein „Ja".

Nicht das Durchsetzen der Vorstellungen des Therapeuten ist das Ziel, sondern das Gehen eines gemeinsamen Stück Weges in Richtung Gesundheit.

7. Wohin aber der genaue Weg führen soll, entscheidet der Patient alleine. Um dem Therapeuten den Druck zu nehmen, ist es daher immer ratsam, den Patienten seine Erwartungen an den Therapeuten und die Kinesiologie genau verbalisieren zu lassen. Dadurch lässt sich vermeiden, dass sich der Therapeut unnötig unter Druck setzt. Denn sehr häufig kann man erleben, dass die Erwartungen des Therapeuten weitaus höher sind als die des Patienten. Durch eine klare Zielabsprache wird viel „Wind aus den Segeln genommen" und mehr Leichtigkeit in die Behandlung gebracht.

So angewendet und verstanden kann die Kinesiologie für jeden Therapeuten eine zuverlässige Methode im Bereich ganzheitlicher Diagnose und Therapie sein. Dadurch ist die Zusammenarbeit mit dem Patienten bereichernd für beide und macht wieder Spaß.

2 Die Steuerung der Muskelfunktion

Golgisehnenapparat 10
Muskelspindel 14

2.1 Rezeptoren

Am und im Muskel befinden sich Rezeptoren, die dem Gehirn Auskunft geben über Körperhaltung, Gleichgewicht und Körperbewegung. Zur Informationsweitergabe an das Nervensystem existieren zwei Arten von Rezeptorengruppen: die **Golgi-Sehnenorgane** und die **neuromuskulären Muskelspindeln.** Diese Rezeptoren aus dem Muskelbereich werden auch Propriozeptoren genannt. Der Informationsfluss läuft von den Rezeptoren über das Rückenmark zu den betreffenden Teilen des Gehirns, wo diese Informationen verarbeitet werden. Auf diese Art wird das Gehirn mit Information versorgt über:
– Muskelkontraktion
– Muskelspannung
– Muskellänge
– Sehnenspannung
– Tätigkeit der Gelenke
– Lage- und Spannungsveränderungen des Körpers
– Geschwindigkeit der Muskelveränderung.

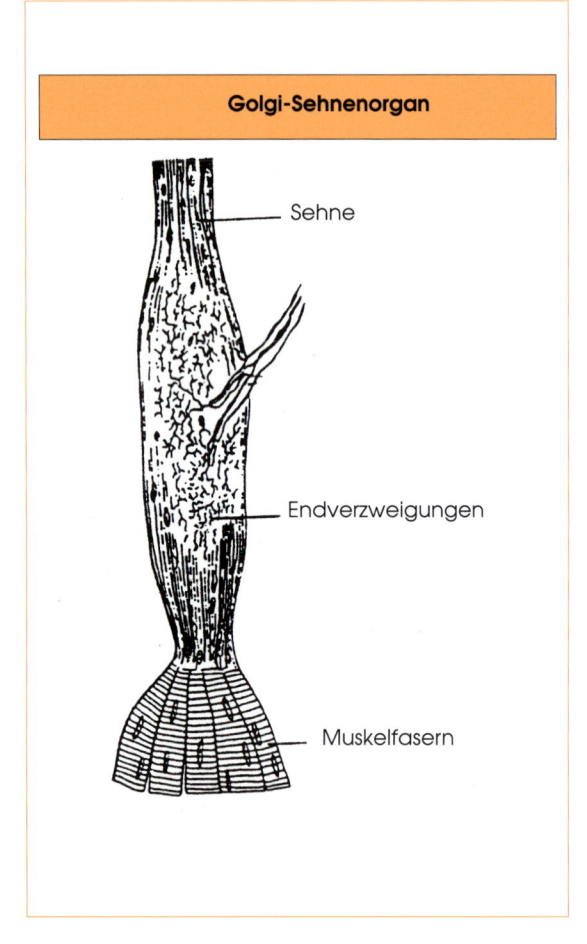

Abb. 2-1: Das Golgi-Sehnenorgan.

All diese Informationen sind zur Durchführung und Beibehaltung einer koordinierten Muskelaktion sowie für den Ablauf von Bewegungen und die Aufrechterhaltung unserer Körperhaltung notwendig.

Kommt es zu Aktivität und Stress in den Muskeln, dann werden die Spindelzellen und die Golgi-Sehnenorgane aktiviert. Aufgabe der Golgi-Sehnenorgane ist es, das ZNS kontinuierlich mit Informationen über die **Muskelspannung** zu versorgen, während die Muskelspindeln Informationen über die **Muskellänge** zur Verfügung stellen. Die Balance zwischen dem Spannungskontrollsystem der Golgi-Sehnenorgane und dem Längenkontrollsystem der Muskelspindeln findet in den supraspinalen Kerngebieten statt.

2.1.1 Golgi-Sehnenorgane

Die Golgi-Sehnenorgane befinden sich am Übergang vom Muskel zur Sehne und bestehen aus flüssigkeitsgefüllten Kapseln, ausgestattet mit wenigen Muskelfasern und schnelleitenden Nervenendigungen (Abb. 2-1).

Wenn die Muskelspannung ansteigt, werden die Sehnenfasern fest zusammengezogen. Dadurch werden die flüssiggefüllten Kapseln zusammengedrückt, was bewirkt, dass vermehrter Druck auf die Nervenendigungen erzeugt wird. Dies wiederum führt zu einem verstärkten Informationsfluss zum zentralen Nervensystem (ZNS).

Wird der Muskel kontrahiert, messen die Golgi-Sehnenorgane das momentane Spannungsniveau innerhalb der Sehne. Sobald der physiologische Grenzwert erreicht ist, wird der Muskel stark gehemmt, um eine Überbeanspruchung der Sehne und somit einen bleibenden Schaden zu verhindern.

> Ein vermehrter Zug der Sehne bewirkt eine starke Hemmung des zugehörigen Muskels (= autogene Hemmung). Eine Reduzierung des Sehnenzugs bewirkt hingegen eine Stärkung des dazugehörigen Muskels.

Dieses Wissen nützt man in der Kinesiologie, um die normale Reaktion eines Muskels zu überprüfen oder, um einen hypertonen Muskel auf einen normalen Spannungszustand zu bringen. So muss ein normotoner Muskel nach Dehnung der zugehörigen Sehne schwach reagieren, oder wie man auch in der kinesiologischen Fachsprache sagt, „abschalten" d.h. der Muskel wird sediert. Ein Zusammenschieben der Sehnenenden sollte zu einem sofortigen „Wiedereinschalten" des Muskels, also zu einer normotonen Muskelreaktion führen, d.h. der Muskel wird angeregt (Abb. 2-2). Ist das nicht der Fall, dann liegt ein „blockierter", also hypertoner Muskel vor.

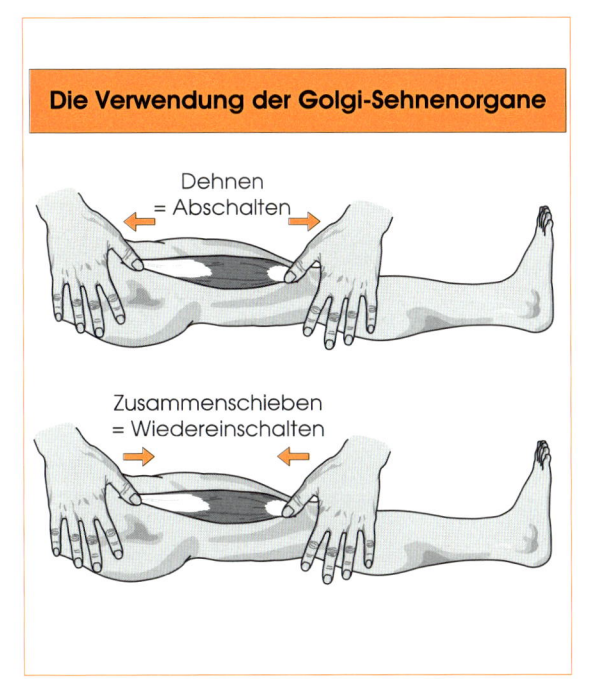

Abb. 2-2: Die Wirkungsweise der Golgi-Sehnenorgane in der Kinesiologie.

2.1.2 Muskelspindeln (Spindelfasern)

Die Muskelspindeln sind für das Längenkontrollsystem im Muskel verantwortlich. Ihre sensorischen Faserendungen informieren das ZNS über:
- Muskellänge
- Veränderung der Muskellänge
- Geschwindigkeit der Kontraktion und
- Ausmaß der Kontraktion.

Die Muskelspindeln (Abb. 2-3) enthalten in einer spindelförmigen bindegewebigen Kapsel einige plasmareiche und fibrillenarme Muskelfasern: die Intrafusal- oder Spinalfasern. Diese werden wiederum unterschieden in:
- Kernsackfasern und
- Kernkettenfasern.

Diese beiden Arten von Fasern verlaufen parallel zu den Hauptmuskelfasern. Beide Fasertypen haben am Anfang und Ende eine zusammenziehbare (kontraktile) Region, während sie in der Mitte nicht kontraktil sind.

Die **Kernkettenfasern** sind dünne Fasern, in deren sensiblen Zentren viele Zellkerne hintereinander kettenförmig angeordnet sind. Sie sind für die statische Empfindlichkeit zuständig. Die **Kernsackfasern** dagegen sind dickere Fasern, deren Zentrum einem mit Kernen vollgestopften Sack gleicht. Sie sind wiederum für die dynamische Empfindlichkeit zuständig.

Um den kontraktilen Mittelteil von Kernsack- und Kernkettenfasern winden sich spiralförmige Nervenendigungen. Kommt es zu einer plötzlichen Veränderung in der Länge des Muskels, wird dies sofort wahrgenommen und weitergeleitet. So sind die Kernsackfasern primär mit der Muskeldehnung beschäftigt und überwachen die Veränderung im Bereich der Geschwindigkeit. Die Kernkettenfasern senden Informationen über die erfolgte Veränderung der Muskellänge an das ZNS. Sie überwachen hauptsächlich die Muskellänge und die Abläufe am Muskel (was und wie schnell es im Muskel gerade passiert).

Das Reizleitungssystem zwischen ZNS und Muskel

Die Kernkettenfasern werden ausschließlich von Gamma-2-Fasern versorgt, während die Kernsackfasern von Gamma-1-, Gamma-2- und Beta-Fasern versorgt werden.

Gamma-2-Fasern

Gamma-2-Fasern sind elektrische Reizübertragungsbahnen. Sie übertragen Impulse zu den kontraktilen Abschnitten der intrafusalen Muskelfasern. Sie lösen die Kontraktion im Muskel und an der Muskelspindel in einer spezifischen Länge nach Anweisung der autonomen Gehirnanteile aus. Der aktuelle Muskelzustand wird dann sofort wieder zum ZNS gemeldet, und somit setzt der Gamma-2-Impuls als Input die Muskellänge fest.

Beispielhafte Funktionsdarstellung des Gamma-2-Impulses: Die Muskelspindeln fungieren als Kontrollinstanz zwischen der Ausrichtung der Muskelreaktion und dem Befehl des Gehirns. Erhält z. B. ein Armmuskel vom ZNS die Information, dass er sich so verkürzen soll, um den Arm horizontal zum Boden halten zu können, dann sendet das Gehirn Impulse an die **Alpha-Motoneuronen** der extrafusalen, d. h. außerhalb verlaufenden Hauptmuskelfasern aus, um sich entsprechend der zukünftigen Lage zu verkürzen. Dabei haben die Alpha-Motoneuronen die Aufgabe, für die Reizzuleitung zum Muskel zu sorgen. Die Nervenenendigungen der wichtigsten Motoneuronen liegen am Rand der Muskelspindeln. Gleichzeitig verkürzen sich bei diesem Vorgang die Muskelspindeln durch Reizung über den Gamma-2-

Die Muskelspindel

Motorische Fasern:
Gamma-1-Fasern
Gamma-2-Fasern

Kernsackfasern

Sensorische Fasern

Kernkettenfasern

Motorische Fasern:
Beta-Fasern

Motorische Endplatte

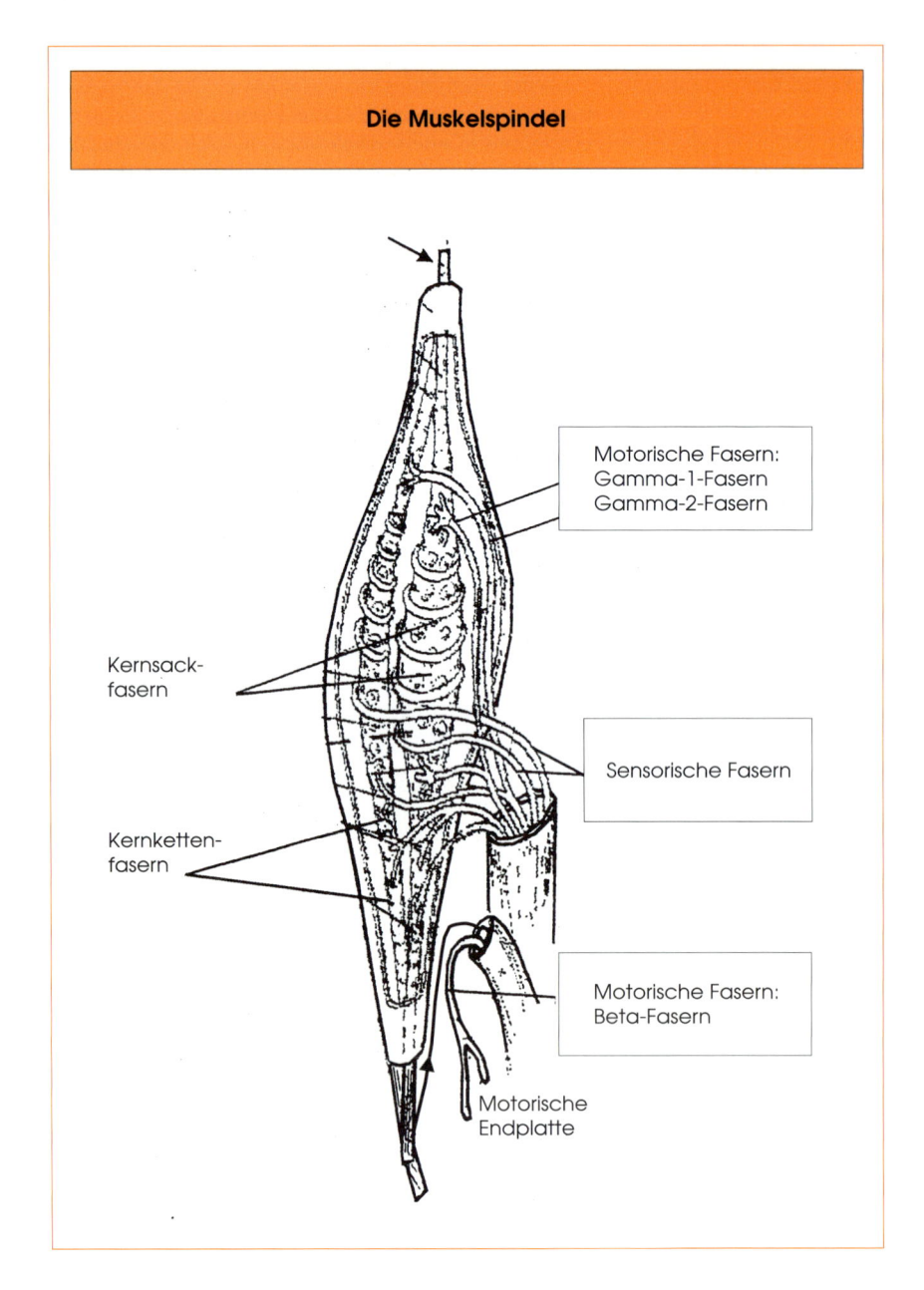

Abb. 2-3: Muskelspindel.

Impuls auf die dafür reaktionsbereiten Fasern, und zwar wieder um dasselbe Maß wie zur Bewegung des Armes.

Zwei weitere wichtige Inputs für die Spindelfasern werden von den Gamma-1- und den Beta-Fasern hergestellt.

Gamma-1-Fasern

Die Gamma-1-Fasern enden in der Nähe der nichtkontraktilen Mittelregion innerhalb der Muskelspindel. Sie stellen auf Befehl des Gehirns die Grundspannung in den Kernsackfasern fest. Wenn die Gamma-1-Fasern starke Reize aussenden, dann ist die Kernsackfaser fest und vorgespannt. Die Gamma-1-Fasern kontrollieren somit den natürlichen Muskeldehnungsreflex und die Geschwindigkeit sowie das Ausmaß des Belastungsreflexes.

Beta-Fasern

Die Beta-Fasern haben Verbindungen mit den Alpha-Motoneuronen der benachbarten motorischen Endplatten. Wenn diese Muskeln für ihre Arbeit zusätzliche muskuläre Unterstützung, z. B. zur Aufrechterhaltung der Körperhaltung benötigen, werden die

Innervation der quer gestreiften Skelettmuskulatur

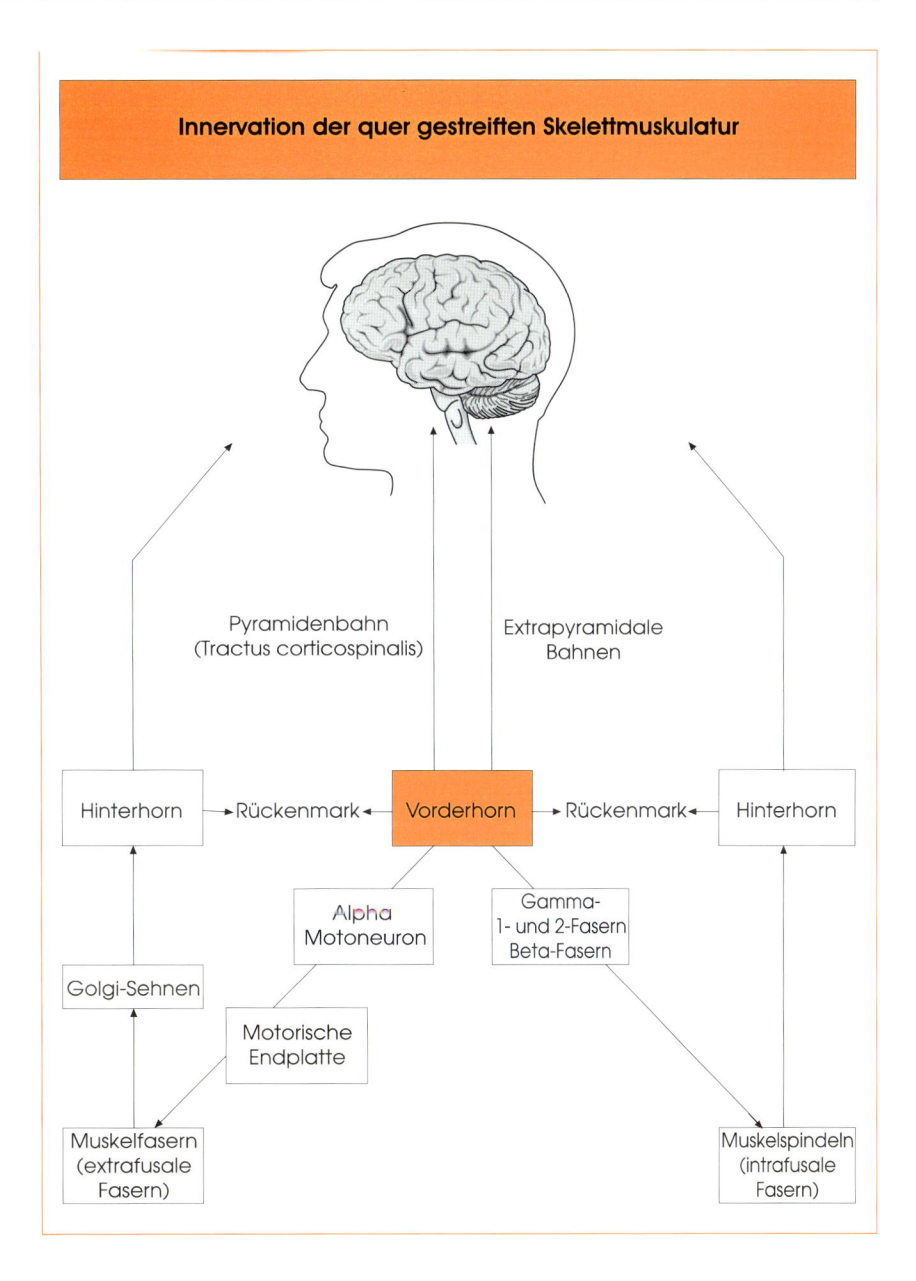

Abb. 2-4: Die Innervation der quer gestreiften Muskulatur.

Beta-Inputs zu den Kernsackfasern erhöht. Dadurch verkürzen sich die Kernsackfasern, was die umgebenden extrafusalen Muskelfasern „rekrutiert", also einbezieht, und somit dazu beiträgt, die Muskel- bzw. Körperhaltung beizubehalten (Abb. 2-4).

In Bezug auf die Kinesiologie erklärt dies auch die Notwendigkeit, den Muskeltest sanft und mit geringem Druck durchzuführen. Wenn der Muskeltest zu schnell und zu kräftig durchgeführt wird, bewirkt er lediglich die Aktivierung der beteiligten Beta-Fasern, was dazu führt, dass die umgebenden Muskeln rekrutiert und zum „Aushelfen" mobilisiert werden. Durch diese „Mobilmachung" der Umgebungsmuskulatur kann selbst ein „abgeschalteter" oder „schwacher" Muskel noch Stärke vortäuschen. Solange jedoch der Muskeltest mit einem langsam ansteigenden Testdruck von bis zu maximal 2 Kilogramm durchgeführt wird, ist der Informationsfluss über die Beta-Fasern an die umgebende Muskulatur so gering, dass der getestete Muskel diese Hilfsmuskulatur nicht zusätzlich aktivieren kann.

Aus der Sicht des Muskeltests wird bei hohem Gamma-1-Input und fester Kernsackfaser bereits der geringste Druck über die Aktivierung des Muskeldehnungsreflexes zu einer Muskelkontraktion führen. In diesem Zustand ist der Muskel aufgrund dieses Regelungsmechanismus überreizt und selbst ein kleiner Reiz, wie das sanfte Kneifen des Muskelbauches, wird durch den überaktiven Muskeldehnungsreflex dazu führen, den Muskel für „gesperrt" und „überstark" (hyperton) zu halten. Im Gegensatz dazu kann die Kernsackfaser so schlaff sein, dass zur Auslösung des Muskeldehnungsreflexes eine große Menge an Dehnung notwendig ist, da der Gamma-1-Input sehr niedrig ist.

2.2 Die Muskelspindeltechnik

Die Muskelspindeltechnik kann einerseits zur **Überprüfung des Indikatormuskels** andererseits aber auch als **Korrekturmaßnahme** genutzt werden, wenn ein Muskel ein hypertones Testergebnis zeigt, d. h. wird der Muskel durch einfaches Aktivieren des Muskelspindelmechanismus nicht kurzzeitig schwach (hypoton), dann kann durch die intensive Aktivierung der Muskelspindeltechnik der Muskel auf einen normalen Tonus gebracht werden. Die Verwendung zur Muskelüberprüfung wird in Kapitel 3 ausführlich besprochen.

Um einem hypertonen Muskelzustand zu sedieren, werden zur Durchführung der Spindelfasertechnik mehrere tiefer wirkende massageähnliche Kompressionen im Faserverlauf des Muskels durchgeführt. Der Therapeut muss dabei mit beiden Daumen gegeneinander tief in den Muskelbauch hineingreifen. Dadurch kann der hypertone Muskel mit seinen zu stark gespannten Kernsackfasern wieder auf ein normales Spannungsniveau gebracht werden.

> Das Zusammenschieben der Muskelfasern schaltet den Muskel ab (Sedierung), das Dehnen der Muskelfasern regt den Muskeltonus an (Abb. 2-5).

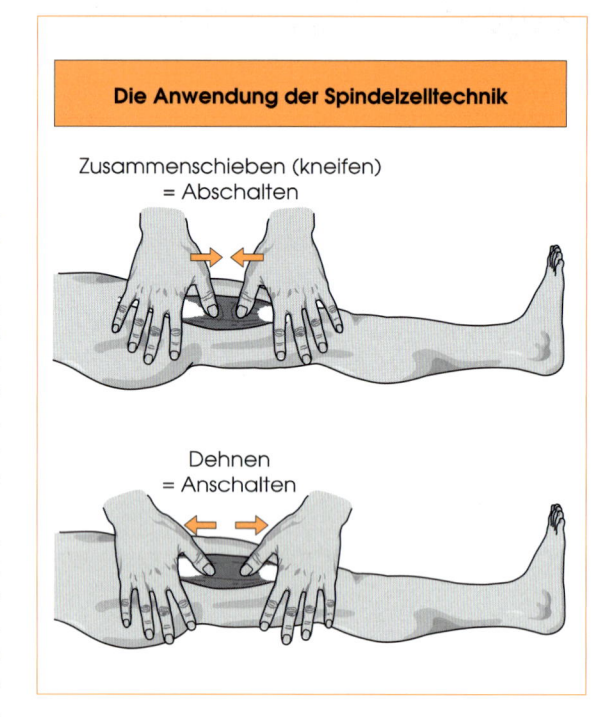

Abb. 2-5: Die Verwendung des Muskelspindelmechanismus.

3 Vorprogramm zum Muskeltest

Indikatormuskel 16

Übergeordnete Meridiane 20

Latente Dehydratation 24

Switching 25

Verbales Testen 27

3.1 Der Indikatormuskel

Der im Mittelpunkt der Kinesiologie stehende Muskeltest zeigt dem Therapeuten als körpereigenes Anzeigeinstrument die Antwort auf jeglichen Reiz an. Der menschliche Körper nimmt innerhalb von Sekundenbruchteilen äußere Reize auf und bewertet sie. Genauso schnell ist er in der Lage, eine Reaktion oder „Antwort" darauf zu geben. Dieses Reizaufnahme- und -verarbeitungssystem macht sich der Muskeltest zu Nutze. Er gibt sichtbar, z. B. durch Muskelreaktionen und fühlbar, z. B. durch Stärkereaktion des Muskels „Antworten" auf gestellte Fragen. Hierbei ist es egal, ob es sich bei dem äußeren Reiz um eine Substanz (z. B. ein Nahrungsmittel, Arzneimittel) oder um eine Emotion handelt.

Wie bei jedem Testverfahren oder jeder Prüfmethode, müssen bestimmte Regeln vorher erlernt und beachtet werden, um eine höchst mögliche Zuverlässigkeit zu erreichen. Der Muskeltest zeigt bei korrektem Vorgehen in jedem Fall die richtige „Antwort"!

3.1.1 Auswahl des Indikatormuskels

Grundsätzlich kann jeder Muskel als Testmuskel, auch Indikatormuskel (IM) genannt, Verwendung finden, solange folgende **Voraussetzungen** erfüllt sind:
- Der Muskel ist schmerzfrei zu testen
- Der Muskel hält dem Druck des Therapeuten stand
- Der Muskel besteht die Überprüfung durch die Vortests.

Eigentlich könnte jeder der im Kapitel 8 (s. S. 209ff.) besprochenen Muskeln als Indikatormuskel Verwendung finden. Als besonders gut geeigneter Indikatormuskel lässt sich jedoch der **M. deltoideus anterior,** also der vordere Anteil des Delta-Muskels, einsetzen (Abb. 3-1). Dieser Muskel hat seinen Ursprung an der Schulterhöhe und am Schlüsselbein und setzt in der Mitte des Oberarmknochens an. Er kann sowohl im Liegen als auch im Stehen problemlos getestet werden.

Testverfahren: Im Stehen wird der Arm mit nach hinten weisender Handfläche (Abb. 3-2) bzw. im Liegen mit nach unten zeigender Handfläche (Abb. 3-3), gestreckt in einem Winkel von ca. 45° vor dem Körper gehalten. Der Therapeut drückt nun auf den Unterarm oberhalb des Handgelenks, um den Arm nach unten zu bewegen.

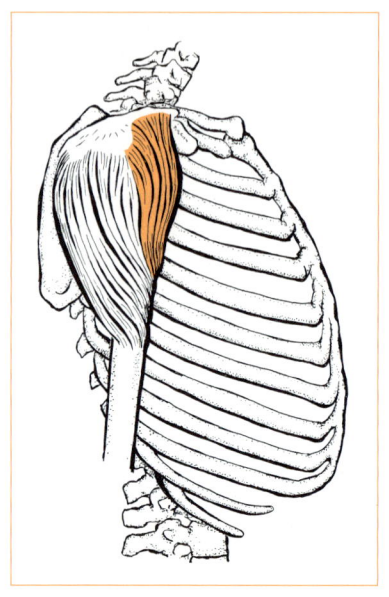

Abb. 3-1: Musculus deltoideus anterior.

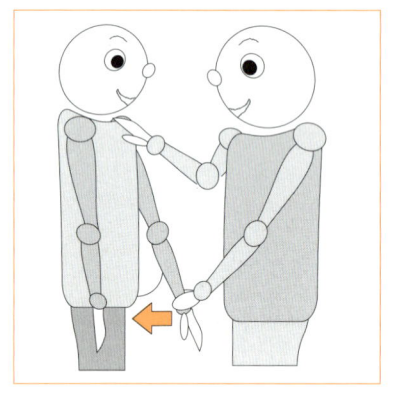

Abb. 3-2: Stehender Patient beim Muskeltest.

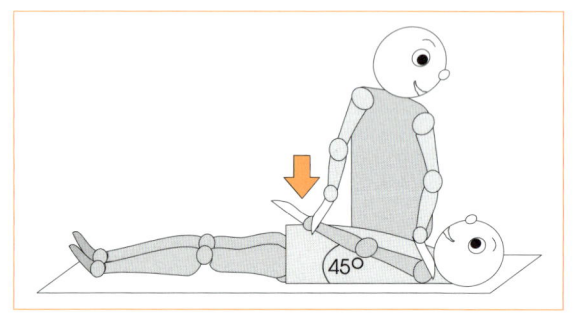

Abb. 3-3: Muskeltest am liegenden Patienten.

3.1.2 Überprüfung des Indikatormuskels

Grundsätzlich können durch o. g. Testverfahren aufgrund des vorliegenden Muskelspannungszustandes unterschiedliche Reaktionen am Muskel auftreten, d. h. abhängig vom Spannungszustand kann der Muskel dem Therapeuten Widerstand leisten oder nicht.

Dies wird zu Beginn einer Untersuchung am Patienten kontrolliert. Es wird die hier angegebene Vorgehensweise unbedingt empfohlen.

Man beginnt die Testsitzung, indem der bereits ausgesuchte Muskel durch o. g. Testverfahren getestet wird. Dieser Test kann einen normotonen Spannungszustand (d. h. Normalzustand) ergeben, dann kann dieser Muskel ohne weitere Korrekturen als Indikatormuskel verwendet werden. Ergibt sich aus dem Test, dass der Muskel hyperton oder hypoton ist, muss dieser Zustand erst korrigiert werden (s. u.), bevor man mit den eigentlichen Tests beginnt.

Der normotone Muskel

Man spricht von einem normotonen Muskel, wenn durch die Aktivierung des Muskelspindelmechanismus der Muskeltonus für nur wenige Sekunden reduziert wird und der Muskel dann dem Testdruck des Therapeuten wieder standhält (Abb. 3-4). Dieser Mechanismus kann durch leichtes Zusammenkneifen des Muskelbauchs im Faserverlauf oder durch das Auflegen eines Magnets, mit der Südpol-Seite auf dem Muskelbauch, ausgelöst werden.

Der hypertone Muskel

Reagiert der getestete Muskel nicht auf die Aktivierung des Muskelspindelmechanismus (s. Abb. 3-4), liegt ein hypertoner bzw. „starker" Muskelzustand vor. Der Muskel muss dann zuerst durch eine **Muskelentspannungstechnik,** z. B. das Achterfigur-Verfahren nach Prof. Rochlitz (s. S. 19), von seinem Hypertonus befreit werden. Danach wird wieder der Spindelfasermechanismus aktiviert. Schaltet der zuvor „starke" Muskel ab, wird er also für einige Sekunden „schwach", dann ist er erfolgreich zum normotonen Muskelzustand zurückgeführt worden. Der Indikatormuskel ist jetzt zur weiteren Testdiagnose geeignet.

Der hypotone Muskel

Kann der Muskel dem Testdruck zu Beginn nicht standhalten (s. Abb. 3-4), spricht man von einem hypotonen bzw. „schwachen" Muskel. In diesem Zustand ist der Muskel zur weiteren Testung ebenfalls nicht sofort einsetzbar, sondern muss durch geeignete **Muskelstärkungstechniken,** wie z. B. durch die Massage von Reflexpunkten, in den Zustand eines normotonen bzw. „starken" Muskels versetzt werden.

> Bei positivem Ergebnis, also nur kurzzeitigem Nachlassen des Muskeltonus auf einen Reiz, ist der Indikatormuskel zur weiteren Testdiagnose geeignet.

Die Reaktionszustände des Indikatormuskels

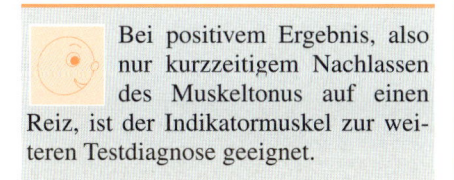

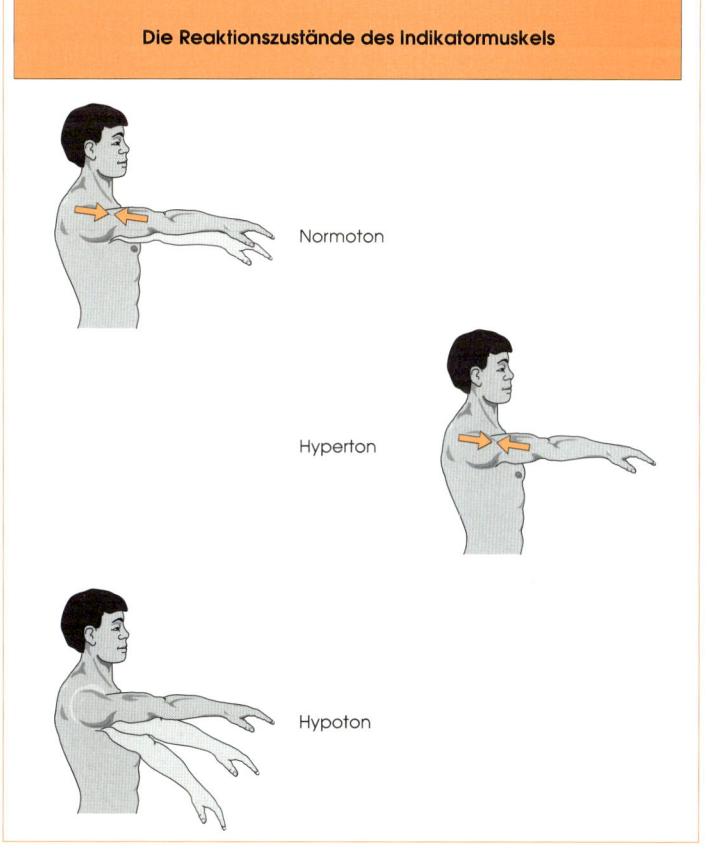

Normoton

Hyperton

Hypoton

Abb. 3-4: Die drei Muskel-Reaktionszustände.

Das folgende Ablaufschema (Abb. 3-5) soll die Vorgehensweise nochmals bildlich darstellen.

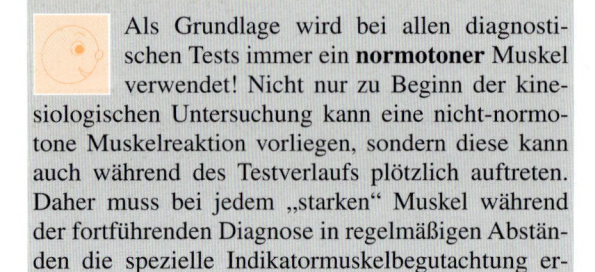

> Als Grundlage wird bei allen diagnostischen Tests immer ein **normotoner** Muskel verwendet! Nicht nur zu Beginn der kinesiologischen Untersuchung kann eine nicht-normotone Muskelreaktion vorliegen, sondern diese kann auch während des Testverlaufs plötzlich auftreten. Daher muss bei jedem „starken" Muskel während der fortführenden Diagnose in regelmäßigen Abständen die spezielle Indikatormuskelbegutachtung erfolgen.

3.1.3 Korrektur von Abweichungen (hyperton/hypoton)

Bei nicht-normotonen Muskelspannungszuständen ist das Testergebnis unscharf und kann zu falschen Schlussfolgerungen führen. Deshalb besteht in einem solchen Fall die Aufgabe für den Therapeuten darin, den Muskel durch Korrekturmaßnahmen zuerst in den normotonen Zustand zu bringen. Man differenziert die zu treffenden Maßnahmen anhand der beiden Spannungsabweichungen am Muskel.

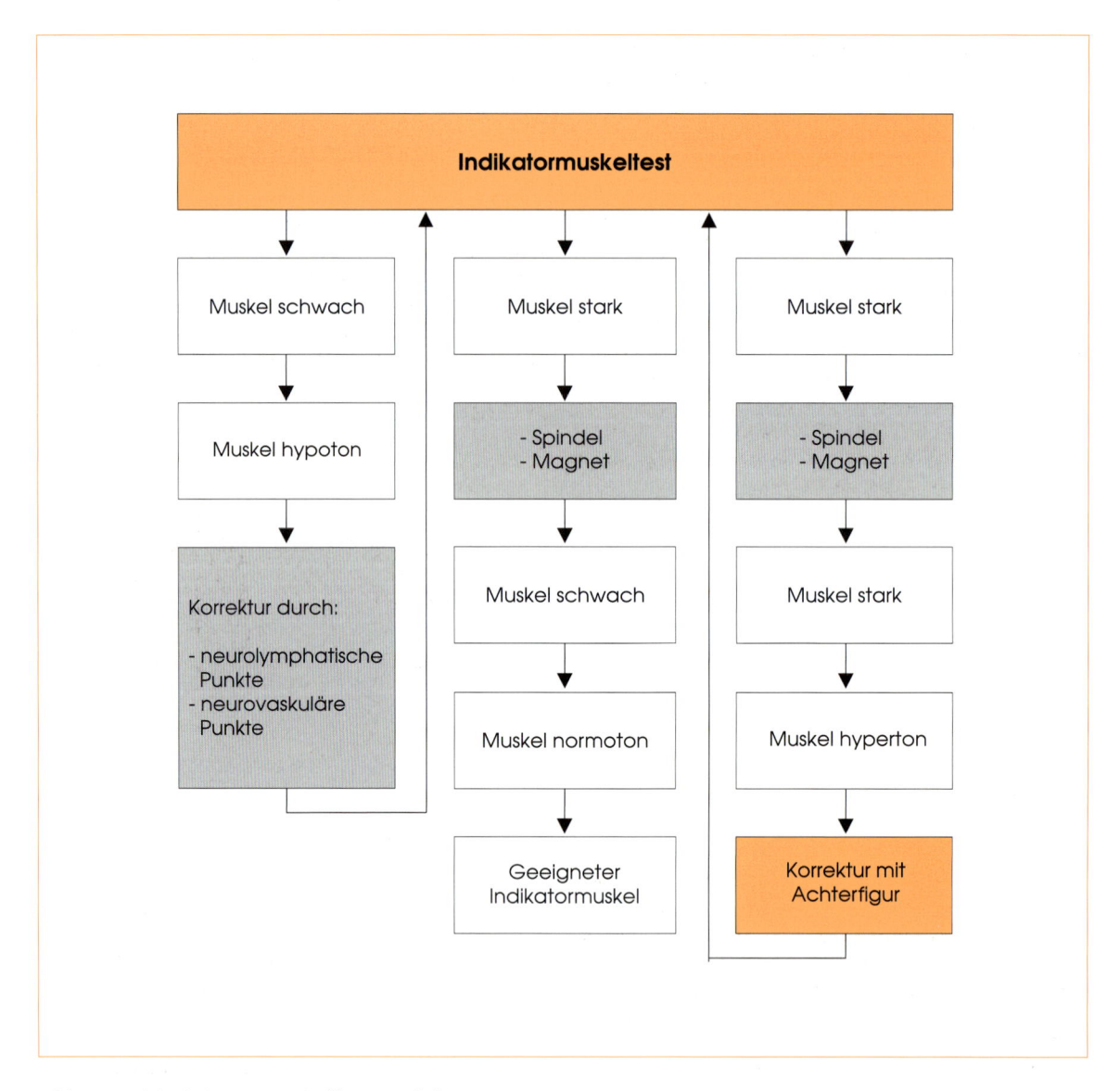

Abb. 3-5: Ablaufschema zum Indikatormuskeltest.

Korrektur des hypertonen Muskels

Bleibt eine Reaktion des Muskels, z. B. auf das Zusammenkneifen des Muskelbauchs in Richtung des Muskelfaserverlaufs oder durch das Auflegen eines Magneten mit der Nordpol-Seite auf dem Muskelbauch, aus, so liegt eine Störung des bereits besprochenen Muskelspindelmechanismus vor. Der blockierte, also hier „überstarke" Muskel kann in einem solchen Fall meistens durch die „Achterfigur" nach Prof. Rochlitz wieder in einen normotonen Zustand gebracht werden.

Die Achterfigur

Zuerst lässt man dem Patienten seinen linken gestreckten Fuß über den rechten Fußknöchel legen. Dann werden beide Hände nach vorne gestreckt, so dass sich die Handrücken gegenseitig berühren. Jetzt wird die rechte Hand unverändert über die linke Hand geführt, bis sich die beiden Handflächen berühren. Nun werden die Hände gefaltet und unter Drehung zum Körper hin zur Brust gezogen (Abb. 3-6). Beim jetzt anschließenden tiefen Einatmen soll der Patient die Zungenspitze an den vorderen Gaumen, über den Schneidezähnen, anlegen. Beim Ausatmen liegt die Zunge am hinteren Gaumen. Diese Übung wird für 1 bis 2 Minuten mit geschlossenen Augen durchgeführt. Bei der anschließenden Muskelüberprüfung wird meist der zuvor hypertone Muskel nun ein normotones Testergebnis zeigen. Sollte die beschriebene Korrektur im ersten Versuch kein positives Ergebnis bringen, empfiehlt sich eine einmalige Wiederholung oder die Anwendung weiter gehender Stärkungstechniken (s. Kap. 8.1).

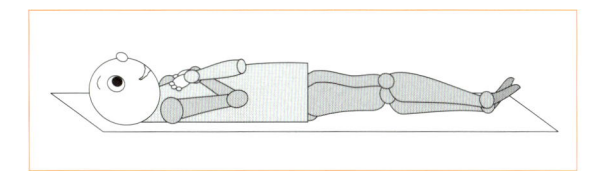

Abb. 3-6: Die Achterfigur zur Korrektur des hypertonen Muskels.

Korrektur des hypotonen Muskels

Die häufigste Korrekturmethode bei hypotonen Muskeln im Rahmen der Kinesiologie ist die Bearbeitung der **neurolymphatischen** und der **neurovaskulären Punkte.** Zum Auffinden dieser Punkte wendet man die **„Therapielokalisation" (TL)** an, die eines der wichtigsten kinesiologischen Verfahren darstellt (s. S. 38).

Wenn der Indikatormuskel dem Testdruck nicht standhält, kann durch die „Therapielokalisation" diejenige Korrekturmaßnahme herausgefunden werden, welche den Muskel stärkt und somit wieder „einschaltet", z. B. das Massieren der neurolymphatischen Punkte oder das Berühren der neurovaskulären Punkte. Der hypotone Muskel wird z. B. sofort „stark", wenn während des erneuten Testvorgangs gleichzeitig nur zusätzlich die richtigen Korrekturpunkte berührt werden. Lässt man diese Punkte wieder los, ist der Muskel sofort wieder „schwach". Damit wird das wirksame Stärkungsverfahren schnell gefunden und es kann zur Therapie übergeleitet werden.

Die neurolymphatischen Punkte

Die neurolymphatischen Punkte sind zu Beginn des 20. Jahrhunderts von dem amerikanischen Osteopathen, Frank Chapmann, erarbeitet worden. Dies sind Reflexpunkte oder „Schalter", die den **Lymphfluss** in den dazugehörenden Organen, Meridianen und Muskeln aktivieren (Abb. 3-7).

Zeigt sich durch die Therapielokalisation, dass die neurolymphatischen Punkte durch reine Berührung zur Stärkung des hypotonen Muskels führen, so werden diese Punkte, z. B. beim M. deltoideus anterior im 3. und 4. Interkostalraum (Zwischenrippenraum), ca. 30 Sekunden zuerst auf der Körpervorderseite dann auf der Rückseite mittelstark massiert. Wenn die Korrektur erfolgreich durchgeführt wurde, zeigt sich der Indikatormuskel beim Nachtesten in einem normotonen Zustand.

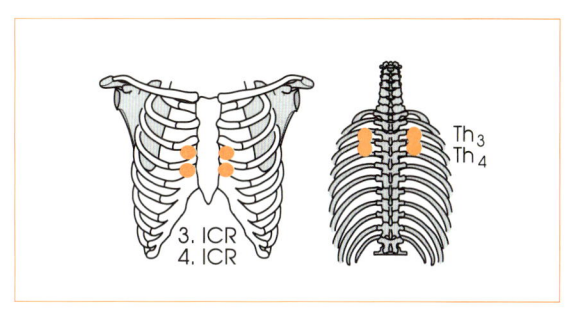

Abb. 3-7: Die neurolymphatischen Punkte.

Die neurovaskulären Punkte

Diese Körperkontaktstellen wurden in den 30er-Jahren von dem Chiropraktiker, Terence Bennet, entdeckt. Die neurovaskulären Punkte beleben die **Nervenfunktion,** den **Energiefluss in den Meridianen,** und regen die **Durchblutung** in den spezifischen Muskeln und den korrellierenden Organen an.

Die neurovaskulären Punkte, die sich fast immer am Schädel befinden (Abb. 3-8), werden für ca. 30 Sekunden sanft berührt. Oft setzt an den neurovaskulären Punkten eine gut fühlbare **Pulsation** ein. Wird diese Korrektur erfolgreich durchgeführt, zeigt sich der Indikatormuskel auch hier beim Nachtesten wieder stark, d.h. er hat den normotonen Zustand eingenommen.

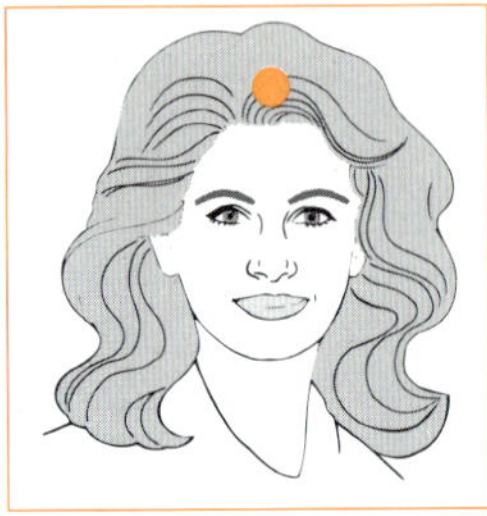

Abb. 3-8: Der neurovaskuläre Punkt des M. deltoideus anterior.

Fallbeispiel

Die Anwendung der richtigen Korrekturmöglichkeit lässt sich am folgenden Beispiel des vorderen Deltamuskels (M. deltoideus anterior) verdeutlichen.

Als erstes berührt (therapielokalisiert) der Therapeut oder der Patient die vorderen neurolymphatischen Punkte neben dem Brustbein im 3. und 4. Zwischenrippenraum. Schaltet jetzt beim gleichzeitigen Test der Muskel ein und wird stark, spricht man von einer positiven Therapielokalisation.

Bleibt der Testmuskel schwach, werden die hinteren neurolymphatischen Punkte, zweifingerbreit neben dem 3. und 4. Brustwirbel, oder der neurovaskuläre Punkt an der vorderen Fontanelle nacheinander therapielokalisiert, bis die Punkte gefunden werden, die in der Lage sind, den hypotonen Muskel zu aktivieren. Diese werden dann zur Stärkung des hypotonen Muskels, wie oben beschrieben, verwendet.

3.1.4 Zusammenfassung

Die Verbindung zwischen Muskeltest und Korrekturmaßnahmen sind im Ablaufschema in Abbildung 3–5 zusammengefasst dargestellt, die Besonderheiten zur Korrektur entsprechend farblich herausgearbeitet. Die nachfolgende Darstellung gibt einen Überblick in tabellarischer Form.

	Normoton	Hypoton	Hyperton
Testwiderstand	+	-	+
Muskelspindelreiz	+	-	+
Testreaktion	+/-/+	-/+	+/+/-/+
Korrekturart	ohne	NV+NL	8er-Figur

Regeln und Verfahren zum Muskeltest

Nach zufriedenstellender Überprüfung durch die Vortests kann nun mit dem eigentlichen Muskeltest begonnen werden. Dabei sind folgende **Kriterien** zu beachten:

- Dem Patienten vor dem Test die Vorgehensweise zeigen und erklären.
- Die Kraftbewegung am Arm demonstrieren.
- Die genaue Ausgangsposition und genaue Testrichtung beachten.
- Druck mit offener Hand oberhalb des jeweiligen Gelenks, mit langsam ansteigendem Druck.
- Allmählich ansteigender Druckaufbau von bis zu ca. 1 kg.
- Druckdauer ca. 2 Sekunden.
- Achtung kein Kraftakt!
- Überraschendes Testen bringt keine zuverlässigen Resultate!
- Darauf achten, dass Patient nicht mit anderen Muskeln kompensiert, z. B. durch
  - Gewichtsverlagerung
  - Drehen des Ellbogens
  - Entgegensperren.
- Fühlen, ob der Patient den Arm mit Leichtigkeit in der Position halten kann → der Muskel hält.
- Spüren, ob der Patient Schwierigkeiten hat, in der Position zu bleiben → der Muskel „schaltet" ab.

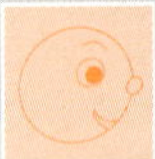

Ist man sich in der Bewertung des Testergebnisses nicht sicher, lässt man den Muskel kurz entspannen und testet ihn dann sofort erneut. Man wird danach ein vom Vorergebnis gesichertes Ergebnis bestätigt bekommen. Der Therapeut muss unvoreingenommen und ohne „Erwartung" gegenüber dem Muskeltestergebnis sein, damit genau herausgefunden werden kann, ob der Muskel zu 100% „eingeschaltet" und zur weiteren Testung bereit ist.

3.2 Prüfung der übergeordneten Meridiane

Wie in Fachkreisen allgemein bekannt ist, erklärt das Gesamtsystem der Chinesischen Medizin den Energiefluss als bedeutsamen Gesundheitsfaktor. Dieser Energiefluss erfolgt durch den Körper in so genannten Gefäßbahnen, auch Meridiane genannt. Es besteht aus

- 12 Organ-/Funktions-Meridianen und
- zwei Mittellinien-Meridianen.

Im Folgenden wird hier nur die Prüfung des Energieflusses der beiden Mittellinien-Meridiane besprochen. Diese zwei Meridiane sind das **Zentralgefäß** und das **Gouverneursgefäß.**

Unter Gefäßen versteht man in diesem Zusammenhang Leitungsrohre zum Transport von Energie. Vergleicht man z. B. das Energie-Meridian-System mit einer Heizungsanlage, dann wären die 12 Organ-/Funktions-Meridiane mit den einzelnen Heizkörperflächen gleichzustellen, Zentral- und Gouverneursgefäß (Energiefluss) würden in dieser Analogie das notwendige Heizwasser in dem Wasserkessel und dem Überdruckbehälter darstellen. Das gesamte Heizungssystem kann nur dann voll funktionsfähig sein, wenn auch genug Wasser (Energie) in den zentralen Energiereservoirs (Zentral-/Gouverneursgefäß) vorhanden ist.

3.2.1 Die Überprüfung des Zentralgefäßes

Das Zentralgefäß verläuft an der **Körpervorderseite,** exakt in der Mitte des Körpers, beginnend am Damm hin zur Schambeinmitte über den Bauchnabel durch die Mitte des Brustbeins über die Kehlkopfmitte bis zur Unterlippe (Abb. 3-9). Die Energie fließt normalerweise vom Damm durch das Gefäß in Richtung Unterlippe.

Mit Hilfe des Indikatormuskels lässt sich der regelgerechte Energiefluss im Zentralgefäß testen.

Zuerst wird der Meridian des Patienten **von oben nach unten** (gegen den normalen Energiefluss) mit der Handfläche sanft über den Körper ausgestrichen. Nach diesem Abstreichen des Meridians wird der Indikatormuskel sofort getestet und das Ergebnis festgehalten.

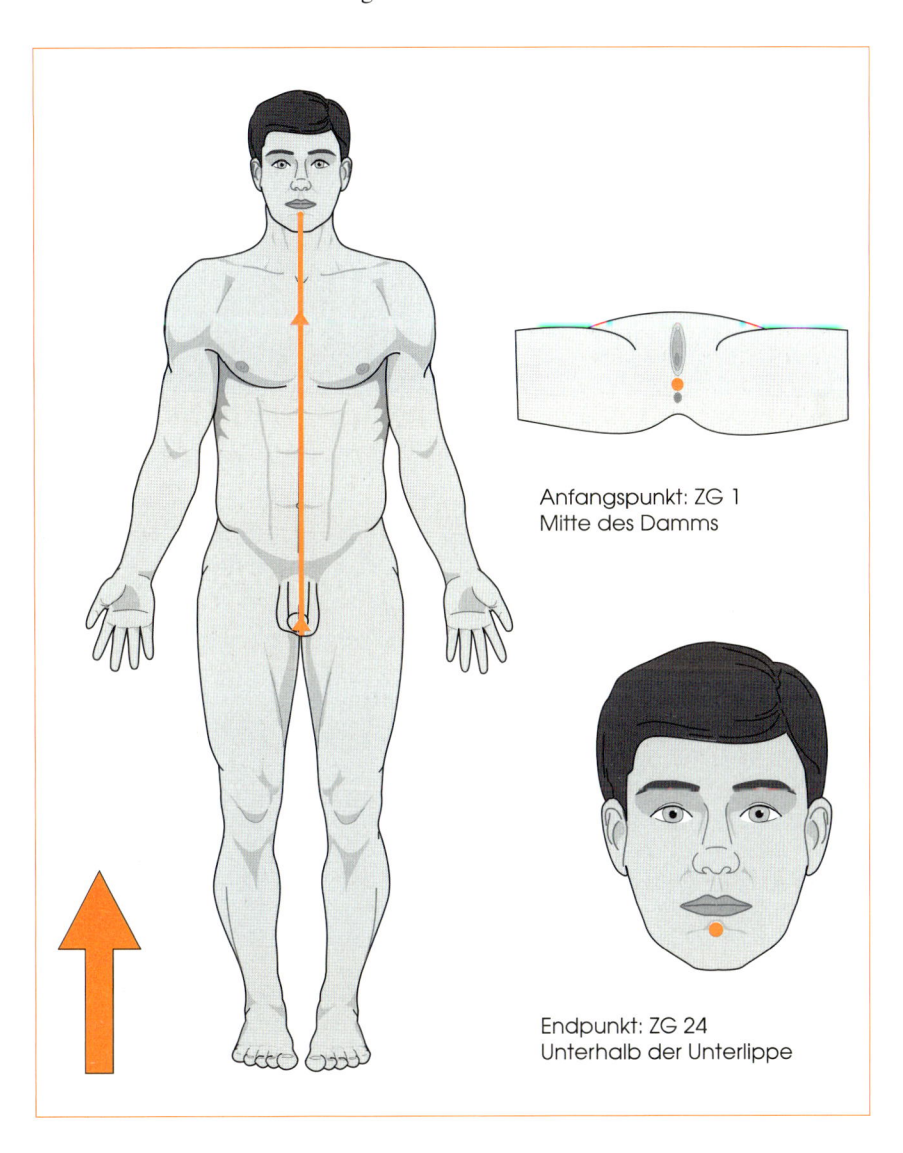

Anfangspunkt: ZG 1
Mitte des Damms

Endpunkt: ZG 24
Unterhalb der Unterlippe

Abb. 3-9: Die Lage des Zentralgefäßes.

Jetzt wird das Zentralgefäß wieder ausgestrichen, allerdings nun **von unten nach oben,** was der normalen Energieflussrichtung entspricht. Daraufhin erfolgt ein weiteres Testen des Indikatormuskels.

Zur Interpretation der Ergebnisse bzw. eventuell vorzunehmender Korrekturen siehe Kapitel 3.2.3.

3.2.2 Die Überprüfung des Gouverneursgefäßes

Das Gouverneursgefäß verläuft an der **Körperrückseite,** exakt in der Mitte des Körpers, beginnend am Damm über die Mitte des Kreuzbeins entlang der Dornfortsätze der einzelnen Wirbelkörper und weiter über die Mitte des Schädels zur Nasenwurzel und entlang der Mitte des Nasenrückens bis an die Oberlippe (Abb. 3-10). Die Energie fließt vom Damm durch das Gefäß in Richtung Oberlippe.

Mit Hilfe des Indikatormuskels kann der regelgerechte Energiefluss im Gouverneursgefäß getestet werden.

Auch hier wird der Meridian des Patienten zuerst von **oben nach unten** (gegen den normalen Energiefluss) mit der Handfläche sanft über den Körper ausgestrichen. Danach wird der Indikatormuskel sofort getestet und das Ergebnis festgehalten.

Jetzt wird das Gouverneursgefäß wieder ausgestrichen, nun allerdings von **unten nach oben,** was wieder der normalen Energieflussrichtung entspricht. Daraufhin wird der Indikatormuskel wieder getestet.

Zur Interpretation der Ergebnisse bzw. eventuell vorzunehmender Korrekturen siehe Kap. 3.2.3.

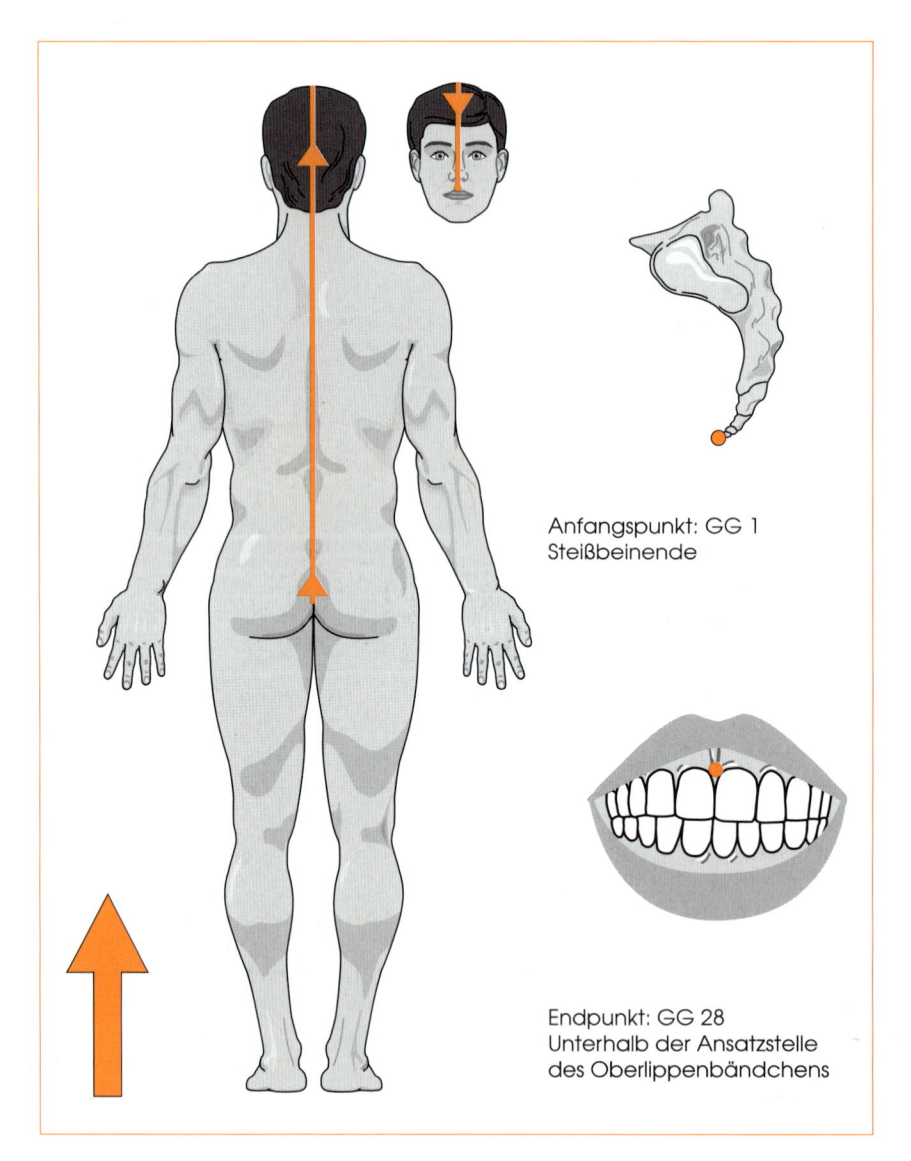

Anfangspunkt: GG 1
Steißbeinende

Endpunkt: GG 28
Unterhalb der Ansatzstelle
des Oberlippenbändchens

Abb. 3-10: Die Lage des Gouverneursgefäßes.

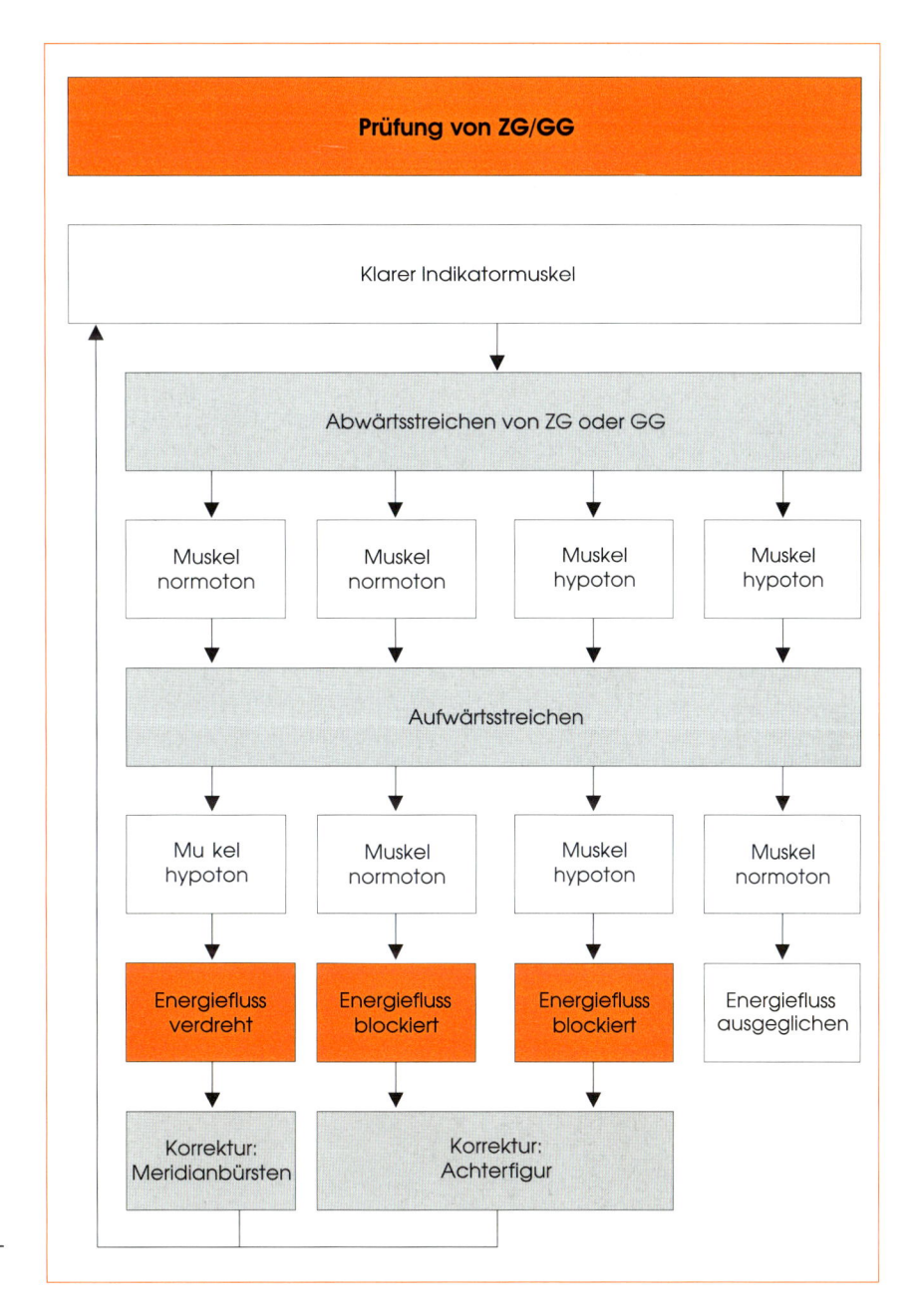

```
┌─────────────────────────────────────────────────┐
│              Prüfung von ZG/GG                  │
└─────────────────────────────────────────────────┘
                        │
                        ▼
┌─────────────────────────────────────────────────┐
│            Klarer Indikatormuskel               │
└─────────────────────────────────────────────────┘
                        │
                        ▼
┌─────────────────────────────────────────────────┐
│         Abwärtsstreichen von ZG oder GG         │
└─────────────────────────────────────────────────┘
        │           │           │           │
        ▼           ▼           ▼           ▼
    ┌───────┐   ┌───────┐   ┌───────┐   ┌───────┐
    │Muskel │   │Muskel │   │Muskel │   │Muskel │
    │normo- │   │normo- │   │hypoton│   │hypoton│
    │ton    │   │ton    │   │       │   │       │
    └───────┘   └───────┘   └───────┘   └───────┘
        │           │           │           │
        ▼           ▼           ▼           ▼
┌─────────────────────────────────────────────────┐
│                Aufwärtsstreichen                │
└─────────────────────────────────────────────────┘
        │           │           │           │
        ▼           ▼           ▼           ▼
    ┌───────┐   ┌───────┐   ┌───────┐   ┌───────┐
    │Muskel │   │Muskel │   │Muskel │   │Muskel │
    │hypoton│   │normo- │   │hypoton│   │normo- │
    │       │   │ton    │   │       │   │ton    │
    └───────┘   └───────┘   └───────┘   └───────┘
        │           │           │           │
        ▼           ▼           ▼           ▼
    ┌───────┐   ┌───────┐   ┌───────┐   ┌───────┐
    │Energie│   │Energie│   │Energie│   │Energie│
    │fluss  │   │fluss  │   │fluss  │   │fluss  │
    │ver-   │   │blok-  │   │blok-  │   │ausge- │
    │dreht  │   │kiert  │   │kiert  │   │glichen│
    └───────┘   └───────┘   └───────┘   └───────┘
        │           │           │
        ▼           ▼           ▼
    ┌───────┐   ┌───────────────────┐
    │Korrek-│   │    Korrektur:     │
    │tur:   │   │    Achterfigur    │
    │Meridi-│   │                   │
    │anbür- │   │                   │
    │sten   │   │                   │
    └───────┘   └───────────────────┘
```

Abb. 3-11: Ablaufschema zur Überprüfung der übergeordneten Meridiane.

3.2.3 Die Beurteilung der Ergebnisse/Korrektur

Normalzustand

Wenn der Energiefluss in dem jeweiligen übergeordneten Meridian normal ist, wird der Indikatormuskel beim Abstreichen hypoton und beim Aufstreichen wieder normoton.

Abweichungen vom Normalzustand

Folgende Kombinationen von Störungen können vorliegen:
- Der Muskel zeigt sich beim Ab- und Aufstreichen normoton, hier liegt eine Blockierung des Energieflusses vor → Korrektur durch Achterfigur (s. S. 19).
- Der Muskel zeigt sich beim Ab- und Aufstreichen in einem hypotonen Zustand, auch hier liegt eine Blockierung des Energieflusses vor → Korrektur durch Achterfigur (s. S. 19).

- Der Muskel ist beim Abstreichen normoton und beim Aufstreichen hypoton. Der Energiefluss verläuft entgegengesetzt zur natürlichen Energieflussrichtung → Korrektur durch Meridianbürsten.

Abstreifen	Aufstreichen	Korrektur
−	+	keine, da normal
+	+	Achterfigur
−	−	Achterfigur
+	−	Meridianbürsten

Bitte entnehmen Sie, falls nötig, die korrekte Vorgehensweise beim Einsatz der Achterfigur Kapitel 3.1.3 (s. S. 19).

Das **Meridianbürsten** wird folgendermaßen durchgeführt. Der Therapeut streicht den gestörten übergeordneten Meridian mehrfach in auf- und absteigender Richtung mit leichtem Hautkontakt aus. Danach wird der Test nochmals durchgeführt, wenn nötig wiederholt man die Korrektur und den Test.

3.3 Prüfung auf latente Dehydratation

Der menschliche Körper (Erwachsener) besteht zu ca. 65 bis 70 % aus Wasser. Damit spielt das körpereigene Wasser eine entscheidende Rolle bei vielfältigen Abläufen im Körper. Beispielsweise kann ohne ausreichendes Körperwasser keine voll funktionsfähige Reizerzeugung und Reizweiterleitung an die Zellmembran erfolgen. Damit wird auch verständlich, warum Störungen des Wasserhaushalts die Testzuverlässigkeit des Indikatormuskels beeinträchtigen können.

3.3.1 Vorgehen

Ob der Patient für die weiteren Tests genügend Wasser im Körper besitzt, lässt sich leicht herausfinden, indem der Therapeut sanft an einer Haarsträhne des Patienten zieht und gleichzeitig den Indikatormuskel testet (Abb. 3-12).

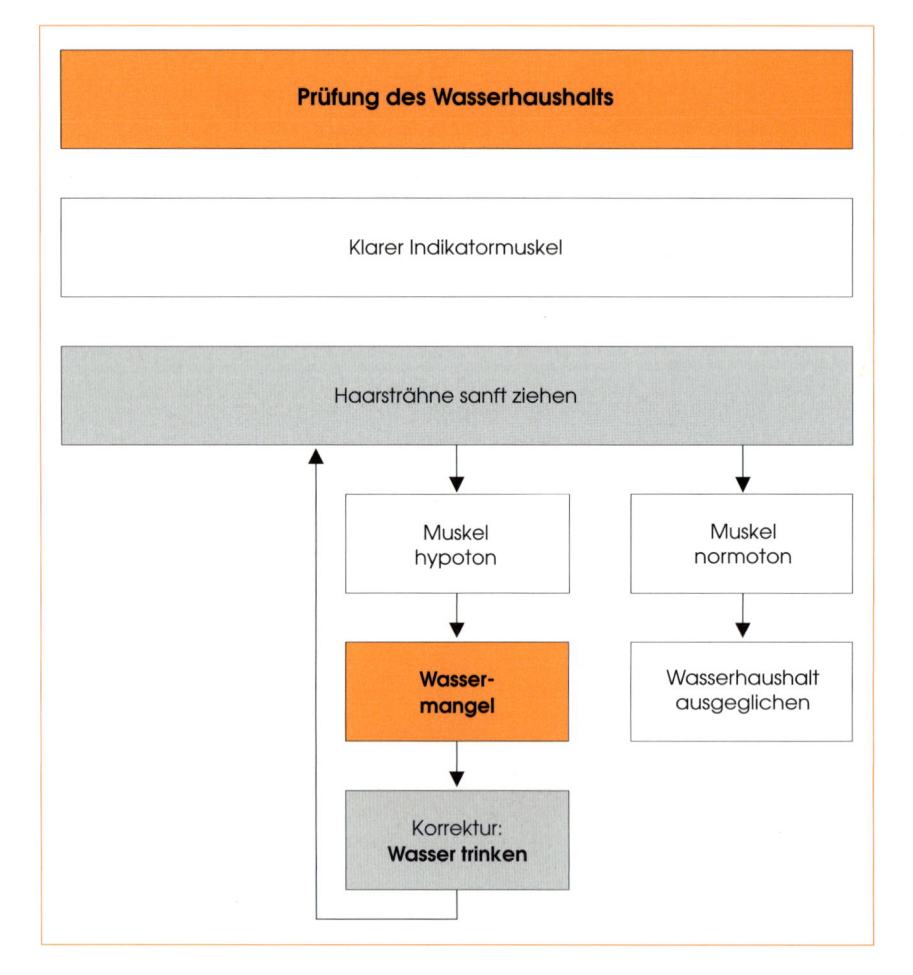

Abb. 3-12: Ablaufschema zur Dehydratation.

3.3.2 Beurteilung der Ergebnisse/Korrektur

Normalzustand

> Wenn ausreichend Wasser im Körper vorhanden ist, bleibt der Muskel in einem normotonen Zustand.

Abweichungen vom Normalzustand

Der Muskel wird hypoton. Hier kann jetzt bei weiteren Tests die Testgenauigkeit durch den relativen Wassermangel im Körper beeinträchtigt werden.

Die Korrektur ist einfach: Der Patient trinkt so lange Wasser, bis bei der nachfolgenden Überprüfung der Indikatormuskel in einem normotonen Zustand bleibt.

Bemerkung: Es ist nicht selten zu beobachten, dass die tatsächliche Flüssigkeitsaufnahme den physiologischen Bedarf nicht decken kann. Dadurch wird der Körper in seinem Energiefluss behindert. Es ist also wichtig, dem Körper genügend mineralstoffarmes Wasser zuzuführen. Als Richtwert gilt: 0,2 Liter pro 10 kg Körpergewicht, möglichst in Form von Quellwasser. Bei körperlicher Anstrengung oder Fieber steigt der Bedarf deutlich an. Nur beim absolut Gesunden sorgt der natürliche Trinkimpuls für eine ausreichende Deckung des Flüssigkeitsbedarfs im Körper.

3.4 Switching

Sinnesempfindungen der rechten Körperhälfte gelangen über das Corpus callosum in die linke Hirnhälfte und umgekehrt. Manchmal ist dieser Mechanismus gestört, dann gelangen die Informationen der rechten Körperhälfte in die rechte Hirnhälfte und umgekehrt. Diesen Zustand nennt man Switching, der Patient ist also umgepolt. Ob diese Arbeitshypothese tatsächlich so stimmt, ist derzeit noch nicht bewiesen. Beim Muskeltest zeigt sich jedoch dann eine Störung. Mögliche **Ursachen,** die Switching bewirken können, sind:
– emotionale Traumen
– Einnahme von Beruhigungsmitteln oder Psychopharmaka
– Hard-Rock- und Heavy-Metal-Musik.

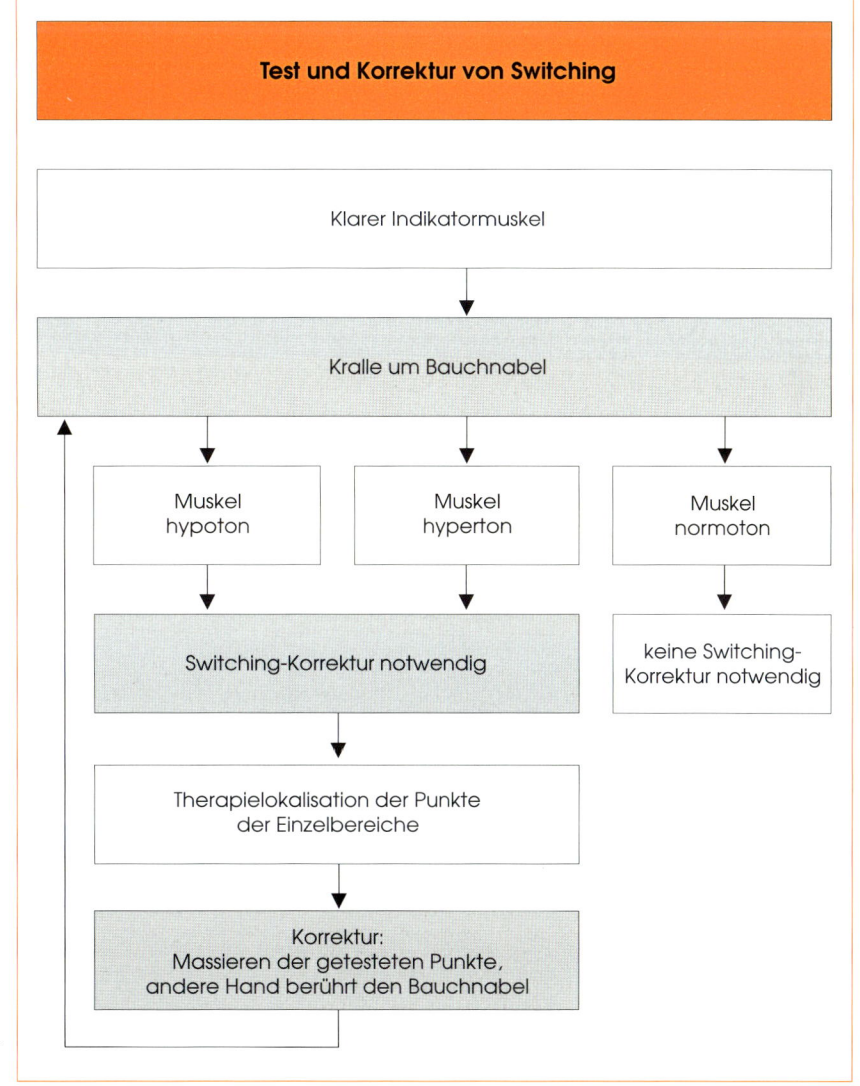

Abb. 3-13: Ablauf Switching-Test und -Korrektur.

Wenn jemand geswitcht ist, zeigt sich bei ihm oft die Tendenz, Dinge verkehrt zu machen. Zum Beispiel legt sich der Patient auf den Rücken, obwohl er sich mit Aufforderung auf den Bauch legen sollte. Oder diese Menschen verirren sich leicht, verwechseln rechts und links und umgekehrt. Sie verwechseln den Arm mit dem Bein, oder sie schlafen beim Lesen ein. Auch können sich Krankheitssymptome an einer ganz anderen Körperstelle zeigen. So können sich z. B. Beschwerden, die mit der Galle in Zusammenhang stehen, statt unter dem rechten Rippenbogen auf der linken Seite zeigen.

3.4.1 Überprüfung auf Switching

Grobtest

Es gibt drei verschiedene Switching-Störungen; ob eine oder mehrere vorliegen, zeigt der Grobtest an. Ein einfacher Muskeltest kann Aufschluss geben, ob diese Störung vorliegt (Abb. 3-13). Der Therapeut setzt seine Hand in Krallenform über den Bauchnabel des Patienten. Bleibt beim gleichzeitigen Test des Indikatormuskels die Muskelreaktion normoton, dann liegt kein Switching-Problem vor. Wird ein hypotoner oder hypertoner Muskel angezeigt, so liegt Switching vor.

Feintest

Der Feintest hilft dem Therapeuten, die gestörten Einzelbereiche zu diagnostizieren. Bei hypotoner oder hypertoner Muskelreaktion werden die weiteren Teilbereiche einzeln geprüft. Dies erfolgt durch **Therapielokalisation** (s. S. 38) der nachfolgenden einzelnen Akupunkturpunkte, die sowohl zur späteren Therapie als auch zur Diagnostik Verwendung finden (Abb. 3-14 und 3-15):
– Ni 27 beidseits → links/rechts Switching
– ZG 24/GG 26 → oben/unten Switching
– GG 2 → hinten/vorne Switching.

Diejenigen Punkte, welche einen hypotonen oder hypertonen Muskel erzeugen, werden auch zur Therapie verwendet.

3.4.2 Korrektur

Nach Durchführung des Feintests kann das Switching an dem spezifischen auslösenden Punkt korrigiert werden. Dabei wird folgendermaßen vorgegangen:
• Die getestete Person legt eine Hand auf den Bauchnabel (GG 8).
• Mit der andern Hand massiert sie die gefundenen Punkte: z. B. Ni 27, diese liegen links und rechts

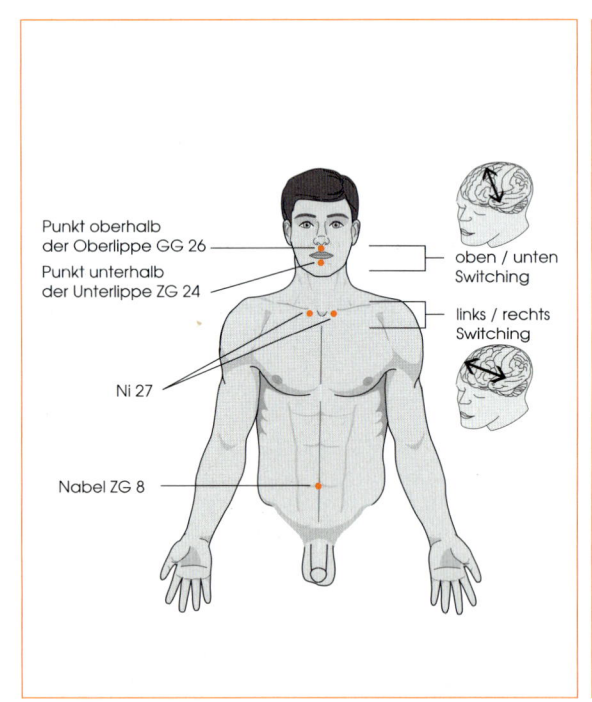

Abb. 3-14: Die Korrekturpunkte für „Links/Rechts"- und „Oben/Unten"-Switching.

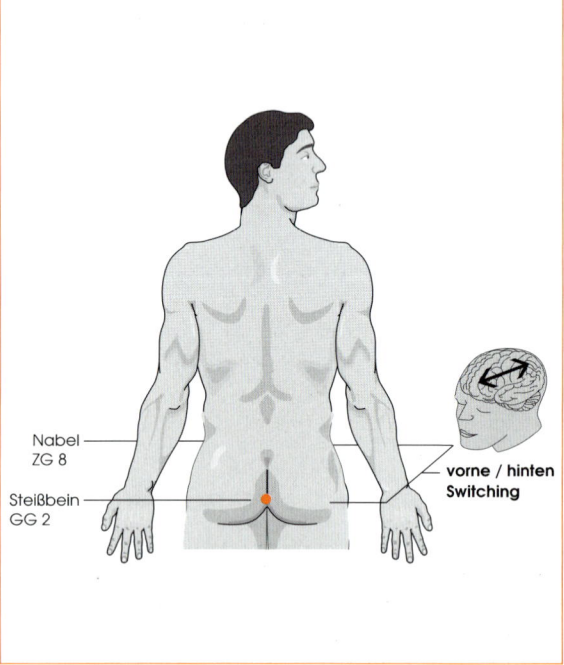

Abb. 3-15: Die Korrekturpunkte für „Hinten/Vorne"-Switching.

neben dem Brustbein, etwas unterhalb des Schlüsselbeins. Im Brain Gym werden diese Punkte „Gehirnknöpfe" genannt. Sie sollten Kinder und Lehrkräfte daran erinnern, dass eine Stimulierung der Gehirnknöpfe wichtig ist, um gewisse Gehirnfunktionen einzuschalten. Die Gehirnknöpfe können einzeln oder zusammen massiert werden. Beides wirkt und führt zum positiven Ergebnis. Jedoch sollten beide Punkte zwischen 20 und 30 Sekunden massiert werden.

- Nach dieser Korrektur wiederholt man den Test und stellt sicher, dass der Indikatormuskel normoton bleibt.
- Besteht die Umpolung immer noch, wird die Gehirnknöpfe-Massage wiederholt, diesmal aber stärker.

Mit den anderen Korrekturpunkten verfährt man ebenso.

3.5 Verbaler Test

In speziellen Behandlungssituationen (z. B. bei der Arzneimitteltestung) ist es notwendig, auf gestellte Fragen klare und eindeutige Signale vom Körper (über das innere Milieu) zu erhalten. Hier bedient man sich des verbalen Tests durch die Ja-Nein-Abfrage. Der verbale Test ist wohl die umstrittenste Testform im Bereich der Kinesiologie. Trotz alledem hat sie sich in der täglichen Praxis bestens bewährt. Wie bei jedem Testvorgang ist eine standardisierte Vorgehensweise bei der Testdurchführung von Nutzen.

3.5.1 Ja-Nein-Test

Der Ja-Nein-Test bildet die Grundlage für weitere verbale Tests wie z. B. der Überprüfung der Gesundheitsbereitschaft.

Ausgehend von einem vorgetesteten Indikatormuskel lässt man den Patienten „Ja" sagen und testet den Muskel. Danach sagt der Patient „Nein" und der Muskel wird wieder überprüft.

Normalzustand

Der Indikatormuskel bleibt bei der **„Ja"-Aussage** in einem **normotonen** Zustand. Bei der **„Nein"-Aussage** wird er **hypoton.** Somit weist ein starker Muskel auf das Befragungsergebnis „Ja" und ein schwacher Muskel auf das Resultat „Nein" hin.

Abweichungen vom Normalzustand

Folgende **Kombinationen von Störungen** können vorliegen:
- Der Muskel bleibt bei „Ja" und „Nein" normoton (stark). Es liegt ein Haltungskonflikt vor → Korrektur des Konflikts.
- Der Muskel wird bei „Ja" und „Nein" hypoton (schwach). Es liegt ebenfalls ein Haltungskonflikt vor → Korrektur des Konflikts.
- Der Muskel wird bei „Ja" hypoton und bei „Nein" wird er wieder normoton. Es liegt eine Haltungsumkehr vor → Korrektur der Umkehr.

Ja	Nein	Störung
+	-	keine, da normal
+	+	Haltungskonflikt
-	-	Haltungskonflikt
-	+	Haltungsumkehr

3.5.2 Die Überprüfung der Gesundheitsbereitschaft

Mit weiteren Tests im Ja-Nein-Modus lässt sich auch eine Aussage über die Gesundheitsbereitschaft des Einzelnen treffen. Wieder ausgehend vom geprüften Indikatormuskel lässt man den Patienten folgende Aussage sprechen: „Ich möchte gesund werden". Jetzt wird das Ergebnis über den Testmuskel ermittelt. Danach soll der Patient die Aussage sprechen: „Ich möchte krank bleiben". Wieder wird der Muskel getestet und das Ergebnis bewertet.

Normalzustand

Der Indikatormuskel bleibt bei der ersten Aussage normoton und bei der zweiten Aussage wird er hypoton. Das Testergebnis zeigt den normalen Zustand an.

Abweichungen vom Normalzustand

Folgende **Kombinationen von Störungen** können vorliegen (Abb. 3-16):
- Der Muskel bleibt bei der „Gesundwerden"- und „Kranksein"-Aussage normoton. Es liegt ein Haltungskonflikt vor → Korrektur des Haltungskonflikts.
- Der Muskel wird bei der „Gesundwerden"- und „Kranksein"-Aussage hypoton. Es liegt wieder ein Haltungskonflikt vor → Korrektur des Konflikts.
- Der Muskel wird bei der „Gesundwerden"-Aussage hypoton und bei der „Kranksein"-Aussage normoton. Es liegt eine Haltungsumkehr vor → Korrektur der Umkehr.

Haltungsumkehr/Haltungskonflikt

Klarer Indikatormuskel (IM), Ja-Nein-Modus

Patient spricht: „Ich möchte gesund werden"

| IM normoton = Ja | IM normoton = Ja | IM hypoton = Nein | IM hypoton = Nein |

Patient spricht: „Ich möchte krank bleiben"

| IM hypoton = Nein | IM normoton = Ja | IM hypoton = Nein | IM normoton = Ja |

| Normale Reaktion | Haltungs-konflikt | Haltungs-konflikt | Haltungs-umkehr |

Korrektur

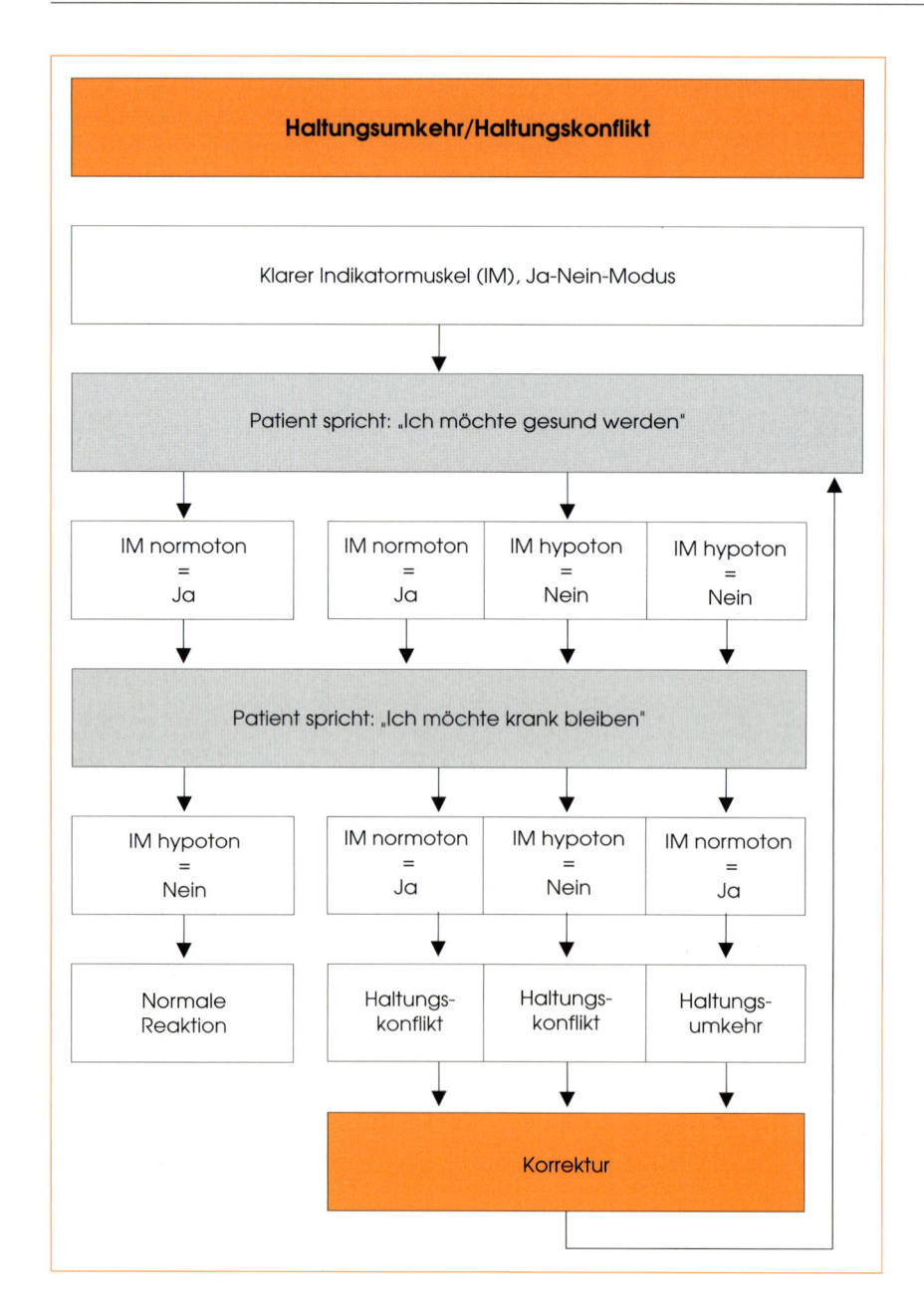

Abb. 3-16: Ablauf und mögliche Ergebnisse bei der Überprüfung der Gesundheitsbereitschaft.

Gesundheit	Krankheit	Störung
+	−	keine, da normal
+	+	Haltungskonflikt
−	−	Haltungskonflikt
−	+	Haltungsumkehr

Es ist nachvollziehbar, dass das Fehlen der innerlichen Gesundheitsbereitschaft die meisten Therapieansätze ohne Erfolg bleiben lässt, da im Unterbewusstsein des Patienten der Wille zur Heilung nicht vorhanden ist.

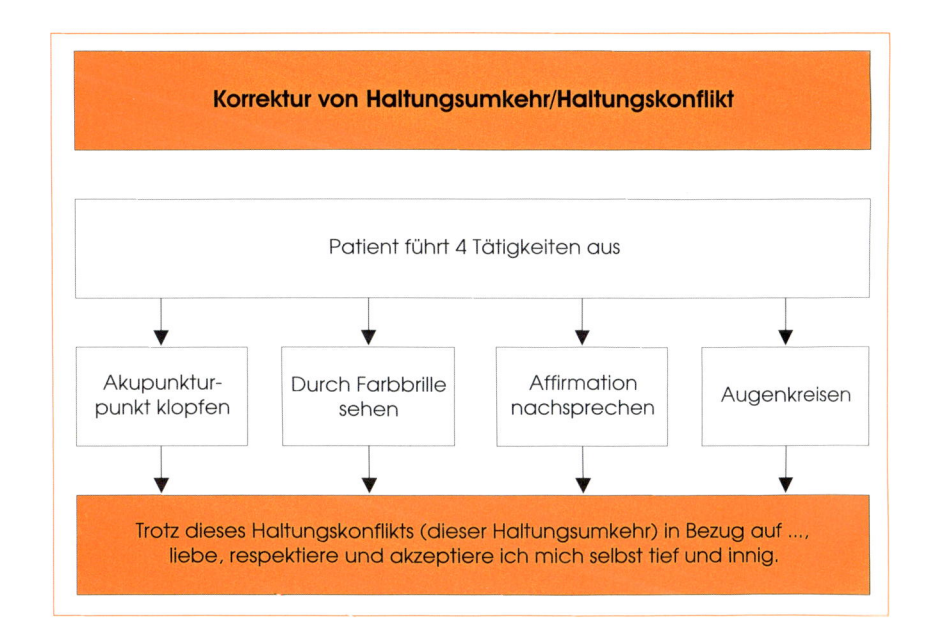

Abb. 3-17: Die Korrektur von Haltungskonflikt und Haltungsumkehr.

3.5.3 Die Korrektur von Haltungskonflikt und Haltungsumkehr

Die Urform dieser Korrektur wurde zum ersten Mal von E. Callahan, Psychologe, USA beschrieben und von Dr. Bruce Dewe, USA weiterentwickelt.
Es werden **vier Komponenten gleichzeitig** zur Korrektur eingesetzt (Abb. 3-17):
- Ein Akupunkturpunkt, der beklopft wird.
- Eine positive Affirmation, die der Patient dem Therapeuten nachspricht.
- Eine Farbbrille, die eine schnellere Informationsübertragung zum Gehirn ermöglicht.
- Das Augenkreisen, das die wichtigsten zerebralen Funktionszentren aktiviert.

Diese vier Punkte werden gleichzeitig durchgeführt, wobei je zweimal die Affirmation gesprochen wird mit gleichzeitigem Punktklopfen auf einer Seite, danach im gleichem Ablauf werden die Punkte auf der anderen Körperseite beklopft und die Affirmation zweimal gesprochen.

Akupunkturpunkt

Durch **Therapielokalisation** der entsprechenden Akupunkturpunkte und gleichzeitigen **Muskeltest** lässt sich der benötigte Akupunkturpunkt leicht ermitteln.
Für diese Korrektur kommen die folgenden Punkte in Frage:

- Am häufigsten finden die Punkte **Dü 3** oder **3E 3** an der Hand Verwendung (Abb. 3-18).

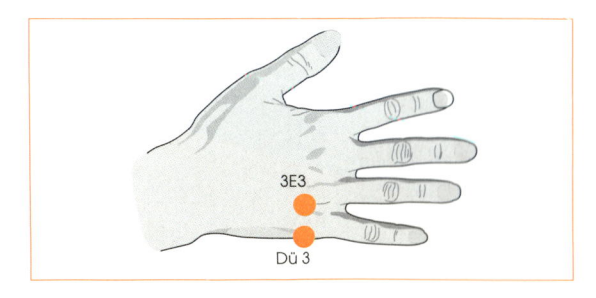

Abb. 3-18: Die möglichen Therapiepunkte an der Hand.

- Seltener werden die Punkte **Ni 27** oder die Anfangs- und Endpunkte im Gesichtsbereich eingesetzt (Abb. 3-19).

Bei der Korrektur wird der Punkt vom Patienten sanft beklopft, erst auf der rechten Seite und dann auf der linken Körperseite.

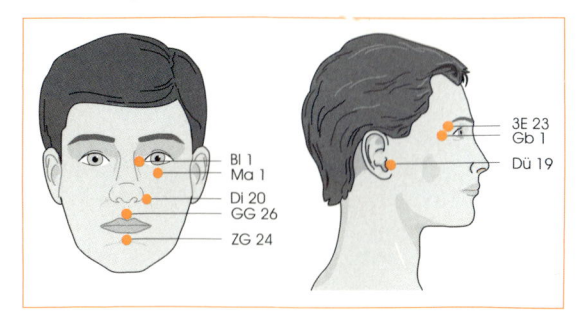

Abb. 3-19: Die möglichen Therapiepunkte am Kopf.

Positive Affirmation

Folgende Affirmationen haben sich als nützlich bewährt:
- Bei **Ja-/Nein-Haltungskonflikt** bzw. **-umkehr:** „Trotz dieses Haltungskonflikts/dieser Haltungsumkehr in Bezug auf „Ja" liebe, respektiere und akzeptiere ich mich selbst tief und innig".
- Bei **Gesundheitskonflikt** oder **-umkehr:** „Trotz dieses Haltungskonflikts/dieser Haltungsumkehr in Bezug auf „meine Gesundheit" liebe, respektiere und akzeptiere ich mich selbst tief und innig".

Farbbrille

Durch Therapielokalisation der verschiedenen Farbbrillen, die in einem Behälter auf dem Bauch des Patienten liegen, wird die geeignete Brille ausgetestet. Die positiv ausgewählte Brille wird während des gesamten Korrekturvorgangs vom Patienten getragen (s. a. Tabelle 7-3, S. 157).

Augenkreisen

Aus dem neuen Fachgebiet der Psychologie, der Neurolinguistischen Programmierung (NLP), ist bekannt, dass unterschiedliche Blickrichtungen der Augen spezielle Hirnfunktionen aktivieren. So wird z. B. beim Blick nach links oder rechts oben die bildhafte Informationsverarbeitung verstärkt. Ohne weiter auf diese interessanten Einzelheiten eingehen zu müssen, verwendet man in der Kinesiologie die einzelnen Augenstellungen unspezifisch in Form von Augenkreisen. Dabei sollten die Augen des Patienten so geführt werden, dass sie zum Endbereich ihres maximal möglichen Bewegungsradius gelangen.

Sind die in diesem Kapitel beschriebenen Tests durchgeführt und die nötigen Korrekturen ausgeführt worden, kann zum Überprüfen bzw. Herbeiführen der Regulationsfähigkeit des Körpers übergegangen werden.

4 Wichtige Werkzeuge der Kinesiologie

Diagnostische Modi 32

Therapeutische Modi 32

Verweil-Modus 33

Challenge 38

Therapielokalisation 38

Surrogat-Test 39

Zwei-Punkt-Test 39

Meridianzustände 40

Arzneimitteltest 43

4.1 Modi

4.1.1 Grundlagen

Dieses nonverbale System wurde als erstes von dem amerikanischen Chiropraktiker, Alan Bardall, entwickelt und vorgestellt.

Unter Modi versteht man in der Kinesiologie bestimmte Finger- oder Handstellungen, die beim Vorliegen des entsprechenden Problems eine **Änderung des Muskeltests** bewirken. Man könnte sie mit Programmierungen eines Computers vergleichen. Durch das Halten der entsprechenden Fingerstellung bzw. Modus geht der Körper in ein bestimmtes Testprogramm über (Abb. 4-1). Sollen sich z. B. alle weiteren Tests auf das Problem Allergie beziehen, dann hält der Therapeut bei jedem Test den Allergie-Modus. Im folgenden Abschnitt sind alle in diesem Buch angegebenen Modi aufgeführt.

Der Mehr-Modus

Zeige- und Mittelfingerspitze werden an die kleinfingerseitige Kante des Daumens gelegt. Die anderen Finger sind so gut wie möglich abgespreizt (Abb. 4-2).

Dieser Modus dient der **Therapieüberprüfung.** Ein positives Testergebnis, d. h. der Indikatormuskel zeigt eine Veränderung, bezieht sich auf den **letzten Therapieschritt.** Dies zeigt auf, dass zusätzliche Therapie notwendig ist. Dies kann sich auf die bisher durchgeführte Therapie beziehen, was sich durch das nochmalige Testen mit dem Zeigefinger allein wieder durch die Veränderung des Indikatormuskels zeigt. Ist zusätzlich ein anderer Therapieschritt notwendig, wird sich dies durch das alleinige Testen mit dem Mittelfinger am Daumen, wiederum durch die Veränderung des Indikatormuskels, anzeigen.

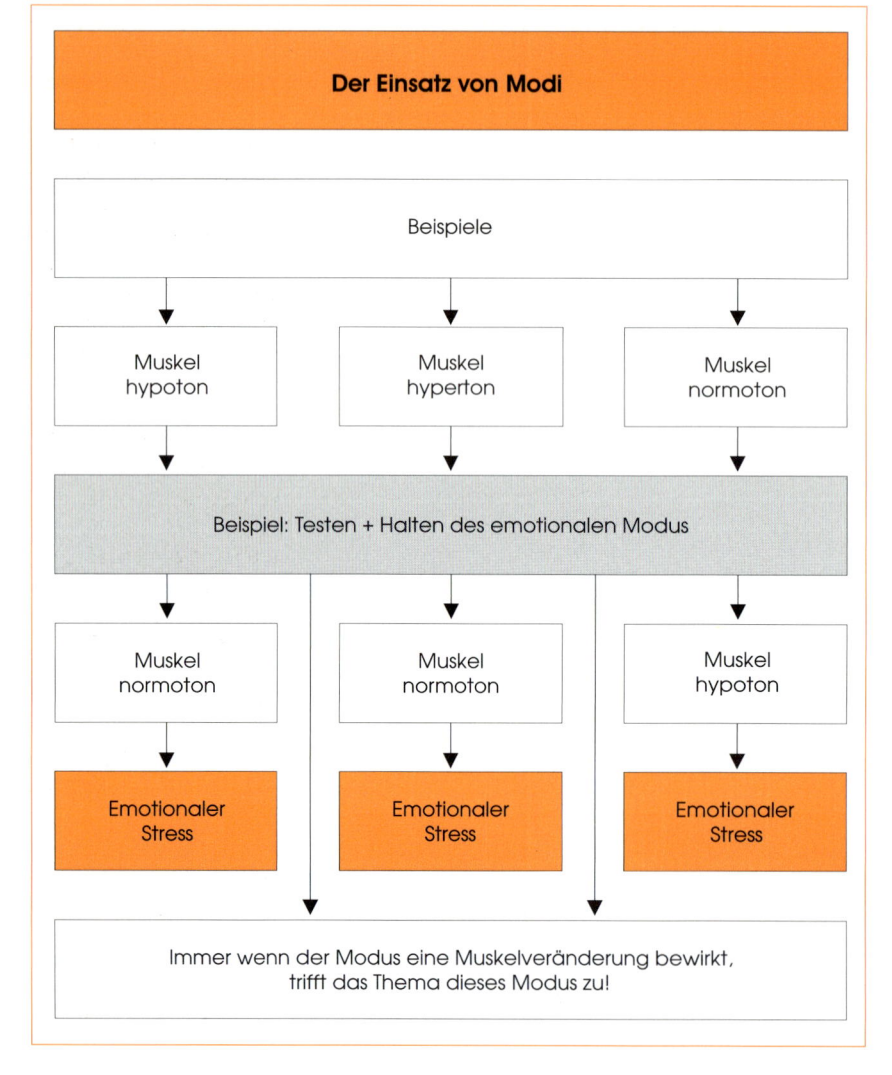

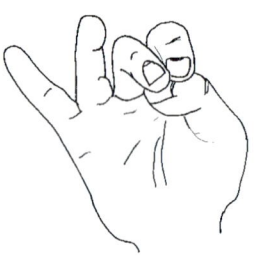

Abb. 4-2: Der Mehr-Modus.

Der Einsatz von Modi

Beispiele
- Muskel hypoton
- Muskel hyperton
- Muskel normoton

Beispiel: Testen + Halten des emotionalen Modus
- Muskel normoton
- Muskel normoton
- Muskel hypoton

Emotionaler Stress / Emotionaler Stress / Emotionaler Stress

Immer wenn der Modus eine Muskelveränderung bewirkt, trifft das Thema dieses Modus zu!

Abb. 4-1: Das Ablaufschema für den Einsatz von Modi.

Der Prioritäts-Modus

Die Spitze des Mittelfingers liegt an der Gelenkfalte des Daumenendglieds. Die anderen Finger sind so weit wie möglich abgespreizt (Abb. 4-3).

Der Prioritäts-Modus zeigt bei mehreren Möglichkeiten die Priorität an und erleichtert so die Therapie. Ein positives Testergebnis zeigt sich durch die Veränderung des Indikatormuskels.

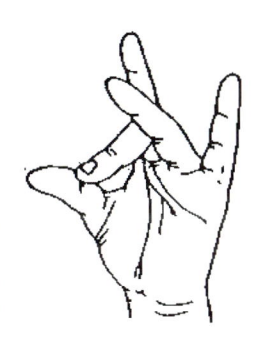

Abb. 4-3: Der Prioritäts-Modus.

Der Verweil-Modus

Der Verweil-Modus soll als so genannter **Arbeitsspeicher** wirken, um Informationen bei Bedarf wieder heranziehen zu können, da der Indikatormuskeltest normalerweise nur Aufschluss über den derzeitigen Moment oder die aufliegende Substanz gibt.

Immer dann, wenn eine Information länger festgehalten werden soll, verwendet man den Verweil-Modus. Als bildhafter Vergleich kann der Arbeitsspeicher eines Computers genannt werden. Somit ist es möglich, am Anfang einer Korrektur einen starken Stressor oder den Schmerzzustand in den „Biocomputer" des Patienten einzuspeichern. Dadurch werden sich bei den weiteren Tests mit dem Indikatormuskel nur die Störungen zeigen, die im direkten Zusammenhang mit dem eingespeicherten Thema stehen.

Das „Einspeichern" einer Information in den Verweil-Modus

Eine Information, die in den Verweil-Modus eingegeben werden soll, muss zuvor **aktiviert** werden. Das kann durch einen gehaltenen Modus, das Denken an einen starken Stressor oder die Provokation eines Schmerzzustandes erreicht werden. Das Einbringen erfolgt durch ein kurzes Schließen und sofortiges Wiederspreizen der Beine, während die Information aktiviert ist (Abb. 4-4). Ob dies erfolgreich durchgeführt wurde, lässt sich leicht durch den Indikatormuskel überprüfen. Ein zuvor normotoner Indikatormuskel wird jetzt einen hypotonen Zustand zeigen.

Zu beachten ist, dass die Information nur so lange im Verweil-Modus bleibt, so lange die Beine nicht geschlossen werden. Sobald die Beine zusammengebracht werden, verschwindet die Information.

Eine Information einspeichern

Info → Information aktivieren → Beine zusammenführen → Beine spreizen → Information im Verweil-Modus

Abb. 4-4: Das Ablaufschema des Einspeicherns in den Verweil-Modus.

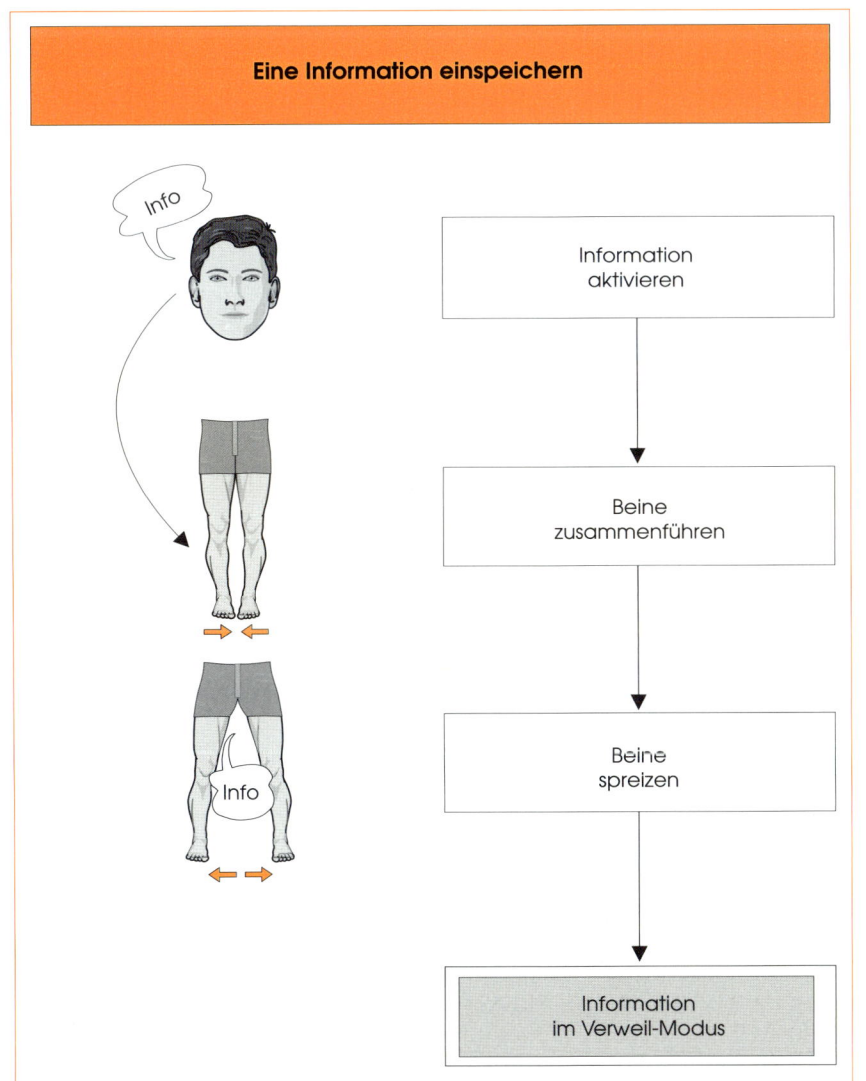

> Die Information bleibt nur so lange im Verweil-Modus, bis die Beine geschlossen werden. Sobald die Beine zusammengeführt werden, verschwindet die Information.

Die Informationsübertragung zwischen zwei Speichern

In manchen Situationen (z.B. Patient muss während der Behandlung aufs WC) kann es sinnvoll sein, eine Information von einem Speicher (Therapeut) in einen zweiten Speicher (Patient), oder umgekehrt, zu verschieben. Dies ist auch unbedingt nötig beim so genannten Stapeln von mehreren Informationen. Der Vorgang ist wie folgt durchzuführen: Der Therapeut speichert bei sich die geeignete Information, danach berührt er die Beine des Patienten, schließt sie kurz und spreizt sie sofort wieder. Nun ist die Information beim Patienten gespeichert. Der Therapeut kann nun seine Beine wieder schließen (Abb. 4-5).

Das Stapeln von mehreren Informationen in einen Speicher

Wenn man mehrere Informationen in einem Speicher stapeln will, dann muss die „neue" Information immer zuerst in einem anderen Speicher, z.B. den des Therapeuten vorgespeichert werden, um dann mit dieser Methode den Informationsübertrag in den Patientenspeicher zu übergeben. Durch diese Methode können z.B. die verschiedenen Facetten Prüfungsstreß oder verschiedene Körperstellungen eines Patienten mit LWS-Syndrom eingespeichert werden.

Folgendes Vorgehen ist empfehlenswert. Der Therapeut hat eine „neue" Information in seinen Arbeitsspeicher eingelegt. Der Patient verfügt über eine „alte" Information im Speicher. Nun wird dem Patienten unter Hautkontakt die „neue" Information übergeben, indem er seine Beine kurz schließt und wieder spreizt (Abb. 4-6).

Durch diesen Vorgang wurde die „neue" zu der „alten" Information gespeichert. Auf diese Weise lassen sich immer wieder neue Informationen hinzuspeichern.

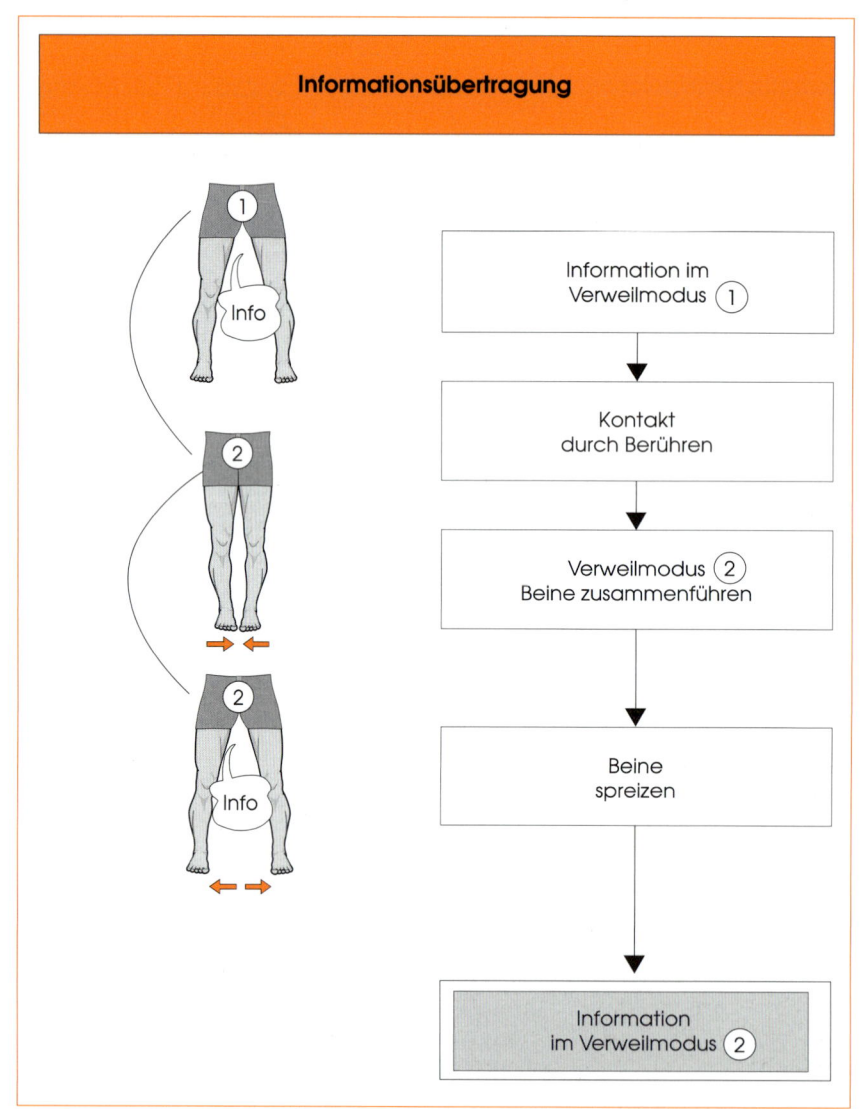

Abb. 4-5: Das Ablaufschema der Informationsübertragung.

Stapeln von Informationen

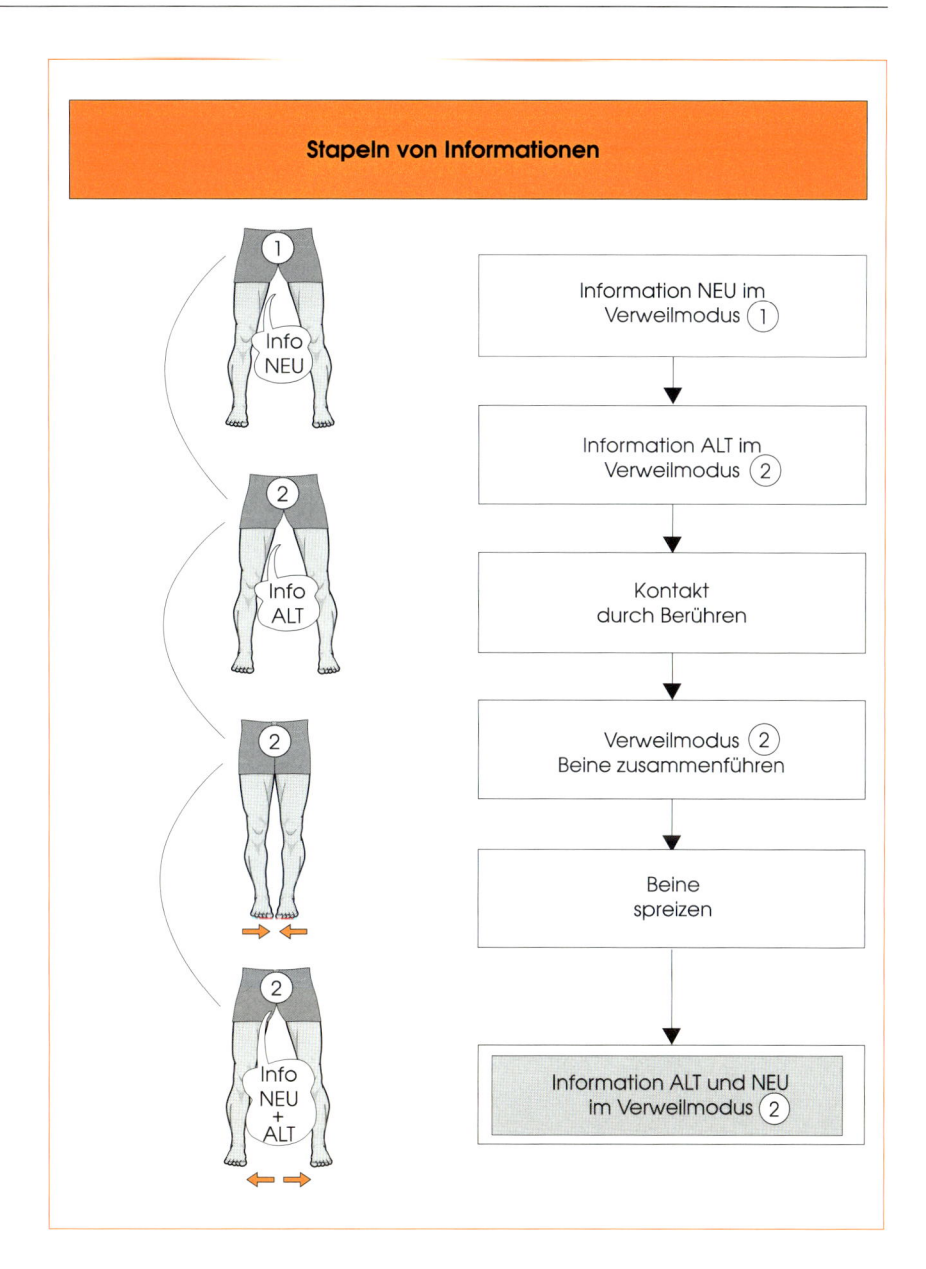

Abb. 4-6: Das Ablaufschema des Stapelns von Informationen.

Die Überprüfung des Verweil-Modus

Es ist sinnvoll, den Verweil-Modus vor Verwendung auf die richtige Funktion zu überprüfen. Anderenfalls könnte der Stress des Verweil-Modus die eingespeicherten Informationen stören oder verfälschen.

Man prüft den Verweil-Modus, indem jeweils erst ein Bein abgespreizt wird und gleichzeitig der Indikatormuskel getestet wird. Bleibt der Indikatormuskel normoton, so ist diese Seite des Verweil-Modus in Ordnung. Wird der Indikatormuskel bei dieser Überprüfung hypo- oder hyperton, so ist eine Korrektur notwendig. Anschließend wird das Bein wieder in die Mitte gelegt und das andere Bein der gleichen Prüfung unterzogen. Als letzter Schritt der Überprüfung werden gleichzeitig beide Beine gespreizt (Abb. 4-7).

Wenn sich der Indikatormuskel bei einer oder mehreren dieser Überprüfungsschritte verändert hat, wird korrigiert, indem man den Bereich der hinteren oberen Darmbeinstachel des Patienten kräftig reibt. Bei der nachfolgenden Nachprüfung sollte der Indikatormuskel immer normoton bleiben.

Überprüfen des Verweilmodus

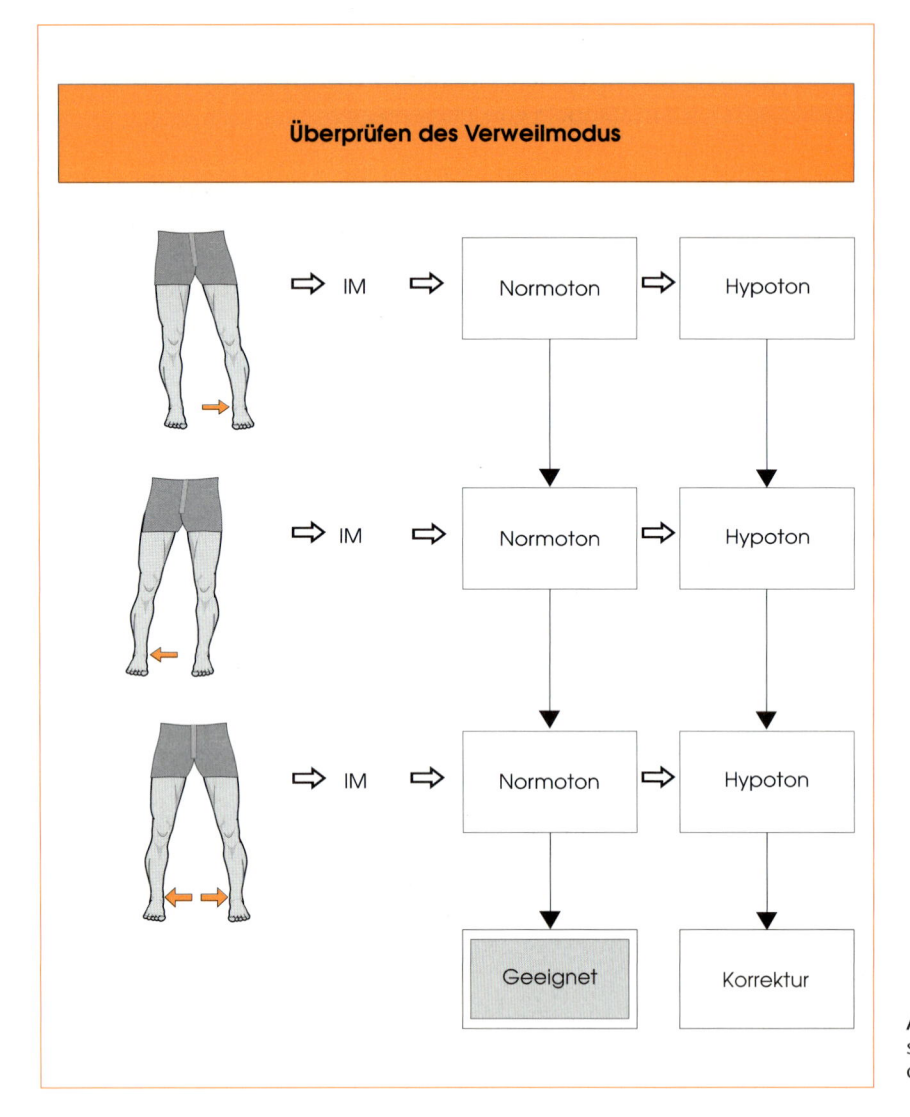

Abb. 4-7: Das Ablaufschema der Überprüfung des Verweil-Modus.

Der Herd-/Störfeld-Modus

Der Mittelfinger ist in die Handfläche eingelegt. Kleinfinger- und Daumenspitze berühren sich. Die anderen Finger sind so gut wie möglich gestreckt (Abb. 4-8).

Dieser Modus zeigt das Vorliegen eines akuten Herdes oder Störfeldes an. Eine weitere Differenzierung erfolgt über Therapielokalisation (s. S. 38) oder mittels Nosoden (s. S. 48f. Tab. 4-2). Die Differenzierung mittels Nosoden erfolgt über den Zwei-Punkt-Test. Hierbei wird durch das zusätzliche Auflegen der richtigen Nosode der Indikatormuskel verändert (s. S. 48f.).

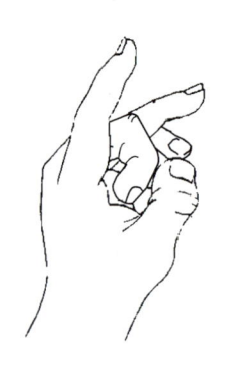

Abb. 4-8: Der Herd-/Störfeld-Modus.

Der emotionale Modus

Die Daumenspitze liegt an der Ringfingerspitze. Die anderen Finger sind leicht gestreckt (Abb. 4-9).

Dieser Modus weist bei positivem Testergebnis auf eine emotionale Stressbelastung hin. Die beteiligten Emotionen werden mit Hilfe von Emotionslisten genauer ausgetestet.

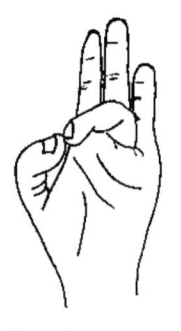

Abb. 4-9: Der emotionale Modus.

Der toxische Modus

Die Daumenspitze liegt auf dem Mittelfingernagel. Die anderen Finger sind leicht gestreckt (Abb. 4-10).

Dieser Modus zeigt toxische Belastungen an. Bei positiver Reaktion kann über Nosoden oder Original-Substanzen weiter differenziert werden.

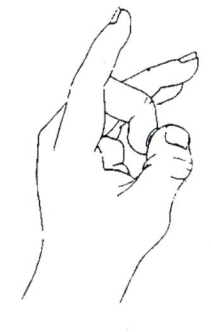

Abb. 4-10: Der toxische Modus.

Der Bakterien-Modus

Daumen- und Mittelfingerspitze berühren sich. Die anderen Finger sind in die Handfläche eingelegt. Die Zeigefingerspitze liegt an der Daumenbasis (Abb. 4-13).

Dieser Modus zeigt die Belastung durch Bakterien an. Weitere Differenzierung kann über Nosoden erfolgen.

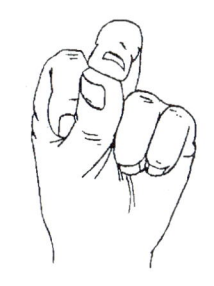

Abb. 4-13: Der Bakterien-Modus.

Der Allergie-Modus

Die kleinfingerseitige Daumennagelkante liegt rechtwinklig an der kleinfingerseitigen Mittelfingernagelkante. Die anderen Finger sind leicht gestreckt (Abb. 4-11).

Mit diesem Modus wird auf das Vorliegen von allergischen Störungen aufmerksam gemacht. Bei positivem Testergebnis werden die wichtigsten Allergene dann einzeln getestet (s. S. 89).

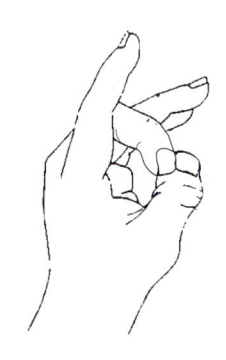

Abb. 4-11: Der Allergie-Modus.

Der Viren-Modus

Daumen- und Mittelfingerspitze berühren sich, die Zeigefingerspitze liegt am Daumenendgelenk. Die anderen Finger sind in die Handfläche eingelegt (Abb. 4-14).

Bei diesem Modus wird die Belastung durch Viren angezeigt. Eine weitere Differenzierung erfolgt über Nosoden.

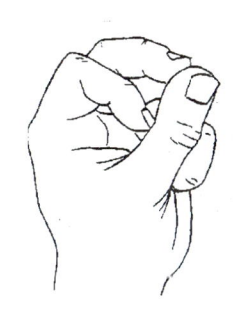

Abb. 4-14: Der Viren-Modus.

Der Struktur-Modus

Zeigefingerspitze und Daumenspitze berühren sich. Die anderen Finger sind wieder leicht gestreckt (Abb. 4-12).

Dieser Modus belegt die Notwendigkeit der Behandlung von strukturellen Störungen, wie beispielsweise Wirbelsäulensubluxationen, kraniosakrale Störungen, Beckenfehler etc.

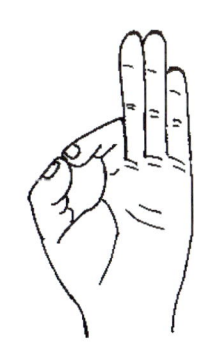

Abb. 4-12: Der Struktur-Modus.

Der Parasiten-Modus

Zeige-, Mittel- und Ringfinger sind in die Handfläche eingelegt. Daumen- und Kleinfingerspitze berühren sich darüber (Abb. 4-15).

Dieser Modus weist auf die Belastung durch Parasiten hin. Eine weitere Differenzierung kann wieder über Nosoden erfolgen.

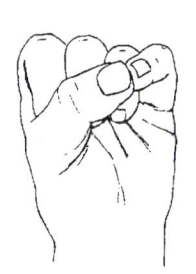

Abb. 4-15: Der Parasiten-Modus.

Der Pilz-Modus

Zeige-, Mittel- und kleiner Finger sind in die Handfläche eingelegt. Ringfinger und Daumen liegen über Zeige- und Mittelfinger und berühren sich an den Spitzen (Abb. 4-16).

Dieser Modus zeigt die Belastung durch Pilze auf. Eine weitere Differenzierung ist wieder durch Nosoden möglich.

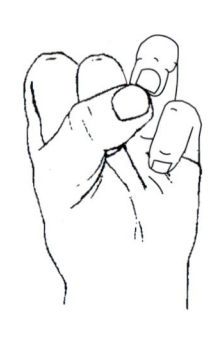

Abb. 4-16: Der Pilz-Modus.

Der Energetik-Modus

Die Daumenspitze und die Spitze des kleinen Fingers berühren sich. Die anderen Finger bleiben leicht gestreckt (Abb. 4-19).

Dieser Modus zeigt Störungen im Bereich Energetik an. Dies betrifft z. B. den Bereich der **Meridiane, Chakren,** der **neurolymphatischen und neurovaskulären Punkte.**

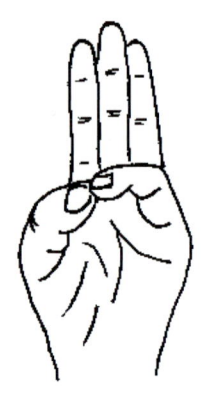

Abb. 4-19: Der Energetik-Modus.

Der Geopathie-Modus

Die Mittelfingerspitze und Kleinfingerspitze liegen an der Daumenspitze. Die anderen Finger bleiben leicht gestreckt (Abb. 4-17).

Dieser Modus zeigt die Belastung durch **Erdstrahlen, Wasseradern** und/oder **Elektrostress** an. Eine weitere Abklärung durch einen Fachspezialisten ist notwendig.

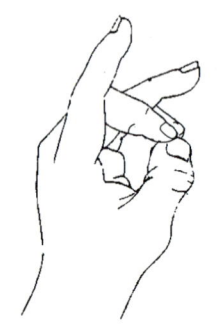

Abb. 4-17: Der Geopathie-Modus.

4.2 Challenge

Challenge (Herausforderung, herausfordern) ist ein vielverwendetes Verfahren in der Kinesiologie. Unter Challenge versteht man das Herausfordern des Körpers (Testen einer oder mehrerer Muskeln) durch einen kurzen **gezielten Reiz** bzw. **gezielte Provokation,** wobei dann die darauffolgende Antwort des Körpers durch den Muskeltest angezeigt wird. So kann z. B. die Richtung, in welche ein Wirbelkörper chiropraktisch manipuliert werden soll, durch kurzen Druck auf den Wirbelkörper in die Normalstellung und schnelles Loslassen mit sofort anschließendem Muskeltest sichtbar gemacht werden. Durch das Loslassen wird die Fehlstellung kurzzeitig verstärkt und der Indikatormuskel geschwächt.

4.3 Therapielokalisation

Unter Therapielokalisation versteht man einerseits das Berühren von in Frage kommenden Therapiezonen (z. B. neurolymphatischer Punkt [NL-Punkt]), andererseits die Beurteilung durch den Test unter Berührung von Organen oder krankhaften Körperbereichen. Durch den gleichzeitigen Muskeltest zeigt die Veränderung, ob die darunterliegende Struktur (NL-Punkt) zur Therapie geeignet oder in einem anderen Fall das getestete Organ gestört ist.

Somit wird die Therapielokalisation sowohl zum **Auffinden der geeigneten Therapiezone** für hypotone Muskeln als auch zur **energetischen Beurteilung von Organzuständen und Körperbereichen** verwendet.

Der Ökologie-Modus

Daumenspitze und Mittelfingerspitze berühren sich. Die anderen Finger bleiben leicht gestreckt (Abb. 4-18).

Dieser Modus zeigt **Störungen im Bereich Stoffwechsel** auf wie z. B. Vitamin- und Mineralstörungen, Störungen des Wasserhaushalts, Ernährung usw.

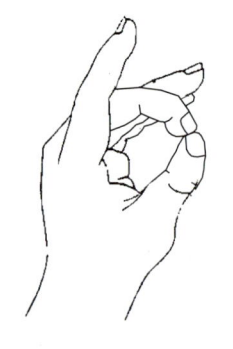

Abb. 4-18: Der Ökologie-Modus.

4.4 Surrogat-Test

Der Surrogat-Test stellt eine Möglichkeit dar, Patienten zu untersuchen, die nicht selbst in der Lage sind, den Muskeltest durchzuführen. Diese Art des Tests bietet sich z.B. bei kleinen Kindern, Behinderten oder akut Verletzten an. Hierbei werden die Muskeln bei einer dritten Person (Surrogat) getestet, während Hautkontakt zu dem Patienten besteht (Abb. 4-20).

> Alle Untersuchungen wie Challenge oder Therapielokalisation werden direkt am Patienten durchgeführt. Das Surrogat ist lediglich Anzeigeinstrument durch seinen Testmuskel.

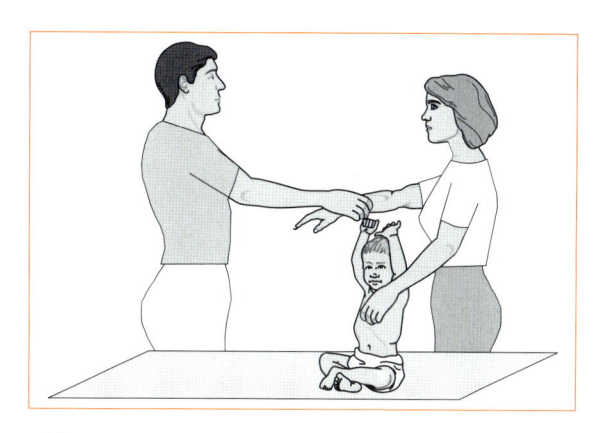

Abb. 4-20: Der Surrogat-Test.

4.5 Zwei-Punkt-Test

Ob zwei Testergebnisse über körperliche Verbindungen in Zusammenhang stehen, lässt sich durch den Zwei-Punkt-Test ermitteln. Mit diesem Verfahren kann die **Verbindung zweier Ursachen als Störung** verdeutlicht werden. Man verfährt dabei folgendermaßen:

Vergleichbar mit einer Waage wird das Ungleichgewicht im Körper (Waage steht schräg) durch zusätzliche Therapielokalisation in das Gleichgewicht gebracht (Waage steht gerade). Ausgangspunkt ist ein normotoner Testmuskel. Führt die erste Therapielokalisation zu einem hypotonen Muskel (z.B. Schmerzen im rechten Knie), und wird bei Hinzunahme eines weiteren Testpunkts (z.B. Lendenwirbelsäule) wieder ein normotoner Muskelzustand (Gleichgewicht der Waage) gemessen, dann stehen beide Störungen zueinander in Verbindung, d.h. im **Ursache-Wirkungs-Mechanismus** (Abb. 4-21).

Zwei-Punkt-Test

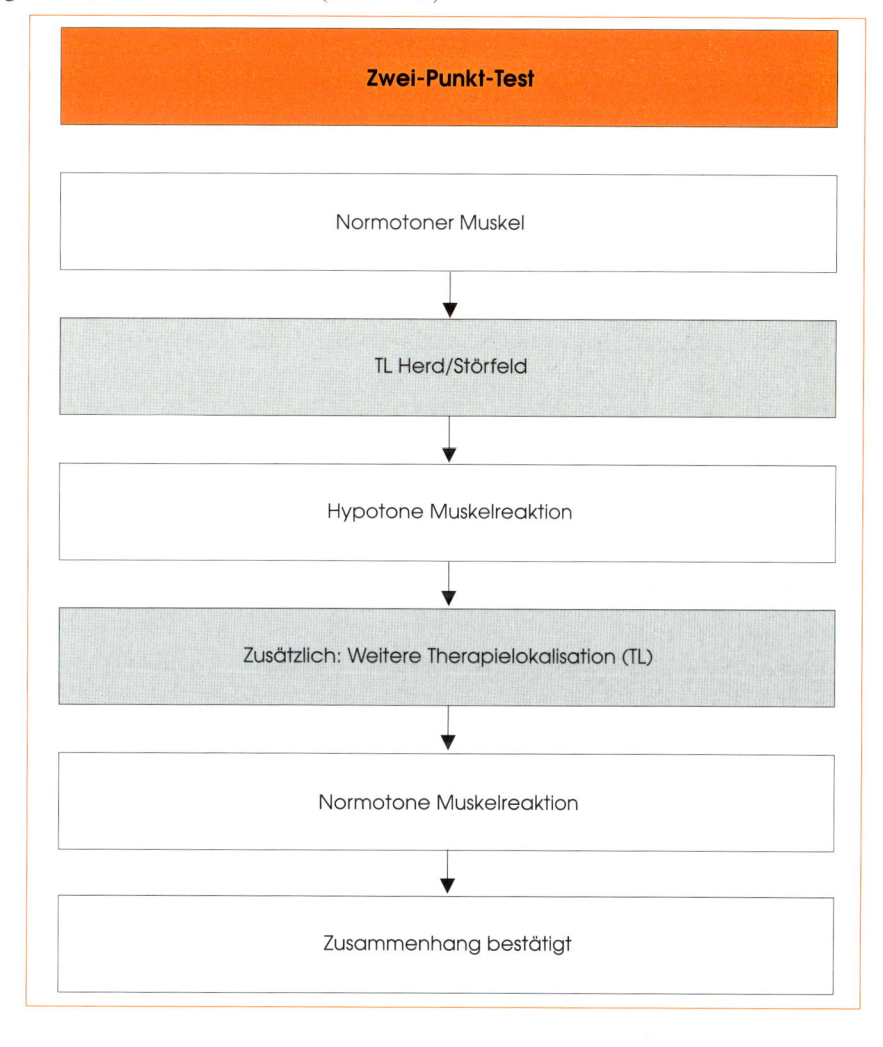

Normotoner Muskel
↓
TL Herd/Störfeld
↓
Hypotone Muskelreaktion
↓
Zusätzlich: Weitere Therapielokalisation (TL)
↓
Normotone Muskelreaktion
↓
Zusammenhang bestätigt

Abb. 4-21: Der Zwei-Punkt-Test.

4.6 Das Überprüfen von Energiezuständen in den Meridianen

Wie immer wird von einem normotonen Indikatormuskel ausgegangen. Um den Energiezustand in einem Meridian zu prüfen, verwendet man die Alarmpunkte (Mu-Punkte). Schaltet der Indikatormuskel beim Berühren eines Alarmpunktes mit 2 Fingern ab, so gilt dieser Meridian als gestört (Abb. 4-22).

Die Art der Störung lässt sich durch zwei unterschiedliche Testabläufe ermitteln. Die Ergebnisse bei einer **hypotonen Muskelreaktion** werden wie folgt gewertet:
- Berührung durch den Patienten → Unterenergie im Meridian
- Berührung durch den Therapeuten → Überenergie im Meridian.

Folgendes **Beispiel** soll den Ablauf nochmals verdeutlichen: Wenn beim Berühren des Leber-Alarmpunktes durch den Patienten der Indikatormuskel abschaltet, dann ist dieser Meridian gestört. Es liegt das Problem der Unterenergie vor. Folgerichtig müssen nach dem Konzept der chinesischen Energielehre in einem oder mehreren anderen Meridianen Überenergien vorhanden sein (Tab. 4-1).

Über das beschriebene Verfahren lassen sich schnell die Energiezustände in den einzelnen Meridianen überprüfen und nach den Regeln der energetischen Akupunktur ausgleichen.

Die **Alarmpunkte** sind wie folgt am Körper zugeordnet (Abb. 4-23; bei Unsicherheiten beim Auffinden der Punkte ist unbedingt zu empfehlen, einen Akupunktur-Atlas zu Rate zu ziehen):

- Lunge → **Lu 1:** Anfangspunkt des Lungenmeridians
- Herz → **ZG 14:** die Spitze des Schwertfortsatzes unter dem Brustbein
- Kreislauf/Geschlecht → **ZG 17:** in Höhe der Brustwarzen
- Magen → **ZG 12:** in der Mitte zwischen Schwertfortsatz und Nabel
- Blase → **ZG 3:** direkt über der Schambeinsymphyse

Testen der Meridiane

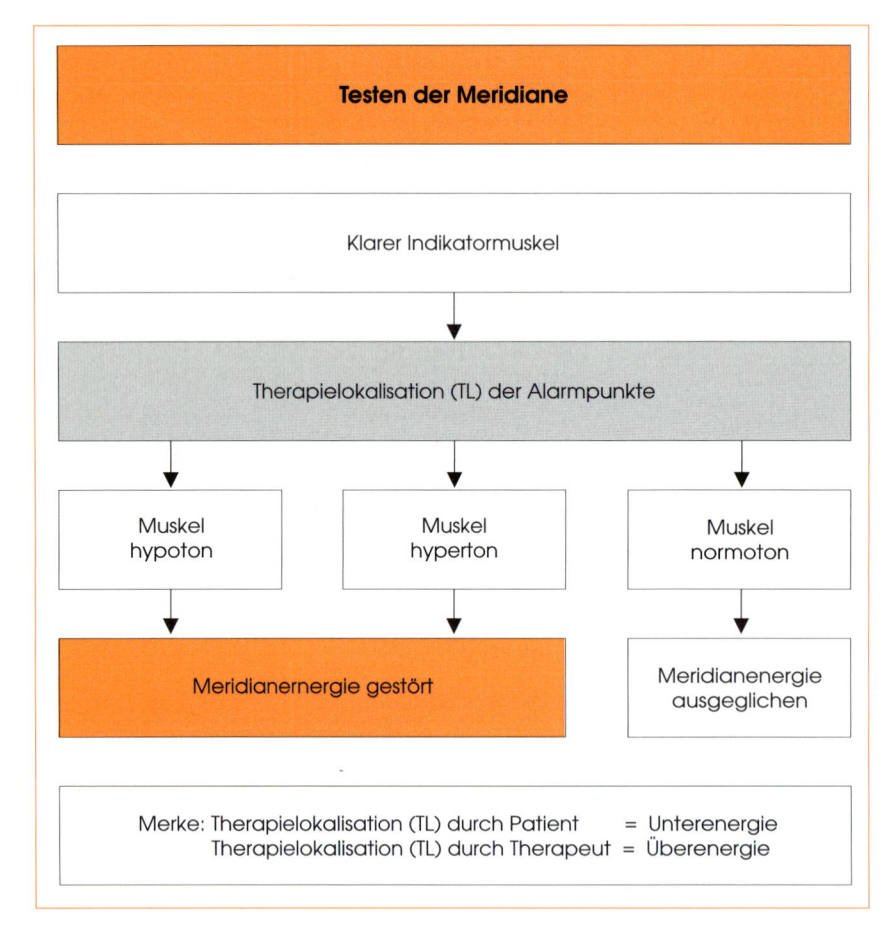

Klarer Indikatormuskel
↓
Therapielokalisation (TL) der Alarmpunkte
↓
- Muskel hypoton → Meridianenergie gestört
- Muskel hyperton → Meridianenergie gestört
- Muskel normoton → Meridianenergie ausgeglichen

Merke: Therapielokalisation (TL) durch Patient = Unterenergie
Therapielokalisation (TL) durch Therapeut = Überenergie

Abb. 4-22: Der Testablauf beim Überprüfen von Energie-Zuständen in den Meridianen.

- Dünndarm → **ZG 4:** unterteilen Sie den Abstand zwischen ZG 3 und dem Nabel mit zwei Punkten in gleichem Abstand: ZG 4 ist der erste Punkt über ZG 3
- Dreifacher Erwärmer → **ZG 5:** der nächste Punkt oberhalb von ZG 4
- Dickdarm → **Ma 25:** in Höhe des Nabels
- Gallenblase → **Gb 24:** direkt über der Verbindung zwischen siebter Rippe und Rippenbogen
- Leber → **Le 14:** auf der senkrechten Linie von der Brustwarze zum Rippenbogen im 6. ICR
- Milz/Pankreas → **Le 13:** direkt vor der Spitze der elften Rippe (der ersten falschen Rippe)
- Niere → **Gb 25:** direkt vor der Spitze der zwölften Rippe.

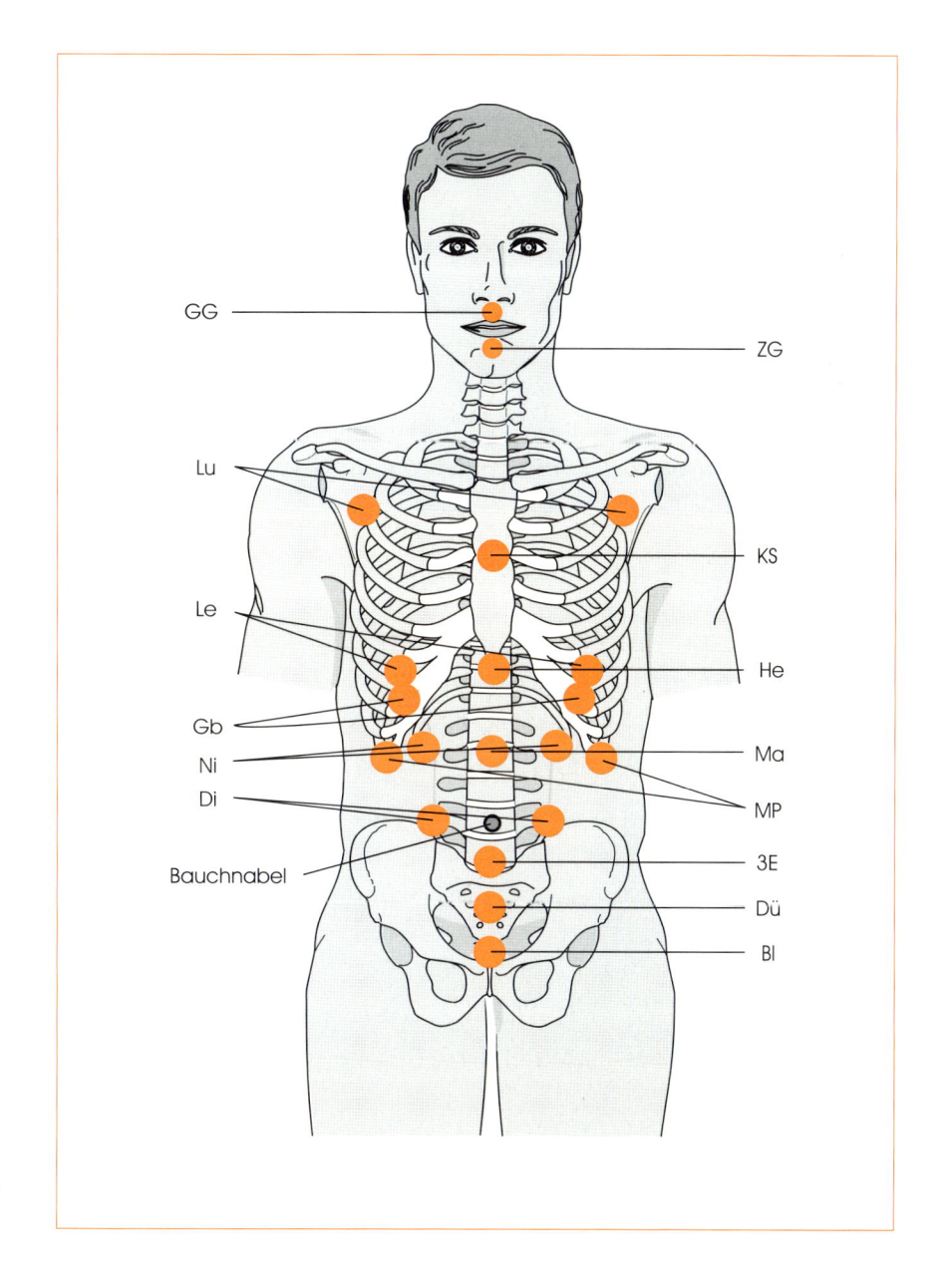

Abb. 4-23: Die Lage der Alarmpunkte.

Tab. 4-1: Pathologische Muster bei Meridian-Unter- und Überenergie (nach: W. Langreder).

Organ-Beispiele bei Unterenergie	Meridian	Organ-Beispiele bei Überenergie
Magenschmerz, Parodontose, Zungenbrennen, Mundulzera, Neuralgien (z.B. Ischialgie, Trigeminusn.), Paresen, Gedächtnisschwäche, Debilitas, Hirntumor, Magenulkus u.a.m.	7–9 h Magen	Magenübelkeit, Nervosität, Gingivitis, Pulpitis, Tic, Parkinsonismen, Neuritis, Polio, MS, Meningitis, Enzephalitis, Hirnabszess u.a.m.
Süß-Unverträglichkeit (Pankreas), Thrombose (Milz), vegetative Dystonie, endogene Depression, Nervenzusammenbruch, Suizidgefahr, allgemeine Krebsgefährdung u.a.m.	9–11 h Milz-Pankreas	Süß-Verlangen (Pankreas), Blutungsneigung (Milz), seelische Unruhe, Unausgeglichenheit, vegetative Dystonie, manische Psychosen, Aggressionen, Amoklauf u.a.m.
Herzinsuffizienz, Herzschmerzen bis Krampf, Herzversagen, Herzstillstand u.a.m.	11–13 h Herz	Extrasystolen, Herzstolpern, Herzjagen u.a.m.
Appetitlosigkeit bezüglich Fleisch, Pflanzlichem o. Fett, Darmkoliken, Ileus, Ulzera, Geschwülste u.a.m.	13–15 h Dünndarm	Appetitvermehrung auf Fleisch, Fett oder pflanzliche Kost, Meteorismus, Durchfall, Entzündungen u.a.m.
Dysurie, Strangurie, Ischurie, Harninkontinenz, Lymphstauung, Warzen, Polyposis, Myome, Elephantiasis oder Adenome an Blase, Uterus, Prostata u.a.m.	15–17 h Blase	Miktionsvermehrung, Menorrhagie, ständige Reizblase, Metrorrhagien, Lymphangitis, Allergien, akute Organentzündungen, Abszesse u.a.m.
Renale Ödeme (auch Hände), Augenringe, Anstieg des zweiten RR-Wertes über 90, 100 usw., Urämie, Nephrose, Lymphdrüsenschwellung, Lymphogranulome u.a.m.	17–19 h Niere	Albuminurie, Hyperurie, Lymphadenitis, Nephritis, gestörte Harnkonzentrationen, Tonsillitis, Nierenabszess, Mandelabszessß u.a.m.
Kälte, Blässe, Varizen, Taubheit in den Extremitäten, Anämie, Schwindel, Hypotonie, Ischämien, Thrombose u.a.m.	19–21 h Kreislauf Sexus	Lokale Wärme, Hitzen, Rötung, Fieber, Hyperglobulie, Phlebitis, Hypertonie u.a.m.
Mattigkeit, Frigidität, Schwerhörigkeit, Inaktivität, Struma, Ovarialzysten, Regelstörungen, Myxödem, Abort, hormonell wirksame Tumore u.a.m.	21–23 h Dreifacher Erwärmer	Munterkeit, alle Arten von Sexualdrang, Rastlosigkeit, Gehörempfindlichkeit, Poly- und Hypermenorrhöen, Thyreotoxien u.a.m.
Schwere d. Augenlider, Gelenkschmerzen, Gallenkolik, Rheuma, Gelbsucht, Arthrosen, Wirbelsäulenschmerzen, Schrumpfgallenblase, Karzinome u.a.m.	23–1 h Gallenblase	Schlaflosigkeit, Augentränen, Enteritis, Gelenkreizung, Gelenkschwellung, Arthritis, Cholangitis, Gallenblasenabszess u.a.m.
Schmerzhafte Meteorismen, Hautflecken, Suchtneigung, Juckreiz, Lipome, Gelbsucht, Magerkeit bis Kachexie, Karzinome u.a.m.	1–3 h Leber	Meteorismen, Essgelüste, Fettansatz, Schlaflosigkeit nachts, Übelkeit, Hepatitis, Leberabszess u.a.m.
Brustschmerzen, Pleuralgien, Ergüsse, Tbc, Zellulitis, Hernien, Varizen, Bronchiektasien, Pleuraschwarte, Lungenfibrose, Osteoporose, Osteosklerose, Wirbelsäulendeformation, Lungen-, Bindegewebs- und Knochenkrebs u.a.m.	3–5 h Lunge	Schnarchen, Auswurf, Nasenreizung, Heiserkeit, Asthma, Husten, Krupp, Sinusitis, Laryngitis, Bronchitis, Bronchiolitis, Bronchopneumonie, Pneumonie, Pleuritis, Phlegmone, Ostitis, Lungenabszess, Pleuraempyem u.a.m.
Atonische Obstipation, paralytischer Ileus, trockenes Ekzem, Divertikulose, Ichthyosis, Hämorrhoiden, Pigmentflecken, Papillome, Hautkrebs u.a.m.	5–7 h Dickdarm	Enteritis, Diarrhö oder spastische Obstipation, feuchtes Ekzem, Hyperhidrosis, Pickel, Akne, Psoriasis, Furunkel, Karbunkel, Abszesse u.a.m.

4.7 Arzneimitteltest

Zum Austesten der geeigneten medikamentösen Therapie stehen mehrere **Vorgehensweisen** zur Verfügung:
- Auswahl durch Indikatorveränderungstest (Abb. 4-24)
- Auswahl durch Ja-Nein-Test (Abb. 4-24)
- Festlegung der Häufigkeit der Verabreichung (Abb. 4-26)
- Festlegung der Einzeldosis (Abb. 4-27)
- Sicherheitsüberprüfung (Abb. 4-25).

Das zu testende Medikament muss während des Testvorgangs auf dem Körper des Patienten liegen, geeignete **Zonen** sind das Brustbein oberhalb der Thymusdrüse oder unterhalb des Bauchnabels.

> Der Therapeut muss jederzeit genau wissen, in welchem Testmodus er sich momentan befindet.

Testen Substanzen (Bachblüten, Arzneimittel, Vitamine usw.)

Festlegung des Testmodus
→ Indikatorveränderungs-Modus
→ Ja- / Nein-Modus — Fragestellung: Richtiges Mittel

Normotoner Muskel

Auflegen der Testsubstanz auf Thymus oder Nabelbereich

- Muskel hypoton → Richtige Substanz
- Muskel normoton → Falsche Substanz
- Muskel normoton, Antwort: „Ja" → Richtige Substanz
- Muskel hypoton, Antwort: „Nein" → Falsche Substanz

Merke: Der Tester muss jederzeit genau wissen, in welchem Modus er testet.

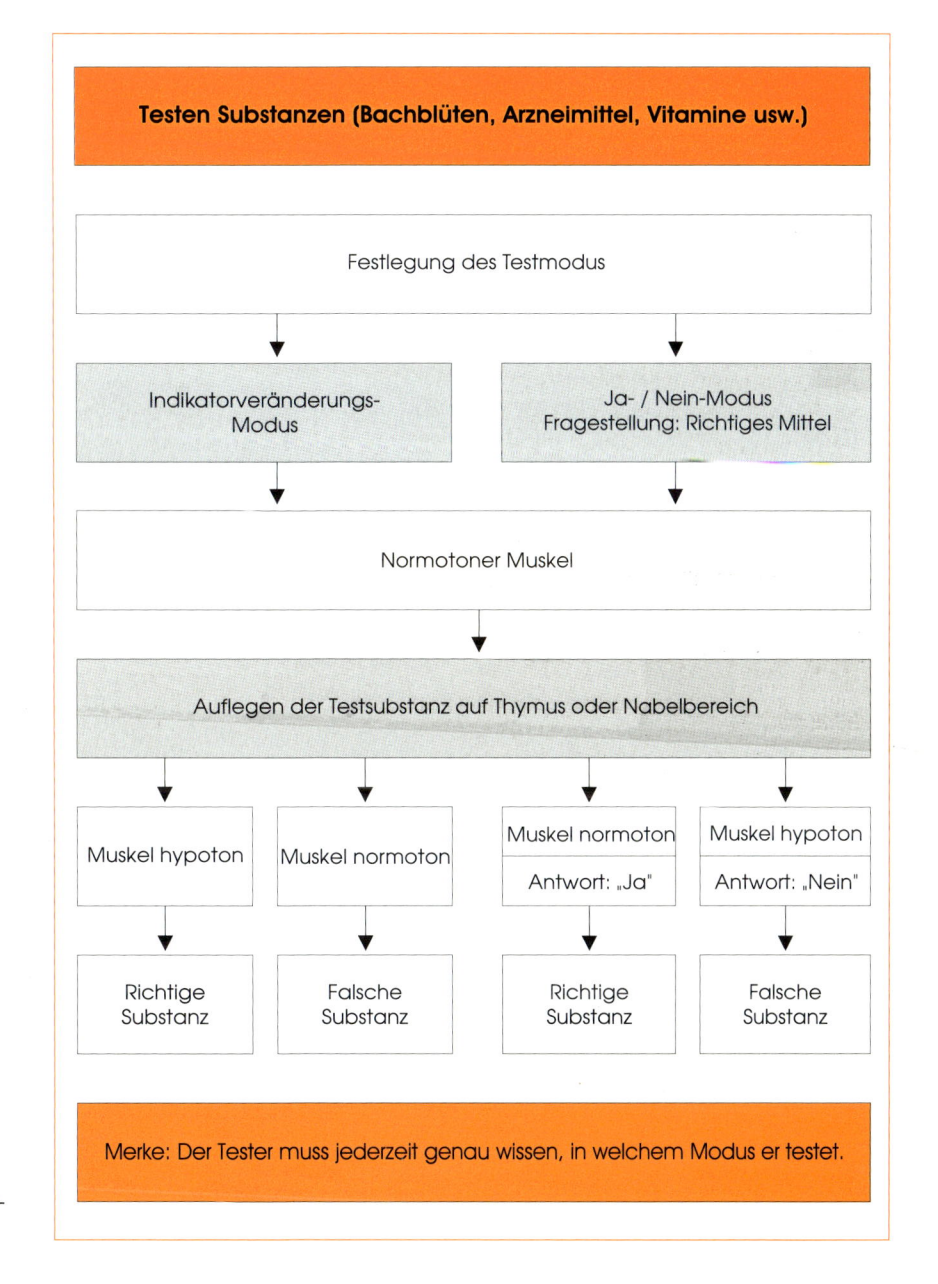

Abb. 4-24: Das Ablaufschema zum Arzneimitteltest.

4.7.1 Auswahl durch Indikatorveränderungstest

Bei dieser Vorgehensweise legt der Therapeut vor Beginn des Tests mental fest, dass sich das richtige Medikament durch eine Veränderung des Indikatormuskels zeigt. Da man wie immer auch hier von einem normotonen Muskel ausgeht, zeigt sich das **richtige Medikament** durch eine **hypotone Muskelreaktion**.

Der Nachteil dieses Verfahrens ist darin zu sehen, dass viele Patienten das positive Ergebnis mit einem starken Testmuskel verbinden. Der Vorteil dagegen liegt darin begründet, dass es auch bei einer größeren Menge von Einzeltests aus einer Vielzahl möglicher Medikamente nicht so leicht zu einer Überlastung des Testarms beim Patienten führt.

Auf die oben beschriebene Weise lassen sich schnell aus einer größeren Menge von Medikamenten, die sich z. B. in einem **Testsatz** (Tab. 4-2 und 4-3) befinden, die benötigten Mittel herausfinden. Dabei geht man wie folgt vor:

- **Gesamttest:**
  Man legt den gesamten Testsatz auf den Körper des Patienten und testet. Erfolgt eine Veränderung des Indikatormuskels, bedeutet dies, dass sich eines oder mehrere der benötigten Medikamente in dem Testsatz befindet. Bleibt der Muskel in einem normotonen Zustand, so kann der Testsatz zur Seite gelegt werden, da er kein geeignetes Medikament enthält.
- **Reiheneinzeltest:**
  Als weitere Vorgehensweise nach einem positiven Testergebnis beim Gesamttest testet man nun Reihe für Reihe des Testsatzes durch, bis es wieder zur Indikatormuskelveränderung kommt.
- **Einzelmedikamententest:**
  Nun wird jedes einzelne Medikament in der Reihe getestet, bis die Veränderung des Testmuskels auf das geeignete Medikament hinweist.

Wenn man nun das gefundene Medikament aus dem Testsatz entnimmt und den restlichen Testsatz erneut testet, weiß man sofort, ob noch weitere wirksame Medikamente in dem Testsatz enthalten sind. Somit ist es leicht möglich, in wenigen Minuten aus mehreren Hunderten von Medikamenten, die für den Patienten am wirkungsvollsten Mittel herauszufinden.

4.7.2 Auswahl durch den Ja-Nein-Test

Beim Ja-Nein-Modus zeigt der normotone Muskel bei der Aussage „Ja" das geeignete Medikament an. Der hypotone Muskel bei der Aussage „Nein" weist dagegen auf das ungeeignete Medikament hin. Dieses Verfahren hat den Nachteil, dass es durch zu häufiges Einzeltesten bei einer Vielzahl möglicher Medikamente leicht zur **Überlastung** des Testarms des Patienten kommt. Als Vorteil ist zu sehen, dass die Einzelüberprüfung auch aus der Sicht des Patienten klarer nachvollziehbar ist.

4.7.3 Sicherheitsüberprüfung

Auch wenn sich alle vorangegangenen Tests das Medikament entsprechend dem Einnahmeschema als für den Heilungsprozess förderlich zeigten, kann es jedoch sein, dass der Körper des Patienten einerseits das Medikament benötigt, andererseits aber auf die Substanz allergisch oder toxisch reagiert. Daher ist es zum Wohle des Patienten zwingend notwendig, vor der Verabreichung das Medikament noch auf Allergie durch Verwendung des Allergie-Modus (s. S. 37) und auf Toxizität durch den toxischen Modus (s. S. 37) zu überprüfen (Abb. 4-25).

4.7.4 Festlegung der Häufigkeit der Verabreichung

Hierzu eignet sich besonders das **Ja-Nein-Testverfahren**. Durch Fragen erhält man schnell die Information, wie häufig das Medikament verabreicht werden soll (Abb. 4-26).

- **1. Schritt:**
  Der Therapeut fragt: „Soll das Medikament täglich verabreicht werden?" Bleibt hier der Indikatormuskel normoton, so bedeutet das „Ja". Geht der Muskel in einen hypotonen Zustand, so lautet die Antwort „Nein". In diesem Fall wird durch weiteres Fragen bei gleichzeitigem Testen der Abstand der Tage zwischen den einzelnen Gaben herausgefunden.
- **2. Schritt:**
  Als nächstes wird die Frage „Mehr als einmal am Tag?" getestet. Schaltet der Muskel in einen hypotonen Zustand, so bedeutet das: „Nein, nicht mehr als einmal" (= einmal täglich). Wenn der Muskel normoton bleibt, heißt das: „Ja, mehr als einmal" und wir fragen und testen folgendermaßen weiter: „Mehr als zweimal täglich?", „Mehr als dreimal täglich?" usw., bis der Indikatormuskel durch seine hypotone Reaktion „Nein" ausdrückt.

> Die zuletzt getestete Anzahl, die ein normotones Ergebnis aufwies, gibt dann die Häufigkeit der Tagesgabe an.

Testen von Substanzen

Substanz liegt auf dem Körper

↓

Normotoner Muskel

↓ ↓

Test durch Alllergie-Modus

Test durch toxischen Modus

↓ ↓ ↓

Muskel normoton | Muskel hyperton | Muskel hypoton

↓ ↓ ↓

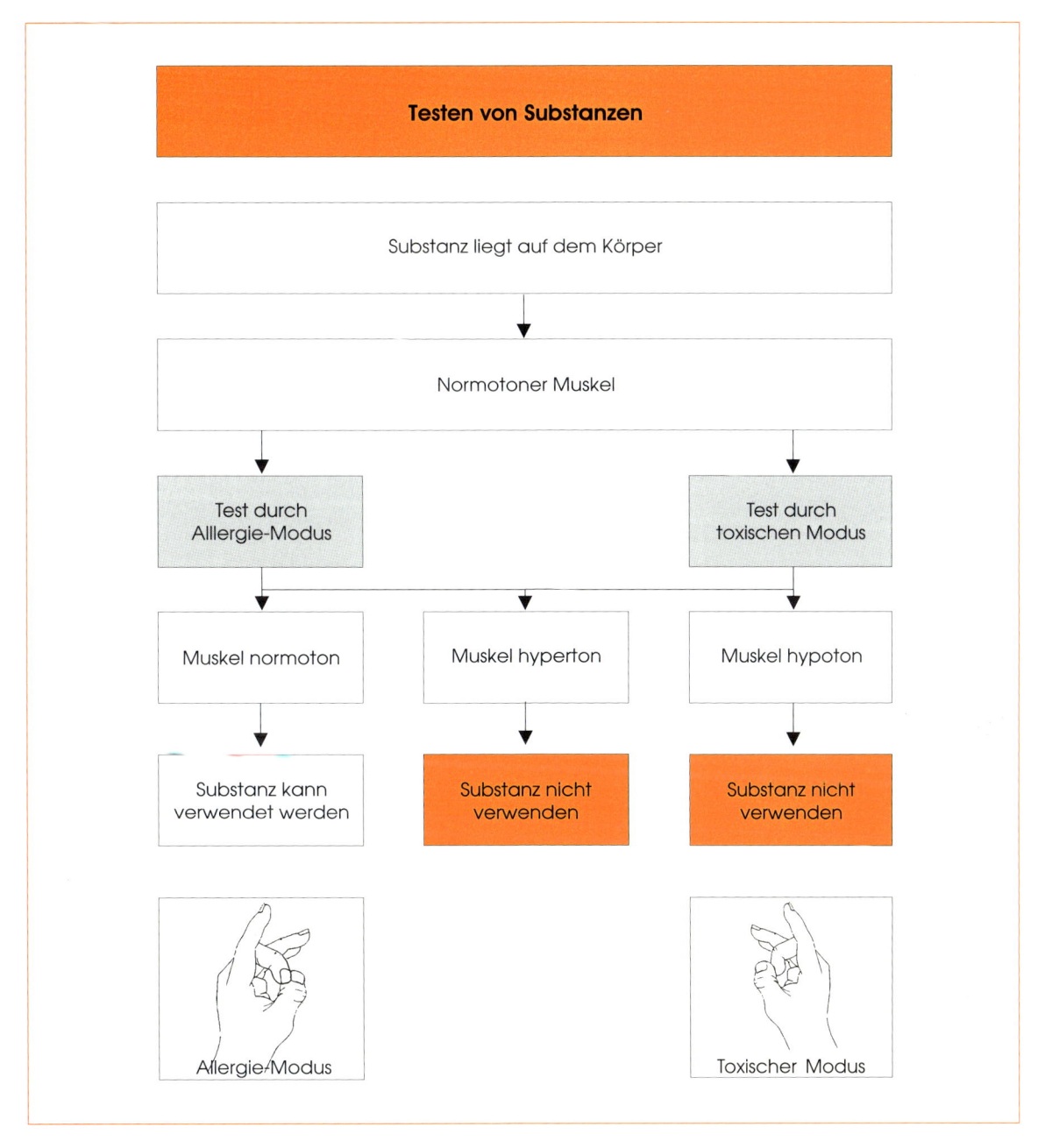

Substanz kann verwendet werden | Substanz nicht verwenden | Substanz nicht verwenden

Allergie-Modus

Toxischer Modus

Abb. 4-25: Der Ablauf zur Sicherheitsüberprüfung.

4.7.5 Festlegung der Einzeldosis

Hier verfährt man ähnlich wie beim Austesten der Häufigkeit von Tagesgaben. Es wird wieder im Ja-Nein-Testmodus gearbeitet. Es spricht der Therapeut z. B. bei einem Tropfenpräparat: „Mehr als ein Tropfen?", „Mehr als zwei Tropfen?", „Mehr als drei Tropfen?" usw., bis zu dem Augenblick, in dem der normotone Indikatormuskel in einen hypotonen Zustand umschaltet. Die Zahl, die den Muskel zuletzt normoton ließ, was der Aussage „Ja" entspricht, zeigt die optimale Einzeldosis an (Abb. 4-27).

Testen der Tagesdosis

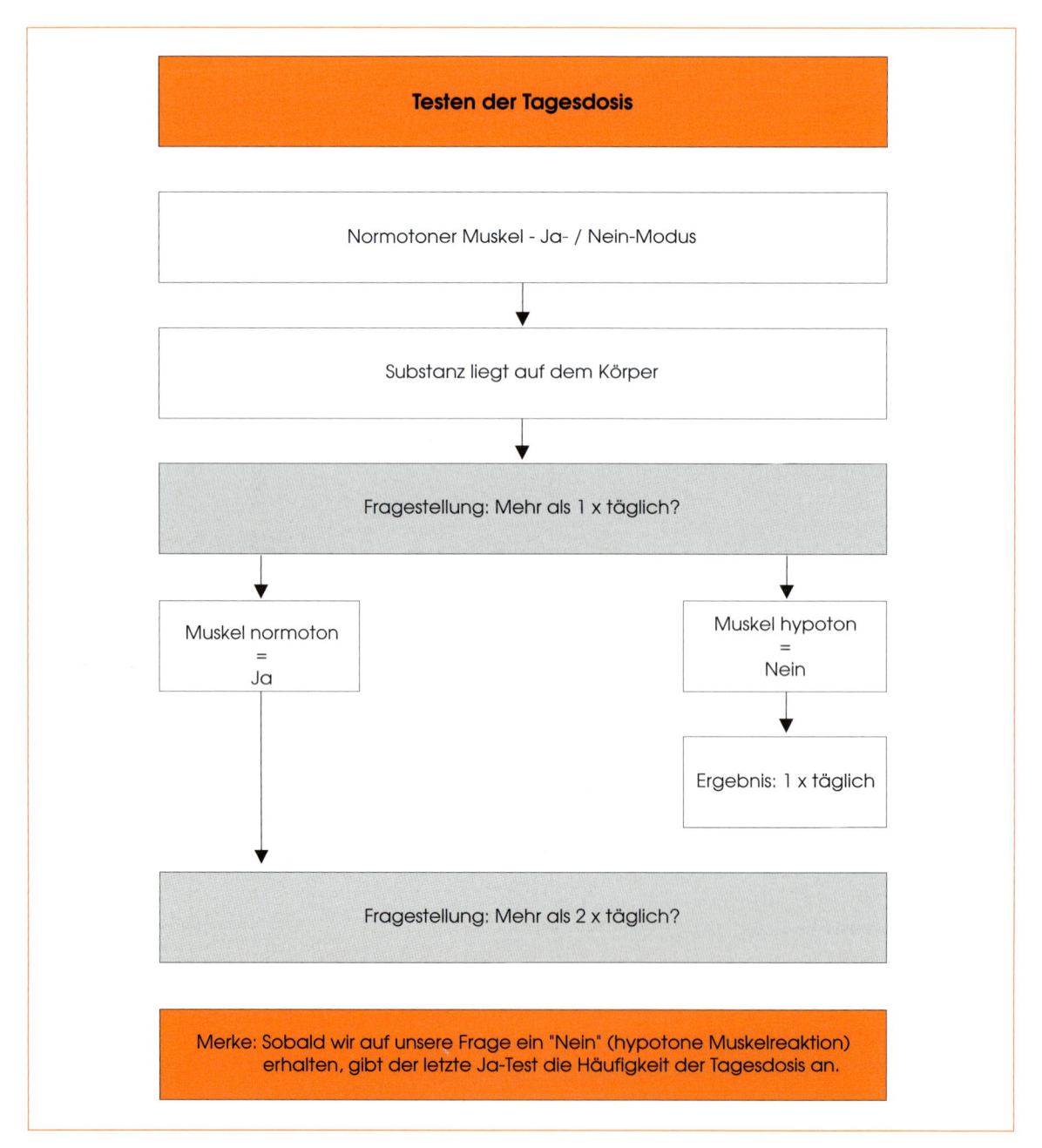

- Normotoner Muskel - Ja- / Nein-Modus
- Substanz liegt auf dem Körper
- Fragestellung: Mehr als 1 x täglich?
  - Muskel normoton = Ja
  - Muskel hypoton = Nein → Ergebnis: 1 x täglich
- Fragestellung: Mehr als 2 x täglich?

Merke: Sobald wir auf unsere Frage ein "Nein" (hypotone Muskelreaktion) erhalten, gibt der letzte Ja-Test die Häufigkeit der Tagesdosis an.

Abb. 4-26: Das Ablaufschema zum Testen der Tagesdosis.

Arzneimitteltest

Testen der Einzeldosis

Normotoner Muskel - Ja- / Nein-Modus

↓

Substanz liegt auf dem Körper

↓

Fragestellung: Mehr als 1 Tablette/Tropfen ?

- Muskel normoton = Ja
- Muskel hypoton = Nein → Ergebnis: Einzeldosis = 1 Tablette/1 Tropfen

↓

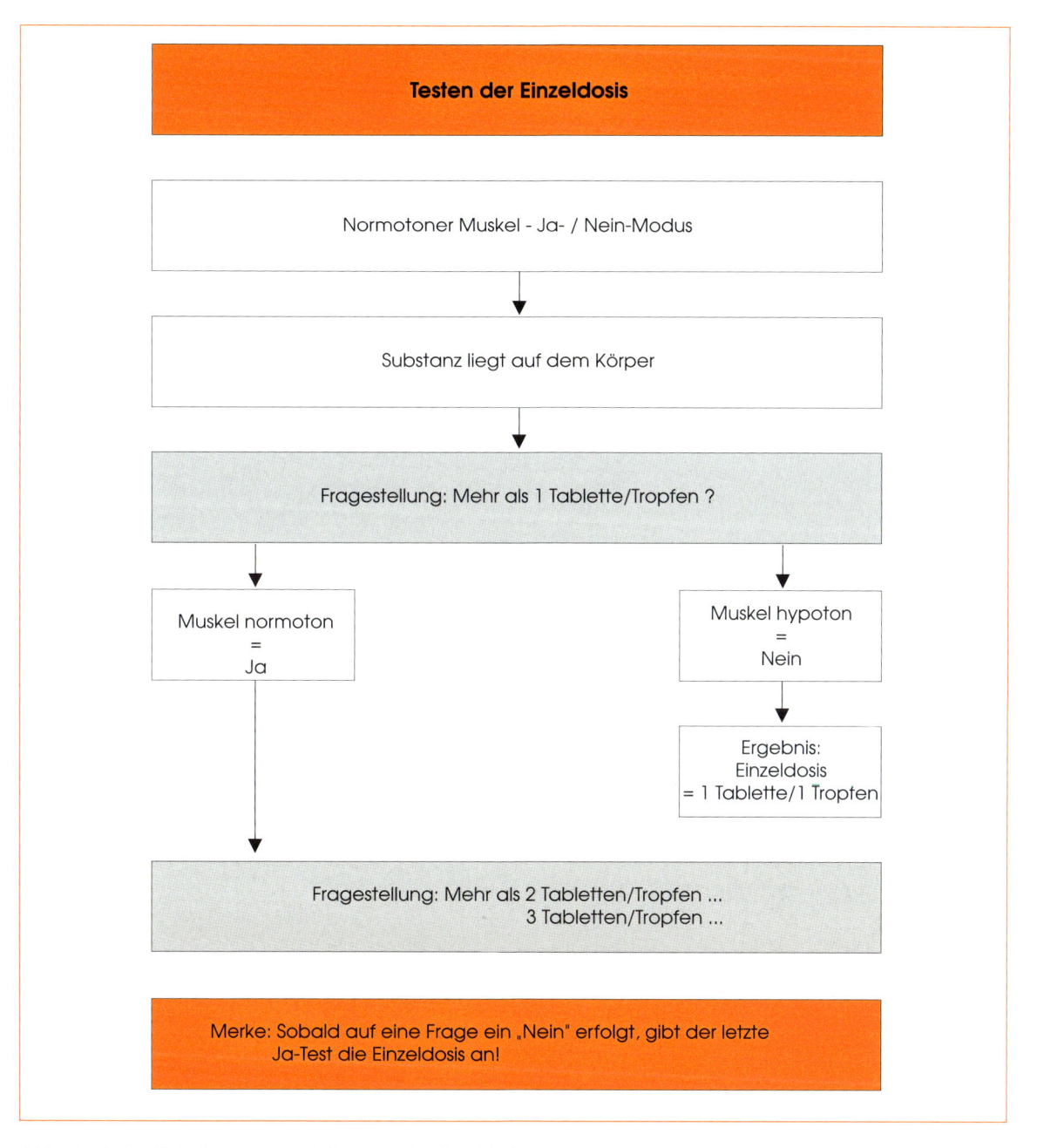

Fragestellung: Mehr als 2 Tabletten/Tropfen ... 3 Tabletten/Tropfen ...

Merke: Sobald auf eine Frage ein „Nein" erfolgt, gibt der letzte Ja-Test die Einzeldosis an!

Abb. 4-27: Das Ablaufschema zur Festlegung der Einzeldosis.

Tab. 4-2: Die wichtigsten Nosoden für den kinesiologischen Test.

Kopf-, Herd oder systemische Infektion		
Nos. Streptococcus viridans	A29	Herd oder systemische Infektion
Nos. Streptococcus haemolyticus	A30	Herd oder systemische Infektion
Nos. Staphylococcus aureus	A26	Herd oder systemische Infektion
Nos. Sinusitis frontalis	H2	chron. Stirnhöhlenentzündung
Nos. Sinusitis maxil	I15	chron. Kieferhöhlenentzündung
Nos. Osteosinusitis maxillaris	H10	chron. Kieferhöhlen-, Knochenentzündung
Nos. Mastoiditis	H3	chron. Mittelohrentzündung
Nos. Chron. Tonsillitis	H6	chron. Mandelentzündung
Nos. Pseudomonas	S3	Herd oder systemische Infektion
Nos. Pneumococcinum	C3	Herd oder systemische Infektion

Zähne		
Nos. Kieferostitis	Z11	chron. Extraktionsstellenostitis
Nos. gangränöse Pulpa	Z8	Verdacht auf toten Zahn
Nos. wurzelbehandelter Zahn	Z24	Problematischer Wurzelkanal
Mercaptan	STO52	Negative Prognose für Zahn (Fäulnisgift)
Thioäther	STO54	Negative Prognose für Zahn (Fäulnisgift)
Silberamalgam	ZW21	Silberamalgamfüllungen

Pilze		
Nos. Aflatoxinum	A37	Aflatoxin
Nos. Monilia albicans	N20	Candida

Parasiten		
Nos. Strong	B7	Shigellen
Nos. Toxoplasmose	DA9	Toxoplasmose
Nos. Amoeben	B41	Amöben
Nos. Ascariden	B13	Spulwürmer
Nos. Salmonella	B13	Salmonellen-Gastroenteritis
Nos. Salmonella typhi	TR135	Typhus
Nos. Taenia	B14	Bandwurm
Nos. intestinale Lamblien	B15	Lambliasis
Nos. Campylobacter	TR18	Gastroenteritis-Geschwüre
Nos. Klebsielle pneumoniae	TR53	Klebsiellen

Impfungen		
Nos. Variola	F36	Pocken
Nos. Varizellen	F48	Windpocken
Nos. Poliomyelitis	DA3	Poliomyelitis
Nos. Parotitis	F8	Mumps
Nos. Diphterinum	F1	Diphterie
Nos. Tetanus	DA4	Tetanus
Nos. Pertussinum	C4	Keuchhusten
Nos. Morbilinum	F4	Masern
Nos. Rubeola	F17	Röteln

Lösungsmittel/Umweltgifte		
Isopropylalkohol	Q31	Isopropylalkohol
Methylalkohol	P23	Methanol
Benzinum crudum	Q18	Benzol
Dioxin Sdf.	100X	Dioxin
Formaldehyd solutum	P21	Formaldehyd
Methlethylketon	Q23	Methylethylketon
Styrolum		Styrol
Toluolum	Q45	Toluol
Trichlorethylanum	Q14	Trichlorethylen
Xylin		Xylol

Tab. 4-2: Die wichtigsten Nosoden für den kinesiologischen Test (Fortsetzung).

Körper		
Nos. Hepatitis	F7	chron. Hepatitis
Nos. Infektiöse Mononukleose	F9	chron. Mononukleose (Epstein-Barr-Virus)
Nos. Herpes simplex	Da32	Herpes simplex
Nos. Herpes zoster	TR137	Herpes zoster
Nos. Epstein-Barr	TR129	chron. Müdigkeitssyndrom
Nos. Pfeiffersches Drüsenfieber	F9	Mononukleose
Nos. Carcinominum	Deg Ag	metastasierender Herd
Nos. Osteomyelitis	A8	chron. Frakturherd
Nos. Nephritis	F11	chron. Nierenherd
Nos. Glomerulonephritis	F54	chron. Nierenherd
Nos. Pyelonephritis	F53	chron. Nierenherd
Nos. Asthma bronchiale	C25	chron. Lungenherd
Nos. Bronchopneumonie Bovinum	TR17	chron. Lungenherd
Nos. Pneumococcinum	C3	chron. Lungenherd
Nos. Appendicitis	N1	chron. Appendixherd
Gynäkologie		
Nos. Endometritis tuberculosa	K12	chron. Endometriose
Nos. Ovarialkystom	K13	chron. Ovarialzyste
Prostata		
Nos. chron. Prostatitis	TR20	chron. Prostataherd
Nos. chron. Prostataadenom	M3	chron. Prostataherd
Nos. Noduläre Prostatahypertrophie	M15	chron. Prostataherd

Tr5 = Kurzbezeichnungen der Fa. Staufen Pharma, Göppingen.

Tab. 4-3: Mögliche Medikamente für einen individuellen Testsatz.

Allergie	Pascallerg® Galium Heel® Spenglersan® Kolloid K, Om, T	Calcium carb./Cortex quercus Calcium EAP® Hewallergia
Asthma und Bronchitis	Santa-Flora® Cefabronchin® Bronchicum-Tropfen®	Roth's Pulmin® N Asthmaphön Umckaloabo®
Endokrines System	Bomaklim® Pascofemin® Gerner Tonicum F o. M Phytohypophyson® C u. L	Phytocortal® Cefaglandol® Hormeel® S Gynäkoheel®
Grippe/ Abwehrsystem	Spenglersan Kolloid® G, T, Om Echinacea 160 Nestmann FM Komplexe Quentakehl® Notakehl® Echinacin Gripp-Heel® Echinacea-Hevert® Contramutan®	Hewetraumen® Traumeel® Arnica-Heel® Metavirulent® Cefasept® Hevertotox® Influex® Anginovin®
Haut	Hautfunktionstr®.Cosmochema Dercut® spag. ISO Konstitutionsmittel 5 Contravenum® M Graphites® Cosmoplex	Jaborandi® Pentakan Cefabene® Psorinoheel® Cistus canad.® Oligoplex Bellis® Oligoplex

Tab. 4-3: Mögliche Medikamente für einen individuellen Testsatz (Fortsetzung).

Herz	Rotacard® Crataegutt® Carduben® Cefavora® Spartiol®	Diacard® Cralonin® Miroton® Cefangipect®
Hypertonus	Antihypertonikum S Schuck Antihypertonikum® Hevert	Rauwolfia-Viscomp-Tab Homviotensin
Klimakterische Beschwerden	Cefakliman® Solcosplen® Mulimen	Bomaklim Remifemin® Klimaktoplant®
Kopfschmerzen und Migräne	Hevert®-Migräne Pascodolor®	Spigelon® Dyscornut®-N
Leber/Galle	Hepaticum medice® Aristochol®N Cefaspasmon®	Boldo N® Hanosan Metahepat® Neurochol®C
Lymphsystem	Lympholact Lymphomyosot® Lymphaden-Hevert®	Cefalymphat® Lymphdiaral® Tr. + Salbe
Magen/Darm	Palsaneu Moorextrakt Prosymbioflor® Symbioflor® 1 + 2 Paidaflor® Mutaflor® Infi-Mormordica	Omniflora® Colibiogen® Hylak-forte® Perenterol® Rephalysin® C Digestivum Hetterich® S
Mineralstoffe	Cefasel®50 Magnerot® clasic Zinkorotat® POS Kupfergluconat Basica®	Magnetrans® Calcium® EAP Germanium LC Biochemie nach Dr. Schüßler
Nerven	Neurobion® N-forte Millgamma® N	Metaneuron® N
Nieren	Berberis-®Olpx. Phönix Solidago Metasolidago® S Calculi Pflüger	Solidagoren® Nieral® 100 Uro-Pasc® Cystinol long®
Pankreas	Infi®tract N Infi®causal N	Pankreatikum-Hevert® Pascoepankreat®
Prostata	Remigeron® Cefasabal®	Prostagutt® Mono Propolus Similaplex
Psychotherapeutika (Beruhigungsmittel)	Hyperforat® forte Kytta® sedativum Hewepsychon duo Neurapas® Cefakava® 150 Sedariston®	Psychotonin® Dysto Loges Valeriana cps. Hevert® Zinkum valeronicum Hevert® Tebonin®
Rheuma	Araniforce-forte® Chiroplexan® H Phytodolor® Restructa forte Cefarheumin®	Cefarheumin® S Metaossylen® Girheulit® H Arthrifid® S Steirocall®
Entgiftung/Entschlackung	Mutliplasan H33/GL17 Metabiarex® Flenin	Derivatio H Phönix Entgiftung

5 Das kybernetische Modell und die Regulationsfähigkeit des Körpers

Blockierte Regulation 54

5.1 Das kybernetische Modell

Betrachtet man die Erfahrungen in der täglichen Praxis, stellt man fest, dass sich die Pathologie in den letzten Jahren gewaltig verändert hat. Es tauchen zunehmend häufiger unklare Krankheitsbilder auf, die mit dem schulmedizinischen Wissen allein nicht umfassend geklärt werden können. Man findet heute kaum mehr Krankheiten, die nur eine Ursache haben, sondern immer mehr Beschwerdebilder, die multikausale Ursachen und kybernetische Wirkungszusammenhänge aufzeigen. Das kypernetische Modell der biologisch-medizinischen Kinesiologie beschäftigt sich im Besonderen mit diesen **mehrdimensionalen Kausalketten** und der sich daraus ergebenden Summation von Belastungen und Außenreizen. Es setzt sich aus drei Grundannahmen zusammen:
– Modell des „überlaufenden Fasses"
– Gesetz der Summation
– Haus-Wohnungs-Modell.

5.1.1 Das Modell des überlaufenden Fasses

Beginnend mit seiner Geburt und durch alle Lebensphasen hindurch häuft der Mensch sowohl ein genetisch als auch umwelt- und lebensbedingtes Potenzial an Belastungen (Stress, Ärger, Fehlernährung, nicht ausgeheilte Krankheiten, Entzündungsherde, Amalgambelastung usw.) an. Dieses Belastungspotenzial kann sich lange Zeit innerhalb eines Toleranzbereichs unterhalb der Reizschwelle – d. h. ohne Symptome zu erzeugen – befinden. Diesen Zustand würde man an dem Beispiel einer Regentonne so veranschaulichen können, dass die Tonne gerade eben randvoll ist und jedoch keinen weiteren Tropfen aufzunehmen vermag, ohne überzulaufen (Abb. 5-1). Ist dieser Zustand erreicht und addiert sich dann nochmals auch nur ein kleiner Reiz hinzu (in unserem Beispiel ein weiterer Regentropfen), dann bricht das System auseinander und (Krankheits-)Symptome treten auf, die dann oft schwer einer einzigen Ursache zuzuordnen sind.

Gerade in der kinesiologischen Praxis können solche Multikausalitäten häufig festgestellt werden, und nur unter Berücksichtigung der wichtigsten Einzelfaktoren ist eine erfolgreiche Therapie möglich.

Das Ziel darf jedoch nicht nur die Beseitigung von Symptomen sein, sondern muss das Erreichen einer stabilen Gesundheit sein. Um noch einmal das Beispiel „Regentonne" aufzugreifen, würde die Symptombehandlung durch das Ausschöpfen einer geringen Menge Wasser erreicht. Zum Erreichen eines stabilen Gesundheitszustands sollte die Regentonne jedoch so leer wie möglich gemacht werden, damit die nächste große körperliche, seelische oder geistige Belastung nicht wieder zur Dekompensation führt.

5.1.2 Das Gesetz der Summation

Das Gesetz der Summation oder der multiplikativen Verstärkung von schädigenden Reizen beschreibt, dass die schädigende Wirkung eines einzelnen Reizes um so kleiner sein kann, je mehr verschiedene Belastungen auf den Menschen zusammen einwirken: Zum Beispiel kann Quecksilber im Zusammenwirken mit einigen anderen Belastungsfaktoren weit schlimmere Körperreaktionen verursachen, als wenn es der einzige Faktor wäre, den der Körper zu bewältigen hätte. Zusätzliche Belastungsfaktoren sind u. a.:
– Dioxin
– elektromagnetische Strahlung
– Insektizide, Pestizide, Holz„schutz"mittel
– Weichmacher in Kunstoffen
– Reinigungsmittel
– Kosmetika
– allergieauslösende Nahrungsmittelzusatzstoffe
– Pilzbelastungen des Körpers in Folge von Antibiotikabehandlungen
– radioaktiv belastete Umwelt
– Ozon-Problematik u.v.m.

Dabei sollte bedacht werden, dass die Belastung durch o.g. Faktoren heutzutage eher die Regel denn die Ausnahme ist. Durch das Entfernen von z. B. Amalgamfüllungen wird das „Faß" jedoch erheblich leerer.

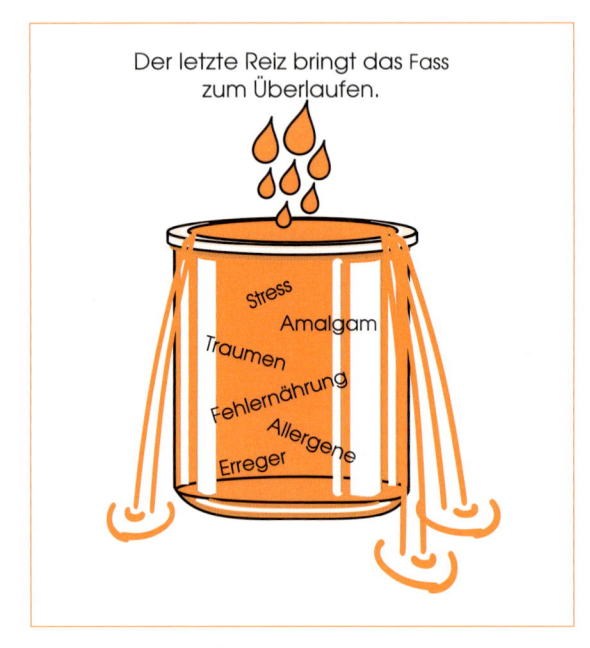

Abb. 5-1: Modell „Überlaufendes Fass".

5.1.3 Das Haus-/Wohnungs-Modell

Am Beispiel eines Hauses oder einer Wohnung lässt sich das Thema „Regulation" sehr schön aufzeigen. Normalerweise wird das Haus durch die offene Eingangstür betreten, um dann in die einzelnen Innenräume zu gelangen. Dieser Vergleich entspricht dem Beispiel der **offenen Regulation.**

Ist jedoch diese Haustür verschlossen, bedarf es des passenden Schlüssels zum Öffnen der Tür. Dieses Öffnen mit dem passenden Schlüssel entspricht der **Ursachenfindung,** welche die Regulation vom blockierten Zustand in die offene Regulation überführt. So wie nur der exakt passende Schlüssel in das Türschloss passt, so wird auch nur die richtige Ursache als Schlüssel zum Erfolg der Behandlung führen.

Durch eine vorliegende blockierte Regulation ist nicht nur der Weg in das Haus, sondern auch zusätzlich der Zutritt zu den einzelnen Zimmern verwehrt. Um bei diesem Beispiel zu bleiben: Es ist nicht möglich, die einzelnen Räume in Ordnung zu bringen oder in Ordnung zu halten, wenn kein Zugang zum Haus besteht. Analog zum richtigen Leben muss die Haustür als erstes durch die Entfernung der blockierten Regulation geöffnet werden (Abb. 5-2).

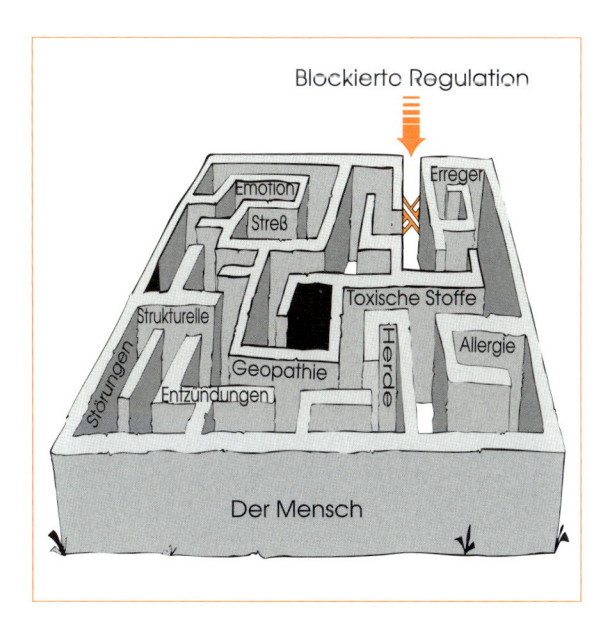

Abb. 5-2: Modell „Haus/Wohnung".

5.2 Die Überprüfung der Regulationsfähigkeit des Körpers

Viele naturheilkundliche Therapieverfahren basieren auf dem Prinzip des **Reizmechanismus,** d. h. durch das Setzen eines äußeren Behandlungsstimulus werden die Selbstheilungskräfte aktiviert, so z. B. durch die Neuraltherapie, die Eigenbluttherapie usw. Es ist wichtig, die jeweils vorherrschende Reaktionsfähigkeit des Körpers vor Behandlungsbeginn zu testen, um den richtigen Behandlungszeitpunkt festzulegen bzw. die optimale Behandlungsbereitschaft herzustellen. In der Kinesiologie wird dafür der Test zur Überprüfung auf blockierte Regulation verwendet.

5.2.1 Testdarstellung

Dieser Regulationstest basiert auf dem Modell des in Amerika lebenden deutschen Neurologen Dr. med. Klinghardt. In diesem Modell wird von der Annahme ausgegangen, dass eine teilweise Blockierung des autonomen Nervensystems durch eine Erstarrung oder Überlastung des Mesenchyms entsteht. Mit Übernahme in die Kinesiologie wurde dieser Ansatz verfeinert und auf die konkreten Einzelanforderungen der Reiztherapie ausgerichtet. Dieser Test ist verständlich und einfach aufgebaut und kann sofort eingesetzt werden. Mit ihm wird unmittelbar überprüft, ob der Körper reaktionsfähig, also in der Lage ist, auf therapeutische Reize zu reagieren.

5.2.2 Testdurchführung

Zu Beginn des Tests muss beim Patienten ein **normotoner** Muskel vorliegen. Die Hand des Therapeuten oder Patienten wird auf die Bauchdecke des Patienten gelegt, dabei heben sich die Finger nach oben gestreckt vom Körper ab. Mit dem durch den Handballen erzeugten leichten Druck soll im darunterliegenden Gewebe eine leichte Ischämie entstehen. Dabei ist zu beachten, dass die Mitte des Handtellers sich exakt über dem Bauchnabel befindet. Je nach Ergebnis der Reaktion des Indikatormuskels ergeben sich zwei Zustände: die **offene** und die **blockierte Regulation** (Abb. 5-3).

Test auf blockierte Regulation
nach Klinghardt

Flache Hand, Finger überstreckt
Mitte des Handtellers exakt über dem Bauchnabel
leichter Druck auf den Bauch

↓

Ausgangspunkt: Normotoner Muskel

↓   ↓

Muskel schwach   Muskel stark

↓   ↓

Offene Regulation   Blockierte Regulation

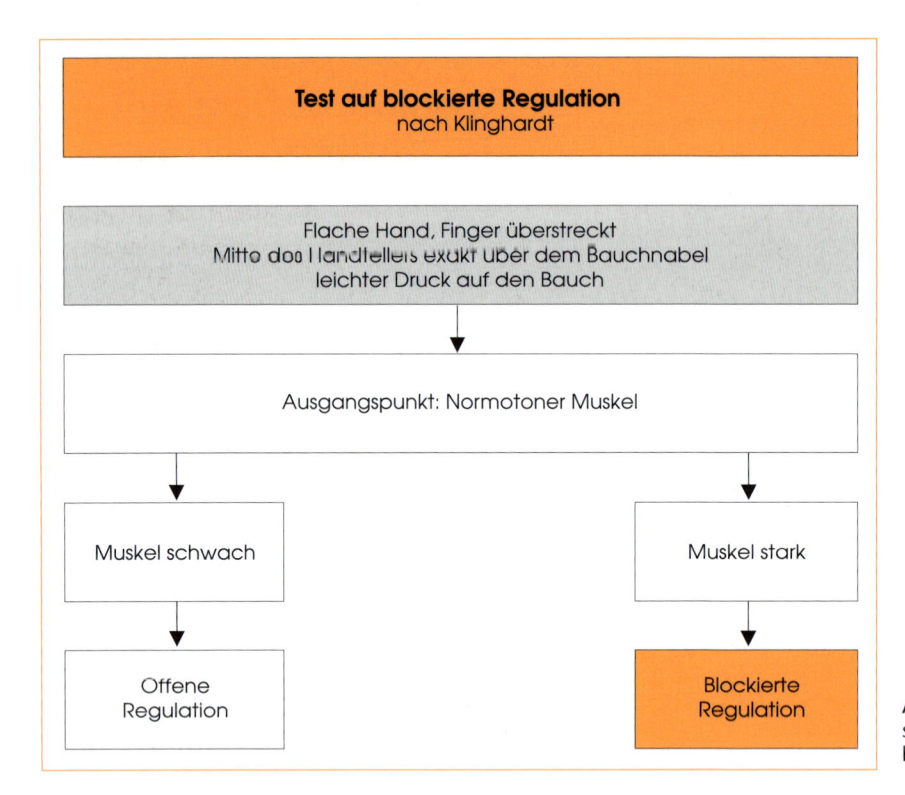

Abb. 5-3: Das Ablaufschema des Tests der blockierten Regulation.

5.2.3 Bewertung der Testergebnisse

Die offene Regulation

Von dieser Regulation spricht man, wenn der Indikatormuskel während des Tests nachgibt, also „schwach" wird und „abschaltet". Der Körper ist therapiebereit.

Die blockierte Regulation

Dieser Zustand liegt vor, wenn der Indikatormuskel während des Tests nicht nachgibt, also „stark" bleibt. Bei diesem Ergebnis muss nachfolgend die Ursache für die teilweise Blockierung des Mesenchyms und des damit vernetzten autonomen Nervensystems gesucht und nach Möglichkeit beseitigt werden.

Ursachen der blockierten Regulation

Beispiel: Bei unserem schon bekannten Hausbeispiel bedeutet das: Erst wenn die Tür sich durch einen Schlüssel (Beseitigung der blockierten Regulation) öffnen lässt, kann der Besucher (Therapeut) in die Wohnung (Körper) und die einzelnen Zimmer (Organe) eintreten, um diese in Ordnung zu bringen (behandeln). Wie an jeder einzelnen Tür nur eine einzige Schlüsselform in das Schloss passt, genau so kann nur eine Ursache für die blockierte Regulation verantwortlich sein.

Ursachensuche: Welche einzelne Substanz (z. B. Lebensmittel) hat die Blockierung des autonomen Nervensystems verursacht? Welcher einzelne Körperteil (z. B. Zähne) bzw. welches Körperorgan (z. B. Leber) war Ursache der Blockierung?

Eine exakte Ursachenfindung muss diese Fragen beantworten, um den individuellen Grund der aufgetretenen Blockierung zu entdecken. Diese Ursache wird dann sicher gefunden, wenn man den Körper selbst darauf antworten lässt.

Gesucht wird die interne oder externe Belastung, welche den Testzustand der blockierten Regulation auslöst. Das wird erreicht, wenn der auslösende Stoff oder die Information (auf den Bauch aufgelegt) bei der nachfolgenden Überprüfung des Indikatormuskels diesen schwächt, ihn also „abschaltet". Dies können dann die Kuhmilch bei einer Nahrungsmittelallergie oder der Zahn bzw. die Nosode für die Kieferhöhlenentzündung bzw. der gehaltene Modus für eine parasitäre Belastung der Leber sein. Hier liefert die Veränderung des Indikatormuskels genaue Ergebnisse (Abb. 5-4).

Blockierte Regulation

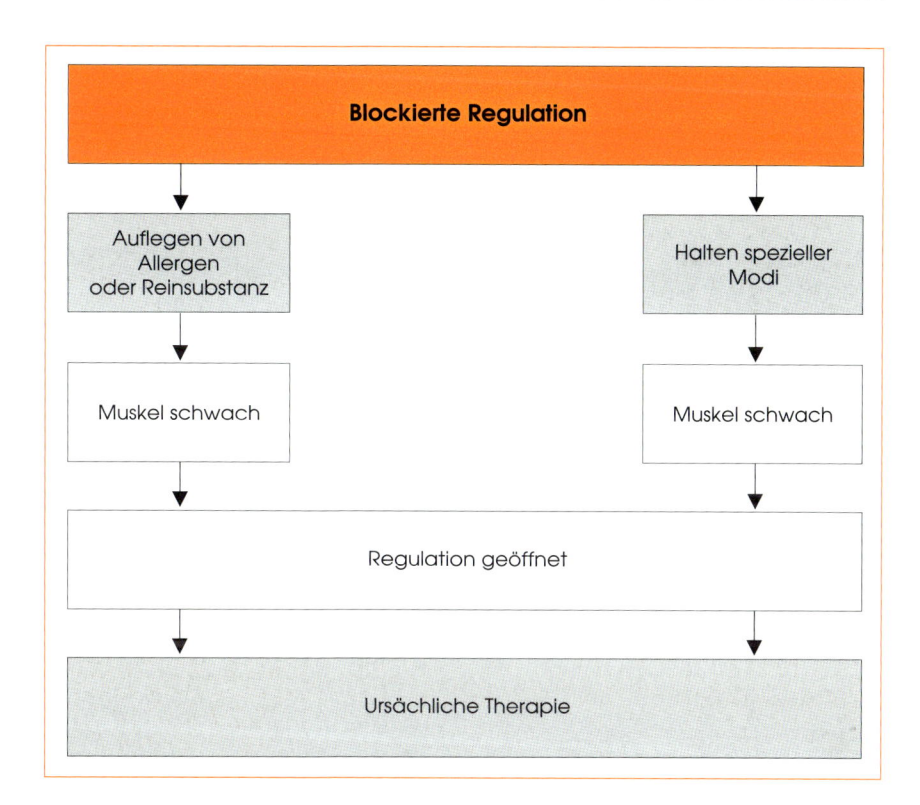

```
Blockierte Regulation
    ↓                           ↓
Auflegen von              Halten spezieller
Allergen                        Modi
oder Reinsubstanz
    ↓                           ↓
Muskel schwach            Muskel schwach
    ↓                           ↓
         Regulation geöffnet
                ↓
         Ursächliche Therapie
```

Abb. 5-4: Das Ablaufschema des Tests zur Öffnung der blockierten Regulation.

Organ/Mittel	Ursache
Kuhmilch	Allergie gegen Milcheiweiß
Zähne	Entzündungsherd
Amalgam	Schwermetallvergiftung
emotionaler Modus	Konflikt

Mögliche Ursachen für eine blockierte Regulation: Die häufigsten Ursachen für eine blockierte Regulation sind (Abb. 5-5):
– Allergien (z. B. Kuhmilch)
– Schwermetallintoxikationen (z. B. Amalgam)
– emotionale Konflikte (z. B. Beziehungskonflikte)
– Umweltgifte (z. B. Lösungsmittel)
– Geopathie-Belastungen (z. B. Wasseradern, Elektrosmog)
– strukturelle Probleme (z. B. Blockierungen an Wirbelsäule, Schädel, Kiefergelenk)
– Mikroorganismen (z. B. Pilze, Parasiten, Bakterien, Viren)
– Entzündungsherde (z. B. Pulpitis, Sinusitis).

Neben dem Herausfinden der Ursache und dem Einleiten einer geeigneten Therapie kann auch die Berührung von belasteten Körperstellen, z. B. entzündlichen Stirnhöhlen, die blockierte Regulation beseitigen, wenn sie sich eindeutig als die Ursache herausgestellt haben.

Zusätzliche Verfahren: Wie die weiteren möglichen Ursachen für die blockierte Regulation mit spezifischen Substanzen und Modi getestet werden, wird in Kapitel 6 genauer ausgefuhrt (s. S. 57ff.).

5.2.4 Zusammenfassung

Die Überprüfung der Regulation stellt eine echte Bereicherung für den ganzheitlichen Therapieansatz dar. Es ist wichtig, dass der Körper bei einer Reiztherapie nicht blockiert ist, da nur im Zustand der offenen Regulation therapeutische Reize ihre volle Heil- und Wirkungkraft entfalten.

Regeln und Verfahren zum Test auf Regulation

- Sinnvoll nur nach vorherigem Indikatormuskel-Test.
- Die Beseitigung der blockierten Regulation hat höchste Priorität.
- Steigerung des Therapieerfolgs.

> Oberstes Ziel eines jeden ganzheitlichen Therapiekonzepts ist es, die Regulationsvorgänge in Gang zu bringen. Nur dann ist der Körper des Patienten in der Lage, wieder „heil" zu werden.

Das kybernetische Modell

Mögliche Ursachen einer blockierten Regulation

- Infektionen: Bakterien, Viren, Pilze, Parasiten
- Geopathie-Belastungen
- Herde/Störfelder
- Strukturelle Störungen: WS, Schädel, Kiefer, Becken
- Emotionaler Stress
- Allergien/Unverträglichkeiten
- Toxische Substanzen

→ Blockierte Regulation

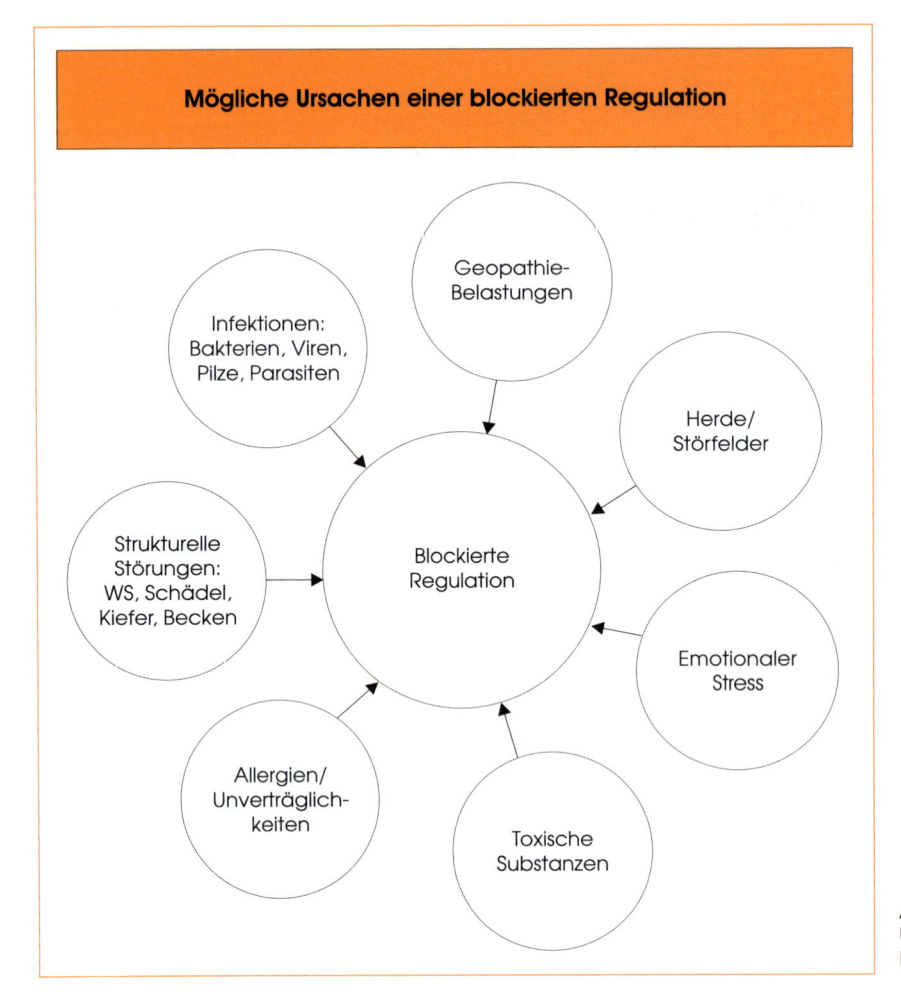

Abb. 5-5: Die möglichen Ursachen der blockierten Regulation.

6 Tests gesundheitlicher Störungen

Entzündungsherde/Störfelder 63

Emotionale Belastungen 69

Toxische Belastungen 79

Allergien 86

Strukturelle Störungen 91

Krankheitserreger 94

Geopathie 99

Vorgehensweise

Um eine kinesiologische Diagnostik zu erhalten, wird schrittweise folgendermaßen vorgegangen (Abb. 6-1):

1.) Der Indikatormuskel (IM) wird getestet, während der entsprechende Modus gehalten wird. Eine Veränderung des IM (Hypotonie/Hypertonie) zeigt den entsprechenden Störungsbereich (z. B. der Herd-/Störfeldmodus) an (Abb. 6-2).
2.) Dann wird durch das Auflegen der allgemeinen Testampullen (z. B. „Allgemeiner Herd" und „Dominanter Herd" aus dem Testsatz des Lehrinstituts für Physioenergetik (s. Anhang Adressen), weiter getestet und die Aussage des Modus dadurch bestätigt (Tab. 6-1).
3.) Die anatomische Lage der Störung oder Belastung wird durch das Therapielokalisieren der Organzonen oder Körperteilen mit gleichzeitigem IM-Test herausgefunden.
4.) Weitere Informationen lassen sich durch die Testung mit Spezialampullen und den „Nosoden-Komplexe" der Fa. Pascoe erhalten. Wenn notwendig können dann die Einzelbestandteile dieser Komplexe noch einzeln verbal ausgetestet werden.

Diagnostik Schritt für Schritt Beispiel:

Modus → Mykose-Modus

Übersichts-Ampullen → Hefepilzbelastung

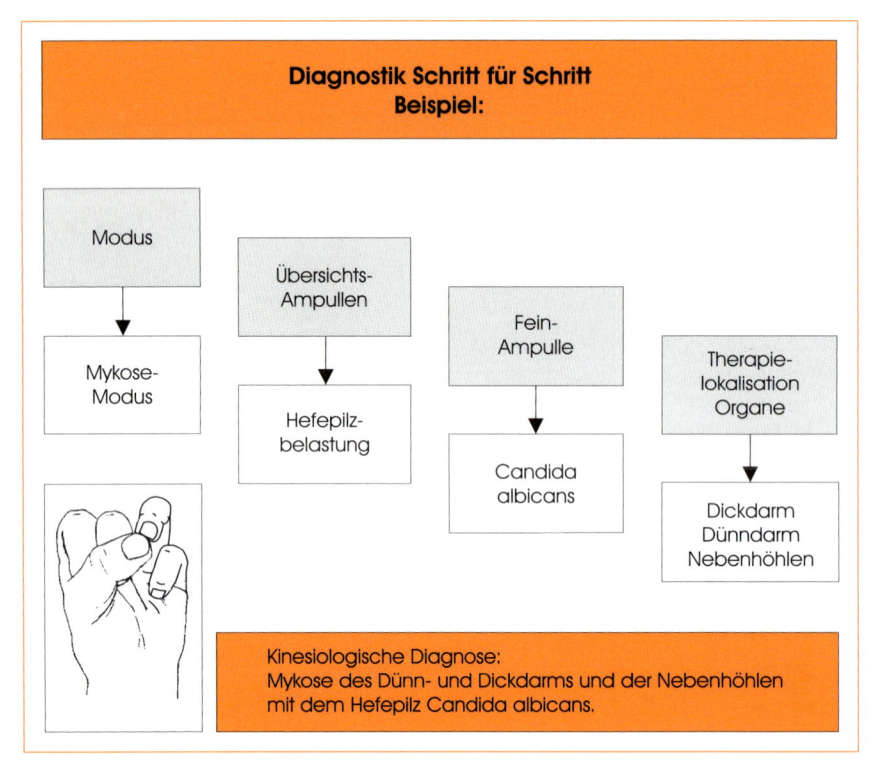

Fein-Ampulle → Candida albicans

Therapielokalisation Organe → Dickdarm, Dünndarm, Nebenhöhlen

Kinesiologische Diagnose:
Mykose des Dünn- und Dickdarms und der Nebenhöhlen mit dem Hefepilz Candida albicans.

Abb. 6-1: Ablaufschema kinesiologische Diagnostik am Beispiel einer Candida-Belastung.

Tests gesundheitlicher Störungen

Diagnostische Modi

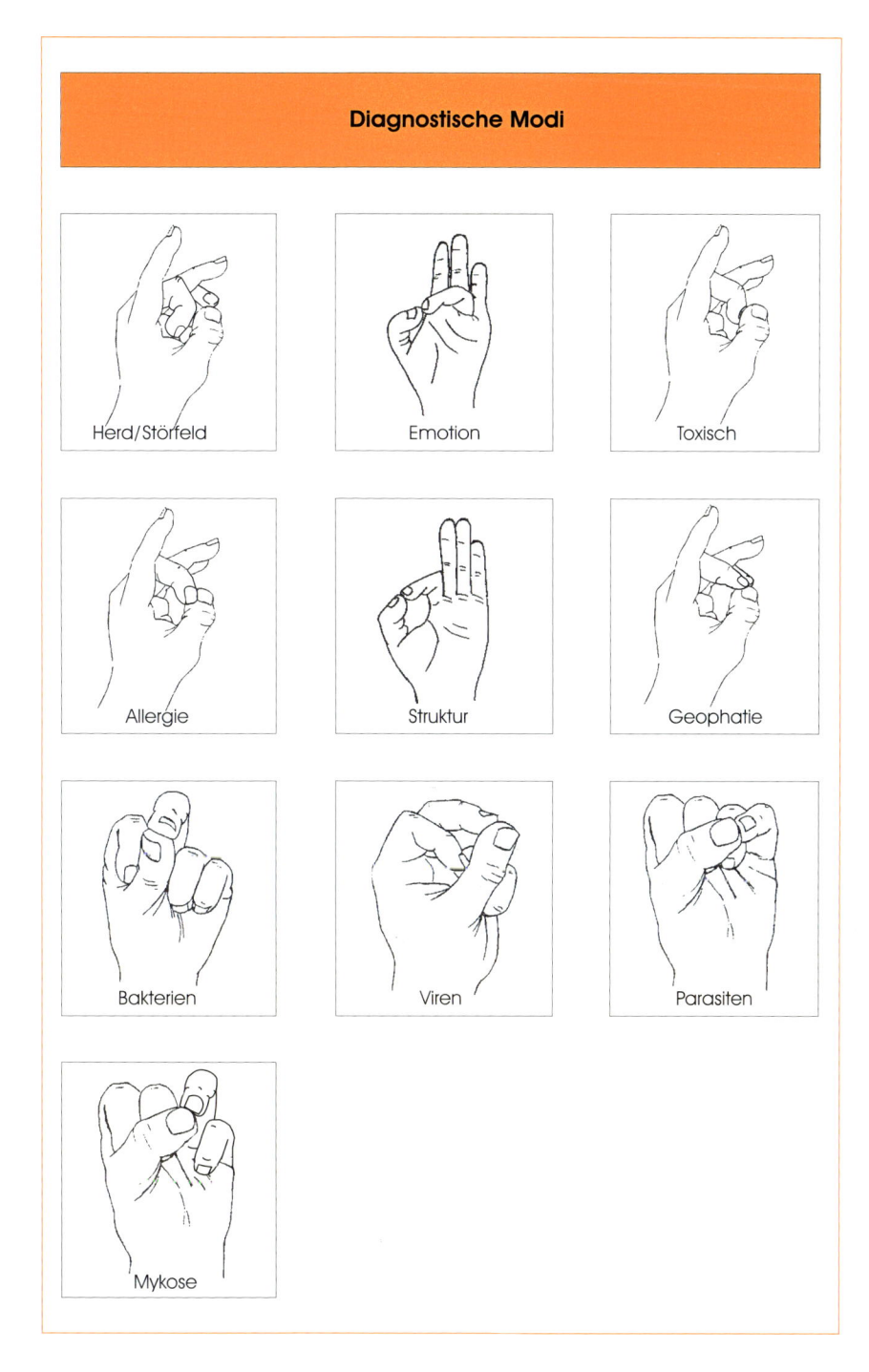

Herd/Störfeld	Emotion	Toxisch
Allergie	Struktur	Geophatie
Bakterien	Viren	Parasiten
Mykose		

Abb. 6-2: Diagnostische Modi.

Tab. 6-1: Erweiterter Testsatz des Lehrinstituts für Physioenergetik.

Modus	Ampulle	Bedeutung
Geopathie	1 Silicea D60 + FE	Allg. geopathologische Belastung
	2 Lithium carb.D60 + FE	Allg. geopathologische Belastung
	3 Eisenfeilspäne	Antagonist zu Silicea D60
	4 Phosphorus, D60	Elektromagnetische Störfelder
	5 Cuprum met. D 1000 (800)	Doppelzone
	6 Aqua pluvia D 200	Radioaktivität
Viren Bakterien Pilze	8 Arsenicum alb. D 200	Virusbelastung
	9 Natrium sulf. D 60	Bakterienbelastung
	10 Monilla albicans D 30	Candida-Pilzbefall
	11 **Hefepilzmix**	Hefepilzbefall
	12 **Schimmelpilzmix**	Schimmelpilzbelastung
	13 **Camphylobact. pylori**	Magenbelastung
	14 **Borrelia**	Borreliose
Herd/Störfeld	17 Causticum D 60	Allg. Herde und Störfelder
	18 Causticum D 400	Dominant gestörtes Feld
	19 Thuja D 30	Signifikant störendes Feld
	20 Thuja D 200	Dominant störendes Feld
	21 Spartium scop. D 30	Narbenstörfelder
Toxisch	22 Chromium met D 400 Vergiftung	(substantiell, Intox 1)
	23 Chromium met. D 30/60/400	Information von Vergiftung (erworben, Intox 2)
	24 Chromium met. D 60/400/1000	Erbgifte (ererbte toxische Info, Intox 3)
	25 Mercurius solubilis D 30	Quecksilberintoxikationen
	26 Isopropylalkohol	Lösungsmittel
	27 **Plumbum met. D6**	Bleibelastung
	28 **Cadmium met. D6**	Cadmiumbelastung
	29 **Formaldehyd D6**	Formaldehydbelastung
Emotional	31 Epiphyse GL D 6	Psychische Belastung
	32 Thalamus GL D 6	Neurovegetative Störungen
	33 Mandragora e. rad. D 30	Hinweise für depressive Tendenzen
	34 Mandragora e. rad. D60	Hinweis für endogene Depression
	35 **Schockhormonmix**	Schockerlebnis

Tab. 6-1: Erweiterter Testsatz des Lehrinstituts für Physioenergetik (Fortsetzung).

Modus	Ampulle	Bedeutung
Ökologie	37 Aspirin	Störungen im Fettstoffwechsel
	38 Indikan D 30 Dysbiose	Dünndarm
	39 Scatolum D 30	Dysbiose Dickdarm
	40 Lithium carb. D30	Sauer
	41 Acidum oxalicum D 30	Alkalisch
	42 Manganum met. D 200	Vitaminmangel
	43 Cuprum met. D 200	Mineralstoffmangel
	44 Cobaltum met. D 200	Spurenelementemangel
	45 Schüssler-Salze-Mix	Indikation zur Gabe von Schüssler-Salzen
	46 Zincum met. D 200	Enzymmangel
	47 Aminosäurenmix	Mangel von Aminosäuren
Allergie	49 Histaminum D 12	Hinweis für Spontanallergie
	50 Histaminum D60	Allergie (Umgebungsallergie)
	52 Causticum D 30	Nahrungsmittelunverträglichkeit
	51 Allergie Injektopas	Autoaggressive Tendenzen
	53 **Ca-Mg-Phosphat D6**	Phosphatempfindlichkeit
Sonstiges	55 Zincum met. D 12	Nosodenindikation
	56 RES GL D6	Störungen im retikuloendothelialen System
	57 **Folliculi lymphat. aggr. D200**	Immunschwäche
	58 **Path. Lymphe**	Lymphbelastung
	59 **Impfmix**	Impfbelastung
Hormondrüsen	61 Molybdaenum D 200	Endokrines System
	62 Hypothalamus GL D6	Störung des Hypothalamus
	63 Hypophyse GL D 6	Störung der Hypophyse

Herd-Störfeld-Diagnostik Schritt für Schritt

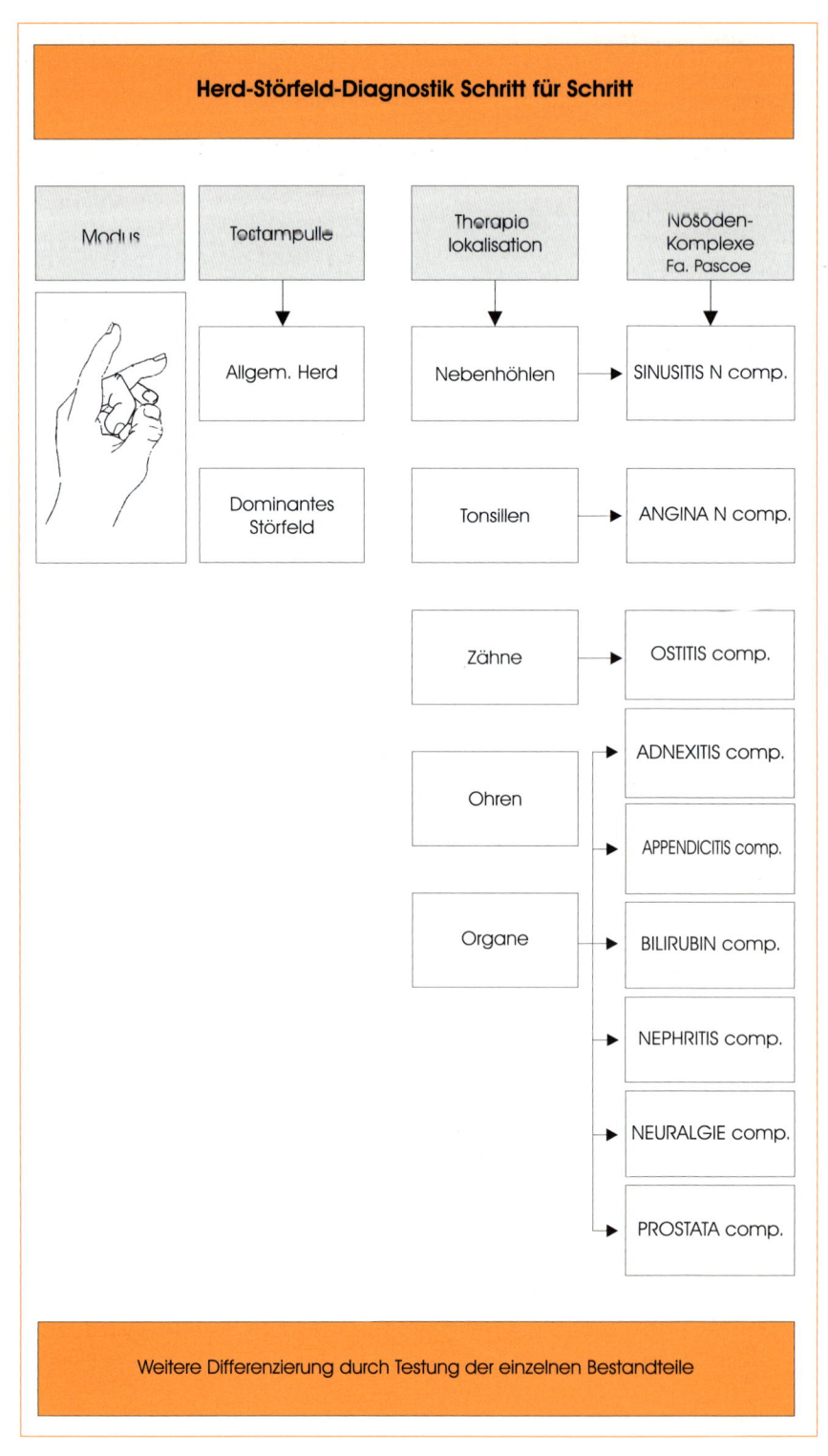

Modus	Testampulle	Therapielokalisation	Nosoden-Komplexe Fa. Pascoe
	Allgem. Herd	Nebenhöhlen	SINUSITIS N comp.
	Dominantes Störfeld	Tonsillen	ANGINA N comp.
		Zähne	OSTITIS comp.
		Ohren	ADNEXITIS comp.
			APPENDICITIS comp.
		Organe	BILIRUBIN comp.
			NEPHRITIS comp.
			NEURALGIE comp.
			PROSTATA comp.

Weitere Differenzierung durch Testung der einzelnen Bestandteile

Abb. 6-3: Möglichkeiten der Herd/Störfeld-Diagnostik zum Auffinden der belasteten Organe.

6.1 Entzündungsherde und Störfelder

Zum besseren Verständnis werden die beiden eingesetzten wichtigen Begriffe im hier verwendeten Sinne definiert. Der Begriff **„Herd"** wird dann eingesetzt, wenn man von krankhaft verändertem Gewebe im Körper spricht, z. B. ein Granulom an einem Zahn. Andererseits wird der Begriff **„Störfeld"** verwendet, wenn ein Herd mit **Fernwirkung** im Körper existiert, z. B. wenn das Granulom auf die Kniearthrose wirkt.

Nach dem heutigen Stand des kinesiologischen Wissens unterteilt man Herde und Störfelder nach Art und Lage der beteiligten Organe oder Strukturen. Die meisten Störungen liegen im Kopfbereich (Abb. 6-3). Hier stehen die Zähne an oberster Stelle gefolgt von den Nebenhöhlen. Aber auch andere Körperbereiche wie die Bauch- und Beckenorgane können als Herd oder Störfeld aktiv sein.

Chronisch entzündliche Herde wie z. B. eine Kieferhöhlenaffektion, können den Körper in eine ständige Entzündungsbereitschaft versetzen und damit die Anfälligkeit für Krankheiten (Krankheitsbereitschaft) unterhalten bzw. verstärken.

Tab. 6-2a: Oberkieferzähne und ihre möglichen Wechselbeziehungen zum Organismus.

Zahn	18/28	17/27 16/26	15/25 14/24	13/23 12/22	11/21
Kopforgane	Innenohr	Kieferhöhle	Siebbeinzellen	Auge	Stirnhöhle
Gelenke	Schulter Ellbogen Hand, ulnar Fuß, plantar Zehen	Kiefer Knie, vorn	Schulter Ellbogen Hand, radial Fuß Großzehe	Knie Hüfte Fuß	Kreuzsteißbein Fuß
Rückenmarksegmente	Th_{11} C_8 Th_1 Th_5 Th_6 S_3 S_2 S_1	Th_{12} Th_{11} L_1	C_7 C_6 C_5 Th_4 Th_3 Th_2 L_5 L_4	Th_8 Th_9 Th_{10}	C_0 L_3 L_2 S_5 S_4
Wirbelkörper	C_7 Th_1 Th_5 Th_6 S_1 S_2	Th_{12} Th_{11} L_1	C_5 C_6 C_7 Th_3 Th_4 L_5 L_4	Th_9 Th_{10}	L_3 L_2 C_0 S_5 S_4 S_3
Organe	Herz Duodenum	Pankreas Magen	Lunge Dickdarm	Leber Gallenblase	Niere Blase
Endokrine Drüsen	Hypophysen-Vorderlappen	Nebenschilddrüse Schilddrüse	Thymus Hypophysen-Hinterlappen	Hypophysen-Hinterlappen	Epiphyse
Sonstiges	Zentrales Nervensystem Psyche	Mammadrüse			
Farbe nach Mandel	Violett	Grün Dunkelblau	Türkis Orange	Rot Gelb	Grün
Emotionen	Verwandlung Besessenheit	Erkenntnis Stabilität Illusion Starre	Kreativität Großzügigkeit Unruhe Großspurigkeit	Dynamik Beweglichkeit Aggression Hektik	Harmonie Unentschlossenheit
Testmuskel	M. trapezius mittlerer Teil	Zahn 7: M. abdominalis Zahn 6: M. latissimus dorsi	Zahn 5: Diaphragma Zahn 4: M. pectoralis major clavicularis	Zahn 3: M. coracobrachialis Zahn 2: M. serratus anterior	Hals- und Nackenmuskeln

6.1.1 Mögliche Herde und Störfelder

Kopfherde

Im Kopfbereich sind die folgenden Herde oder Störfelder möglich:
- **Zähne** (Tab. 6-2a und b):
  - Zähne mit entzündeter/zerfallener Pulpa
  - wurzelbehandelte (devitale) Zähne
  - Wurzelreste im Kiefer nach Zahnextraktion
  - verlagerte Zähne, impaktierte Weisheitszähne
  - Zysten im Kieferbereich
  - chronische Kieferostitis nach Zahnextraktion/Operation
  - Affektion des Paradontiums
  - Zahnfleischtaschen.
- **Kiefergelenke**, z. B.:
  - bei entzündlicher Überbelastungsreaktion infolge von nächtlichem Knirschen
  - aufgrund von Abweichungen vom Normalbiss
  - entzündliche Prozesse in Kiefer- und Stirnhöhlen
  - chronisch entzündete Tonsillen
  - chronische Entzündungen der Ohren (Otitis).

In der überwiegenden Anzahl der Fälle sind Herde oder Störfelder im Kopfbereich die Ursache für eine erhöhte Krankheitsbereitschaft des Körpers bzw. auslösender Faktor für eine Erkrankung.

Tab. 6-2b: Unterkieferzähne und ihre möglichen Wechselbeziehungen zum Organismus.

Zahn	48/38	47/37 46/36	45/35 44/34	43/33 42/32	41/31
Kopforgane	Ohr	Siebbeinzellen	Kieferhöhle	Auge	Stirnhöhle
Gelenke	Schulter Hand, ulnar Fuß, plantar Zehen	Ellbogen Hand, radial Fuß Großzehe	Knie, vorn Kiefer	Knie Hüfte	Kreuzsteißbein Fuß
Rückenmarksegmente	Th_1 C_8 Th_7 Th_6 Th_5 S_3 S_2 S_1	C_7 C_6 C_5 Th_4 Th_3 Th_2 L_5 L_4	Th_{12} Th_{11} L_1	Th_8 Th_9 Th_{10}	C_0 L_3 L_2 S_5 S_4
Wirbelkörper	C_7 Th_1 Th_5 Th_6 S_1 S_2	C_5 C_6 C_7 Th_3 Th_4 L_5 L_4	Th_{12} Th_{11} L_1	Th_9 Th_{10}	L_3 L_2 S_5 S_4 C_0 S_5
Organe	Ileum rechts Ileozäkum Herz rechts	Dickdarm Lunge	Magen Pylorus Pankreas	Gallenblase Leber	Blase Niere
Endokrine Drüsen			Keimdrüsen	Keimdrüsen	Nebenniere
Sonstiges	Energiehaushalt Periphere Nerven	Arterien Venen	Mamma Lymphgefäße		
Farbe nach Mandel	Violett	Grün Dunkelblau	Türkis Orange	Rot Gelb	Grün
Emotionen	Verwandlung Besessenheit	Erkenntnis Stabilität Illusion Starre	Kreativität Großzügigkeit Unruhe Großspurigkeit	Dynamik Beweglichkeit Aggression Hektik	Harmonie Unentschlossenheit
Testmuskel	M. psoas	Zahn 7: M. quadrizeps Zahn 6: M. gracilis/sartorius	Zahn 5: M. pectoralis major sternalis Zahn 4: Unterschenkelreflexoren	Zahn 3: M. quadratus lumborum Zahn 2: M. gluteus maximus	M. piriformis M. adductores M. gluteus medius

Herde an Rumpf und Becken

Im Rumpf- und Beckenbereich sind die folgenden Herde oder Störfelder bekannt:
- chronische Adnexitis
- chronische Prostatitis
- chronische Appendizitis
- chronische Reizung, z. B. der Uterusschleimhaut durch Spirale
- chronisch entzündete Gallenblase
- eventuell Gallensteine mit entzündlicher Begleitreaktion
- chronische Pankreatitis
- entzündlich veränderte Hämorrhoiden.

Diese Aufzählung ist eine Auswahl der wichtigsten Herde und gilt nicht als vollständig und abschließend. Herde bzw. Störfelder im Rumpf- und Beckenbereich spielen eine eher untergeordnete Rolle.

Narben als Störfelder

Bei Narbenstörfeldern handelt es sich in der Regel um eine messbare Fehlfunktion (erhöter Hautwiderstand) einiger Zellen, die aufgrund ihrer thermischen, chemischen oder physikalischen Schädigung oft die Fähigkeit zur aktiven Reizweiterleitung verloren haben. Eine gestörte Narbe baut durch eine ständige passive Depolarisation ein hohes Störpotenzial auf und strahlen in zunehmender Weise negative Reize aus. Meist sind von diesen Störungen nur eine oder zwei kleine Stellen einer Narbe betroffen; diese zeigen dann aber in der Regel den oben beschriebenen Störfeldcharakter auf.

Bei der Narben-Störfeldsuche sollte man u. a. an folgende **Möglichkeiten** denken:
- Narben nach operativer Entfernung von Zähnen, Mandeln, Schilddrüsengewebe, Wurmfortsatz
- Narben nach Drainage und Laparoskopie
- Nabel (besonders bei Kindern, jedoch auch bei Erwachsenen möglich)
- Narben nach operativen Eingriffen im Genitalsystem, z. B. bei Sterilisation, Prostataresektion, vaginaler oder abdominaler Uterusexstirpation, Kaiserschnittnarben
- Narben nach sonstigen operativen Behandlungen durch Laserstrahl und ähnliches
- Narben infolge von Verletzungen.

Bei der Anwendung der Kinesiologie in der Narbendiagnostik zeigt sich, dass eine große Zahl aller diagnostizierten Störfelder Narben sind. Deshalb sollte prinzipiell jede vorhandene Narbe im Laufe der Therapie auf mögliche Störwirkungen untersucht werden.

6.1.2 Herd- und Störfeldtestung

Differenzierung des Vorgehens bei blockierter bzw. offener Regulation

Wie bei allen diagnostischen Tests muss beim Vorgehen nach **blockierter** Regulation und **offener Regulation** unterschieden werden (s. S. 54ff.).

Wenn der Patient „blockiert" ist, liegt bei den folgenden Tests die Hand des Patienten oder Therapeuten mit überstreckten Fingern exakt über dem Bauchnabel, auf dem Bauch des Patienten. Hat der Patient eine offene Regulation, dann werden die nachfolgenden Tests ohne die Hand auf dem Bauchnabel durchgeführt (Abb. 6-4).

Testeinstieg über den Herd-Störfeld-Modus

Wie bereits im Kapitel 4.5 erläutert, werden mit Modi nonverbale Tests durch bestimmte Hand- oder Fingerstellungen durchgeführt. Bei Störungen von Herd und Störfeldern kann der Herd-Störfeld-Modus eingesetzt werden (s. S. 36). Dieser Modus zeigt bei positivem Testergebnis eine Herd-Störfeld-Belastung an. Die Störungen werden dann durch die folgenden differenzierten Tests im Einzelnen diagnostiziert.

Der Test wird durchgeführt, indem sich bei Halten des Modus und bei gleichzeitigem Testen des Indikatormuskels die akute Testreaktion zeigt. Bleibt der Indikator in einem normotonen Zustand, so liegt momentan keine akute Herd-/Störfeld-Belastung mit Behandlungspriorität vor (Abb. 6-4).

Indikatorpunkttest

Hier können die bewährten Punkte aus der **Elektroakupunktur** nach Dr. Voll, zum Einstieg als Wegweiser genutzt werden, um eine schnelle Hinweisdiagnostik zu ermöglichen. Am Körper des Patienten wird dabei mit zwei Fingern oder dem Daumen **therapielokalisiert.** Bei Verdacht auf einen Herd im Kopfbereich werden nacheinander die folgenden Indikatorpunkte überprüft (Abb. 6-5):
- **Glabella (Reflexzone):** Hinweis auf die Nasennebenhöhlen
- **Lymphe 1 (Akupunkturpunkt):** Hinweis auf die Tonsille auf der Körperseite
- **Lymphe 2 (Akupunkturpunkt):** Hinweis auf eine Lymphbelastung im Ober- oder Unterkiefer der Körperseite.

Kommt es beim gleichzeitigen Indikatormuskeltest zu einer hypotonen oder zu einer hypertonen Muskel-

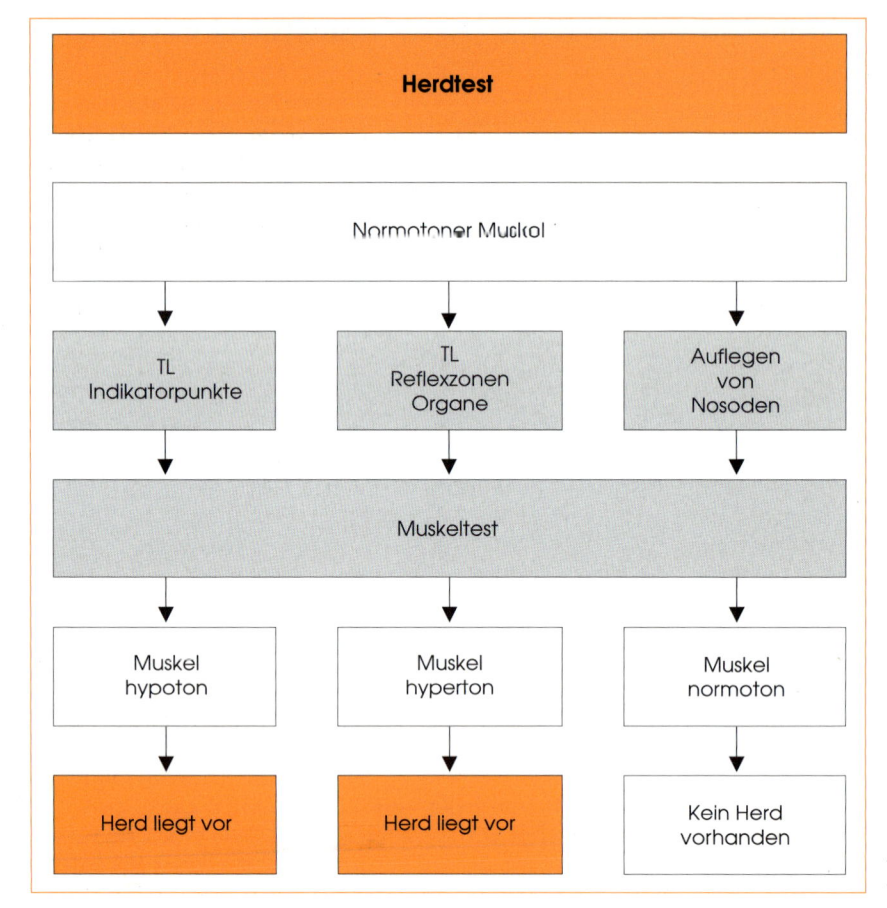

Abb. 6-4: Das Ablaufschema zum Herdtest.

reaktion, so ist ein Herdgeschehen in dem entsprechenden Bereich als gesichert anzusehen.

Die Differenzierung in Bezug auf Störfelder erfolgt mit dem Zwei-Punkt-Test (s. S. 39).

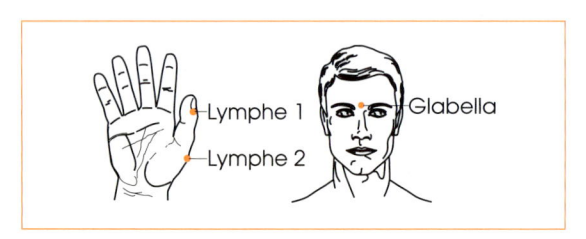

Abb. 6-5: Die Indikatorpunkte für Kopfherde.

Reflexzonen- oder Organtest

Am Körper des Patienten wird mit zwei Fingern oder einer Handfläche unter leichtem Druck das entsprechende Organ oder die in Frage kommende Reflexzone therapielokalisiert (Abb. 6-6, 6-7). Führt das Ergebnis zu einer **hypotonen** oder zu einer **hypertonen** Muskelreaktion, so kann von einem Herdgeschehen in dem entsprechenden Organ, Zahn oder Körperbereich ausgegangen werden.

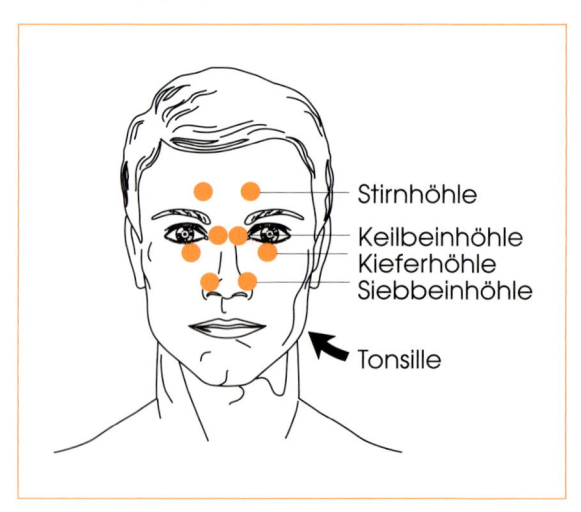

Abb. 6-6: Die Reflexzonen für die Nebenhöhlen und die Tonsillen.

Entzündungsherde und Störfelder

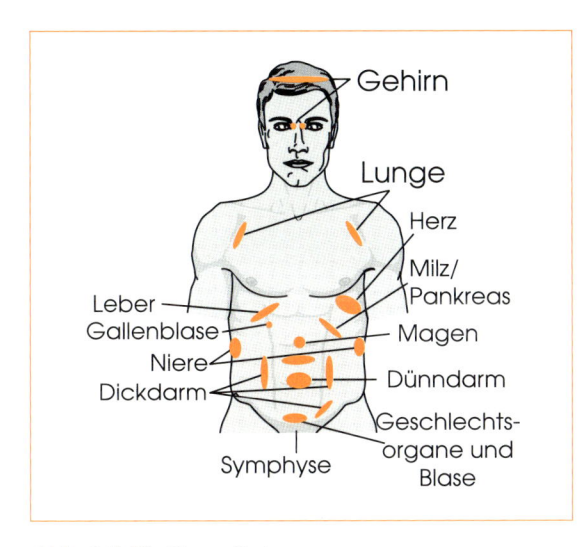

Abb. 6-7: Die Organ-Testzonen.

Organ-Testzonen: Gehirn, Lunge, Herz, Milz/Pankreas, Leber, Gallenblase, Magen, Niere, Dünndarm, Dickdarm, Symphyse, Geschlechtsorgane und Blase.

Nosodentest

Zur Bestätigung und zur Abklärung, welche Art von Störung an den gefundenen Strukturen vorliegt, kann der Test mit Nosoden verwendet werden. Bei diesem Test werden homöopathisch aufbereitete Krankheitsstoffe (Nosoden) verwendet. Der Therapeut legt die in Frage kommenden Nosodenpackungen auf den Bauch des Patienten und testet gleichzeitig den Indikatormuskel.

Kommt es beim Muskeltest zu einer abweichenden (hypotonen/hypertonen) Muskelreaktion, so liegt wieder ein Herdgeschehen vor, in Abhängigkeit von der ausgewählten Nosodenpackung.

Durch den Indikatorpunkttest und den Reflexzonen- oder Organtest kann dann der genaue Ort des Geschehens herausgefunden werden.

Zwei-Punkt-Test

- Normotoner Muskel
- ↓
- TL Herd/Störfeld
- ↓
- Hypotone Muskelreaktion
- ↓
- Zusätzlich: Weitere TL
- ↓
- Normotone Muskelreaktion
- ↓
- Zusammenhang bestätigt

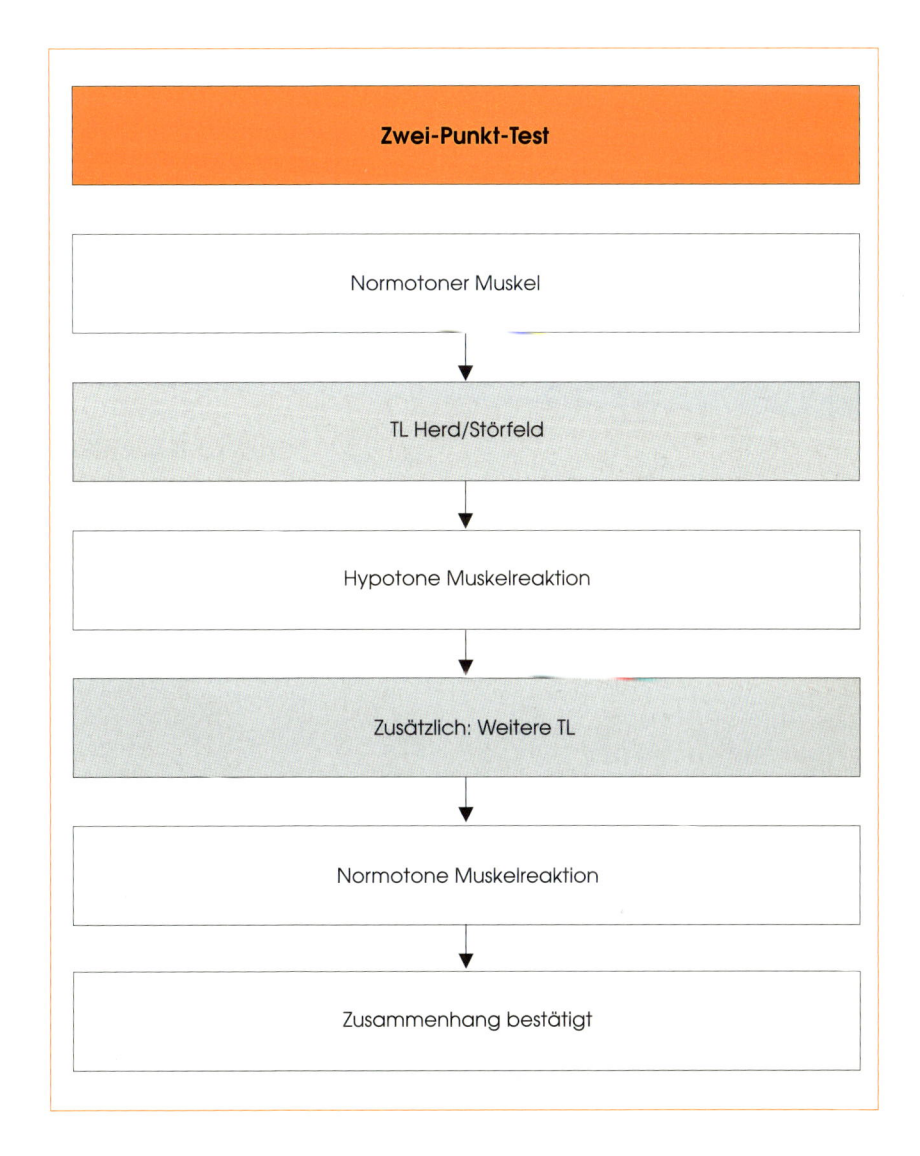

Abb. 6-8: Das Verfahren zum Zwei-Punkt-Test.

Zwei-Punkt-Test

Ob ein Herd oder ein Störfeld vorliegt, lässt sich durch den Zwei-Punkt-Test herausfinden. Mit diesem Verfahren kann die **Verbindung zweier Schwachstellen** im Körper als vorhandene Störung aufgezeigt werden. In Kapitel 4.5 (s. S. 39) wurde das Verfahren bereits allgemein beschrieben (Abb. 6-8).

Hinzuweisen ist hier nur auf die zusätzlichen Möglichkeiten des differenzierten Einsatzes mittels der Darstellung des **Ursache-Wirkungs-Mechanismus.**

Die Anwendung dieses Verfahrens lässt sich am folgenden Beispiel verdeutlichen.

Beispiel: Bei einem Patienten führte das Therapielokalisieren des Zahns 34 (linker Unterkiefer) zu einer hypotonen Indikatormuskelreaktion. Mit dem Einsatz des Zwei-Punkt-Tests konnte nachgewiesen werden, dass die Kniebeschwerden des Patienten mit einem Zahnherd in Zusammenhang standen. Dabei wurden der als Herd identifizierte Zahn 34 und das Knie therapielokalisiert. Beim gleichzeitigen Testvorgang schaltete dann der Indikatormuskel vom hypotonen Zustand in den normotonen Zustand.

Narbentest

Am Körper des Patienten wird mit den Fingern unter leichtem Druck die Narbe oder der Narbenbereich therapielokalisiert. Kommt es beim gleichzeitigen Indikatormuskeltest zu einer Abweichung vom normotonen Muskelzustand, dann liegt eine Narbenstörung vor. Ob eine Narbe demnach gestört ist oder nicht, lässt sich schnell und sicher herausfinden. Des weiteren lässt sich über den Zwei-Punkt-Test aufzeigen, ob eine Fernwirkung auf Organ- oder Körperfunktionen und somit ein Narbenstörfeld vorliegt (s.o.).

Narben können häufig Ursache unterschiedlichster Krankheitssymptome sein. Durch die Beachtung dieses Phänomens und die Therapie von Narben-Störfeldern werden oft erstaunliche Heilerfolge in der täglichen Praxis erzielt. So konnten z. B. bei einigen Patienten, die unter immer wiederkehrenden Kopfschmerzen unklarer Genese litten, durch das Abspritzen einer Narbe mit Procain die Beschwerden beseitigt werden.

> Bereits bei der Anamneseerhebung sollten alle Narben, auch die kleinsten, notiert werden. Im Laufe der Behandlung werden diese, besonders bei therapieresistenten Beschwerden, dann getestet und wenn nötig therapiert.

6.1.3 Neuraltherapie zur Herd- und Störfeldsanierung

Hier handelt es sich um ein Therapieverfahren, das am Nervensystem ansetzt. Entwickelt wurde dieses Verfahren von dem deutschen Arzt F. Huneke.

Grundlage ist die Annahme, dass nervale Störfelder im Körper auslösende Ursache für eine Krankheit sein können. Neben der Kenntniserweiterung von Herden und Störfeldern steht die Suche nach geeigneten Diagnoseverfahren zum Erkennen „dominanter" Störfelder sowie deren gezielter Beseitigung im Vordergrund.

Herde und Störfelder wirken als negative Reizfelder, welche einen Krankheitsherd im Körper darstellen bzw. einen Krankheitsherd erzeugen oder beeinflussen können. Die Neuraltherapie übernimmt die Aufgabe, Störungen dieser Art durch **Reizabschwächung** oder **Reizvernichtung** zu behandeln. Hierbei werden Lokalanästhetika wie Procain und Lidocain in die gestörten Strukturen eingespritzt um den Heilungsprozess anzuregen.

6.1.4 Weitere Möglichkeiten der Herd- und Störfeldsanierung

Neben der Neuraltherapie stellen eine gezielte medikamentöse Therapie nach Testen, Softlaserbehandlung, Akupunktur, Ohrakupunktur weitere Möglichkeiten einer erfolgreichen Herd- und Störfeldsanierung dar.

> Trotz aller Behandlungseuphorie sollte jedoch niemals der richtige Zeitpunkt zur notwendigen chirurgischen Intervention versäumt werden.

6.1.5 Zusammenfassung: Störfelddiagnostik

Im Rahmen eines ganzheitlichen Therapieansatzes ist es unbedingt nötig, nach versteckten Entzündungsherden und Störfeldern zu suchen. Denn nur die umfassende diagnostische Berücksichtigung aller Krankheitsanteile kann zum therapeutischen Erfolg führen.

Die meisten dieser Störfelder sind dem Patienten gar nicht bewusst, sodass auch der Therapeut sie deshalb in der üblichen Anamnese nicht miterfasst. Eine effiziente Herddiagnostik, wie die der Kinesiologie, kann sie jedoch aufzeigen und die Zusammenhänge und Auswirkungen aufdecken.

Regeln und Verfahren

- Bei allen **therapieresistenten** Fällen das Vorliegen von Herden und Störfeldern überprüfen.
- Narbenstörfelder nicht übersehen.
- Nur **positiv** getestete Therapiemaßnahmen einsetzen.
- Heilreaktionen des Körpers abwarten.

6.2 Emotionale Belastungen

Laut aktuellen Umfragen bei den deutschen Bundesbürgern herrschen heutzutage eine Vielzahl von emotionalen Stressoren vor. Ein häufig genanntes Thema sind die Angst vor der Zukunft und die Angst, Arbeit und somit die finanzielle Lebensgrundlage zu verlieren. Aber auch Partnerschaftsprobleme stehen oft im Vordergrund.

In der ganzheitlichen Naturheilkunde ist bekannt, dass psychische Störungen auch körperliche Funktionen beeinträchtigen können. Zum Aufdecken dieser Zusammenhänge ist die Kinesiologie in besonderem Maße geeignet. Des Weiteren wurde durch die Arbeit mit dem kinesiologischen Muskeltest eine große Zahl sehr wirkungsvoller Korrekturen entwickelt, die bei emotionalen Belastungen Hervorragendes leisten können.

Selbstverständlich soll dadurch die Arbeit der etablierten Psychotherapie nicht beeinträchtigt oder gar überflüssig werden. Aber auch Fachleute aus diesem Fachbereich sind durch die Kinesiologie schneller in der Lage, die wahre Ursache oder den so genannten Hauptkonflikt aufzudecken (Abb. 6-9).

6.2.1 Das Testen emotionaler Belastungen

Differenzierung des Vorgehens bei blockierter bzw. offener Regulation

Wie bei allen diagnostischen Tests unterscheidet sich das Vorgehen je nachdem, ob eine blockierte oder eine offene Regulation beim Patienten vorliegt.

Wenn der Patient blockiert ist, wie in Kapitel 5.2.3 (s. S. 54) beschrieben, liegt bei den nachfolgenden Tests die Hand des Patienten **mit** überstreckten Fingern exakt über dem Bauchnabel auf dem Bauch des Patienten. Wenn der Patient eine „offene Regulation" hat (s. S. 54), werden die folgenden Tests **ohne** der Hand auf dem Bauchnabel durchgeführt.

Um emotionale Stressoren aufzudecken, stehen mehrere Testmöglichkeiten zur Verfügung. Nach dem **Testeinstieg mit dem emotionalen Modus** erfolgt eine **weitere Differenzierung** durch:
- Testen mit dem emotionalen Modus
- Testen durch Visualisierung und Denken an den Stressor
- Testen mit Hilfe von Emotionstabellen
- psychosomatischer Fragenkatalog
- Zwei-Punkt-Test
- Testen von Ampullen.

Test mit dem emotionalen Modus

Wie bereits besprochen, sind Modi nonverbale Tests mittels bestimmter Hand- oder Fingerstellungen. Beim Testen emotionaler Belastungen wird folgender Modus eingesetzt: Daumenspitze an die Ringfingerspitze, die anderen Finger sind leicht gestreckt. Dieser Modus zeigt bei positivem Testergebnis eine emotionale Stressbelastung an.

Beim gleichzeitigen Test des Indikatormuskels zeigt sich die akute emotionale Belastung durch eine hypotone oder durch eine hypertone Testreaktion. Bleibt der Indikatormuskel in einem normotonen Zustand, so liegt keine akute emotionale Belastung vor (Abb. 6-10).

Die beteiligten Emotionen werden mit Hilfe von Emotionslisten genauer ausgetestet (s. u.).

Test durch Visualisierung und Denken an den Stressor

Bei diesem Testverfahren schließt der Patient die Augen und stellt sich die möglicherweise auslösende Situation so genau wie möglich gedanklich vor. Dies kann z. B. die Erinnerung an ein Ereignis aus der Vergangenheit, (Unfallhergang) oder eine bevorstehende Situation (Prüfung) sein. Dieses Testvorgehen eignet sich auch hervorragend, wenn die Person sich im Augenblick des Tests in einem emotionalen Ausnahmezustand befindet.

Beim gleichzeitigen Testen des Indikatormuskels zeigt sich die akute emotionale Belastung durch eine hypotone oder durch eine hypertone Muskelreaktion. Bleibt der Indikator in einem normotonen Zustand, so liegt in Bezug auf das Thema, mit dem sich der Patient im Augenblick des Tests beschäftigte, keine akute emotionale Belastung vor.

Test durch Emotionstabellen

Um mehr Klarheit in die emotionalen Zusammenhänge zu erhalten, werden Tabellen mit den häufig vorkommenden Emotionen verwendet. In den ver-

Emotions-Diagnostik Schritt für Schritt

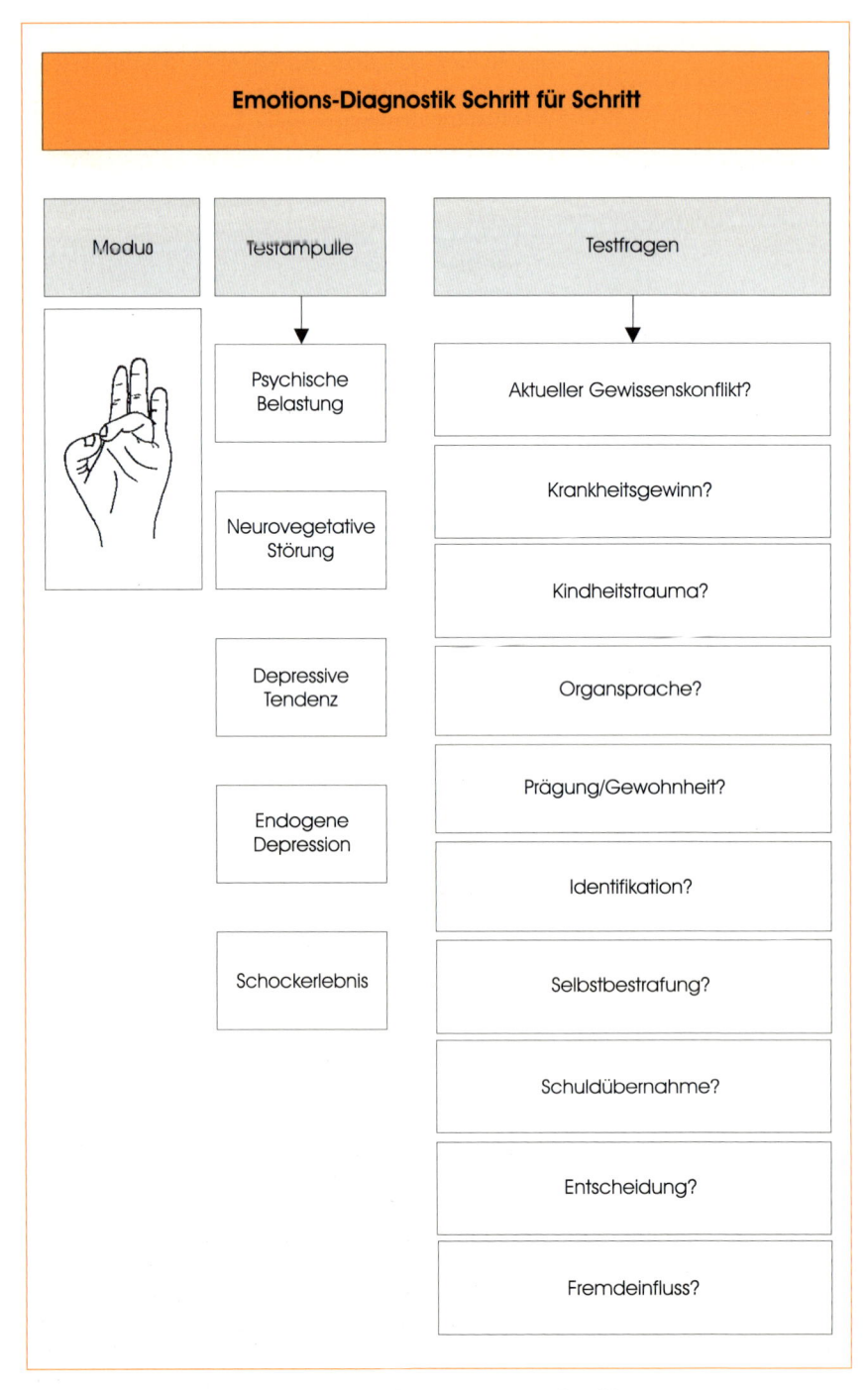

Modus	Testampulle	Testfragen
	Psychische Belastung	Aktueller Gewissenskonflikt?
		Krankheitsgewinn?
	Neurovegetative Störung	Kindheitstrauma?
		Organsprache?
	Depressive Tendenz	Prägung/Gewohnheit?
		Identifikation?
	Endogene Depression	Selbstbestrafung?
		Schuldübernahme?
	Schockerlebnis	Entscheidung?
		Fremdeinfluss?

Abb. 6-9: Emotions-Diagnostik zum Auffinden des Hauptkonflikts.

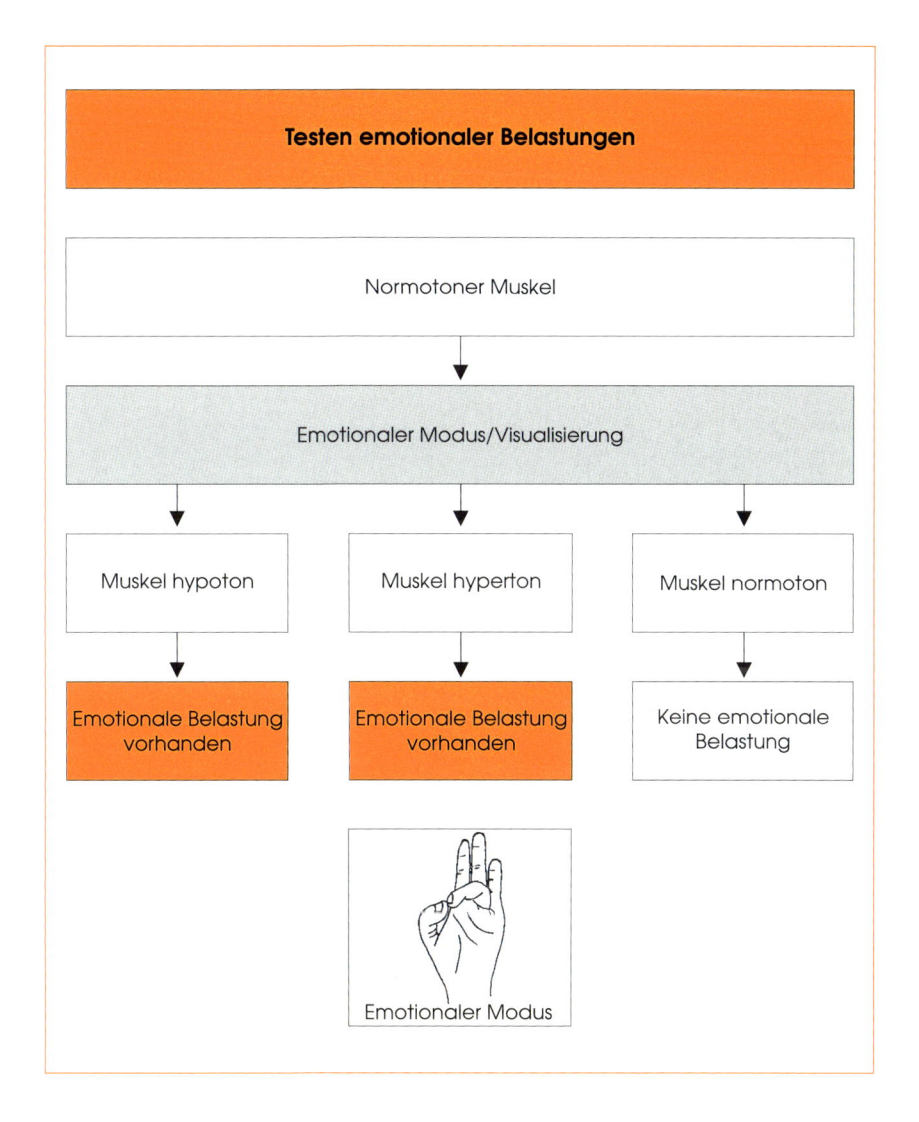

Abb. 6-10: Das Ablaufschema zum Testen emotionaler Belastungen.

schiedenen Systemen der Kinesiologie werden verschiedene Affirmations- und Emotionstabellen verwendet.

Die ursächliche Hauptemotion wird herausgefunden, indem der Indikatormuskeltest in Verbindung mit dem lauten Vorlesen der jeweiligen Emotion angewendet wird.

Emotionstabellen sind den Fünf Elementen entsprechend in verschiedene Bereiche unterteilt (Abb. 6-11). Deshalb geht man auch beim Austesten in **mehreren Testschritten** vor. Das Verfahren ähnelt dem Vorgehen beim Arzneimitteltest (s. S. 43ff.).

- **Erster Schritt:** Die Emotionstabelle liegt auf dem Körper des Patienten. Beim gleichzeitigen Testen des Indikatormuskels zeigt sich, ob auf der Tabelle die beteiligte Emotion vorhanden ist oder nicht, und zwar durch eine schwache oder durch einer überstarke Testreaktion. Bleibt der Indikatormuskel in einem normotonen Zustand, so steht die gesuchte Emotion nicht auf dieser Tabelle.

- **Zweiter Schritt:** Die Emotionstabelle liegt auf dem Körper und es werden die Namen der einzelnen Elemente vorgelesen. Bei gleichzeitigem Test des Indikatormuskels zeigt sich, ob in der Abteilung des entsprechenden Elements die beteiligte Emotion vorhanden ist, und zwar wieder durch eine hypotone oder durch eine hypertone Muskelreaktion. Bleibt der Indikatormuskel in einem normotonen Zustand, so steht die geeignete Information nicht in diesem Teil der Tabelle.

- **Dritter Schritt:** Die Emotionstabelle liegt auf dem Körper und die Namen der Element-Meridiane werden laut vorgesagt. Wiederum du

Häufige Emotionen der Fünf Elemente

nach Ursula Stumpf und Bruce Dewe

Feuer
Verantwortung 30 %

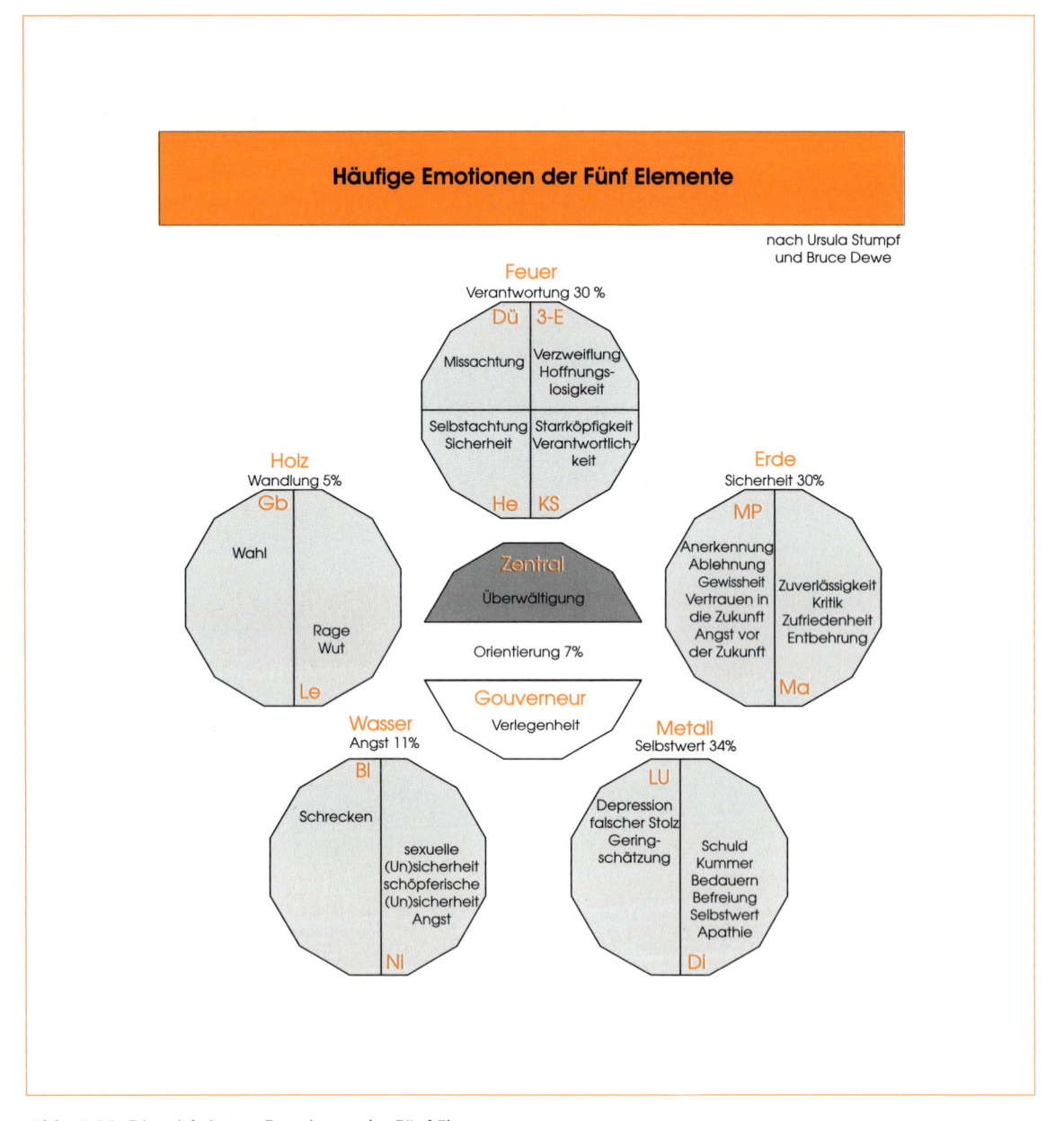

Dü: Missachtung / Selbstachtung Sicherheit
3-E: Verzweiflung Hoffnungslosigkeit / Starrköpfigkeit Verantwortlichkeit
He | KS

Holz
Wandlung 5%

Gb: Wahl / Rage Wut
Le

Zentral
Überwältigung

Orientierung 7%

Gouverneur
Verlegenheit

Erde
Sicherheit 30%

MP: Anerkennung Ablehnung Gewissheit Vertrauen in die Zukunft Angst vor der Zukunft / Zuverlässigkeit Kritik Zufriedenheit Entbehrung
Ma

Wasser
Angst 11%

Bl: Schrecken / sexuelle (Un)sicherheit schöpferische (Un)sicherheit Angst
Ni

Metall
Selbstwert 34%

LU: Depression falscher Stolz Geringschätzung / Schuld Kummer Bedauern Befreiung Selbstwert Apathie
Di

Abb. 6-11: Die wichtigsten Emotionen der Fünf Elemente.

gleichzeitiges Testen des Indikatormuskels zeigt sich, ob in der Abteilung des entsprechenden Meridians die beteiligte Emotion vorhanden ist und zwar durch eine schwache oder durch eine starke Reaktion des Indikatormuskels. Bleibt der Indikatormuskel in einem normotonen Zustand, so steht die gesuchte Information nicht in der Emotionstabelle.

- **Vierter Schritt:** Die Emotionstabelle liegt auf dem Körper und die Namen der Meridian-Emotionen werden laut vorgesagt. Bei gleichzeitigem Test des Indikatormuskels zeigt sich die entsprechende Emotion. Eine hypotone oder eine hypertone Muskelreaktion deutet auf die Existenz dieser Emotion hin, bei einer normotonen Muskelreaktion ist die genannte Emotion nicht die Richtige.

Das gleiche Verfahren kann auch mit den Bach-Blüten- (Tab. 6-3) und australischen Bushblütentabellen (Tab. 6-4) oder mit jeder individuellen Emotionstabelle praktiziert werden.

Tab. 6-3: Die Bach-Blüten und deren Entsprechung.

Bachblüte	Disharmonie	Harmonie
Agrimony	vorgetäuschte Sorglosigkeit, Verdrängen von Konflikten	Konfliktfähigkeit, echte Lebensfreude
Aspen	unbekannte Befürchtungen, fehlendes Urvertrauen	Furchtlosigkeit, Zuversicht
Beech	intolerant, überkritisch, Unzufriedenheit	Verständnis, Toleranz
Centaury	schwach und gutmütig, Man fühlt sich ausgenutzt	Man kann Nein sagen, Selbstbestimmung
Cerato	ständig um Rat suchend, mangelndes Selbstvertrauen	Vertrauen auf die innere Stimme, Intuition
Cherry Plum	Angst vor Kurzschlusshandlungen, kann nicht loslassen	Offenheit, ausgeglichen, kann sich gehen lassen
Chestnut Bud	lernt nicht aus Fehlern, immer die gleichen Fehler	Lernbereitschaft, Lernfähigkeit
Chicory	Dank erwartend, besitzergreifend, klammernd	offenherzig, selbstlose Liebe
Clematis	Tagträumer, zukunftsgerichtet, unaufmerksam	realitätsbezogen, geerdet, schöpferischer Idealismus
Crab Apple	Reinlichkeitsfanatiker, übergenau, Detailkrämer	fühlt sich rein, innere Ordnung, Vollkommenheit
Elm	vorübergehende Verunsicherung, Überforderungsgefühl	Kraft aus der momentanen Schwäche, Verantwortung
Gentian	entmutigt, pessimistisch, skeptisch, zweifelnd	Gottvertrauen, Sinn des Lebens wiederfinden
Gorse	hoffnungslos, verzweifelt, Resignation, Selbstaufgabe	voller Hoffnung, hoffen auf Besserung, Vertrauen
Heather	geltungsbedürftig, redet viel „das bedürftige Kleinkind"	einfühlsam, in sich ruhend, Hilfsbereitschaft
Holly	eifersüchtig, neidisch, Misstrauen, irritierte Gefühle	bedingungslose Liebe, Toleranz
Honeysuckle	Sehnsucht nach Vergangenem, geistig abwesend	Gegenwartinteresse, wandlungsfähig
Hornbeam	fühlt sich zu schwach, geistiges Durchhängen	geistige Frische und Tatkraft, innere Lebendigkeit
Impatiens	ungeduldig, alles muss schnell gehen, leicht gereizt	geduldig, sanftmütig, mitfühlend
Larch	mangelndes Selbstvertrauen, Minderwertigkeitsgefühl	gesteigertes Selbstwertgefühl, mehr Selbstvertrauen
Mimulus	Angst vor Bestimmtem, viele kleine Ängstlichkeiten	Tapferkeit und Vertrauen, ohne Angst, Lebensfreude
Mustard	plötzliche Traurigkeit ohne erkennbare Ursache	Frohsinn und Heiterkeit, Lebensfreude
Oak	unermüdlicher Kämpfer, gibt nicht auf	Kraft und Ausdauer, Standhaft mit Vernunft
Olive	mangelnde Lebensenergie, alles ist zuviel, Erschöpfung	neue Lebenskraft, wieder im Gleichgewicht

Tab. 6-3: Die Bach-Blüten und deren Entsprechung (Fortsetzung).

Bachblüte	Disharmonie	Harmonie
Pine	Schuldgefühle, Selbstvorwürfe, mag sich nicht	Reue und Verzeihen, innere Befreiung, Selbstliebe
Red Chestnut	übertriebene Besorgnis um andere, selber nicht wichtig	Fürsorge und Gelassenheit, positives Denken
Rock Rose	akute Panikgefühle, innere Terrorgefühle	mutig, Standfestigkeit, geistige Kraft, Vertrauen
Rock Water	überdiszipliniert, zu hart zu sich selbst, mag sich nicht	anpassungsfähig, flexibel, innere Freiheit
Scleranthus	unschlüssig, sprunghaft, unausgeglichen	Entschlusskraft, innere Ausgeglichenheit
Star of Bethlehem	altes körperliches oder seelisches Trauma	seelischer Balsam, Heilung, Aufarbeitung alter Traumen
Sweet Chestnut	innere Ausweglosigkeit, Verzweiflung	Erlösung, neuer Mut, man sieht wieder Licht im Dunkel
Vervain	übereifrig, fanatisch, Raubbau mit den eigenen Kräften	toleranter, disziplinierter im Umgang mit den Kräften
Vine	rücksichtslose Willensdurchsetzung, dominierend	natürliche Autorität, Überzeugungskraft
Walnut	beeinflussbar, Verunsicherung in neuen Lebensphasen	erleichterter unbefangener Neubeginn
Water violet	Reserviertheit, Überlegenheitsgefühl, zieht sich zurück	Demut, Weisheit, geht auf andere zu
White Chestnut	quälende Gedanken, innere Selbstgespräche und Dialoge	geistige Ruhe, konzentrierte Gedankenkraft
Wild Oat	unklares Lebensziel, unzufrieden, keine Zielvorstellung	Selbstfindung und Verwirklichung, Zielstrebigkeit
Wild Rose	apatische Resignation, teilnahmslos, „Null Bock"	wieder Lebensfreude, innere Motivation, „neuer Schwung"
Willow	grollen mit dem Schicksal, verbittert, „warum ich"	Selbstverantwortung, Meister des eigenen Schicksals

Tab. 6-4: Die australischen Bush-Blüten und deren Entsprechung (nach: I. White: Bush Blüten Essenzen. Laredo Verlag, Hamburg, 1994).

Name	Negativer Zustand	Positiver Zustand
Bauhinia (Lysiphyllum cunninghamii)	Widerstand gegen Veränderung, Starrheit, Widerwille	Akzeptanz, geistige Offenheit
Billiy Goat Plum (Planchonia careya)	Unfähigkeit, Sex zu genießen, sexueller Widerwille, körperliche Abscheu	sexuelles Genießen, Annehmen des eigenen Körpers, geistige Offenheit
Black-Eyed Susan (Tethrateca ericifolia)	Ungeduld, immer auf dem Sprung, stetiger hoher Energieverbrauch, ewiger Kampf	Fähigkeit, sich nach Innen zu wenden und Ruhe zu finden, innere Geschwindigkeit verringern können, die Hast zu reduzieren, innerer Frieden

Tab. 6-4: Die australischen Bush-Blüten und deren Entsprechung (Fortsetzung).

Name	Negativer Zustand	Positiver Zustand
Bluebell (Wahlenbergia species)	gefühlsmäßig blockiert, Furcht vor Verlust, Geiz, Starrheit	Öffnung des Herzens, Glaube, dass alles, was man braucht, reichlich vorhanden ist, generelles Vertrauen in das Geschick der Welt, Freude am Teilen
Boronia (Boronia ledifolia)	quälende Gedanken, Sehnsucht, schmachten, gebrochenes Herz	Klarheit des Geistes und der Gedanken, Gelassenheit, geistige Ruhe
Bottlebrush (Callistemon linearis)	überwältigt werden von den Veränderungsprozessen des Lebens, Adoleszenz, Elternschaft, Schwangerschaft, Alter, sich ankündigender Tod	Gelassenheit und Ruhe, Fähigkeit, mit Neuem umzugehen, Fähigkeit, sich weiterzuentwickeln
Bush Fuchsia (Epacris longiflora)	Legasthenie, Lernstörungen, Stottern, Nervosität in der Öffentlichkeit, Verneinen der eigenen Intuition	Mut zur Deutlichkeit beim Sprechen, klare Ausdrucksweise, Verbindung zur Intuition, Ausgleich und Integration der linken und rechten Hirnhemisphäre
Bush Gardenia (Gardenia megasperma)	Stagnation in Beziehungen, Selbstsucht, Unaufmerksamkeit	Leidenschaft, neues Interesse am Partner und der Partnerschaft, verbesserte Kommunikation
Bush Iris (Patersonia longifolia)	Angst vor dem Tod, Materialismus, Atheismus, sexuelle Exzesse, Habgier	Erwachen der Spiritualität, Erleichterung des Übergangs zum Tod, Aufhebung der Blockaden im Wurzel-Chakra
Crowea (Crowea saligna)	ständiges Sich-Sorgen, sich irgendwie unwohl fühlen	Frieden und Ruhe, Vitalität, Ausgeglichenheit und Zentriertheit
Dagger Hakea (Hakea teretifolia)	Voreingenommenheit, Groll, Verbitterung gegenüber der eigenen Familie, den Freunden und Geliebten	Vergebung, Fähigkeit, die eigenen Gefühle ehrlich zu äußern
Dog Rose (Bauera rubioides)	Furchtsamkeit, Schüchternheit, Unsicherheit, ängstlich mit anderen Menschen, bohrende Ängste	Vertrauen, Selbstvertrauen, Mut, Liebe zum Leben
Five Corners (Styphelia triflora)	niedrige Selbstachtung, besonders in Bezug auf den Körper, sich selbst nicht mögen, eintönige, langweilige Kleidung	Liebe und Selbstakzeptanz, die eigene Schönheit feiern, Fröhlichkeit
Flannel Flower (Actinotus helianthi)	nicht berührt werden wollen, Platzangst, mangelnde männliche Sensibilität	Sanftheit und Sensibilität bei Berührung, Offenheit, Fähigkeit, die Gefühle auszudrücken, Vertrauen, Freude an körperlicher Aktivität
Fringed Violet (Thysanotus tuberosus)	Beschädigung der Aura, Schock, Trauma, Mangel an psychischem Schutz, verzögerte Erholung nach Trauma oder Schock, Angst vor Körperkontakt aufgrund Verletzung oder Vergewaltigung	Reinigung von den Auswirkungen lang vergangener Traumen, Reintegration des physischen und ätherischen Körpers, psychischer Schutz
Grey Spider Flower (Grevillea buxifolia)	Entsetzen, Angst vor übernatürlichen und psychischen Angriffen	Vertrauen, innere Ruhe, Mut
Hibbertia (Hibbertia pedunculata)	fanatische Selbstverbesserungsversuche, Sucht nach Informationsaufnahme, extreme Selbstdisziplin, Gefühl der Überlegenheit	Zufriedenheit mit dem eigenen Wissen, Annahme und Gebrauch des eigenen Wissens

Tab. 6-4: Die australischen Bush-Blüten und deren Entsprechung (Fortsetzung).

Name	Negativer Zustand	Positiver Zustand
Illawara Flame Tree (Brachychiton acerifolius)	Angst vor Verantwortung, überwältigendes Gefühl, zurückgewiesen zu werden	Vertrauen, Verbindung zu anderen, Stärke, Selbstsicherheit, Anerkennung des Selbst
Isopogon (Isopogon anethifolius)	schwaches Gedächtnis, Unfähigkeit, aus vergangenen Ereignissen zu lernen, Senilität, Kontrollzwang, Hang zur Manipulation	Fähigkeit, aus Vergangenem zu lernen, Zugang zu scheinbar vergessenen Informationen, freier Umgang mit anderen, ohne zu manipulieren oder zu kontrollieren
Jacaranda (Jacaranda mimosaefolia)	zerstreut, wankelmütig, zaudernd, getrieben	entschlossen, klarer Kopf, schnelle Auffassungsgabe, zentriert
Kangaroo Paw (Anigozanthos manglesii)	Taktlosigkeit, Unaufmerksamkeit, mangelnde Sensibilität, Albernheit, Unbeholfenheit	Freundlichkeit, Sensibilität, Taktgefühl, Kontaktfreude, Entspannung
Kapok Bush (Cochlospermum fraseri)	apathisch, resigniert, halbherzig	Bereitschaft, Eifer, sich einen Stoß geben, den Versuch wagen, Beharrlichkeit, Erkenntnis
Little Flannel Flower (Actinotus minor)	Verleugnen des Kindes in sich, große Ernsthaftigkeit bei Kindern, Grimmigkeit bei Erwachsenen	Sorglosigkeit, Verspieltheit, Lebensfreude
Macrocarpa (Eucalyptus macrocarpa)	krank, müde, erschöpft, ausgebrannt, geschwächte Abwehr	Energie, Vitalität, Ausdauer
Mountain Devil (Lambertia formosa)	Hass, Wut, nachtragend sein, Misstrauen	bedingungslose Liebe, Glück, Verzeihung
Mulla Mulla (Ptilotus atripicifolius)	Furcht vor Flammen und heißen Gegenständen, mit Feuer und Hitze zusammenhängendes Trauma	Verjüngung, positives Verhältnis zu Feuer
Old Man Banksia (Banksia serrata)	Trägheit, Fülligkeit, niedriges Energieniveau, entmutigt, matt, frustriert	Lebensfreude, Energie, Enthusiasmus, Interesse am Leben
Paw Paw (Carica papaya)	sich überwältigt fühlen, Probleme nicht lösen können, sich überlastet durch anstehende Entscheidungen fühlen	verbesserter Zugang zum höheren Selbst bei der Problemlösung, Aufnahme und Integration neuer Ideen, Ruhe, Klarheit
Peach-Flowered Tea-Tree (Leptospermum squarrosum)	Stimmungsschwankungen, Mangel an Durchhaltevermögen, Hypochondrie, schnell gelangweilt	gefühlsmäßige Ausgeglichenheit, Projekte zu Ende führen können, Vertrauen in die eigene Gesundheit, Verantwortung für die eigene Gesundheit
Philotheca (Philotheca salsolifolia)	Unfähigkeit, Anerkennung anzunehmen, extreme Großzügigkeit	Liebe und Anerkennung annehmen können, Lob akzeptieren können
Red Grevillea (Grevillea speciosa)	sich festgefahren fühlen, übersensibel, verletzlich durch Kritik und unangenehme Menschen, anderen gegenüber zu vertrauensselig	Mut und Kühnheit, Kraft, unangenehme Situation zu verlassen, Gleichgültigkeit gegenüber dem Urteil anderer
Red Helmet Orchid (Corybas dilatatus)	rebellisch, hitzköpfig, eigensüchtig	positive männliche Freundschaften, Sensibilität, Respekt, Rücksicht
Red Lily (Nelumbo nucifera)	Unbestimmtheit, Unentschlossenheit, mangelnde Konzentration, Tagträumerei, Unverbindlichkeit	geerdet sein, mehr Erdverbundenheit, konzentriert, in der Gegenwart leben
She Oak (Casuarina glauca)	hormonelles Ungleichgewicht bei Frauen, Unfruchtbarkeit ohne feststellbaren organischen Schaden	hormonelles Gleichgewicht, Fähigkeit zur Empfängnis, Fruchtbarkeit

Tab. 6-4: Die australischen Bush-Blüten und deren Entsprechung (Fortsetzung).

Name	Negativer Zustand	Positiver Zustand
Silver Princess (Eucalyptus caesia)	ziellos, verzweifelt, lustlos, verwirrt über die Lebensrichtung	Motivation, besondere Ausrichtung auf das Lebensziel, Lebenszweck
Slender Rice Flower (Pimelea linifolia)	Stolz, Eifersucht, Rassismus, Engstirnigkeit, sich mit anderen vergleichen müssen	Demut, Bescheidenheit, Gruppenharmonie, Zusammenarbeit, die Schönheit anderer wahrnehmen können
Southern Cross (Xanthosia rotundifolia)	Opfermentalität, Gejammer, Bitterkeit, Märtyrermentalität, Armutsbewusstsein	persönliche Ausstrahlung, Bereitschaft zur Verantwortung, positive Lebenseinstellung
Spinifex (Triodia species)	körperliche Beschwerden, Herpes, Chlamydienbefall, Stich- und Schnittwunden, Gefühl, Opfer der Krankheit zu sein	Ermutigung durch gefühlsmäßiges Verstehen, körperliche Heilung
Sturt Desert Pea (Clianthus formosus)	Schmerz, tiefe Verletzung, Traurigkeit	Loslassen, Zerstreuung trauriger Erinnerungen, Motivation und Energieerneuerung
Sturt Desert Rose (Gossypium sturtianum)	Schuldgefühle, niedrige Selbstachtung, leicht lenkbar	Mut, Überzeugung, sich selbst gegenüber ehrlich, Integrität
Sundew (Drosera spathulata)	Unbestimmtheit, Unverbindlichkeit, Spaltung, unentschlossen, mangelnde Konzentration, Tagträumerei	Aufmerksamkeit für Details, mit beiden Füßen auf der Erde stehen, konzentriert, in der Gegenwart lebend
Sunshine Wattle (Acacia terminalis)	in der Vergangenheit feststecken, schlimme Erwartungen bezüglich der Zukunft, Hoffnungslosigkeit	Optimismus, Schönheit und Freude in der Gegenwart erkennen und annehmen, positive Zukunftserwartung
Swamp Banksia (Banksia robur)	niedriges Energieniveau, entmutigt, Müdigkeit, Überdruss, Frustration	Lebensfreude, Energie, Begeisterungsfähigkeit, Interesse an den Dingen des Lebens
Tall Yellow Top (Senecio magnificus)	Entfremdung, Einsamkeit, Isolation	Gefühl der Zugehörigkeit, Akzeptanz seiner Selbst und der Anderen, Wissen, dass man „zu Hause" ist
Turkey Bush (Calytrix exstipulata)	blockierte Kreativität, kein Vertrauen in die eigenen schöpferischen Fähigkeiten	inspirierte Kreativität, kreativer Ausdruck, Konzentration und Fokus, neues Vertrauen in den eigenen künstlerischen Ausdruck
Waratah (Telopea speciosissima)	totale Verzweiflung, Hoffnungslosigkeit, Unfähigkeit, auf eine Krise zu reagieren	Mut, Zähigkeit, Anpassungsfähigkeit, festes Vertrauen, verbesserte Überlebensreaktionen
Wedding Bush (Ricinocarpus pinifolius)	Schwierigkeiten, Verpflichtungen in persönlichen Beziehungen einzugehen	Fähigkeit, enge Beziehungen einzugehen, sich einem Ziel ganz widmen können
Wild Potato Bush (Solanum quadriloculatum)	niedergeschlagen, körperlich beeinträchtigt, frustriert	Fähigkeit zur Weiterentwicklung, Freiheit, Vitalität
Wisteria (Wisteria sinensis)	Frigidität, sexuelle Hysterie, Machoverhalten	Freude an körperlicher Liebe, Offenheit, Sanftheit
Yellow Cowslip Orchid (Caladenia flava)	kritisch, verurteilend, bürokratisch, pingelig	Mitgefühl, Unvoreingenommenheit, Fähigkeit, Gefühle aus dem Spiel zu lassen, konstruktiv, Fähigkeit, zu schlichten

Tab. 6-5: Fragenkatalog zur Ursachenfindung psychosomatischer Störungen.

Thema	Schlüsselfrage	Weitere Fragen
Krankheit/ Sekundärgewinn	Hat die Krankheit einen Sinn, eine positive Funktion in Ihrem Leben?	Bereit zur Veränderung? Wissen Sie wie? Noch sinnvoll? Positiven Sinn suchen?
Aktuelle Konflikte	Steht die Krankheit mit einer besonderen derzeitigen Situation in Zusammenhang?	Bereit ... zur Veränderung? ... Konflikt auszuräumen? ... zu neuem Verhalten?
Kindheitstrauma	Ist ein Kindheitserlebnis für die Symptomatik verantwortlich?	Bereit ... zur Veränderung? ... Trauma zu bearbeiten? Schon heute?
Organsprache	Will der Körper mit diesen Beschwerden etwas mitteilen?	Bereit ... zur Veränderung? ... auf die Sprache des Körpers zu hören?
Prägung/ Gewohnheitshaltung	Ist die Krankheit ein früher erlerntes Reaktionsmuster?	Bereit ... zur Veränderung? ... ein neues Muster auszuprobieren?
Identifikation	Ist das wirklich Ihr (Kopfschmerz)?	Sind Sie bereit, diese Beschwerden wieder zurückzugeben, dahin, wo sie hingehören?
Selbstbestrafung/ Schuldübernahme	Handelt es sich bei dem Symptom um eine unbewusste Selbstbestrafung?	Sind Sie bereit, damit aufzuhören? Vielleicht auch einer anderen Person zuliebe?
Frühere Entscheidung	Haben Sie als Kind einmal eine wichtige, damals vielleicht lebensrettende Entscheidung getroffen, die in die Krankheit führte?	Ist diese Entscheidung noch heute sinnvoll?

Diagnostischer psychosomatischer Fragenkatalog

Dieser Fragenkatalog (Tab. 6-5) wurde von den Psychologen D. Chreek, und A. Kaiser-Rekkas für die Hypnosetherapie entwickelt und vom Autor für die Bedürfnisse der kinesiologischen Testung angepasst und erweitert. Er deckt die meisten Ursachen psychosomatischer Störungen ab.

Zwei-Punkt-Test

Ob zum Beispiel bestimmte Körperbeschwerden eine emotionale Ursache haben, läßt sich durch den Zwei-Punkt-Test herausfinden.

Die Anwendung dieses Verfahrens läßt sich am folgenden Beispiel verdeutlichen.

Beispiel: Bei einem Patienten führte das Therapielokalisieren des rechten Knies zu einer hypotonen Indikatormuskelreaktion (Muskel schwach). Will man nun prüfen, ob die Kniebeschwerden des Patienten mit emotionalen Belastungen in Zusammenhang stehen, wendet man am besten den Zwei-Punkt-Test wie folgt an: Zur gleichen Zeit werden das Knie therapielokalisiert und der emotionale Modus gehalten. Schaltet bei diesem gleichzeitigen Testvorgang der Indikatormuskel von hypoton auf normoton, so ist der Zusammenhang klar herausgestellt.

Testen von Ampullen

Siehe S. 43ff.

6.2.2 Möglichkeiten zur Auflösung emotionaler Belastungen

Zahlreiche wirkungsvolle Behandlungsformen zur Auflösung von emotionalem Stress wurden in das Fachgebiet der Kinesiologie aufgenommen. Im Folgenden werden die wichtigsten Verfahren näher besprochen:
- Stressabbau durch Affirmationen und Schläfenbeinklopfen (s. S. 154)
- Stressabbau mittels Anti-Stress-Punkten (s. S. 153)
- Stressauflösung durch Farben, Lichtfrequenzen und Augenbewegung (s. S. 156)
- Altersregression (s. S. 150)
- Phobiebehandlung (s. S. 162).

6.3 Toxische Belastungen

Besonders in den letzten Jahren wurde immer deutlicher, dass das Problem der toxischen Belastung in der Umwelt ständig zunimmt und die Toxizitätstoleranz der Patienten dagegen immer weiter abnimmt, was sich durch eine Vielzahl von Beschwerden meist unklarer Genese äußert.

Bezüglich toxischer Belastungen sind heutzutage vor allem Schwermetalle (Tab. 6-6) und Lösungsmittel zu nennen. Die nach meiner Erfahrung am häufigsten positiv testende Substanz in der Gruppe der Schwermetalle ist das Quecksilber, welches vor allem in den fertigen Amalgamplomben im Allgemeinen in einer Konzentration von ca. 50 % zu finden ist. So kann in einer einzigen Füllung bis zu 1000 mg Quecksilber enthalten sein.

Kupfer aus Wasserleitungen, Blei und Cadmium sind nach Quecksilber die am häufigsten vorkommenden Schwermetalle. Bei den Lösungsmitteln stellt u.a. der Isopropylalkohol das häufigste Problem dar (Abb. 6-12).

6.3.1 Tests

Differenzierung des Vorgehens bei blockierter bzw. offener Regulation

Wie bei allen diagnostischen Tests muss das Vorgehen bei blockierter Regulation und offener Regulation unterschieden werden.

Wenn der Patient blockiert ist (s. S. 54f.), liegt bei den folgenden Tests die Hand des Patienten mit überstreckten Fingern exakt über dem Bauchnabel auf

Tab. 6-6: Schwermetalle (nach: Informationen zum Metalltestsatz der Fa. Centropa Pharma, München).

Metall	Allgemeine Information	Symptome	Mögliche Quellen
Aluminium	Dritthäufigstes Metall der Erde. Ob essentielles Spurenelement ist noch nicht endgültig geklärt. Die globale Aluminiumbelastung steigt	Lungenemphysem, Störung des ZNS, Gedächtnisstörungen, Müdigkeit, Apathie, Verfolgungswahn, Morbus Alzheimer, Osteomalazie	Kochgeschirr, Antazida, Deos, Aluminiumfolie und -behälter, Zahnfüllmaterial, Zahnersatzstoffe, Kochgeschirr, Lederherstellung, kosmetische Puder, Intimsprays
Arsen	Weltweites Vorkommen. Ob essentielles Spurenelement ist noch nicht endgültig geklärt	Nasopharyngealkatarrh, („Arsenschnupfen"), Salivation, Diarrhö, Hyperkeratosen (Präkanzerose), periphere Neuropathien, Verwirrtheit	Gifte, Farbpigmente, Haartönungen, Weine, Holzschutzmittel, Insektizide, Meerestiere, Kohleverbrennung, Zigarettenrauch
Barium	Kein essentielles Spurenelement. Bariumverbindungen wurden schon immer als Nervengifte verwandt. Es gibt wenige Berichte über eine Retention von Barium	Wie bei möglichen Reaktionen auf Kontrastmittelapplikation (Schwindel, Hypotonie, Schüttelfrost, Unruhe)	Sprengmittel, Papier, Plastik, Kontrastmittel in der Radiologie, Zahnfüllungen, Photoindustrie, Keramik, Plastik
Blei	Weltweites Vorkommen z. B. in Tetraethylbleiverbindungen als Antiklopfmittel im Benzin	Typische Blutbildveränderungen, Koliken, periphere Lähmungen, Amblyopien, Bleisaum der Gingiva	Farben, Verbleiungen, Haartönungen, Autoabgase, Dosennahrung, Zeitungspapier
Cadmium	85 % gelangen über die Nahrung in den menschlichen Körper	Krebserregende Wirkung, glomeruläre und tubuläre Nierenstörungen, Knochenerkrankung	Meeresfrüchte, Zigarettenrauch, Farben, Klärschlamm, Zementindustrie, Metallindustrie, Galvanikbetriebe

Tab. 6-6: Schwermetalle (Fortsetzung).

Metall	Allgemeine Information	Symptome	Mögliche Quellen
Chrom	Chrom hat im Stoffwechsel eine Bedeutung als Teil des Glucosetoleranzfaktors. Bei längerer Überdosierung konnten keine toxischen Reaktionen festgestellt werden. Nur bei Exposition im industriellen Umfeld kommen Intoxikationen vor	Hauterscheinungen, Magen-Darm-Störungen, Niereninsuffizienz und Lungenveränderungen	Färbemittel, Pigmente, Luftverschmutzung, Implantate, Modeschmuck, Knöpfe an Kleidungsstücken, Zahnkronen- und -brücken, Toner von Kopiermaschinen
Eisen	Essentielles Spurenelement. Intoxikation durch Überdosierung und in der Industrie	Bei Hämochromatose kommt es zu Nekrosen in Leber und Darmschleimhaut, Gerinnungsstörung), Kollapsneigung und Gefäßkrämpfen	Färbemittel, Tinte, Düngemittel, Farbstoffe, Pigmente, anorganische Mineralien
Gold	Kein essentielles Element unseres Körpers. Intoxikationen auch nach Therapien in der Rheumatologie	Nieren- und Leberversagen, Thrombopenie, Agranulocytose, psychische Störungen wie Verwirrtheit und Demenz	Zahnfüllungen, Schmuck, Rheumatherapie, Angiographie und Nuklearmedizin
Kobalt	Mögliche Aufnahme oral aber auch inhalativ. Vitamin 12 enthält organisch gebundenes Kobalt. Metallisches Kobalt findet in der Stahlindustrie Verwendung	Länger anhaltende Überdosierung kann zu einer Hypothyreose führen, akute Überdosierung zu Hitzegefühl Durchfall, Koliken, Erbrechen	Zahnkronen- und -brücken, Implantate, Schmuck, Porzellanherstellung, Zement, Röntgengeräte
Kupfer	Organisch gebundes Kupfer ist essentiell. Eine pathologische Speicherung liegt bei Morbus Wilson vor. Primäre Lagerstätten sind im Parenchym der Leber und Niere, im Hirn und im Auge. Wasserrohre aus Kupfer können über Jahre zu Überdosierungen führen	Sind meist unspezifisch und reichen von Störungen der psychophysischen Integrität bis hin zu Parenchymschäden	Kupferrohre, Bier, anorganische Mineralien, Zahnfüllungen, Amalgam, Konservierungsmittel für Stoffe, Desinfektionsmittel, Schmuck, Photoindustrie, Spirale
Mangan	Essentielles Spurenelement. Intoxikationen werden in industriell belasteten Gebieten beobachtet	Von Veränderungen der Mimik (Maskengesicht) bis zu motorischen Ausfällen, generalisierter Muskelschwäche, Sprach- und Gangstörungen	Keramik, Antiseptika, Färbemittel, Stahlwaren, Luftverschmutzung, Abgase, Lederbearbeitung, Düngemittel
Molybdän	Essentielles Spurenelement	Über Intoxikationen liegen keine Berichte vor. Vermutlich ähneln sie den Symptomen bei Manganvergiftung	Glühlampen, anorganische Mineralien
Nickel	Nickel zählt zu den Kanzerogenen, unabhängig vom Grad der Exposition. Meist Tumore im HNO-Bereich. 20 % der Frauen und 1% der Männer zeigen eine Überempfindlichkeit auf Nickel	Akute Intoxikationen greifen Hirn- und Nervensystem an (Stirnkopfschmerz, Schlaflosigkeit, Schwindel, Übelkeit), im pulmonale Bereich ähneln die Symptome einer Virusgrippe. Entzündliche und pseudoallergische Reaktionen (Sinusitis, Rhinitis)	Schmuckindustrie, Kronenmaterial, Implantate, Porzellanindustrie, Asphalt, Umweltverschmutzung, Verschlüsse an Kleidungsstücken, Zigaretten

Tab. 6-6: Schwermetalle (Fortsetzung).

Metall	Allgemeine Information	Symptome	Mögliche Quellen
Palladium	Palladium gehört zu den „platinoiden" Elementen	Überempfindlichkeitsreaktionen in Form von Allergien der Haut und Schleimhäute, Neuralgien, Kopfschmerz	Zahnfüllungen, Katalysatoren
Platin	Platin gehört zu den „platinoiden" Elementen. Es wird pharmakologisch bei chemotherapeutischen Behandlungen eingesetzt	Toxische Wirkung auch durch radikale Überflutung des Organismus. Störung des Säuren-Basen-Gleichgewichts	Schmuck, Zytostatika, medizinische Geräte, Labor
Quecksilber	Quecksilber gehört zu den generellen Protoplasmagiften. Aufnahme oral oder über Inhalation (z. B. während der Amalgamentfernung). Es akkumuliert in nahezu allen Geweben und im ZNS. Organische Quecksilberverbindungen werden nur sehr zögernd ausgeschieden.	Gestörte Steuerungsvorgänge des ZNS, Leber- und Nierenschäden, Schäden der reproduktiven Organe und des Verdauungssystems	Zahnfüllungen, Lampen, Meerestiere, Holzbeize, Saatbeize, Klebstoffe, Dispersionsfarbe, Konservierungsmittel, Photoindustrie, Bleichcremes, pharmakologische Anwendung (Cremes, Salben, Topika, Desinfizianzien)
Silber	Kein essentielles Spurenelement	Akut: Gastroenteritis, Hypotension, Paralysis und Atemlähmung Chronisch: fettige Degeneration von Leber- und Nierengewebe, blau-graue Verfärbung des Gesichts	Schmuck, Amalgam, Wasserfilter im großen Maßstab bei Schwimmbecken, Formaldehydexposition
Thallium	Geschmack- und geruchlos, aber hoch toxisch. Die Aufnahme von Thallium erfolgt über die Lunge, den Magen-Darm-Trakt und über die Haut	Akut: starke Schmerzen und Paraesthesien, Schlaflosigkeit und exzessives Durstgefühl Chronisch: neurologische Symptome, Ruhelosigkeit, Ataxie, psychotische Phasen, Haarausfall, Mees'sche Bänder der Fingernägel	Amalgame und Silberlegierungen, Zigarettenrauch, Fungizide, unechter Schmuck, optische Linsen, Zementherstellung
Titan	Kein essentielles Spurenelement. Titan zählt zu den kanzerogenen Stoffen	Bei chronischer Exposition: Lungenfibrose, Bronchitis, Allergien, Kontaktdermatitis	Farbpigmente, Konservierungsmittel, Brunnenwasser, Implantate, Zahnkronen, Nahrungsmittelzusätze, Hilfsstoff in der pharmazeutischen Industrie, Pestizide
Zink	Essentielles Spurenelement. Meerestiere sind allesamt zinkreich. Zinküberdosierungen (iatrogen oder durch industrielle Belastungen)	Gastrointestinale Störungen mit Magenkrämpfen. Bei chronischen Vergiftungen kommt es zu Anämie, Nierenstörungen, Hirnstoffwechselstörungen	Anorganische Mineralien, Amalgame und Zahnzemente, Augentropfen, lokale Desifizenzia, Herbizide, Pestizide, Farben, Adstringenzien, Hautwässer, Metallverbindungen
Zinn	Essentielles Element	Bei übermäßger Zufuhr: Irritationen am Auge und den Schleimhäuten, Hepatotoxizität, Neurotoxizität (Angst, Todesangst, Neurasthenie) und Enzephalopathien (schwere Kopfschmerzen, Bewusstseinsstörungen bis zu Delir)	Dosennahrung, Amalgam, Brückenmaterial, Nagellack, Parfüme, Silberwaren, Farben, Seifen, Mundspüllösungen, Konservierungsmittel

Toxisch, Diagnostik Schritt für Schritt

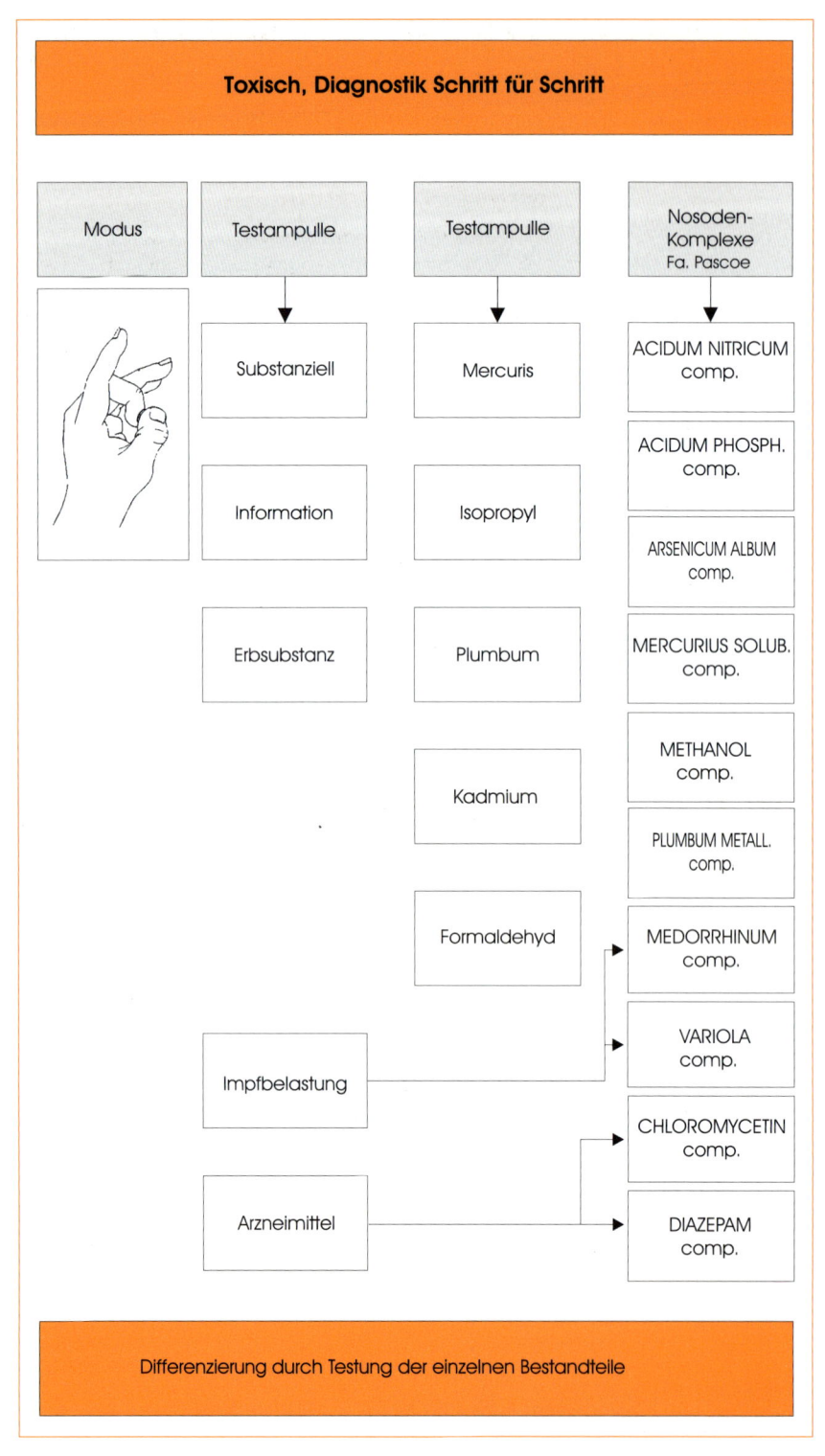

Modus	Testampulle	Testampulle	Nosoden-Komplexe Fa. Pascoe
	Substanziell	Mercuris	ACIDUM NITRICUM comp.
	Information	Isopropyl	ACIDUM PHOSPH. comp.
			ARSENICUM ALBUM comp.
	Erbsubstanz	Plumbum	MERCURIUS SOLUB. comp.
		Kadmium	METHANOL comp.
			PLUMBUM METALL. comp.
		Formaldehyd	MEDORRHINUM comp.
	Impfbelastung		VARIOLA comp.
			CHLOROMYCETIN comp.
	Arzneimittel		DIAZEPAM comp.

Differenzierung durch Testung der einzelnen Bestandteile

Abb. 6-12: Das Ablaufschema zum Testeinstieg bei toxischen Belastungen.

dem Bauch des Patienten. Bei offener Regulation (s. S. 54), werden die folgenden Tests ohne der Hand auf dem Bauchnabel durchgeführt. Einen Überblick über die Tests bei toxischen Belastungen gibt das Ablaufschema in Abbildung 6-13.

Das Testen mit dem toxischem Modus (nach Rochlitz)

Die Daumenspitze liegt auf dem Nagel des Mittelfingers. Die anderen Finger sind in lockerer Neutralstellung. Die Hand, die den Modus hält, berührt den Körper des Patienten (Abb. 6-14).

Der Modus zeigt das Problem „toxische Belastung" an, wenn beim gleichzeitigen Muskeltest der Indikatormuskel eine **hypotone** (Indikatormuskel schwach) oder eine **hypertone** (Indikatormuskel überstark) Reaktion aufzeigt. Bleibt der Indikatormuskel normoton, liegt momentan kein toxisches Problem mit Priorität vor.

Das Testen mit Original-Substanzen oder homöopathischen Lösungen

Hier werden die zu testenden Substanzen auf den Körper des Patienten gelegt. Kommt es bei der gleichzeitigen Indikatormuskeltestung zu einer schwachen oder zu einer überstarken Muskelreaktion, so kann von einem toxischen Geschehen in dem ausgetesteten Bereich ausgegangen werden (Bezugsadressen für Testsätze befinden sich im Anhang, S. 298).

6.3.2 Amalgam

Amalgam stellt in unserer Praxis die häufigste Ursache toxischer Belastungen dar. Deshalb sollen im Folgenden sowohl die Problematik als auch das Testen auf Amalgambelastungen und die Entgiftung ausführlicher besprochen werden.

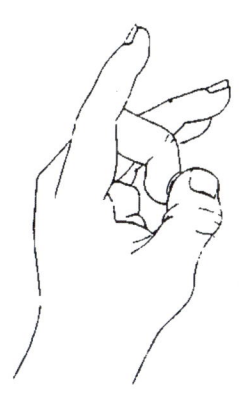

Abb. 6-14: Der toxische Modus.

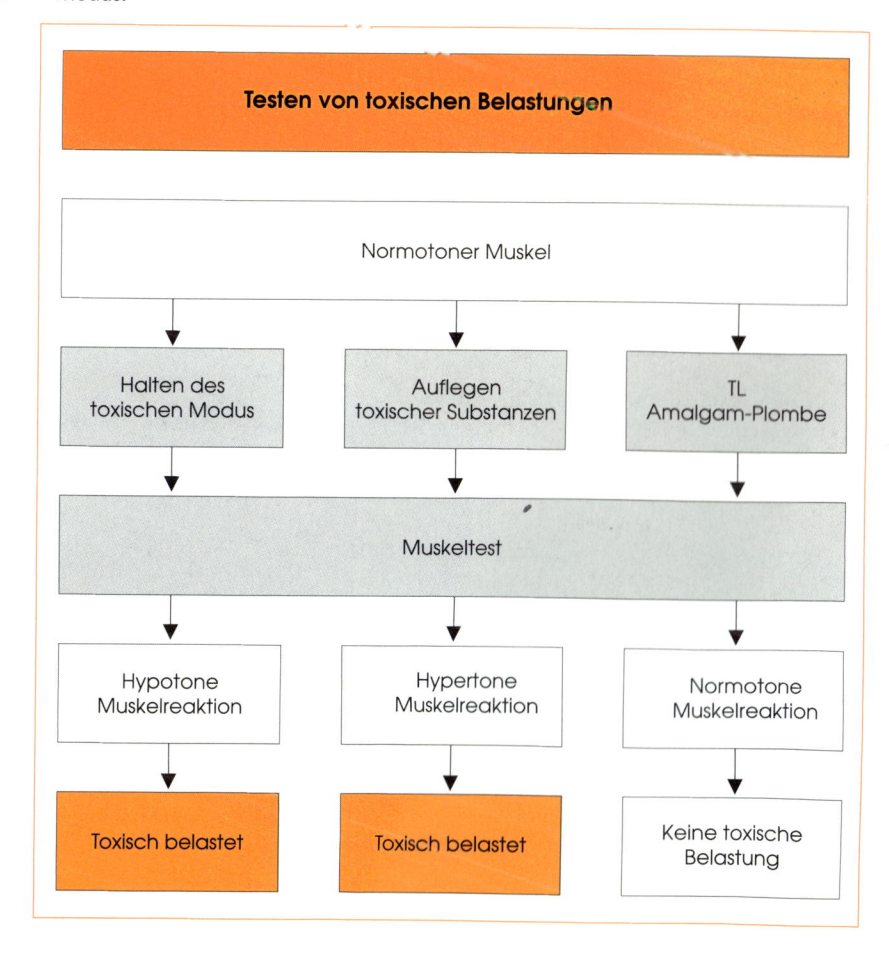

Abb. 6-13: Testen toxischer Belastungen.

Geschichtliche Darstellung

Amalgam war lange Zeit das am häufigsten verwendete Zahnfüllungsmaterial. Es besteht aus einer Legierung unedler Metalle zur Füllung von Zahndefekten.

Seine Bestandteile sind im Wesentlichen:
- Quecksilber
- Zinn
- Kupfer
- Silber.

Es ist seit Ende des 19. Jahrhunderts bekannt, dass Quecksilber ein **Nervengift** ist. In der anorganischen Bindung (chemisch 2wertige Form) ist es allerdings kaum natürlich verfügbar. Es dringen dann „nur" bis zu 15–20 % der toxischen Wirkstoffe durch die Schleimhaut über den Darm in das Blut, bei Schwangeren auch in das ungeborene Kind. Schwedische Studien haben ergeben, dass Kinder von Müttern mit Amalgamplomben deutlich höhere Quecksilberkonzentrationen im Körper aufwiesen, als die Kinder von Müttern ohne Amalgamplomben aus der Vergleichsgruppe.

In der chemisch 1wertigen Form dringt Quecksilber zu 90–100 % in den Körper. Diese Form ist die so genannte organische Bindung, hier bindet es sich z. B. an eine Methylgruppe. Dieses Methyl-Quecksilber ist reines Gift für Gehirn und Nervenfasern.

Die in den Mund eingebrachte Amalgamfüllung ist die relativ ungiftige 2wertige **anorganische Quecksilberform.** Durch bestimmte Voraussetzungen kann im Körper trotzdem das giftige Methyl-Quecksilber entstehen. Die Voraussetzungen für diesen **Umwandlungsprozess,** sind:
- Bakterienfehlbesiedelung in Mundhöhle und Darmtrakt (bei über 80 % der Bevölkerung)
- Karies
- Verschiebungen des Säure-Basen-Haushalts
- Anwesenheit verschiedener Metalle im Mund mit der Folge, dass dadurch im Mund elektrische Ströme entstehen.

Auch der Zinn-Anteil im Amalgam ist wahrscheinlich für das Immunsystem eine schwere Belastung, teilweise sogar noch giftiger als Quecksilber.

Die Symptome einer chronischen Quecksilbervergiftung

Die wichtigsten Symptome bei Vorliegen einer chronischen Quecksilbervergiftung sind:
- Schwächung des Abwehrsystems mit Infektanfälligkeit
- depressive Stimmungslage
- körperliche und seelische Antriebsarmut bei gleichzeitig gereizter Grundstimmung
- Konzentrationsstörungen
- Sehstörungen unklarer Genese
- Hautausschläge
- Neurodermitis
- Hormonstörungen
- Verspannung in allen Muskelbereichen, besonders im Nacken, am Rücken, in den Muskeln des Darms und des Beckens
- Kopfschmerzen
- erhöhte Bereitschaft für Allergien
- erhöhte Krebsanfälligkeit.

Die gesetzlichen Krankenkassen bezahlen die Amalgamsanierung nur, wenn ein positiver Allergietest von einem Allergologen vorliegt. Eine Allergie gegen Quecksilber hat aber mit einer Vergiftung durch Quecksilber nichts zu tun. Wenn also keine vom Allergologen nachweisbare Allergie vorliegt (was zum Glück ganz selten der Fall ist), spricht dies nicht gegen eine mögliche Vergiftung.

Testen von Amalgamplomben

Hierbei berührt der Patient mit einer Fingerspitze eine der im Mund befindlichen Amalgamplomben. Kommt es beim gleichzeitigen Indikatormuskeltest zu einer hypotonen oder zu einer hypertonen Muskelreaktion, dann liegt eine toxische Amalgambelastung vor.

Zur Sicherheit sollte dieser direkte Plombentest an mehreren Plomben wiederholt werden, da ggf. ein Zahnstörfeld ein falsches Testergebnis in Bezug auf Toxizität bewirken kann.

Entfernung von Amalgamfüllungen

Die Entfernung von Amalgamfüllungen sollte nur mit entgiftender Begleitbehandlung unter Anleitung eines in diesen Fragen erfahrenen Therapeuten stattfinden. Die Entfernung allen im Mund befindlichen Amalgams muss durch einen Zahnarzt erfolgen, der prinzipiell kein Amalgam mehr in den Behandlungen verwendet. Der Zahnarzt muss das **gesamte** Gebiss vom Amalgam befreien, sonst besteht die Gefahr, dass Sanierungsmaßnahmen nicht erfolgreich sind. Unter der Amalgamfüllung befindet sich eine Unterfüllung, die sehr häufig „undicht" geworden ist. An diesen undichten Stellen kann eine „Reaktionszone" zwischen Amalgam und Zahnbein (Dentin) entstehen, welche gerade die schädlichste Amalgammischung enthält, die besonders gesundheitsgefährdend für den Patienten sein kann. Nur ein Zahnarzt, der die amalgamkritische Haltung von Umweltmedizinern und Toxikologen teilt, wird also alle Spuren von Amalgam, derer er habhaft werden kann, entfernen wollen und entfernen, indem er die Reaktionszone zwischen Amalgam und Zahnbein ausschleift.

Amalgamentgiftung

Parallel zur Entfernung des Amalgams muss eine **Begleitbehandlung** stattfinden. Die Entfernung des Amalgams stellt für den Körper eine Spitzenbelastung mit Quecksilber dar. Es können kurzfristig Symptome der chronischen Quecksilbervergiftung auftreten. Beschrieben sind u. a.: Wiederaufflackern alter Symptome, Kopfschmerzen, Schnupfen, Rückenschmerzen, Reizblase, Darmreaktionen (Bauchschmerzen, Durchfälle, Blähungen), Gemütsschwankungen, besonders Reizbarkeit bei gleichzeitiger Antriebsarmut, Hautausschlag, Mundtrockenheit. Diese Liste ist unvollständig und soll nur das Bewusstsein des Lesers für die langfristige Gefährlichkeit von Amalgam schärfen.

Basistherapie

- Öffnen der „Entgiftungsschleusen": Derivatio H, Phönix-Entgiftungstherapie
- Natürliche Chelatbildner: Chlorella Alge, Bio-Reurella, Knoblauch, Bärlauch
- Antioxidanzien: Zink, Vitamin C
- Öl schlurfen
- Trinkmenge deutlich erhöhen.

Die Medikamente werden nach Test eingesetzt.

Die Entgiftungsmaßnahmen können nur erfolgreich sein, wenn neben den spezifischen Ausleitungsmedikamenten auch eine medikamentöse Anregung der „Entgiftungsschleusen" und eine deutliche Anhebung der Trinkmenge erfolgt. Zur weiteren routinemäßigen Therapie gehört die Einnahme von Zink; es wird abends 1 Tablette eingenommen. Ebenso routinemäßig sollte das „Öl-Schlürfen" durchgeführt werden. Das Öl-Schlürfen erfolgt, indem ein Esslöffel Sonnenblumenöl für ca. 15 bis 20 Minuten durch den Mund geschlürft wird. Anschließend wird das Öl, das zahlreiche Schadstoffe an sich gebunden hat, ausgespuckt und der Mund gut mit lauwarmem Wasser gespült.

> Die Basisbehandlung beginnt am Tag vor Entfernung der Amalgamfüllungen und wird bis zu 6 Wochen nach dem letzten zahnärztlichen Behandlungstermin fortgesetzt.

Wenn eine erfolgreiche Basisentgiftung durchgeführt wurde, und die kinesiologische Testung keine Amalgambelastung mehr anzeigt, können immer noch vereinzelte intrazelluläre Depots bestehen. Diese sollten dann mit einer Korianderkraut-Tinktur mobilisiert werden.

Nach Amalgamentfernung und Entgiftung

Es gibt keinen geeigneten Ersatz für gesunde Zähne, nur das „kleinere Übel". Die gesunde Zahnsubstanz ist durch nichts zu ersetzen, entscheidend ist und bleibt daher die Prophylaxe durch gesunde Ernährung sowie gute und richtige Zahnpflege. Zum Amalgam alternative zahnheilkundliche Füllungswerkstoffe sind (in absteigender Reihenfolge):

- Gold (Goldhämmerfüllung, Goldinlay)
- Keramik
- Kunststoff.

Ein vorheriges kinesiologisches Austesten des zu verwendenden Materials sollte auf jeden Fall vor der Verarbeitung erfolgen.

6.3.3 Das Aufzeigen der Zusammenhänge durch den Zwei-Punkt-Test

Ob eine toxische Substanz ein bestimmtes Organ beeinträchtigt, lässt sich leicht durch den Zwei-Punkt-Test herausfinden.

Beispiel: Bei einem Patienten führt die Therapielokalisation von mehreren Amalgamplomben im Unterkiefer zu einer hypotonen Testreaktion des Indikatormuskels. Wenn nun geprüft werden soll, ob die Amalgamplomben des Patienten die Leber beeinflussen, dann wendet man sinnvollerweise den Zwei-Punkt-Test wie folgt an. Es werden gleichzeitig eine der bereits als belastend gefundenen Amalgamplomben und die Leber therapielokalisiert. Schaltet bei diesem gleichzeitigen Testvorgang der Indikatormuskel von hypoton auf normoton (Indikatormuskel stark, auf Reiz abschaltbar), so ist der Zusammenhang zwischen der Amalgamfüllung und der Leber erkennbar.

6.4 Allergien

Allergien sind auf dem besten Weg zur Volkskrankheit Nr. 1 aufzusteigen. Offizielle Zahlen gehen von einem Anteil von ca. 50 % Allergiker in der deutschen Bevölkerung aus. Zu den allergisch induzierten Krankheitsbildern gehört jedoch nicht nur die klassische Trias (Dreigestirn) von Heuschnupfen (oft mit chronischen Nasennebenhöhlenentzündungen), Neurodermitis (mit dem allergischen Ekzem) und Asthma bronchiale. Auch bei zahlreichen anderen Krankheitsbildern sollte an eine Allergie gedacht werden. Darüber hinaus kann in vielen internistischen Fällen eine Allergie als Mitverursacher ausgemacht werden.

Deshalb sollte auch bei den folgenden Symptomen (Krankheitsbildern) das Vorhandensein einer Allergie überprüft werden:
– Bauch- und Herzbeschwerden unklarer Genese
– Erschöpfungszustände unklarer Genese
– therapieresistente migräneartige Kopfschmerzzustände
– diffuse Störungen des Nervensystems
– psychische Erkrankungen.

Nicht nur bei der Allergiediagnostik, sondern auch bei der Therapie kann die biologisch-medizinische Kinesiologie einen bedeutsamen Beitrag leisten (Abb. 6-15).

6.4.1 Tests

Differenzierung des Vorgehens bei blockierter bzw. offener Regulation

Für die Vorgehensweise beim diagnostischen Test wird wieder die Unterscheidung in blockierte Regulation und offene Regulation notwendig.

Ist der Patient „blockiert", liegt bei den folgenden Testungen die Hand des Patienten mit überstreckten Fingern exakt über dem Bauchnabel auf dem Bauch des Patienten. Liegt beim Patienten eine offene Regulation vor, so erfolgen die Tests ohne der Hand auf dem Bauchnabel.

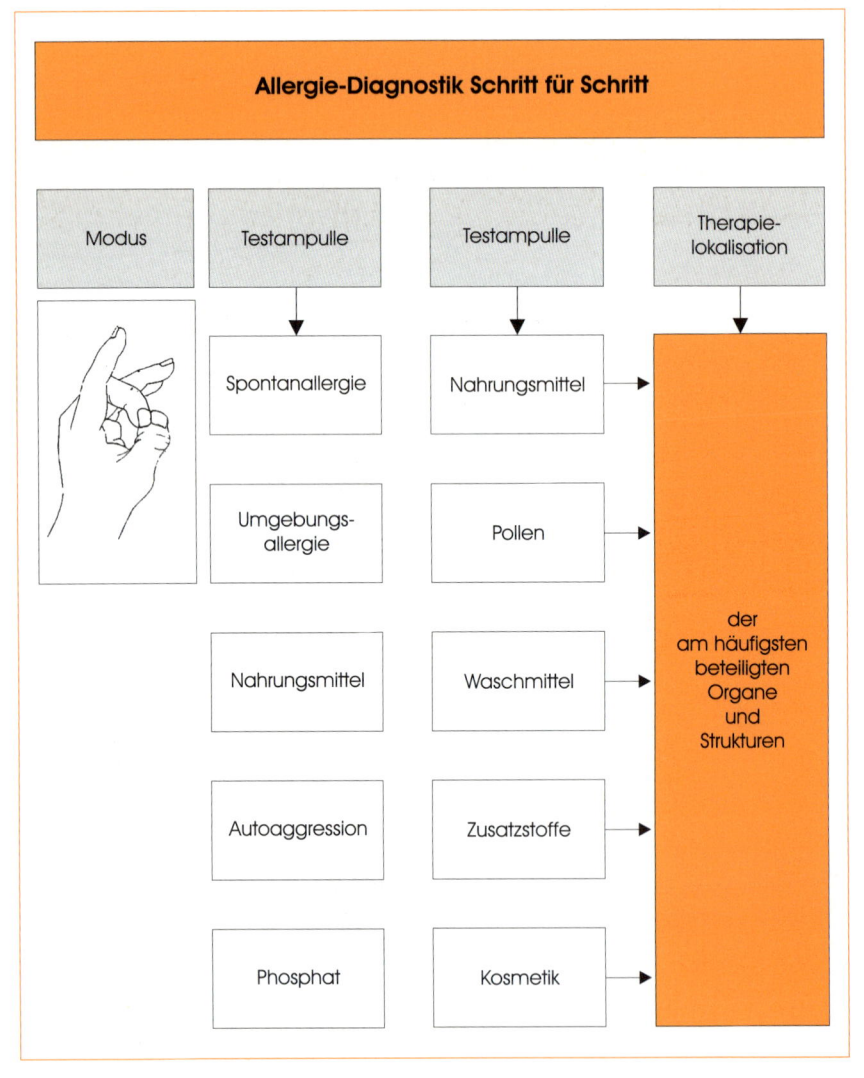

Abb. 6-15: Das Ablaufschema zum Testeinstieg bei Allergien.

Vortest

Das hier beschriebene Vorgehen geht im Wesentlichen auf die Erfahrungen des Kinesiologen Dr. Jimmy Scott, USA, zurück und wurde vom Autor um den Faktor „hypertone Muskelreaktion" erweitert.

Der bereits durch Vortests überprüfte Indikatormuskel muss auch dann normoton bleiben, wenn während der nachfolgenden Überprüfung der **Allergie-Testpunkt**, (Akupunkturpunkt 3E 21) vor dem Ohr am Jochbeinbogen berührt wird. Hierbei ist es gleichgültig ob der Patient oder der Therapeut den Punkt während der Tests berührt.

Aus methodischen Gründen sollte immer der Allergietestpunkt auf der Seite berührt werden, auf der der Therapeut steht. Dadurch wird sofort erkannt, ob der Patient den Testpunkt noch korrekt berührt.

Reagiert der Indikatormuskel bereits bei alleiniger Berührung des Indikatormuskels hypoton, so müssen vor dem Beginn des eigentlichen Allergietests die nachfolgenden Korrekturschritte durchgeführt werden (Abb. 6-16).

Korrektur

- Zuerst wird der Allergietestpunkt 3E 21 auf jeder Seite ca. 90-mal leicht geklopft.
- Als zweites wird der Akupunkturpunkt Lu 5 in der Ellenbeugenfalte, an der Daumenseite der Bizepssehne, ca. 90-mal leicht geklopft.

Bei der nachfolgenden Überprüfung muss der Indikatormuskel bei dem gleichzeitigem Berühren des Allergietestpunktes eine normotone Reaktion zeigen.

> Nur wenn der Indikatormuskel beim Berühren des Allergietestpunkts ein normotones Testergebnis zeigt, kann mit dem Allergietest begonnen werden.

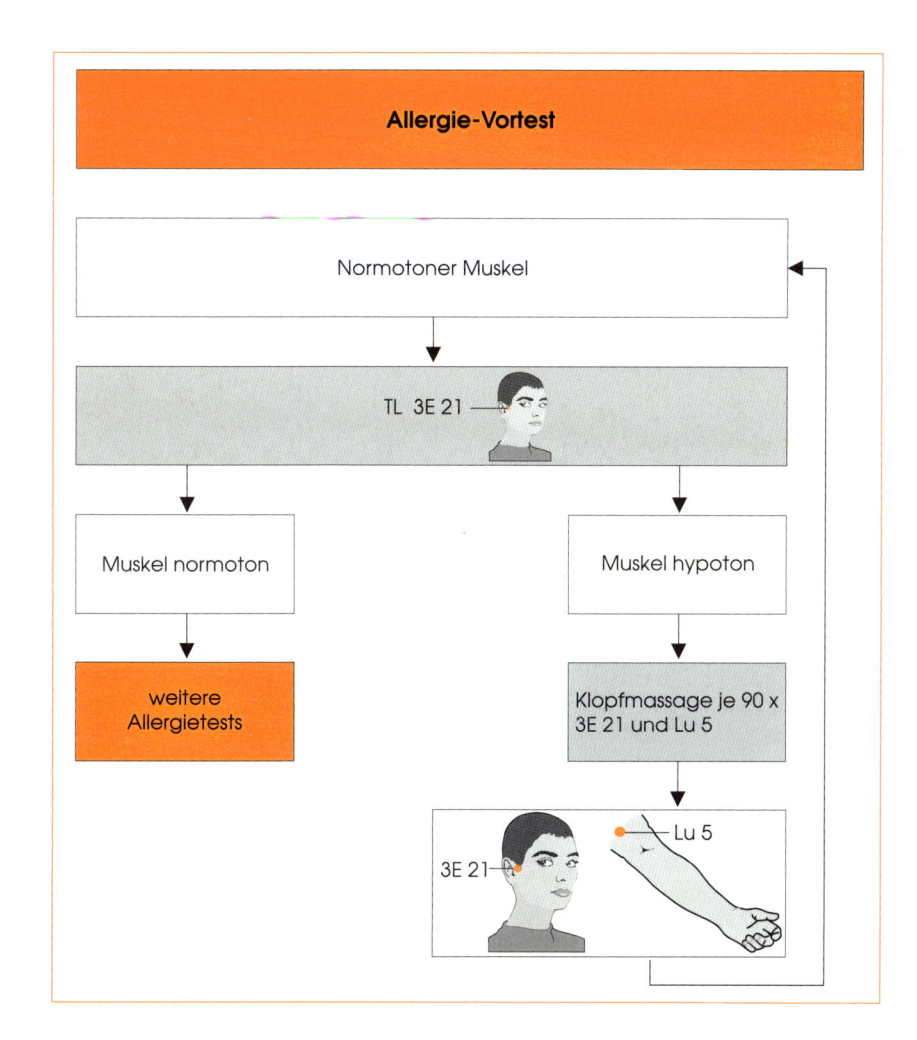

Abb. 6-16: Das Ablaufschema zum Allergie-Vortest.

Allergietest

Werden jetzt auf den entkleideten Bauch des Patienten auf die Testzone (Punkt ZG 6), zweifingerbreit unter dem Bauchnabel, ein oder mehrere Allergene aufgelegt, zeigt der Indikatormuskeltest durch eine hypotone oder hypertone Testreaktion die Allergie auf die entsprechende Testsubstanz an. Bleibt der Indikatormuskel bei der Allergietestung in einem normotonen Zustand, so liegt keine Allergie gegen die aufgelegte Substanz vor (Abb. 6-17, Tab. 6-7).

Beispiel

Voraussetzung: Der Indikatormuskel reagiert normoton bei Berühren des Allergie-Testpunkts.

Test: Auf den Testpunkt wird unterhalb des Bauchnabels Kuhmilch aufgelegt und der Allergietestpunkt am Ohr berührt. Bei gleichzeitigem Testen des Indikatormuskels kann es zu folgenden drei möglichen Testergebnissen kommen:

- Indikatormuskel reagiert hypoton (Indikatormuskel schwach) → Allergie auf Kuhmilch
- Indikatormuskel reagiert hyperton (Indikatormuskel überstark) → Allergie auf Kuhmilch
- Indikatormuskel reagiert normoton → keine Allergie auf Kuhmilch

> Sollte aufgrund einer Nahrungsmittelallergie eine „blockierte Regulation" vorliegen, so muss vor der kinesiologischen Balancierung eine Karenzphase eingehalten werden, um dem Körper die Möglichkeit der Reinigung und Regulation zu geben.

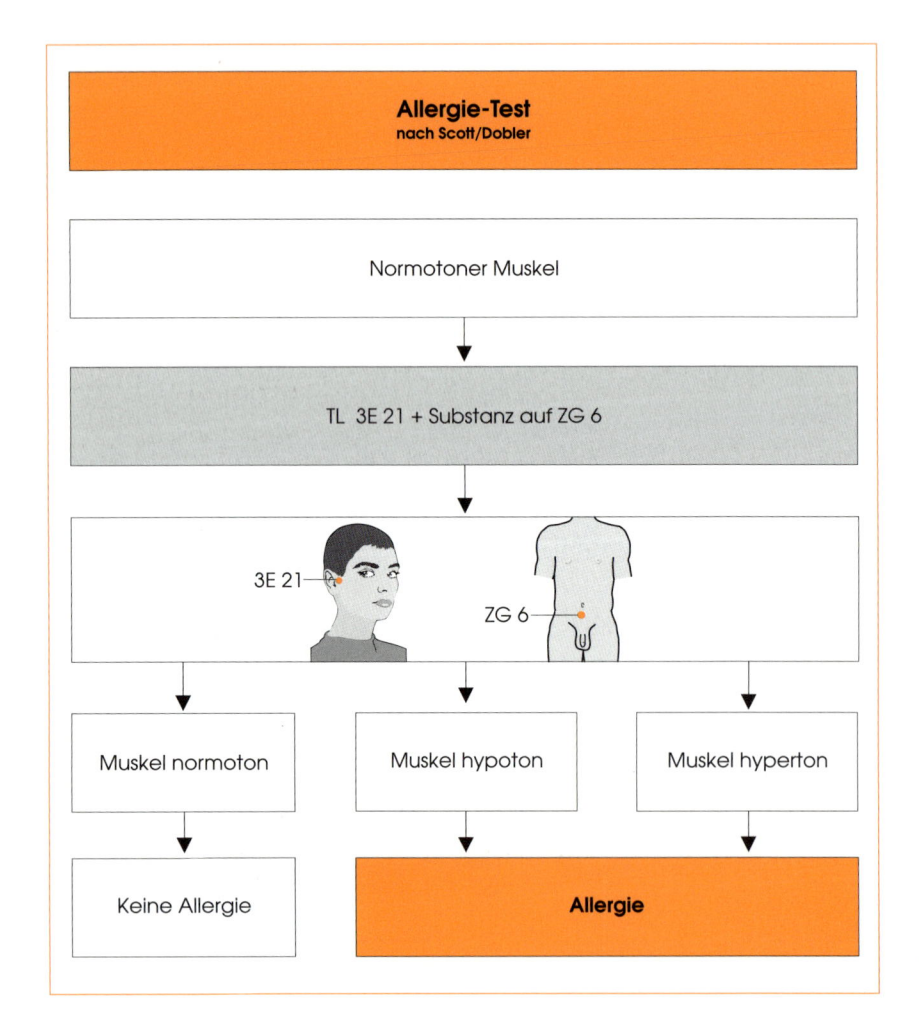

Abb. 6-17: Das Ablaufschema zum Allergie-Test.

Tab. 6-7: Allergie-Basistest.

Allergie-Basistest

Datum:

Name:

Vorname:

Pollen
- ☐ Beifuß
- ☐ Birke
- ☐ Erle
- ☐ Fichte
- ☐ Gänsefuß
- ☐ Hasel
- ☐ Kiefer
- ☐ Linde
- ☐ Mais
- ☐ Ragweed (Ambrosia elatior)
- ☐ Roggen
- ☐ Weide
- ☐ Wegerich
- ☐ Wiesengräser
  - Glatthafer
  - Kammgras
  - Knäuelgras
  - Lolch
  - Rispengras
  - Ruchgras
  - Schwingelgras
  - Straußgras
  - Trespe
  - Wiesenfuchsschwanz
  - Wiesenlieschgras
  - Wolliges Honiggras

Insekten
- ☐ Biene
- ☐ Mücke
- ☐ Wespe

Epithelien
- ☐ Entenfedern
- ☐ Gänsefedern
- ☐ Goldhamster
- ☐ Hund
- ☐ Kanarienvogel
- ☐ Kaninchen
- ☐ Katze
- ☐ Maus
- ☐ Meerschwein
- ☐ Pferd
- ☐ Ratte
- ☐ Rind
- ☐ Schafwolle
- ☐ Taube
- ☐ Wellensittich
- ☐ Ziege

Milben
- ☐ Acarus siro (Speisemilbe I)
- ☐ Glyciphagus destructor (Heumilbe)
- ☐ Hausstaubmilbe
- ☐ Hausstaub
- ☐ Mehlmilbe
- ☐ Tyrophagus putrescentia (Speisemilbe II)

Pilze
- ☐ Alternaria
- ☐ Aurobasidium pullulans
- ☐ Candida alb.
- ☐ Candida parapsilosis
- ☐ Cladosporium
- ☐ Cladosporium fulvum
- ☐ Geotrichum candidum
- ☐ Pilzmix I
  - Chaetonium glob.
  - Cladosporium fulv.
  - C. herbarum
  - Fusarium spp.
- ☐ Pilzmix II
  - Penicill. notatum
  - Penicill. expansum
  - Pen. breviompactum

Getreide
- ☐ Buchweizen
- ☐ Dinkel
- ☐ Gerste
- ☐ Gliadin
- ☐ Hafer
- ☐ Hefe
- ☐ Hirse
- ☐ Mais
- ☐ Reis
- ☐ Roggen
- ☐ Sesam
- ☐ Soja
- ☐ Weizen

Nüsse
- ☐ Erdnuss
- ☐ Haselnuss
- ☐ Mandel
- ☐ Walnuss

Gemüse
- ☐ Bohne
- ☐ Erbse
- ☐ Karotte
- ☐ Kartoffel
- ☐ Spinat
- ☐ Tomate
- ☐ Zwiebel

Obst
- ☐ Ananas
- ☐ Apfel
- ☐ Aprikose
- ☐ Avokado
- ☐ Banane
- ☐ Birne
- ☐ Erdbeere
- ☐ Grapefruit
- ☐ Himbeere
- ☐ Johannisbeere
- ☐ Kirsche
- ☐ Orange
- ☐ Pfirsich
- ☐ Stachelbeere
- ☐ Traube
- ☐ Zitrone

Fleisch
- ☐ Ente
- ☐ Gans
- ☐ Huhn
- ☐ Kalb
- ☐ Lamm
- ☐ Pferd
- ☐ Pute
- ☐ Rind
- ☐ Schwein

Fisch
- ☐ Aal
- ☐ Fischmix I
  - Sardine
  - Sardelle
  - Seebrasse
  - Streifenbarbe
- ☐ Fischmix II
  - Kabeljau
  - Seebarsch
  - Seehecht
  - Seezunge
- ☐ Forelle
- ☐ Hering
- ☐ Kabeljau
- ☐ Lachs
- ☐ Makrele
- ☐ Scholle

Milch
- ☐ Kuhmilch
- ☐ Milchzucker

Ei
- ☐ Eigelb
- ☐ Eiweiß

Genussmittel
- ☐ Honig
- ☐ Kaffee
- ☐ Kakao
- ☐ Tee
- ☐ Zucker

Zahnmaterial
- ☐ Amalgam

Gewürze
- ☐ Anis
- ☐ Paprika
- ☐ Pfeffer
- ☐ Sellerie

Meerestiere
- ☐ Auster
- ☐ Garnele
- ☐ Krabbe
- ☐ Krebs
- ☐ Muschel

Chemische Substanzen
- ☐ Cyfluthrin
- ☐ Fenvalerate
- ☐ Permethrin
- ☐ Tetramethrin
- ☐ Thiomersal

Aromastoffe
- ☐ Eugenol
- ☐ Vanillin
- ☐ Zimtaldehyd

Schimmelpilze
- ☐ Aspergillus repens
- ☐ Aspergillus versicolor
- ☐ Aspergillus clavatus
- ☐ Curvularia lunata
- ☐ Fusarium moniliforme
- ☐ Mallassezia furfur (Pityriasis versicolor)
- ☐ Penicillium commune
- ☐ Saccharomyces cerevisiae
- ☐ Serpula lacrimans
- ☐ Sporothrix Schenckii

6.4.2 Nützliche Medikamente zur Allergiebehandlung

Alle in diesem Buch genannten Medikamente sollen nur als Denkanstoß gelten und deshalb nur nach Erfahrung des Therapeuten und nach genauer kinesiologischer Testung zum Einsatz kommen.
– Spenglersan® Kolloide K, T, Om Einreibung (Fa. Meckel)
– Calcium® EAP Tb. (Fa. Köhler)
– Pascallerg® Tb. (Fa. Pascoe)
– Calcium carbonicum/Cortes Quercus Amp. i.v. (Fa. Wala)
– Hautfunktionstropfen (Fa. Cosmochema)
– Galium Heel® Tr. (Fa. Heel).

Toleranztest

Man kann mit Hilfe des Toleranztests die **Verträglichkeitsgrenze einer Substanz** für den Patienten bestimmen. Das Ergebnis gibt immer Auskunft über die Verträglichkeit pro Tag. Es stehen dafür zwei unterschiedliche Vorgehensweisen zur Verfügung (Abb. 6-18).

Methode A: Materieller Test

Der Patient berührt das Atlas-Axis-Gelenk an einer Seite des Nackens (Articulatio atlantoaxialis lateralis). Auf der Testzone unterhalb des Bauchnabels wird ein wenig von der Substanz aufgelegt. Danach wird der Indikatormuskel getestet. Bleibt er **normoton**, ist die Verträglichkeitsgrenze des Patienten höher als die getestete Menge. In diesem Fall lässt

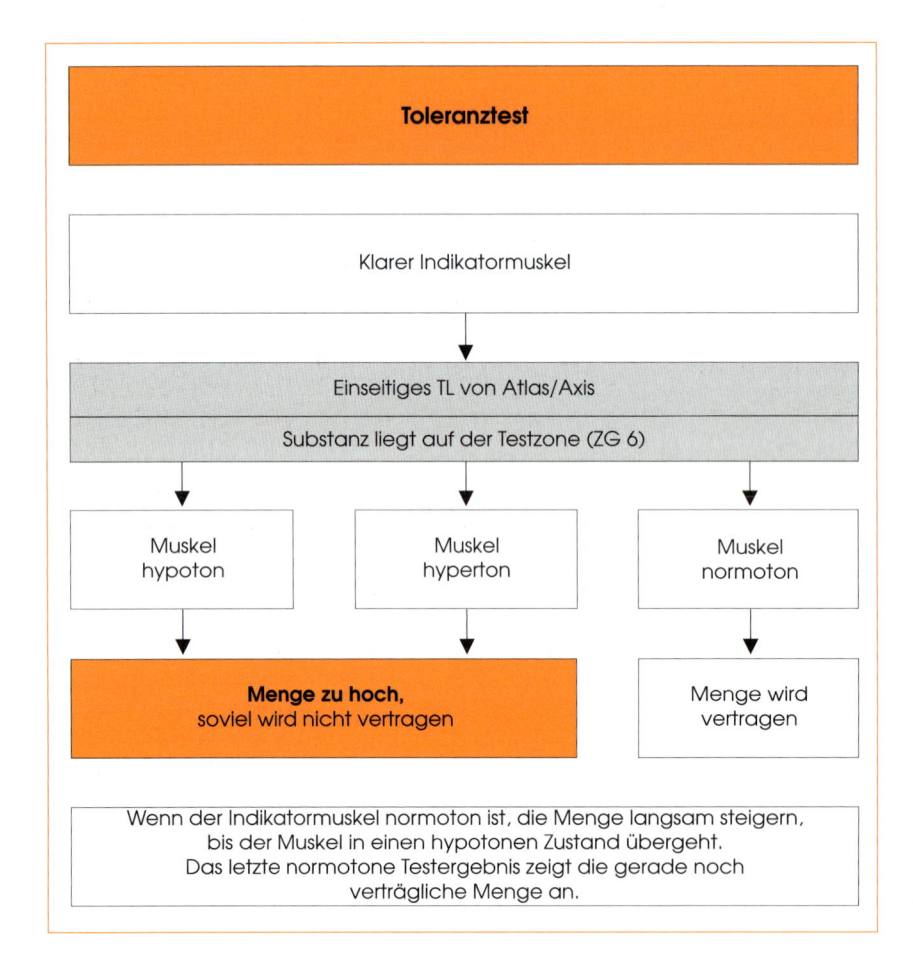

Abb. 6-18: Das Ablaufschema zum Toleranztest.

sich jetzt die Versuchsmenge erhöhen und ein erneuter Test vornehmen, so lange, bis die Menge herausgefunden wurde, die gerade noch zulässig ist. Dies ist die Verträglichkeitsgrenze. Wird der Indikatormuskel **hypo-** oder **hyperton,** so liegt die Versuchsmenge bereits über der Verträglichkeitsgrenze des Patienten. Hier gilt es, die Testmenge zu verringern und den Test so lange zu wiederholen, bis auch hier die eigentliche Verträglichkeitsgrenze gefunden wurde (Abb. 6-12).

Methode B: Verbaler Test im Ja-Nein-Modus

Der Therapeut fragt verbal den Körper des Patienten: „Kannst Du diese Menge an Substanz vertragen?" Danach wird der Indikatormuskel getestet. Bleibt er **stark** (normoton), wird weiter gefragt: „Kannst Du die zweifache (dann dreifache, vierfache usw.) Testmenge dieser Substanz vertragen?"

Dies wird solange fortgesetzt, bis der Körper „verneint", der Indikatormuskel also hypoton wird. Die größte Menge, die der Körper mit „ja" beantwortet hat, ist die persönliche Verträglichkeitsgrenze des Patienten.

Ist der Muskel **schwach,** wird gefragt: „Kannst Du drei Viertel (zwei Drittel, die Hälfte usw.) dieser Menge vertragen?"

Diese Befragung wird wieder so lange durchgeführt, bis der Körper „verneint", der Indikatormuskel also hypoton wird. Die größte Menge, die vom Körper mit „ja" beantwortet wurde, ist die persönliche Verträglichkeitsgrenze des Patienten.

6.5 Strukturelle Störungen des Bewegungsapparats

Rund 150 Millionen Mark mussten die Krankenkassen 1996 allein für die Behandlung von Rückenschmerzen bezahlen. Die klassischen Probleme wie Bandscheibenschäden und schmerzhafte Veränderungen der Wirbelsäule lassen sich oft recht erfolgreich mit kinesiologischen Techniken bessern. Das Erreichen von Beschwerdefreiheit ist nicht selten.

Folgende Aspekte sollten bei allen Beschwerden die mit Rücken- und Gelenkbeschwerden einhergehen, unter Berücksichtigung der kausalen Zusammenhänge, getestet und bei Bedarf korrigiert werden:
– Schädelknochen: Beweglichkeit
– Kiefergelenk: Beweglichkeit, Biss, Verspannung
– Becken: Beckenfehler I bis III
– Wirbelkörper: Verlagerung/Fixierung
– Koordination: Schrittkorrektur/Beckenstellreflexe
– Muskelfunktion: Spezielle Muskelarbeit.

6.5.1 Der Testeinstieg über den Struktur-Modus

Wie bereits im Kapitel 4.5 erläutert, werden mit Modi nonverbale Tests mittels bestimmter Hand- oder Fingerstellungen durchgeführt. Bei strukturellen Störungen des Bewegungsapparates ist der Struktur-Modus einzusetzen (Daumenspitze an die Zeigefingerspitze, die anderen Finger sind leicht gestreckt). Dieser Modus zeigt bei positivem Testergebnis eine strukturelle Belastung an (Abb. 6-19). Die beteiligten strukturellen Störungen werden durch weitere differenzierte Tests im Einzelnen diagnostiziert und korrigiert (Abb. 6-20).

Der Test wird durchgeführt, indem sich durch Halten des Struktur-Modus und bei gleichzeitigem Testen des Indikatormuskels die akute Testreaktion zeigt (s. Abb. 6-19). Bleibt der Indikator in einem normotonen Zustand, so liegt momentan keine akute strukturelle Belastung mit Behandlungspriorität vor.

6.5.2 Nützliche Medikamente zur unterstützenden Behandlung

Die genannten Medikamente sollen nur als Denkanstoß gelten und deshalb nur nach bei entsprechender Erfahrung des Therapeuten und nach Durchführung genauer kinesiologischer Tests zum Einsatz kommen.

Rheuma Wirbelsäule Gelenke	Araniforce-forte® Chiroplexan® H Phytodolor® Restructa forte Cefarheumin®	Cefarheumin® S Metaossylen® Girheulit® H Arthrifid® S Steirocall®

92 Tests gesundheitlicher Störungen

Strukturelle Störungen

Klarer Indikatormuskel

↓

Halten des Struktur-Modus

↓

| Muskel hypoton | Muskel hyperton | Muskel normoton |

Muskel hypoton / Muskel hyperton → **Strukturelle Störung**

Muskel normoton → keine Störung

Prüfe folgende Störungen:
- kranio-sakral
- Kiefergelenk
- Beckenfehler
- Wirbelkörper
- Ileozökalklappe
- Hiatushernie
- Haltung
- Stoßdämpfer

↓

spezifische Korrektur

Struktur-Modus

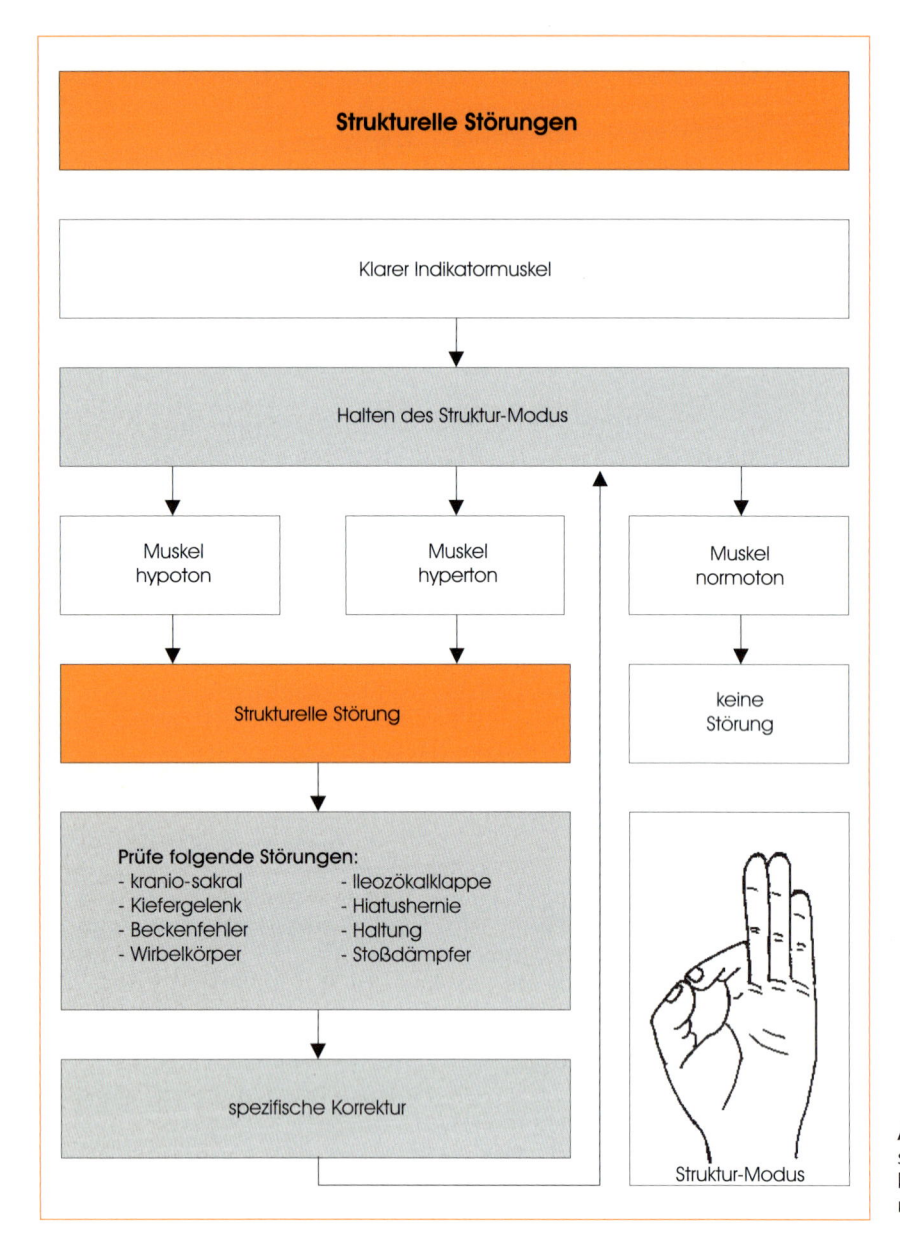

Abb. 6-19: Das Ablaufschema zum Testeinstieg bei strukturellen Problemen.

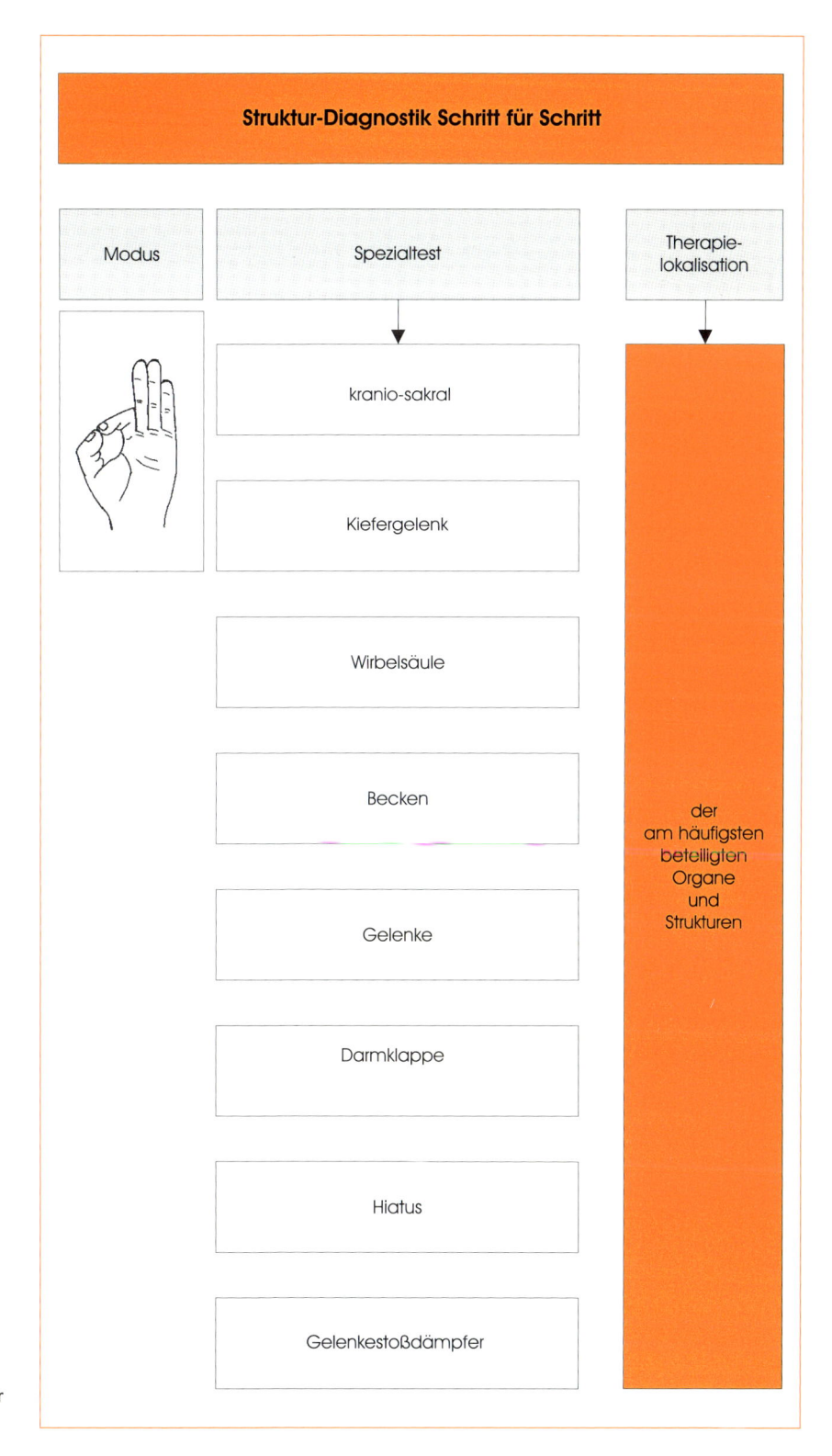

Strukturelle Störungen des Bewegungsapparats

Struktur-Diagnostik Schritt für Schritt

Modus	Spezialtest	Therapie-lokalisation
	kranio-sakral	der am häufigsten beteiligten Organe und Strukturen
	Kiefergelenk	
	Wirbelsäule	
	Becken	
	Gelenke	
	Darmklappe	
	Hiatus	
	Gelenkestoßdämpfer	

Abb. 6-20: Das Ablaufschema zum Auffinden der beteiligten Strukturen.

6.6 Krankheitserreger

Bei unzähligen Krankheitsbildern können Krankheitserreger als Ursache in Frage kommen. Mit Hilfe der Kinesiologie lässt sich schnell der pathologische Zusammenhang austesten und eine geeignete wirkungsvolle Therapie finden.

Differenzierung des Vorgehens bei blockierter bzw. offener Regulation

Wie bei allen diagnostischen Tests muss wieder das Vorgehen bei „blockierter Regulation" und „offener Regulation" unterschieden werden.

Wenn der Patient „blockiert ist", liegt bei den folgenden Tests die Hand des Patienten mit überstreckten Fingern auf dem Bauch des Patienten exakt über dem Bauchnabel. Wenn der Patient eine „offene Regulation" hat, so werden die nachfolgenden Tests ohne der Hand auf dem Bauchnabel durchgeführt (Abb. 6-21).

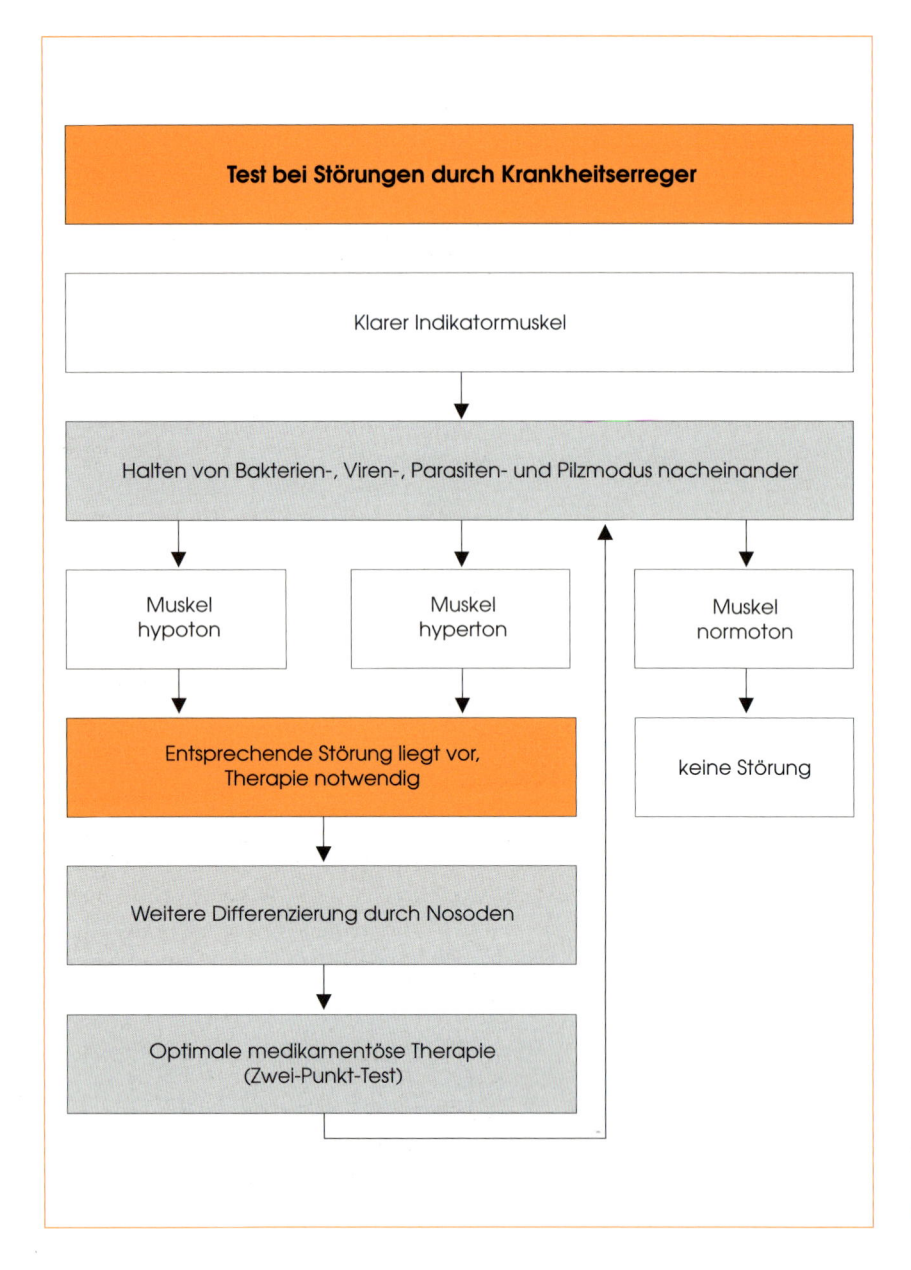

Abb. 6-21: Das Ablaufschema zum Test bei Störungen durch Krankheitserreger.

6.6.1 Tests mittels spezieller Modi

Zum Testeinstieg können die folgenden vier Modi verwendet werden:
- Bakterien-Modus
- Viren-Modus
- Parasiten-Modus
- Pilz-Modus.

Die Hand des Therapeuten, die den Modus hält, berührt den Körper des Patienten. Der verwendete Modus zeigt das jeweilige Problem an, wenn beim gleichzeitigen Muskeltest der Indikatormuskel eine hypotone (Indikatormuskel schwach) oder eine hypertone (Indikatormuskel überstark) Testreaktion aufzeigt.

Bleibt der Indikatormuskel normoton, liegt momentan kein dem Modus entsprechendes Problem mit Priorität vor.

Bakterien-Modus

Die Daumen- und Mittelfingerspitze berühren sich. Die anderen Finger sind in die Handfläche eingelegt. Die Zeigefingerspitze liegt an der Daumenbasis (Abb. 6-22).

Dieser Modus zeigt die Belastung durch Bakterien an. Zur weiteren Differenzierung können z. B. folgende **Nosoden** Verwendung finden:

– Nos. Streptococcus viridans	→	A29 Herd oder systemische Infektion
– Nos. Streptococcus haemolyticus	→	A30 Herd oder systemische Infektion
– Nos. Staphylococcus aureus	→	A26 Herd oder systemische Infektion
– Nos. Pseudomonas	→	S3 Herd oder systemische Infektion
– Nos. Pneumococcinum	→	C3 Herd oder systemische Infektion
– Nos. Bronchopneumonie bovinum	→	TR17 chronischer Lungenherd
– Nos. Pneumococcinum	→	C3 chronischer Lungenherd

Viren-Modus

Die Daumen- und Mittelfingerspitzen berühren sich. Die Zeigefingerspitze liegt am Daumenendgelenk. Die anderen Finger sind in die Handfläche eingelegt (Abb. 6-23).

Dieser Modus zeigt die Belastung durch Viren an. Zur weiteren Differenzierung können z. B. folgende **Nosoden** Verwendung finden:

– Nos. Hepatitis	→	F7 chronische Hepatitis
– Nos. Infektiöse Mononukleose	→	F9 Epstein-Barr-Virus
– Nos. Herpes simplex	→	Da32 Herpes simplex
– Nos. Herpes zoster	→	TR137 Herpes zoster
– Nos. Epstein-Barr	→	TR129 chronisches Müdigkeitssyndrom
– Nos. Pfeiffersches Drüsenfieber	→	F9 Mononukleose

Parasiten-Modus

Der Zeige-, Mittel- und Ringfinger sind in die Handfläche eingelegt. Die Daumen- und Kleinfingerspitze berühren sich darüber (Abb. 6-24).

Dieser Modus zeigt die Belastung durch Parasiten an. Zur weiteren Differenzierung können z. B. folgende **Nosoden** Verwendung finden:

– Nos. Strong	→	B7 Shigellen
– Nos. Toxoplasmose	→	DA9 Toxoplasmose
– Nos. Amoeben	→	B41 Amöben
– Nos. Ascariden	→	B13 Spulwürmer
– Nos. Salmonella	→	B13 Salmonellen
– Nos. Salmonella typhi	→	TR135 Typhus
– Nos. Taenia	→	B14 Bandwurm
– Nos. Intestinale Lamblien	→	B15 Lambliasis
– Nos. Campylobacter	→	TR18 Magen-Geschwüre
– Nos. Klebsiella Pneum	→	TR53 Klebsiellen

96 Tests gesundheitlicher Störungen

Bakterien-Diagnostik Schritt für Schritt

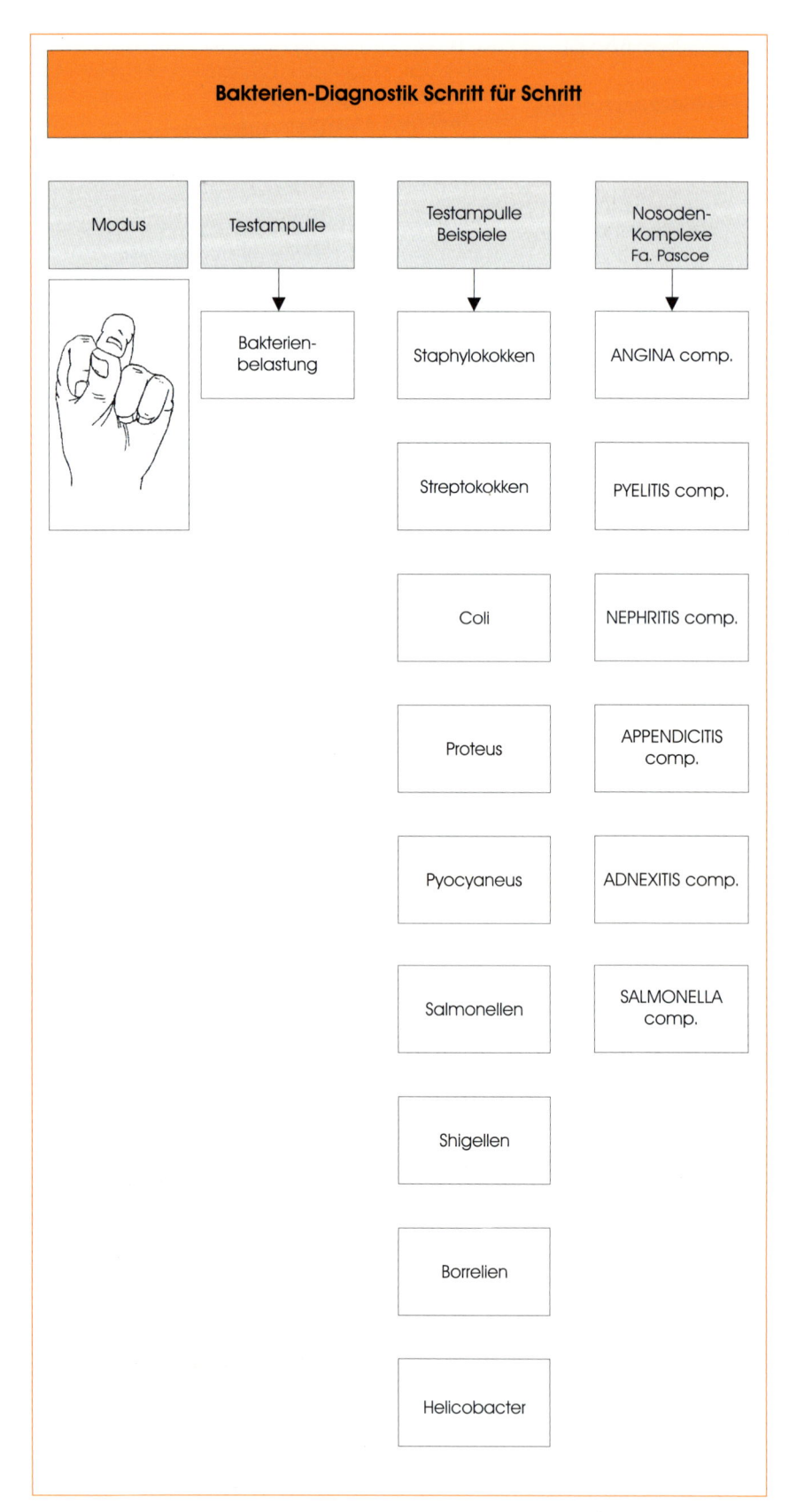

Modus	Testampulle	Testampulle Beispiele	Nosoden-Komplexe Fa. Pascoe
	Bakterien-belastung	Staphylokokken	ANGINA comp.
		Streptokokken	PYELITIS comp.
		Coli	NEPHRITIS comp.
		Proteus	APPENDICITIS comp.
		Pyocyaneus	ADNEXITIS comp.
		Salmonellen	SALMONELLA comp.
		Shigellen	
		Borrelien	
		Helicobacter	

Abb. 6-22: Bakterien-Diagnostik.

Krankheitserreger

Viren-Diagnostik Schritt für Schritt

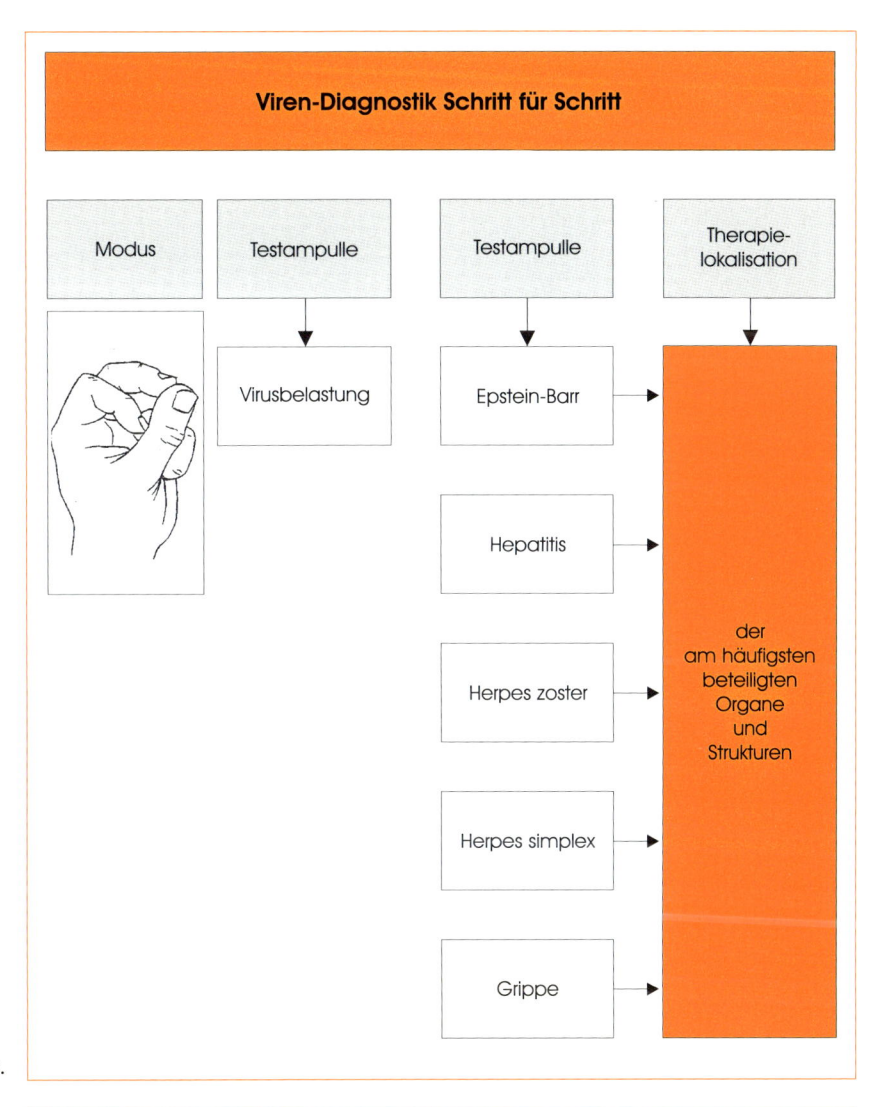

Modus	Testampulle	Testampulle	Therapie-lokalisation
(Hand)	Virusbelastung	Epstein-Barr	der am häufigsten beteiligten Organe und Strukturen
		Hepatitis	
		Herpes zoster	
		Herpes simplex	
		Grippe	

Abb. 6-23: Viren-Diagnostik.

Parasiten-Diagnostik Schritt für Schritt

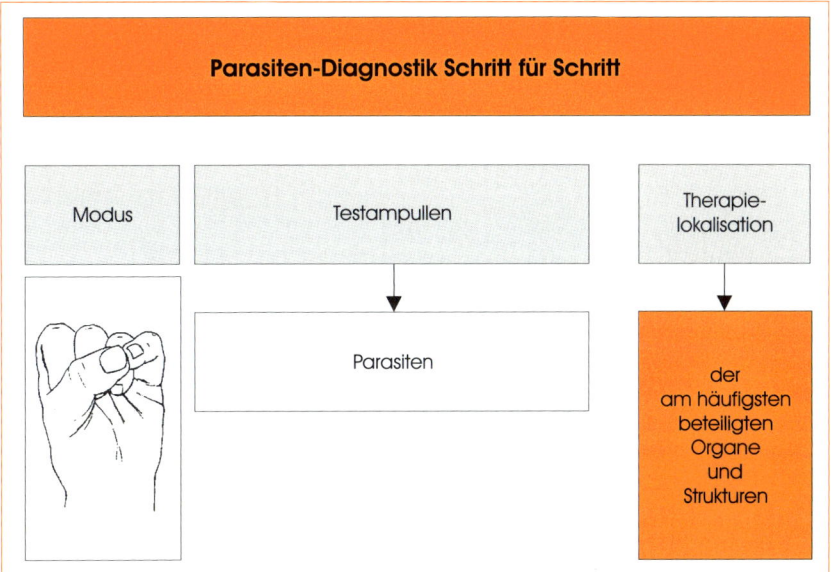

Modus	Testampullen	Therapie-lokalisation
(Hand)	Parasiten	der am häufigsten beteiligten Organe und Strukturen

Abb. 6-24: Parasiten-Diagnostik.

Pilz-Modus

Der Zeige-, Mittel- und kleiner Finger sind in die Handfläche eingelegt. Der Ringfinger und der Daumen liegen über dem Zeige- und Mittelfinger und berühren sich an den Spitzen (Abb. 6-25).

Dieser Modus zeigt die Belastung durch Pilze. Zur weiteren Differenzierung können z. B. folgende **Nosoden** Verwendung finden:

– Nos. Aflatoxinum	→	A37 Aflatoxin
– Nos. Monilia albicans	→	N20 Candida
– Nos. Aspergiller	→	A15 Aspergillus niger

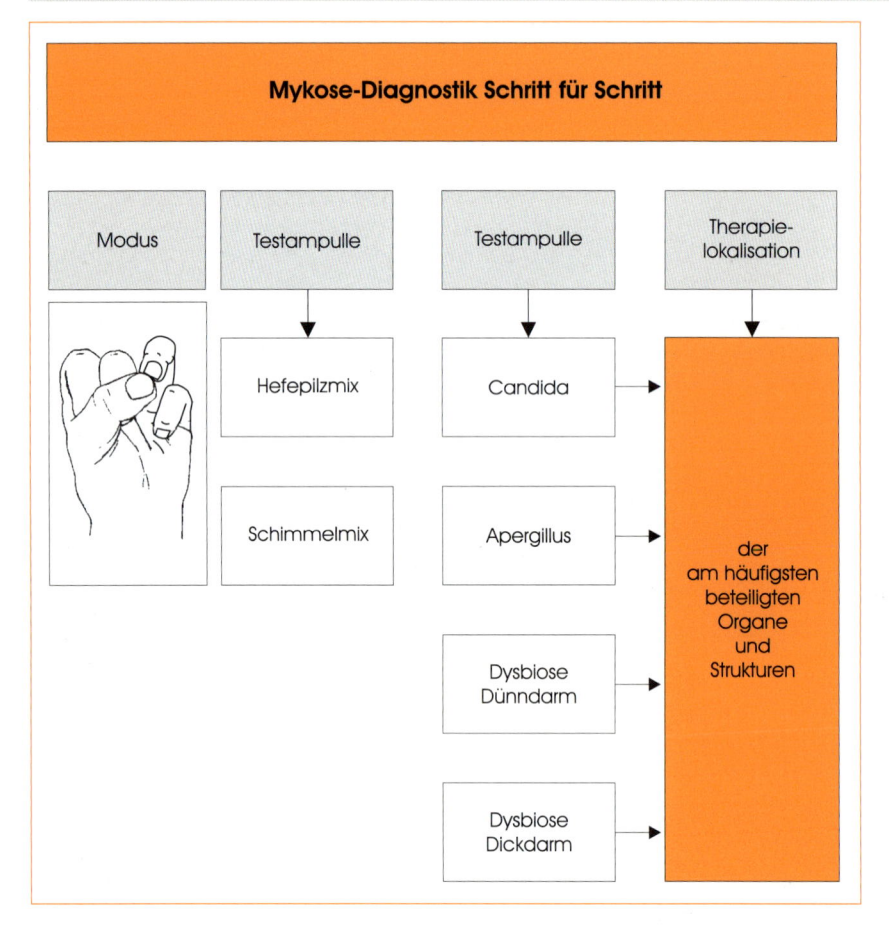

Mykose-Diagnostik Schritt für Schritt

Modus	Testampulle	Testampulle	Therapie-lokalisation
	Hefepilzmix	Candida	der am häufigsten beteiligten Organe und Strukturen
	Schimmelmix	Apergillus	
		Dysbiose Dünndarm	
		Dysbiose Dickdarm	

Abb. 6-25: Pilz-Diagnostik.

6.6.2 Test mittels Nosoden

Hier werden die zu testenden Substanzen auf den Körper des Patienten gelegt. Kommt es bei der gleichzeitigen Indikatormuskeltestung zu einer hypotonen (Indikatormuskel schwach) oder zu einer hypertonen (Indikatormuskel überstark) Muskelreaktion, so kann von einem der Nosode entsprechenden Krankheitsgeschehen ausgegangen werden. Über das Testen der Einzelpotenz aus der Nosodenbox lässt sich die Intensität des Krankheitsprozesses ablesen. Je akuter der Krankheitsprozess ist, um so niedriger ist die Potenz der Nosode (z. B. D30 bei chronischer und D4 bei akuter Krankheitsintensität).

Geeignete Medikamente zur Therapie von Beschwerden durch Krankheitserreger werden durch die anschließenden Arzneimitteltets identifiziert und eingesetzt.

- Medikamente bei **bakteriellen** Infektionen:
    – Echinacea 160 Nestmann
    – Angocin®
    – Cefasept®
    – Spenglersan® Kolloide
    – Notakehl®
    – Utilin®
    – Utilin S®

- Medikamente bei **Virusinfektionen:**
  - Wobemucos®
  - Wobenzym®
  - FMS Drosera (bei Viroide)
  - FMS Crotalus
  - FMS Elaps
  - Quentakehl®
  - Molekular-Therapie nach Prof. Koch
- Medikamente bei **Parasiten:**
  - Schwarze Walnuss Tct.
  - Nelkenextrakt
  - A. P. Formula
- Medikamente bei **Mykosen:**
  - FMS Bufo
  - Albicansan®
  - Fortakehl®
  - Exmykehl®
  - Mucan spag. Pekana®
  - Propolis D2 Hanosan®

Alle genannten Medikamente sollten nur nach der Erfahrung des Therapeuten und nach Test zum Einsatz kommen. Dann ist eine erfolgreiche Therapie möglich.

6.7 Geopathie-Belastungen

Der Ausdruck Geopathie wurde von dem deutschen Geologieprofessor J. Walther, geprägt. Er bezeichnete damit die von unterirdischen Wasserläufen ausgehende pathogene Wirkung so genannter Erdstrahlen und ihrer Reizzonen. Heutzutage ist die Geopathie ein in der Erfahrungsheilkunde anerkannter Faktor der Pathogenese.

Es werden zwei Hauptursachen von Störungen unterschieden: Strahlungen aus dem **Erdmagnetfeld,** wie z. B. Erdstrahlen und Wasseradern, die also eine natürliche Ursache haben sowie so genannte **elektromagnetische Felder,** die überall dort entstehen, wo Strom fließt, im Allgemeinen als Elektrosmog bezeichnet.

Bei jedem chronischen Krankheitszustand findet man als Teilursache Störungen des Lebensbereichs. Besonders während der Schlafphase ist der menschliche Körper besonders gefährdet. Daher ist die Berücksichtigung dieses Faktors für einen optimalen Heilungsverlauf unerläßlich.

6.7.1 Regulationsstörungen durch Erdstrahlen und Wasseradern

Die Vermutung, dass vom Erdboden Einflüsse auf die Gesundheit ausgehen, ist so alt wie die Menschheitsgeschichte. Von den Chinesen wird behauptet, dass sie schon einige tausend Jahre vor Christus diese Einflüsse gekannt und beim Hausbau berücksichtigt haben. Im alten China war es üblich, dass man bei der Planung eines neuen Hauses für die Standortbestimmung einen Feng-Shui-Meister hinzuzog. Er sorgte dafür, dass nicht auf Wasserläufen oder Erdverwerfungen gebaut wurde. Auch alle Baumeister der großen Dome des Mittelalters hatten Kenntnis von den schädlichen Einflüssen solcher erdmagnetischer Strahlungen, was neuere Forschungen zwischenzeitlich belegen konnten.

Im letzten Jahrhundert hat besonders der britische Arzt De Haviland versucht, einen statistischen Zusammenhang zwischen geologischen Faktoren des Untergrunds und Krebsvorkommen in der Bevölkerung nachzuweisen.

Außer den bisher bekannten Wasseradern, Erdverwerfungen und Metalladern werden heute auch das Globalgitternetz und das Diagonalnetz als schädliche Ursache ausgemacht.

Das **Globalgitternetz** verläuft in den Haupthimmelsrichtungen, also Nord-Süd, Ost-West. Es wird auch als Hartmann-Netz bezeichnet.

Das **Diagonalnetz** bezieht sich auf die Zwischenhimmelsrichtungen. Es verläuft damit im Winkel von 45° zum Globalgitternetz. Man bezeichnet es auch als Curry-Netz (nach Dr. Curry).

Wasserführungen, Verwerfungen, Metalladern, Gitternetze lassen sich unter dem Oberbegriff „Erdstrahlen" zusammenfassen. Die von derartigen Reizzonen ausgehende natürliche Strahlung (Mikrowellenstrahlung) hat die Eigenschaft, biologische Systeme (Menschen, Tiere, Pflanzen) zu beeinflussen.

Ergebnisse aus Forschung und Beobachtung

- Dr. Curry hat festgestellt, dass die **Blutsenkungsreaktion** vom Ort der Aufstellung abhängt. Vom Blut desselben Probanden gab es einmal eine normale Senkung bis hin zur Koagulation. Die beschleunigte Senkung trat auf über einer Reizzone oder einem Kreuzungspunkt von Reizzonen. Die normale Reaktion wurde beobachtet über einer neutralen Zone.
- Ein **EKG** zeigt unterschiedliche Ergebnisse, je nachdem ob der Patient auf einer Reizzone oder einer neutralen Zone untersucht wird. Hier dürfte auch eine besondere Sensibilität der zu untersuchenden Person eine Rolle spielen.
- Aus den Untersuchungen des deutschen Baubiologen Prof. Lotz geht hervor, dass sich der **Hautwiderstand** bei bestimmten geophysikalischen Verhältnissen, z. B. über Wasserläufen signifikant verändert. Aufgrund dieser Messungen kann man

zwischen belastenden und nicht-belastenden Arealen unterscheiden.
- Die meisten Bakterienkulturen gedeihen bei sonst gleichen Voraussetzungen unterschiedlich, je nachdem ob sie auf Reizzonen oder neutralen Arealen stehen.

Symptome

Folgende Symptome können als Hinweise auf eine Belastung durch Erdstrahlen beim Menschen auftreten:
– Schlafstörungen
– Verschlimmerung sonstiger Symptome im Bett
– Unwohlsein am Morgen, Besserung im Verlauf des Tages
– Gesichtsfarbe grau, fahl
– Alkoholabhängigkeit
– multiple Beschwerden
– Therapieresistenz
– negative Gedanken.

Die oben aufgeführten Symptome können natürlich auch andere Ursachen haben. Mit Hilfe der Kinesiologie lässt sich jedoch klären, ob diese Symptome Ausdruck einer Regulationsstörung durch Reizzonen sind oder ob andere Faktoren als Ursachen in Frage kommen.

6.7.2 Störungen durch elektromagnetische Felder

Der physikalische Begriff „elektromagnetische Felder" beziehungsweise „Wellen" umfasst nicht nur nieder- und hochfrequente Felder und Lichtquellen, sondern auch die Röntgen-, Gamma- und kosmischen Strahlen.

Die meisten Erzeuger, Überträger und Verbraucher elektrischer Energie bauen in ihrer Umgebung elektrische und magnetische Streufelder auf. Sie enthalten Anteile der Versorgungsfrequenz und deren Oberwellen. Diese Versorgungsnetze sind mit 50 Hz (Europa) und 60 Hz (USA), aber auch mit 16 2/3 Hz (Bundesbahn) und 200 Hz (Flugzeuge) von Bedeutung.

Symptome

Folgende Symptome, die durch Einwirken elektrischer und magnetischer Felder auftreten können, sind bekannt und treten bei Menschen, die in einer Reizzone leben, häufiger auf:

– unspezifisches Unwohlsein
– Desorientierung, zeitlich und räumlich
– schnelle Ermüdbarkeit
– Konzentrationsmangel
– Leistungsschwäche
– Gedächtnisschwäche
– Nervosität
– Schlafstörungen
– erhöhte Infektanfälligkeit
– Grauer Star (Linsentrübung)
– Tinnitus
– Unfruchtbarkeit
– Atembeschwerden
– Hautausschläge.

Die oben genannten unspezifischen Symptome können auch andere Ursachen haben. Deshalb muss eine sorgfältige kinesiologische Testung zur Differenzierung durchgeführt werden.

6.7.3 Möglichkeiten der kinesiologischen Geopathie-Testung

Wie bei allen diagnostischen Tests muss beim Vorgehen nach blockierter Regulation und offener Regulation unterschieden werden.

Differenzierung des Vorgehens nach Art der Blockierung

Wenn der Patient „blockiert" ist, liegt bei den nachfolgenden Tests die Hand des Patienten oder Therapeuten mit überstreckten Fingern exakt über dem Bauchnabel auf dem Bauch des Patienten. Hat der Patient eine offene Regulation, dann werden die nachfolgenden Tests ohne der Hand auf dem Bauchnabel durchgeführt.

Geopathie-Modus

Dieser Modus zeigt die globale Belastung durch Erdstrahlen, Wasseradern und/oder Elektro-Stress an.

Der Geopathie-Modus wird folgendermaßen gehalten: Mittelfingerspitze und Kleinfingerspitze werden an die Daumenspitze gelegt. Die anderen Finger bleiben leicht gestreckt (Abb. 6-26).

Bei gleichzeitigem Test des Indikatormuskels zeigt sich die akute Geopathie-Belastung durch eine hypotone (Indikatormuskel schwach) oder durch eine hypertone (Indikatormuskel überstark) Testreaktion. Bleibt der Indikator in einem normotonen Zustand, so liegt keine akute Geopathie-Belastung vor (Abb. 6-27).

Geopathie-Diagnostik Schritt für Schritt

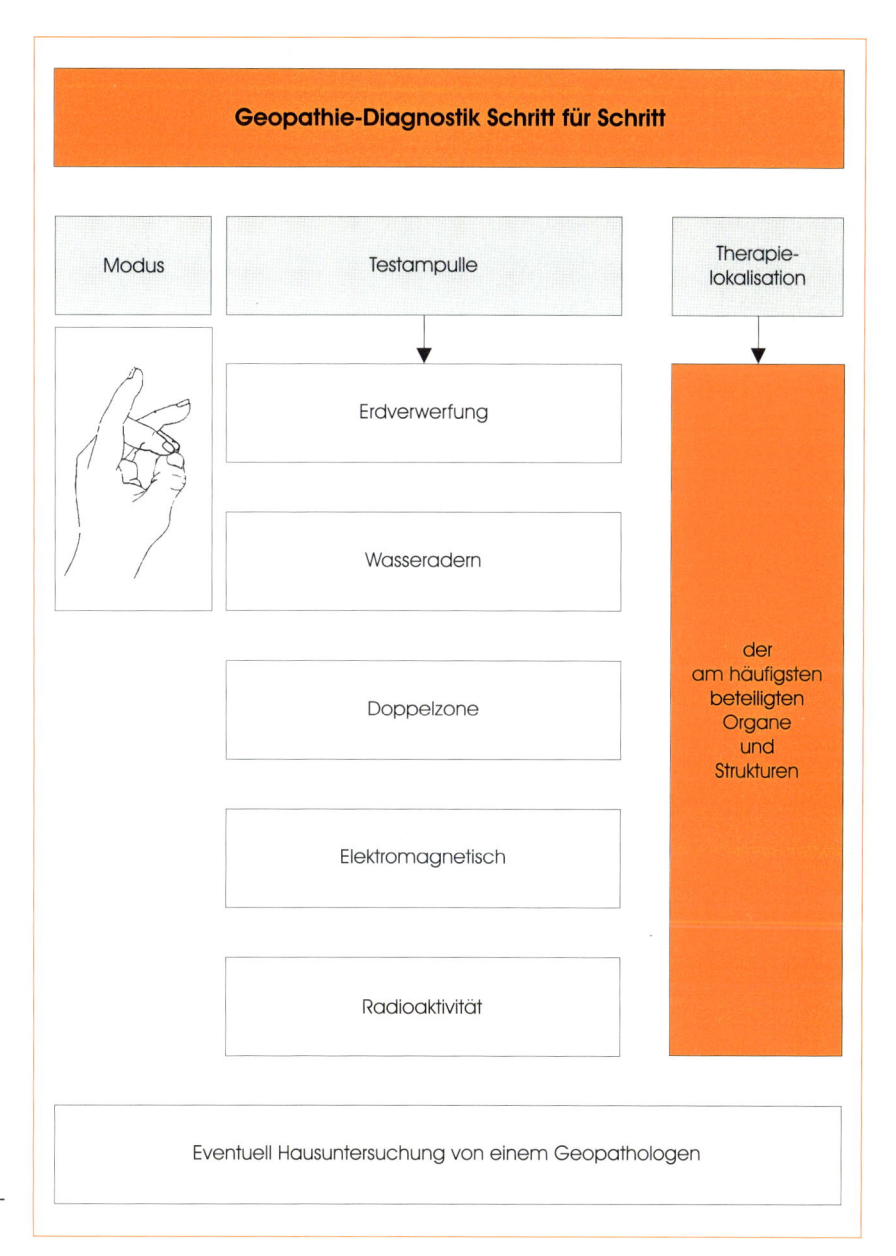

Modus	Testampulle	Therapie-lokalisation
	Erdverwerfung	
	Wasseradern	der am häufigsten beteiligten Organe und Strukturen
	Doppelzone	
	Elektromagnetisch	
	Radioaktivität	

Eventuell Hausuntersuchung von einem Geopathologen

Abb. 6-26: Geopathie-Diagnostik.

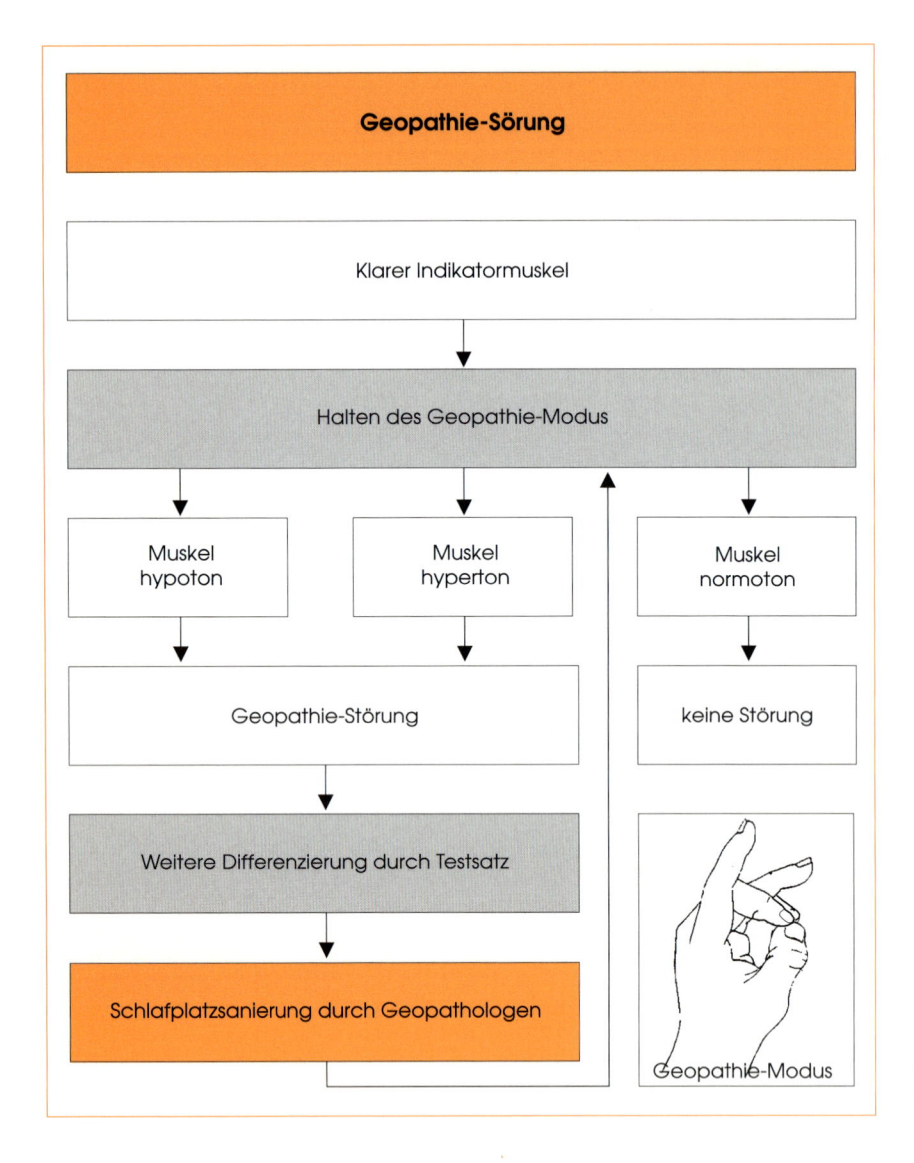

```
┌─────────────────────────────────────────────────┐
│          Geopathie-Sörung                       │
├─────────────────────────────────────────────────┤
│                                                 │
│         Klarer Indikatormuskel                  │
│                    ↓                            │
│         Halten des Geopathie-Modus              │
│           ↓         ↓          ↓                │
│        Muskel    Muskel     Muskel              │
│        hypoton   hyperton   normoton            │
│           ↓         ↓          ↓                │
│        Geopathie-Störung    keine Störung       │
│                    ↓                            │
│      Weitere Differenzierung durch Testsatz     │
│                    ↓                            │
│     Schlafplatzsanierung durch Geopathologen    │
│                                                 │
│                           Geopathie-Modus       │
└─────────────────────────────────────────────────┘
```

Abb. 6-27: Das Ablaufschema zum Test einer Geopathie-Störung.

Testsatz Geopathie

Bei dem Testsatz von der Fa. Vega werden spezielle Testsubstanzen zu der Identifizierung der unterschiedlichen Geopathiestörungen verwendet. Der Therapeut legt das jeweilige Teströhrchen auf den Bauch des Patienten und testet gleichzeitig den Indikatormuskel. Kommt es beim Muskeltest wieder zu einer abweichenden Muskelreaktion, so liegt eine entsprechende Geopathie-Belastung vor. Die Testsubstanz gibt dann Auskunft über die Art und Ursache der Störung.

Da die Sanierung von Schlafplatz und Lebensbereich beim Vorliegen einer Geopathie-Störung ein sehr umfangreiches Wissen und viel Erfahrung voraussetzt, empfiehlt man dem Patienten die Hinzuziehung eines Geopathologen, Rutengängers oder eines Baubiologen.

7 Korrekturen gesundheitlicher Störungen

Strukturelle Korrekturen 104

Ökologische Korrekturen 132

Emotionskorrekturen 150

Energetische Korrekturen 168

Reaktive Korrekturen 196

Therapeutische Modi

Struktur — Ökologie — Emotion

Energetik — Reaktiv

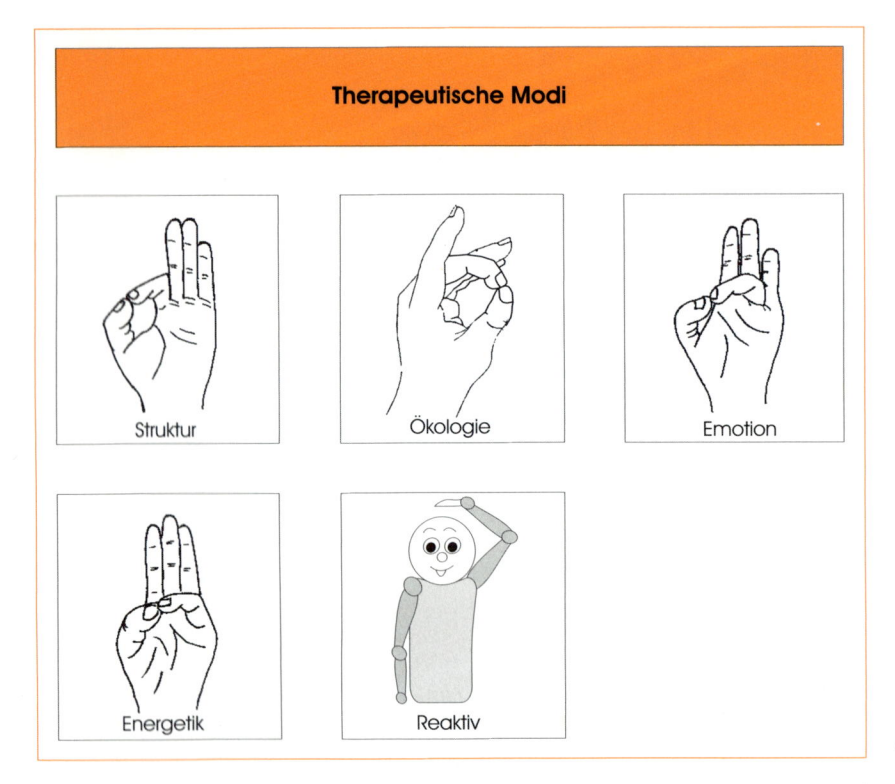

Abb. 7-1: Therapiemodi.

Die einzelnen Korrekturschritte werden wie folgt durchgeführt: Dabei werden alle Korrekturschritte nach festgestellter Priorität durchgeführt.

1. Testen der Therapie-Modi (Abb. 7-1) bis zur ersten feststellbaren Indikatormuskelveränderung (Struktur-, Ökologie-, Emotions-, Energetik- und Reaktiver Modus). Dies zeigt dann das Spektrum aller möglichen Behandlungen auf.
2. Durch die verbale Testung wird die individuelle Korrekturmaßnahme herausgefunden und durch spezifische Einstiegstests bestätigt. Es ist darauf zu achten, die vorbestimmte Reihenfolge einzuhalten.
3. Grobtest, Feintest, Korrektur werden so lange durchgeführt, bis kein weiterer therapeutischer Modus angezeigt wird.

7.1 Strukturelle Korrekturen

7.1.1 Spezielle Muskelarbeit

Aufgrund der Vielfalt von Muskeltests und Korrekturschritten sind alle wichtigen Informationen hierzu gesondert in Kapitel 8 zusammengefasst. In der Praxis hat es sich häufig bewährt, bei unterschiedlichen strukturellen Störungen auch die beteiligten Muskeln zu überprüfen und bei Bedarf zu korrigieren (Abb. 7-2). Damit werden andere strukturelle Korrekturen, z.B. Wirbelsäulenreponierungen noch wirksamer.

7.1.2 Wirbelkörperverlagerung

Ein Wirbel, der aus seiner ursprünglichen Position verlagert ist und nicht mehr durch die Funktion der Muskeln und Bänder an seinen Platz zurückgebracht wird, kann vielseitige Störungen im Organismus (s. Tab. 7-1) verursachen. Er kann in verschiedene Richtungen verlagert und blockiert sein: Nach vorne, nach hinten, zur Seite nach links verdreht, nach rechts verdreht usw.

Die möglichen Symptome und Organkorrespondenzen bei Wirbelkörperverlagerung sind der Tabelle 7-1 zu entnehmen.

Test

- **Therapielokalisation** der Dornfortsätze der einzelnen Wirbel und gleichzeitiges Testen eines normotonen Indikatormuskels. Hier eignen sich besonders die Unterschenkelflexoren.
- Wenn jetzt beim erneuten Überprüfen des Indikatormuskels eine hypotone oder hypertone Testreaktion auftritt, liegt ein verlagerter Wirbel vor.
- Wenn der Indikatormuskel jedoch normoton bleibt, ist an dem betreffenden Wirbel keine Korrektur notwendig.
- Durch den Zwei-Punkt-Test findet man die **Atem-**

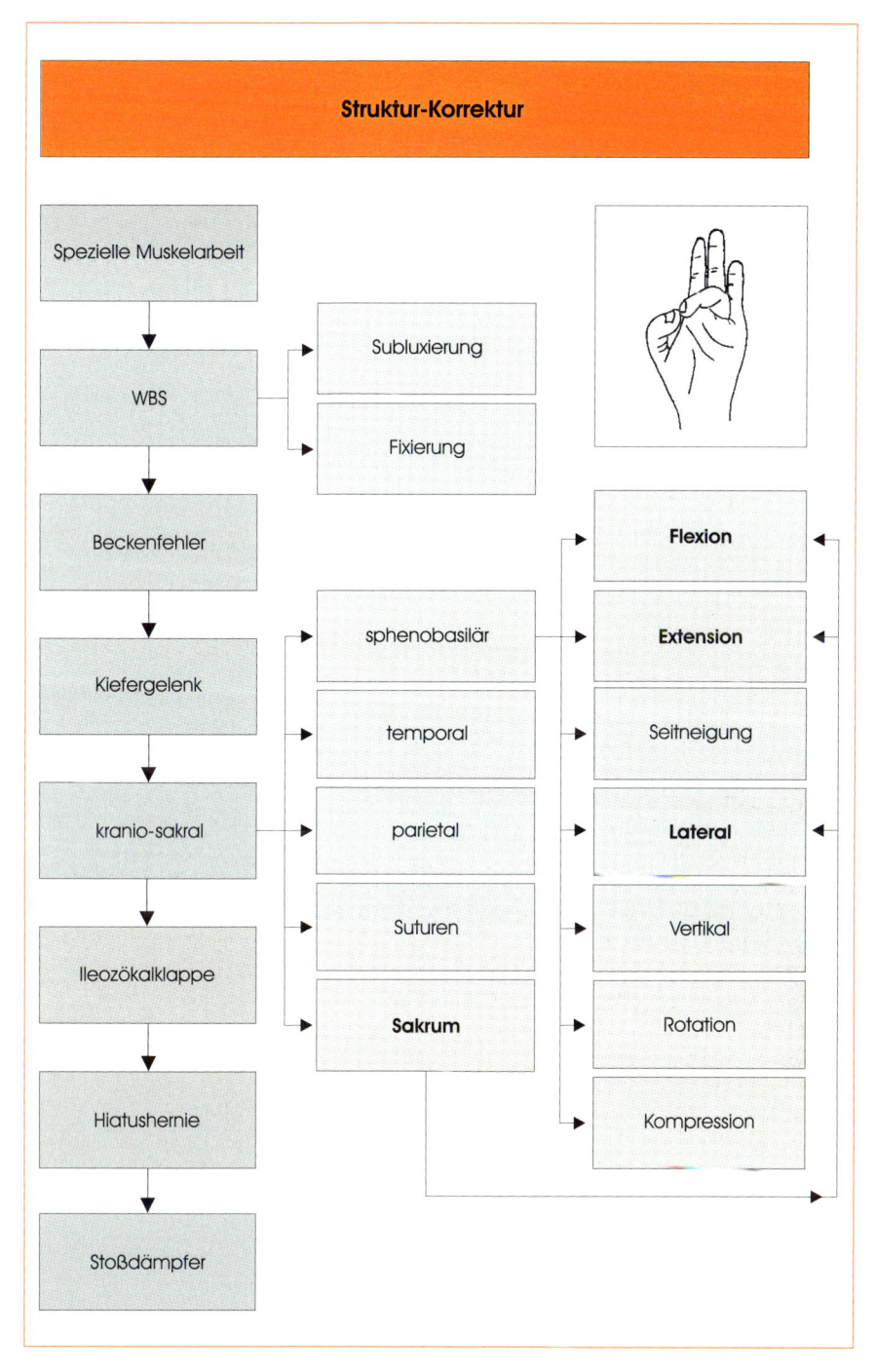

Abb. 7-2: Übersicht über die strukturellen Korrekturen.

phase, die den Indikatormuskel wieder stärkt. Zum Beispiel kann über das Therapielokalisieren des 5. Lendenwirbels eine Indikatormuskelveränderung herbeigeführt werden und gleichzeitiges Einatmen oder Ausatmen den Testmuskel wieder in einen normotonen Zustand bringen. Damit wird die stärkende Atemphase gefunden.
- Die Korrekturrichtung bestimmt man mit **Challenging.** Hierbei wird ein normotoner Indikatormuskel hypoton beim Challenging des Wirbels nach rechts oder links. Man drückt kurz den Dornfortsatz in eine der möglichen Verlagerungspositionen, läßt wieder los und testet danach sofort den Indikatormuskel. Durch das sanfte Drücken und anschließende Loslassen springt der Wirbelkörper noch mehr in die Fehlstellung und bringt den normotonen Indikatormuskel in einen hypotonen Zustand.

Tab. 7-1: Wirbelkörper: Mögliche Organkorrespondenzen und Symptome.

Wirbelkörper	Mögliche Organwirkung
C_1	Hypophyse, Gehirn, Kopfschmerzen, Schlafstörungen, Krämpfe, Epilepsie, Schwindel, Gesicht
C_2	Auge, Nebenhöhlen, Gehörstörungen, Zunge, Gesicht
C_3	Gesicht, Zähne, Akne
C_4	Zähne, Akne, Trigeminusnerv, Nase, Hypophyse, Gehirn, Kopfschmerzen, Schlafstörungen, Gesicht, Polypen, Ohren
C_5	Polypen, Ohren, Speiseröhre, Heiserkeit
C_6	Mandeln, Nacken, Arm, Schulter, Ellenbogen
C_7	Schulter, Ellenbogen, Schilddrüse, Mandeln, Herz
TH_1	Unterarm, Hand, Finger, Asthma, Herz
TH_2	Herz, Herzklopfen, Unterarm, Hand, Finger
TH_3	Bronchien, Lungen, Gürtelrose, Herz
TH_4	Milz, Gürtelrose, Zähne, Akne, Herz, Bronchien, Lungen
TH_5	Anämie, Leber, Magen
TH_6	Magen, Sodbrennen, Milz
TH_7	Duodenum, Pankreas, Diabetes, Milz, Magen
TH_8	Zwerchfell, Galle, Milz, Anämie, Magen
TH_9	Nebennieren, Nieren, Müdigkeit, Allergie, Duodenum, Pankreas
TH_{10}	Harnwege, Ekzem, Nebennieren, Nieren, Dickdarm, Verstopfung, Blase, Sexualorgane, Bettnässen, Knieschmerzen
TH_{11} TH_{12}	Dünndarm, Koliken, Lymphdrüsen, Rheuma, Harnwege, Dickdarm, Verstopfung, Blase, Sexualorgane, Bettnässen, Knieschmerzen
L_1	Dickdarm, Verstopfung, Diarrhö, Dünndarm, Koliken, Mastdarm
L_2	Blinddarm, Krämpfe im Unterbauch, Dickdarm, Verstopfung, Mastdarm, Anus
L_3 L_4	Blase, Sexualorgane, Bettnässen, Knieschmerzen, Impotenz, Hoden, Mastdarm, Lumbago-Ischias, Nebennieren, Anus, Vorsteherdrüse
L_5	Mastdarm, Beine, Füße, Stauungen, Krämpfe, Anus, Vorsteherdrüse
S_1	Anus, Unterleibskrankheiten, Hoden
$S_{2,3,4}$	Hoden, Unterleibskrankheiten
S_5	Vorsteherdrüse, Hoden
Steißbein	Hämorrhoiden

> Nie bei Entzündungen im Bereich des Wirbels korrigieren und nur bei eindeutigen Ergebnissen durch das Challenging eine Korrektur durchführen.

Korrektur

Man übt auf den Wirbel sanften Druck aus, in die Richtung, die durch das Challenging gefunden wurde, jeweils in der stärkenden Atemphase, die beim Therapielokalisieren des Wirbels den Indikatormuskel stärkte (Abb. 7-3).

7.1.3 Wirbelkörperfixierungen

Als Fixierung werden zwei benachbarte Wirbel bezeichnet, die sich durch Blockierung als eine Einheit unabhängig von den benachbarten Wirbelkörpern bewegen. Im Gegensatz dazu stellen verlagerte Wirbel Subluxationen dar, die im Verhältnis zu den Wirbeln über und unter ihm aus ihrer normalen Position verschoben sind.

> Wirbelkörperfixierungen reagieren nicht auf Therapielokalisation, sondern nur auf Challenge.

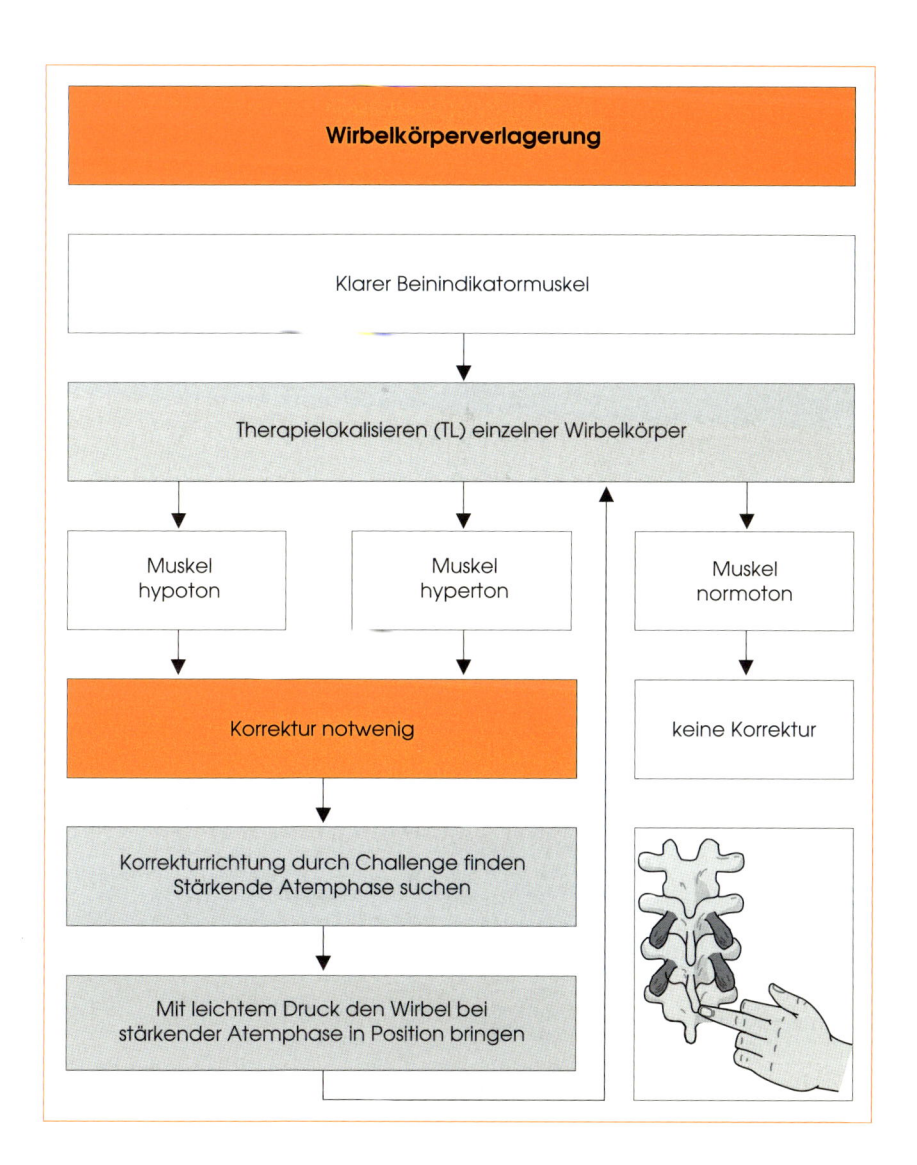

Abb. 7-3: Das Ablaufschema zu Test und Korrektur von Wirbelkörperverlagerungen.

Wirbelkörperverlagerung

Klarer Beinindikatormuskel
↓
Therapielokalisieren (TL) einzelner Wirbelkörper
↓
- Muskel hypoton → Korrektur notwenig
- Muskel hyperton → Korrektur notwenig
- Muskel normoton → keine Korrektur

Korrekturrichtung durch Challenge finden
Stärkende Atemphase suchen
↓
Mit leichtem Druck den Wirbel bei stärkender Atemphase in Position bringen

Doppelseitige Muskelschwächen und Fixierungen

Bei folgenden beidseitigen Muskelschwächen liegen meistens Fixierungen im entsprechenden Bereich vor.

Ort der Fixierung	Beteiligte Muskeln
Atlas-Occiput	=> M. psoas
Zervikalwirbel, obere	=> M. gluteus maximus
Zevikalwirbel, untere	=> M. popliteus
Übergang C_7–Th_1	=> M. deltoideus
Thorakalwirbel Th_2–Th_{11}	=> M. teres major
Übergang Th_{12}–L_1	=> M. trapezius, unterer
Kiefergelenk	=> M. piriformis

Es gibt mehrere Möglichkeiten, Fixierungen kinesiologisch festzustellen.

Fixierungs-Suchtest

Der Patient liegt auf dem Rücken. Eine schwarze Fläche wird in einer Entfernung von etwa 7–10 cm vor die Augen des Patienten gehalten. Wenn der Patient nun die schwarze Fläche ansieht und dabei der normotone Indikatormuskel in einen hypotonen Zustand umschaltet, dann ist dies ein Hinweis auf das Vorhandensein einer Fixierung.

Provokationstest bei Fixierungen

Durch kurzes Komprimieren größerer Wirbelsäulenabschnitte und dem sofortigen Testen eines Beinindikatormuskels zeigen sich fixierte Wirbelsäulenbereiche.

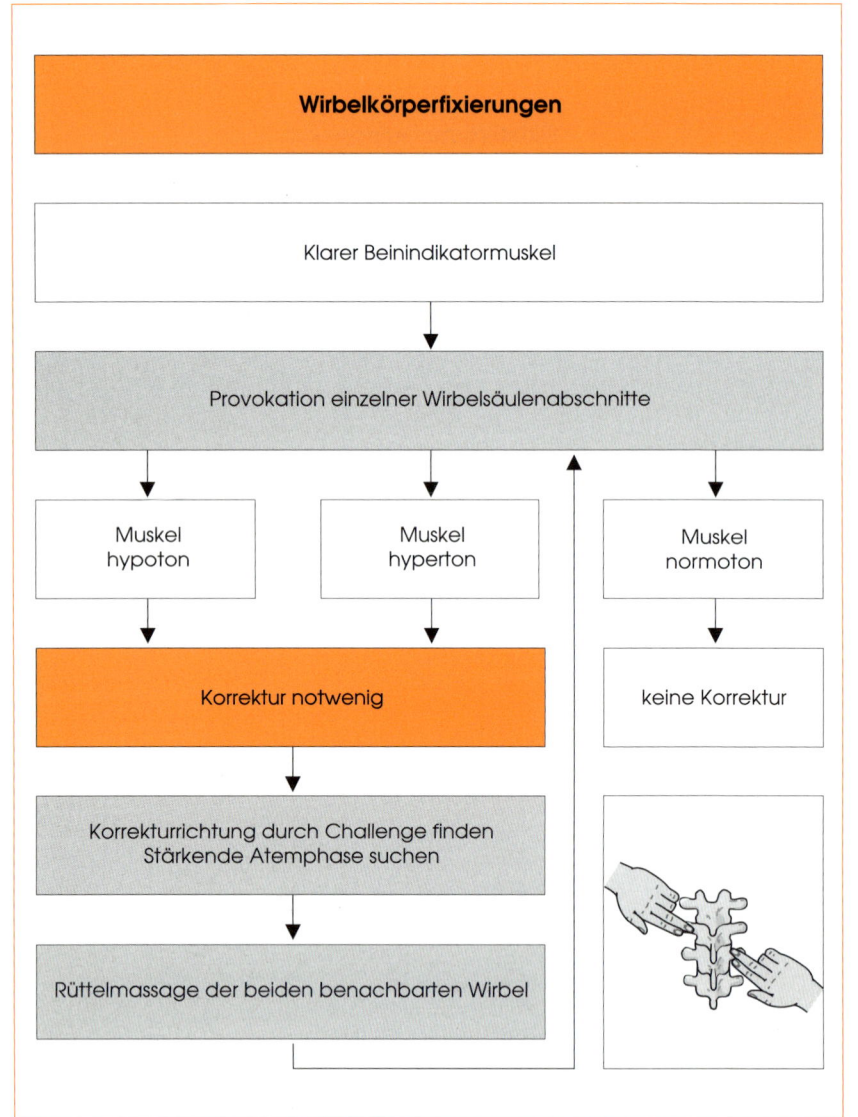

Korrektur

Eine Möglichkeit der Korrektur von Fixierungen ist die Lösung der fixierten Wirbel durch eine sanfte **Rüttelmassage**. Dabei liegen die Kontaktpunkte auf den Querfortsätzen der beiden beteiligten Wirbel in Kreuzform (Abb. 7-4).

Abb. 7-4: Das Ablaufschema zum Test von Wirbelkörperfixierungen und Korrektur durch Rüttelmassage.

7.1.4 Beckenfehler und deren Korrekturen

Ein gesunder Körper benötigt eine intakte Beckenfunktion. Dies ist von größter Bedeutung für den richtigen Ablauf aller Körperfunktionen. Es kommt öfters vor, dass eine Störung der Beckenfunktion die primäre Ursache für Gesundheitsprobleme eines Patienten darstellt, ohne dass sich dabei direkt eine spürbare Symptomatik im Beckenbereich zeigt. In so einem Fall können folgende **Symptome** auftreten:
– Kopfschmerzen
– Nackenbeschwerden
– Sehstörungen
– Schulter-Arm-Syndrome
– Ischialgien
– Knieschmerzen
– Fußprobleme oder
– Organstörungen.

Die Liste der möglichen Beschwerden in Folge eines Beckenfehlers sind umfangreich, da mehr oder weniger der gesamte Organismus in Mitleidenschaft gezogen wird. Beckenfehler können die primäre Ursache für Störungen im Organismus sein. Sie können auch sekundär, in Folge einer Organstörung und der damit verknüpften Muskelschwäche, in Erscheinung treten. Im letzteren Falle wird eine anhaltende Korrektur nur möglich sein, wenn das zu Grunde liegende Organproblem mit den zugehörigen Muskelfunktionsstörungen als erstes behoben wird.

In der Kinesiologie werden Beckenfehler in **drei Kategorien** eingeteilt.

Abb. 7-5: Das Ablaufschema zum Test auf Beckenfehler Kategorie I.

Beckenfehler Kategorie I

Es liegt hier ein Beckenfehler mit einer Verdrehung einer Beckenhälfte um die Horizontalachse vor, wobei das gleichseitige Iliosakralgelenk zwar komprimiert, jedoch kein knöcherner Anteil des Beckens verlagert ist. Die andere Beckenhälfte ist in Gegenrichtung verdreht.

Test

- Der Patient liegt auf dem Bauch.
- Auffinden eines normotonen Indikatormuskels. Hier eignen sich besonders die Unterschenkelflexoren.

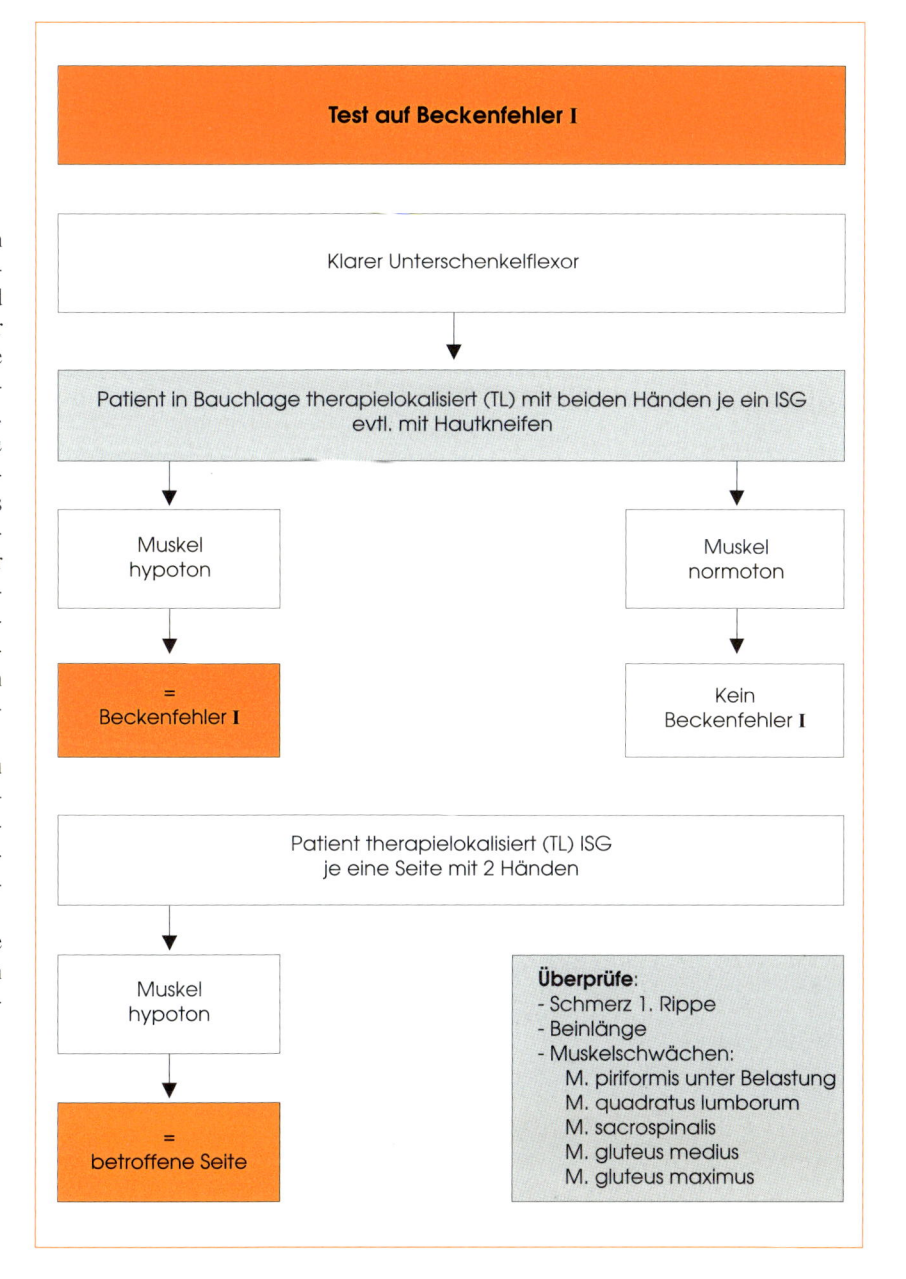

Test auf Beckenfehler I

Klarer Unterschenkelflexor
↓
Patient in Bauchlage therapielokalisiert (TL) mit beiden Händen je ein ISG evtl. mit Hautkneifen
↓   ↓
Muskel hypoton   Muskel normoton
↓   ↓
= Beckenfehler I   Kein Beckenfehler I

Patient therapielokalisiert (TL) ISG je eine Seite mit 2 Händen
↓
Muskel hypoton
↓
= betroffene Seite

Überprüfe:
- Schmerz 1. Rippe
- Beinlänge
- Muskelschwächen:
    M. piriformis unter Belastung
    M. quadratus lumborum
    M. sacrospinalis
    M. gluteus medius
    M. gluteus maximus

- Der Patient therapielokalisiert gleichzeitig mit je einer Hand die beiden Iliosakralgelenke.
- Wenn jetzt beim erneuten Überprüfen des Indikatormuskels eine hypotone Testreaktion auftritt, spricht man von einem Beckenfehler Kategorie I.
- Wenn der Indikatormuskel jedoch normoton bleibt, wird dem Patienten kurz in die Haut gekniffen und sofort wieder getestet.
- Wenn der Indikatormuskel jetzt nach dem „Kneiftest" hypoton wird, liegt ein Beckenfehler Kategorie II und/oder Kategorie III vor oder der Fehler in Kategorie I zeigt sich nur verborgen.
- Die betroffene Seite wird gefunden, indem der Patient jeweils ein ISG gleichzeitig mit beiden Händen therapielokalisiert. Die Seite, die beim erneuten Test den normotonen Indikatormuskel in einen hypotonen Zustand bringt, ist die betroffene Seite (Abb. 7-5).

Korrektur

Überprüfung vor Korrektur:
- Empfindlichkeit der Verbindungsstelle 1. Rippe/Brustbein.
- Der meist beteiligte Muskel ist insbesondere der M. piriformis. Er wird unter Körpergewichtsbelastung – auf allen Vieren – getestet. Man findet Ihn meist „schwach" auf der betroffenen Seite.
- Des Weiteren testet man den M. sacrospinalis (s. S. 260f.) und M. quadratus lumborum durch Therapielokalisation, während der Patient kniet.
- Mitbetroffen ist oft auch noch M. gluteus medius und maximus.
- Die Beinlängen werden miteinander verglichen.

Korrektur: Zuerst werden alle aufgefundenen Muskelschwächen sorgfältig korrigiert.

Zur Unterstützung der Korrektur werden gleichzeitig Blöcke unter den vorderen oberen Darmbeinstachel der nicht betroffenen Seite und dem Trochanter major der betroffenen Seite platziert (Abb. 7-6).

Dann wird das Sitzbein korrigiert, indem es auf der nichtbetroffenen Seite ca. 10-mal durch leichte kurze Stöße in Richtung anterior-superior gedrückt wird.

Überprüfung nach Korrektur: Die Empfindlichkeit der 1. Rippe, muss nach erfolgreicher Korrektur deutlich herabgesetzt sein.

Beim **Beinlängenvergleich** sollten jetzt beide Beine gleich lang sein.

Korrektur Beckenfehler I

Patient in Bauchlage

Muskeln stärken:
M. piriformis, M. quadratus lumborum, M. sacrospinalis
M. gluteus medius, M. gluteus maximus

- Auf Keile lagern
- 10 sanfte Stöße auf freies Sitzbein

Stoß

Beinlängen ausgeglichen?
Schmerz 1. Rippe?

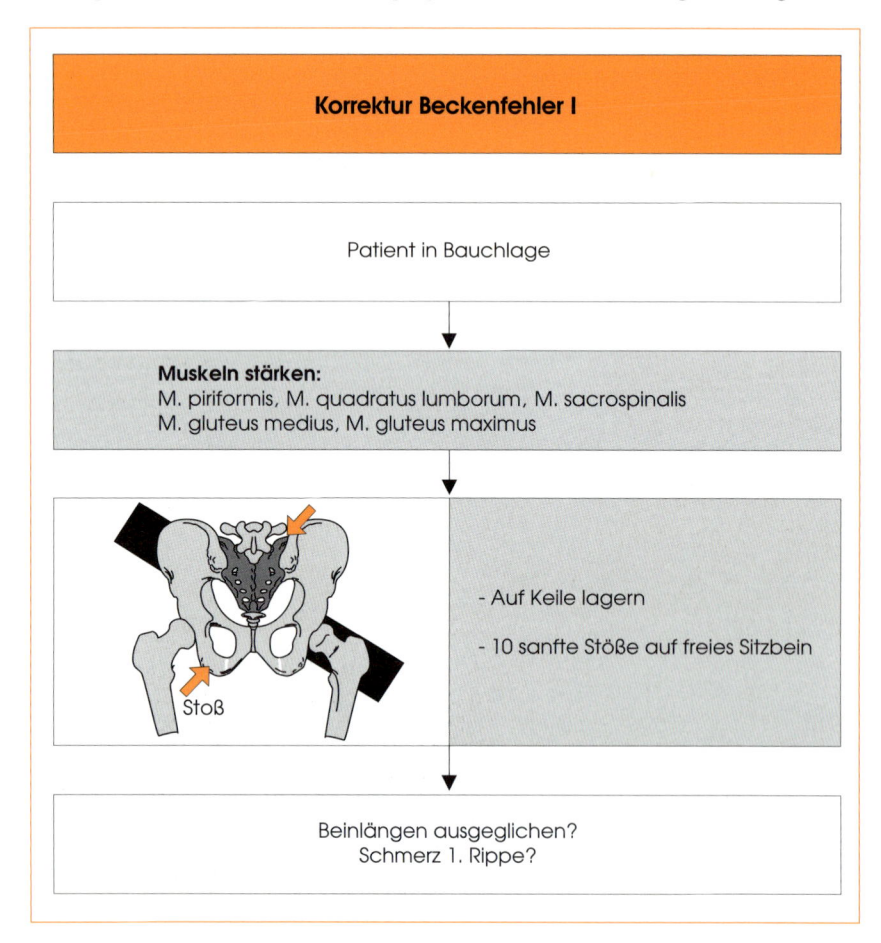

Abb. 7-6: Das Ablaufschema zur Korrektur eines Beckenfehlers, Kategorie I.

Nun lässt man den Patienten ein wenig umhergehen und anschließend wiederholt man die Tests auf Kategorie I. Sollte diese jetzt wieder positiv ausfallen, müssen noch andere Faktoren in Betracht gezogen werden, wie z. B. Störungen der Schädelknochen, Beinprobleme, organische Probleme (z. B. wird der M. sacrospinalis bei chronischer Blasenentzündung beeinflusst; M. gluteus maximus, medius und der M. piriformis bei Unterleibsproblemen; der M. quadratus lumborum bei Dickdarmstörungen, Analfissuren, Hämorrhoidalleiden).

Beckenfehler Kategorie II

Beim Beckenfehler der Kategorie II liegt eine Verschiebung der Beckenknochen mit Verlagerung in einem oder beiden Iliosakralgelenken (ISG) (meist jedoch nur einseitig) vor.

> Liegt ein Beckenfehler Kategorie II vor, ist immer auch ein Beckenfehler Kategorie I vorhanden.

Während der Patient auf dem Rücken liegt, therapielokalisiert er hintereinander je ein ISG mit einer Hand. Tritt beim gleichzeitigen Test eine hypotone Muskelreaktion auf, so liegt ein Kategorie-II-Beckenfehler auf dieser Seite vor (Abb. 7-7).

Hierbei werden **zwei mögliche Beckenverdrehungen** unterschieden:
– Beckenfehler IIa = Ilium posterior
– Beckenfehler IIb = Ischium posterior.

Ilium posterior – Kategorie IIa

Der hintere obere Darmbeinstachel ist nach posterior inferior verlagert. Das ISG ist subluxiert.

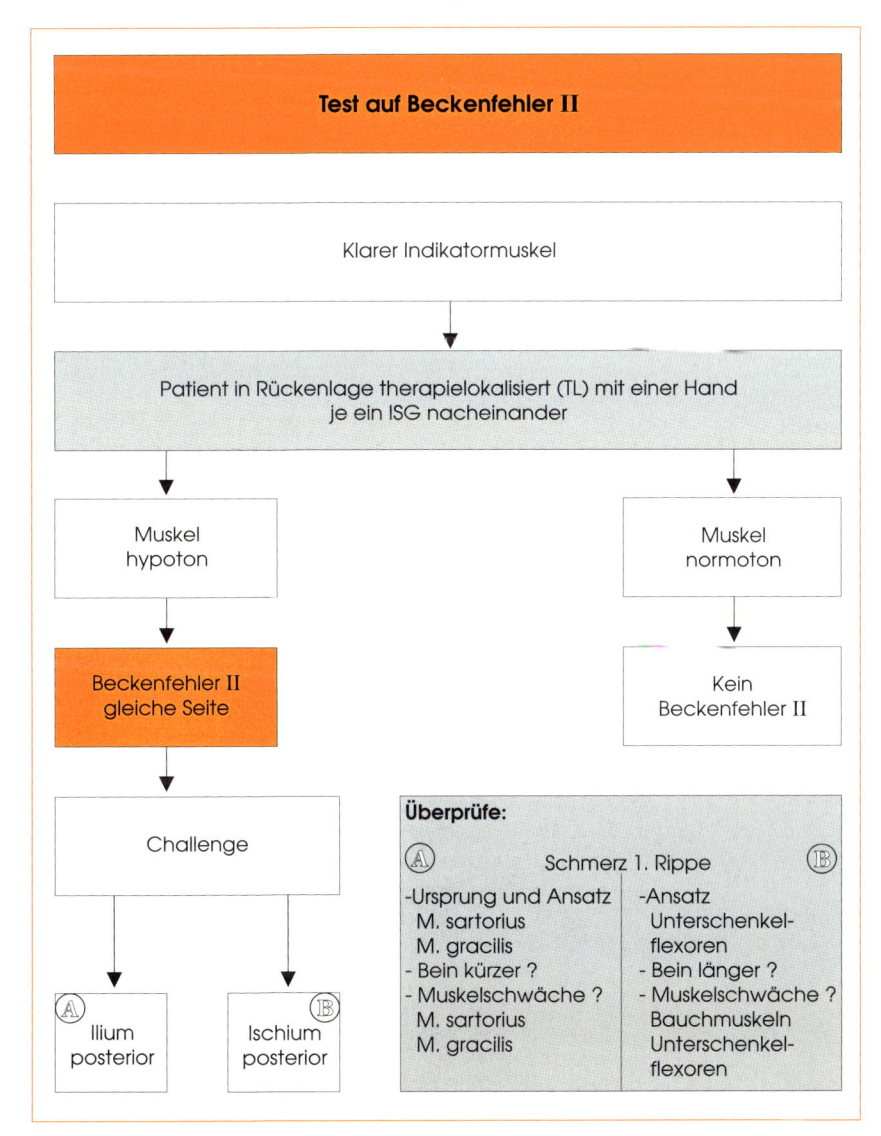

Abb. 7-7: Das Ablaufschema zum Testen eines Beckenfehlers Kategorie II.

Challenging: Ein normotoner Indikatormuskel wird hypoton beim Challenging der SIPS nach anterior. Hierbei drückt man kurz die Darmbeinschaufel auf der entsprechenden Seite, in Höhe der SIPS nach anterior, lässt danach los und testet sofort den Indikatormuskel.

Durch das Drücken nach vorne und das Loslassen springt der Knochen noch mehr in die Fehlstellung und bringt den normotonen Indikatormuskel in einen hypotonen Zustand.

Überprüfung vor Korrektur:
- Oft findet man an Ursprung und Ansatz von M. sartorius und M. gracilis sowie der Verbindungsstelle 1. Rippe/Brustbein und der Verbindungsstelle 1. Rippe/1. Brustwirbel schmerzhafte Stellen.
- Beteiligte Muskeln sind zu prüfen. Insbesondere sind M. sartorius und M. gracilis hypoton, deswegen treten auch öfters gleichzeitig Knieprobleme auf.
- Die Beinlängen müssen verglichen werden, das Bein auf der Seite des Ilium posterior scheint kürzer.

Korrektur:
- Zuerst werden alle aufgefundenen Muskelschwächen sorgfältig korrigiert.
- Zur Unterstützung der Korrektur werden gleichzeitig Blöcke untergelegt. Dem auf dem Rücken liegenden Patienten wird zuerst das Bein der betroffenen Seite aufgestellt und vorsichtig nach medial geführt. Damit wird sein Becken in der Weise angehoben, dass ein Block auf der Ilium-posterior-Seite so platziert werden kann, dass er halb unter der SIPS und zur Hälfte unter der hinteren Bauchmuskulatur in einem rechten Winkel zum Rumpf liegt (Abb. 7-8).
- Anschließend wird der zweite Block auf der gegenüberliegenden Seite in Richtung zum Kopf in einem Winkel von 45° zur Hälfte unter das

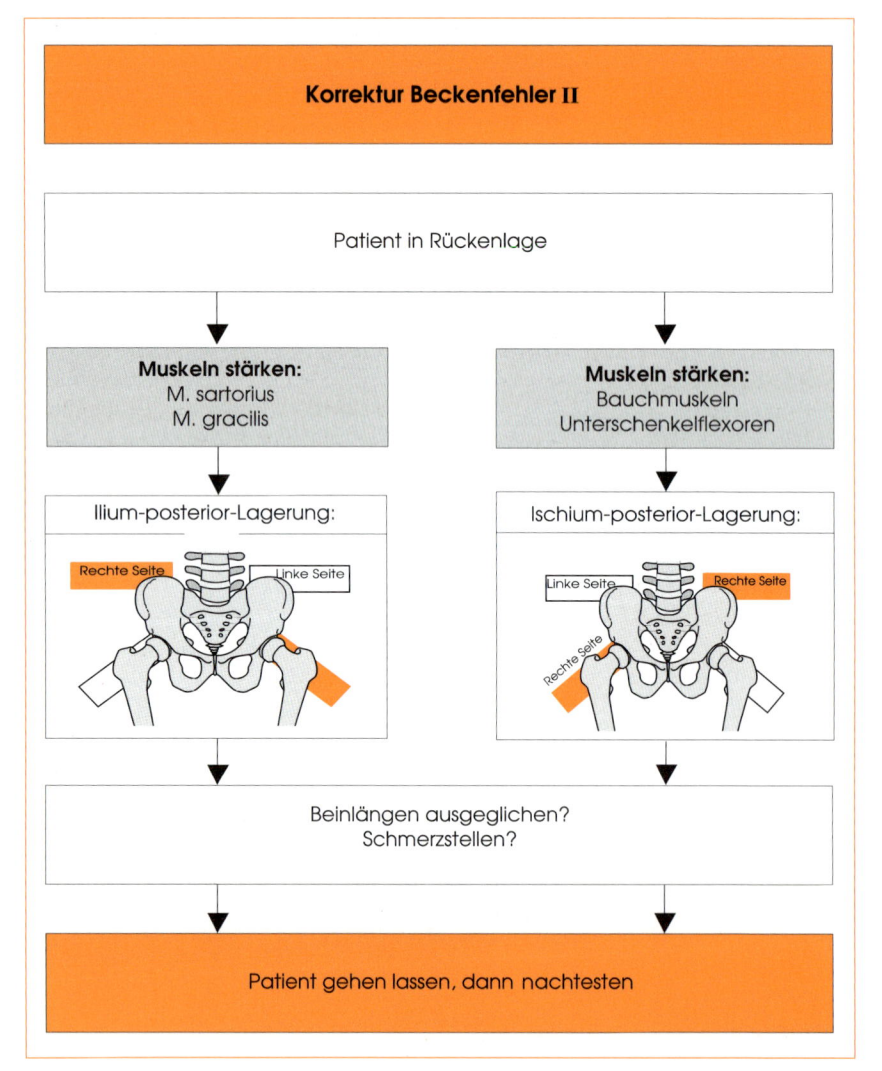

Abb. 7-8: Das Ablaufschema zur Korrektur von Beckenfehler Kategorie II.

Ischium und zur Hälfte unter das Acetabulum platziert. Zu diesem Zweck hebt der Therapeut mit dem aufgestellten Bein das Becken so hoch, dass der Block daruntergeschoben werden kann. Anschließend werden beide Beine auf der Liege ausgestreckt.

Überprüfung nach Korrektur: Die Empfindlichkeit der 1. Rippe und am Knie muss nach erfolgreicher Korrektur deutlich herabgesetzt sein.

Beim **Beinlängenvergleich** sollten jetzt beide Beine gleich lang sein. Ist dies nicht der Fall, liegt noch ein Beckenfehler I vor.

Wenn nach erfolgter Korrektur das gleiche Problem immer wieder auftritt, sollte auf eine mögliche „Schwäche" der Nebennieren geprüft werden, die nahrungs-, psychisch- oder stressbedingt sein kann. Das Vorhandensein dieser Störung führt zu einer immer wieder auftretenden „Schwäche" der Mm. gracilis und sartorius, die üblicherweise das Ilium daran hindert, nach posterior auszuweichen.

Ischium posterior – Kategorie IIb

Das Ischium posterior ist eine Subluxation des ISG; genau entgegengesetzt der des Ilium posterior. Das Ischium ist nach hinten verlagert, wobei gleichzeitig die SIPS nach anterior verdreht ist.

Challenging: Ein normotoner Indikatormuskel wird beim Challenging des Os ischium nach anterior hypoton. Hierbei drückt man kurz das Sitzbein auf der entsprechenden Seite, nach anterior, lässt danach wieder los und testet sofort den Indikatormuskel.

Durch das Drücken nach vorne und anschließende Loslassen springt der Beckenknochen noch mehr in die Fehlstellung und bringt den normotonen Indikatormuskel in einen hypotonen Zustand.

Überprüfung vor Korrektur:
- Oft findet man an Ursprung und Ansatz der Unterschenkelflexoren am Caput fibulae und Condylus medialis tibiae unmittelbar unterhalb des Kniegelenks sowie an der Verbindungsstelle 1. Rippe/Brustbein und der Verbindungsstelle 1. Rippe/1. Brustwirbel schmerzhafte Stellen.
- Die beteiligten Muskeln werden geprüft. Besonders die Unterschenkelflexoren und die Mm. abdominis sind mitbeteiligt.
- Das Bein auf der Seite des Ischium posterior erscheint länger.

Korrektur:
- Zuerst werden alle aufgefundenen Muskelschwächen sorgfältig korrigiert.
- Zur Unterstützung der Korrektur werden gleichzeitig Blöcke untergelegt. Dem auf dem Rücken liegenden Patienten wird zuerst das Bein der betroffenen Seite so aufgestellt und vorsichtig nach medial geführt, dass damit sein Becken angehoben wird. Jetzt kann ein Block unter das Ischium und zur Hälfte unter das Acetabulum in Richtung zum Kopf in einem Winkel von 45° untergelegt werden.
- Anschließend wird der zweite Block auf der gegenüberliegenden Seite platziert. Zu diesem Zwecke hebt der Therapeut mit dem aufgestellten Bein das Becken so an, dass der Block halb unter den hinteren Teil des Iliums und halb unter die hinteren Bauchmuskeln geschoben werden kann. Anschließend werden beide Beine wieder auf der Liege ausgestreckt.

Variante: Beide Beine werden aufgestellt. Der Patient fixiert die beiden Blöcke mit seinen Händen, während er die beiden aufgestellten Beine nach links, und dann beide Beine nach rechts, sinken lässt.

Überprüfung nach Korrektur: Die Empfindlichkeit der 1. Rippe und der Ursprung der Unterschenkelflexoren am Knie muss nach erfolgreicher Korrektur deutlich herabgesetzt sein.

Beim Beinlängenvergleich sollten jetzt beide Beine gleich lang sein. Wenn nicht, liegt noch ein Beckenfehler Kategorie I vor.

Bei wiederholtem Auftreten von Störungen des Ischium posterior, auch nach erfolgter Korrektur, sollte auf Störungen im Rektum, auf Hämorrhoidalleiden und Analfissuren geprüft werden. Bekannterweise besteht ein Zusammenhang zwischen Unterschenkelflexoren und Rektum. Dünndarmprobleme können über die Beeinflussung der Abdominalmuskeln immer wieder eine Störung des Ischium posterior produzieren.

Beckenfehler Kategorie III

Beim Kategorie-III-Beckenfehler liegt ein Beckenfehler I und/oder II vor, er ist aber zusätzlich verursacht durch einen **verlagerten Wirbel** im Bereich der Lendenwirbelsäule (LWS).

Zum Testen eines Beckenfehler Kategorie III liegt der Patient auf dem Bauch. Nach Auffinden eines normotonen Indikatormuskels (hier eignen sich besonders die Unterschenkelflexoren), therapielokalisiert der Patient gleichzeitig mit einer Hand die verschiedenen Segmente der LWS. Wenn irgendein Segment eine Schwächung des Indikatormuskels zur Folge hat, wird nacheinander jeder einzelne Wirbel dieses Segments getestet und das Ergebnis notiert.

Korrektur: Siehe Kapitel Kap. 7.1.2 Wirbelkörperverlagerung.

7.1.5 Korrektur des Kiefergelenks (Articulatio temporomandibularis)

Symptome einer Kiefergelenksdysfunktion

Fehlfunktionen dieses Gelenks und der beteiligten Muskeln können jeden anderen Körperteil beeinflussen. Besonders bei Wirbelsäulen- und Beckenbeschwerden ist meist das Kiefergelenk mitbeteiligt. Sehr interessant ist, dass ca. 50 % der motorischen Hirnrinde für den Mund- und Kiefergelenksbereich zuständig sind. Deshalb ist es so wichtig, das Kiefergelenk zu testen und zu korrigieren.

Hinweise auf eine Kiefergelenkstörung können folgende **Symptome** geben:

- Kiefergelenkknacken
- Seitenabweichung bei Kieferöffnung
- Schmerzen im Kiefergelenk.

Die hierbei **beteiligten Muskeln** sind:
- M. masseter
- M. buccinator
- M. pterygoideus lateralis
- M. pterygoideus medialis
- M. temporalis.

Test und Korrektur spezifischer Kiefergelenkstörungen

Bei den folgenden Tests (Abb. 7-9) handelt es sich nicht um spezielle Krankheitsbilder sondern um in der Kinesiologie und der manuellen Therapie verwendete funktionelle Überprüfungen spezieller Kiefergelenksfunktionen.

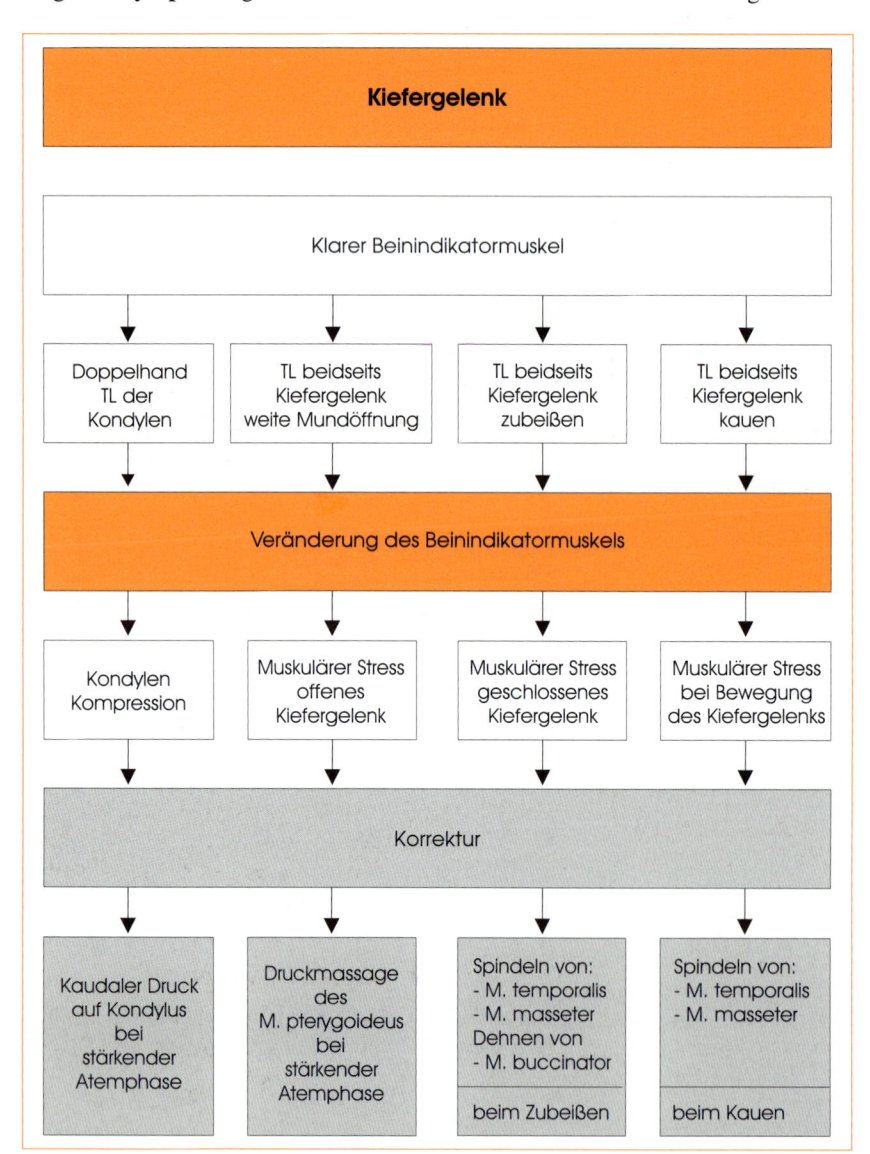

Abb. 7-9: Das Ablaufschema zu Test und Korrektur von Kiefergelenkstörungen.

Kompression einer oder beider Kondylen

Durch muskuläre Verspannungen oder Fehlstellung kann es zu ein oder beidseitiger Kompression auf die Gelenkskondylen kommen.

Folgende **Symptome** können zu den regionalen Beschwerden im Kiefergelenk zusätzlich auftreten:
- Konzentrationsstörungen
- Schwindel
- Verspannungen im Schultergürtel.

Test: Einseitige Doppelhand-Therapielokalisation durch den Patienten. Zuerst testet man auf der rechten Seite, sodass die rechte Hand über dem Kondylus, und die linke auf der rechten Hand liegt. Auf der linken Seite liegt die linke Hand des Patienten über dem Kondylus, und die rechte auf der linken Hand. Jede Veränderung des Beinindikatormuskels zeigt das Vorliegen einer Störung im getesteten Bereich an.

Mögliche reaktive Muskeln: Als reaktiver Muskel (s. Kap. 7.5.1) wirkt der auf der anderen Körperseite liegende M. gluteus medius. Es ist empfehlenswert, dem Patienten die „Schwäche" dieses Muskels vor der Korrektur und seinen Normotonus danach zu demonstrieren, damit er Verständnis für die Auswirkung dieser Verspannung erfährt.

Korrektur: Während der stärkenden Atemphase erfolgt ein kaudaler Druck mit dem Daumen auf den betroffenen Kondylus (Abb. 7-10). Nach erfolgreich durchgeführter Korrektur sollte es bei Wiederholung des Eingangtests zu keiner Veränderung des Indikatormuskels mehr kommen, und der reaktive Muskel sollte nun normoton testen. Diese Korrektur entspannt oft den gesamten Schultergürtel.

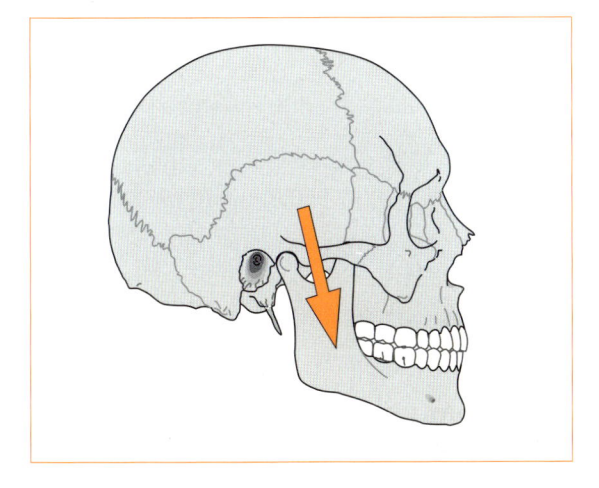

Abb. 7-10: Die Korrektur bei „Kondylen-Kompression".

Das „offene Kiefergelenk"

Mittels dieses Tests wird überprüft, ob das Öffnen des Mundes Stress im Kiefergelenk erzeugt.

Der hier primär betroffene Muskel ist der **M. pterygoideus lateralis** (Abb. 7-11), da er einen wesentlichen Anteil beim Mundöffnen hat.

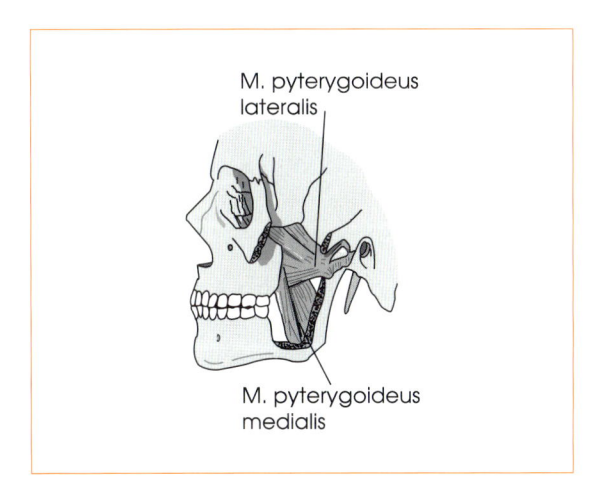

Abb. 7-11: Der M. pyterygoideus.

Test: Der Patient therapielokalisiert beide Seiten des Kiefergelenks bei gleichzeitig weit geöffnetem Mund.

Jede Veränderung des Beinindikatormuskels zeigt das Vorliegen der Störung an.

Mögliche reaktive Muskeln: Als reaktive Muskeln (s. Kap. 7.5.1) wirken die Adduktoren. Es ist empfehlenswert, dem Patienten die Schwäche dieser Muskeln zu demonstrieren, damit er Verständnis für die nicht schmerzlose folgende Korrektur hat.

Korrektur: Der Therapeut massiert während der **stärkenden Atemphase** mit leichtem Druck den hypertonen M. pterygoideus hinter den letzten oberen Molaren. Da dieser Bereich oft stark verspannt ist, kann die Massage am Anfang etwas schmerzhaft sein. Zur Schmerzlinderung lässt man den Patienten die Anti-Stress-Punkte (s. S. 153) berühren. Nach erfolgreich durchgeführter Korrektur sollte es bei Wiederholung des Eingangtests zu keiner Veränderung des Indikatormuskels mehr kommen und die reaktiven Muskeln sollten nun wieder normoton testen.

Das „geschlossene Kiefergelenk"

Dieser Funktionstest überprüft, ob das Zusammenbeißen der Zähne das Kiefergelenk unter Stress setzt.

Primär betroffene Muskeln sind **M. masseter** und **M. buccinator** (Abb. 7-12) da sie für den Kieferschluss und das Schließen des Mundes verantwortlich sind.

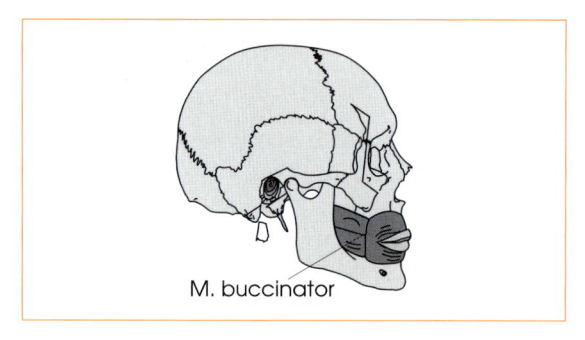

Abb. 7-12: Der M. buccinator.

Test: Der Patient therapielokalisiert beidseitig das TMG und beißt die Zähne zusammen. Jede Veränderung des Beinindikatormuskels zeigt das Vorliegen einer Störung auf.

Möglicher reaktiver Muskel: Als reaktiver Muskel (s. Kap. 7.5.1) wirkt der M. obturator internus.

Korrektur: Der Therapeut entspannt den hypertonen M. masseter und M. temporalis mit der Muskelspindeltechnik und ausstreichender Massage des M. buccinator, während der Patient die Zähne leicht zusammenbeißt.

Nach erfolgreich durchgeführter Korrektur sollte es bei Wiederholung des Eingangtests zu keiner Veränderung des Indikatormuskels mehr kommen, und die reaktiven Muskeln müssen nun normoton reagieren.

Sollte trotz durchgeführter Korrektur noch immer ein negatives Testergebnis auftreten, so kann das Vorhandensein eines **Fehlbisses** (**Malokklusion**) die Ursache sein. Diese kann durch die Wiederholung des oben beschriebenen Tests mit zwei Mundspateln zwischen den hinteren Zahnreihen wiederholt werden. Zeigt sich jetzt der Indikatormuskel normoton, ist eine zahnärztliche Therapie indiziert.

Kiefergelenk beim Kauen

Dieser Funktionstest überprüft, ob das Kiefergelenk durch Kaubewegungen in seiner Funktion beeinträchtigt wird.

Primär betroffene Muskeln sind dabei die Mm. masseter und temporalis (Abb. 7-13). Diese zwei Muskeln bewirken den Kieferschluss und die Kaubewegungen.

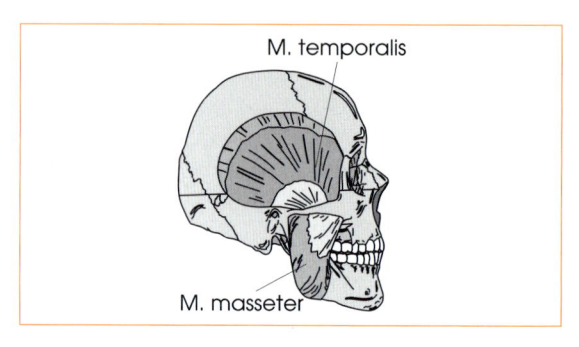

Abb. 7-13: Die Mm. masseter und temporalis.

Test: Der Patient therapielokalisiert bei gleichzeitiger Kaubewegung beidseitig das TMG. Jede Veränderung des Beinindikatormuskels zeigt die Existenz einer Störung an.

Möglicher reaktiver Muskel: Als reaktiver Muskel (s. Kap. 7.5.1) wirkt der M. quadratus lumborum auf der gegenüberliegenden Körperseite.

Ist z. B. der rechte M. masseter betroffen, so findet man meist den linken M. quadratus lumborum in einem hypotonen Zustand vor.

Korrektur: Zuerst wird der M. masseter mit Hilfe der Muskelspindeltechnik entspannt, während der Patient Kaubewegungen ausführt. Dann wird der M. temporalis entspannt, wiederum bei gleichzeitig ausgeführten Kaubewegungen.

Nach erfolgreich durchgeführter Korrektur sollte es bei Wiederholung des Eingangtests zu keiner Veränderung des Indikatormuskels mehr kommen, und der reaktive Muskel sollte sich nun wieder normoton verhalten.

7.1.6 Kranio-sakrale Korrekturen

Das kranio-sakrale System besteht aus dem Schädel (Kranium) und dem Kreuzbein (Sakrum). Die Entdeckung des kranio-sakralen Systems wurde durch den Osteopathen, Dr. Sutherland und dem Mediziner, Dr. Upledger beschrieben. Nach dem heutigen Wissensstand ist der Schädel kein starres System, sondern an den Verbindungsstellen minimal beweglich, so dass sich diese Bewegungen auf den ganzen Körper übertragen können.

Die kranio-sakrale Bewegung

Die Bewegung wird in zwei Phasen eingeteilt:
- Die Flexionsphase (Beugung), während der die Dilatation und Druck**zunahme** in den Ventrikeln stattfindet.

Strukturelle Korrekturen

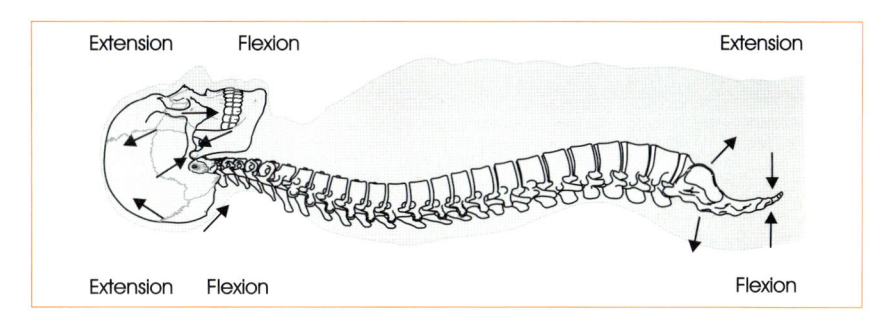

Abb. 7-14: Die Flexions- und Extensionsbewegung des kranio-sakralen Rhythmus.

- Die Extensionsphase (Streckung), während der die Kontraktion und Druck**abnahme** in den Ventrikeln stattfindet.

In der Flexionsphase wird der Kopf breiter, da sich die Schläfenbeine und die Scheitelbeine nach außen dehnen. Der gesamte Körper wird dadurch breiter und nach außen gedreht. Die Distanz der beiden vorderen Darmbeinstachel (Spinae ilica anterior) verbreitert sich. Das Keilbein (Sphenoid) bewegt sich kranial, das Sakrum nach ventral.

In der Extensionsphase wird der Kopf wieder schmäler und länger. Die Körperextremitäten gehen in dieser Phase in eine Innenrotation. Das Sphenoid bewegt sich nach kaudal, das Sakrum nach dorsal (Abb. 7-14).

Der kranio-sakrale Rhythmus:
Es gibt Puls-Rhythmen, die in jedem Körperteil wahrnehmbar sind:
- Der herzschlagsynchrone Puls mit 50–80 Frequenzen/min.
- Der atemsynchrone Pulsation mit 12–18 Frequenzen/min.
- Der kranio-sakrale Puls mit 12–14 Frequenzen/min.

Test und Korrektur kranio-sakraler Störungen

Einteilung der sphenobasilären Läsionen:

Schweregrad 1 → Flexionsläsion meist mit Flexions-Sakrum-Fehler

Schweregrad 1–2 → Extensionsläsion meist mit Extensions-Sakrum-Fehler

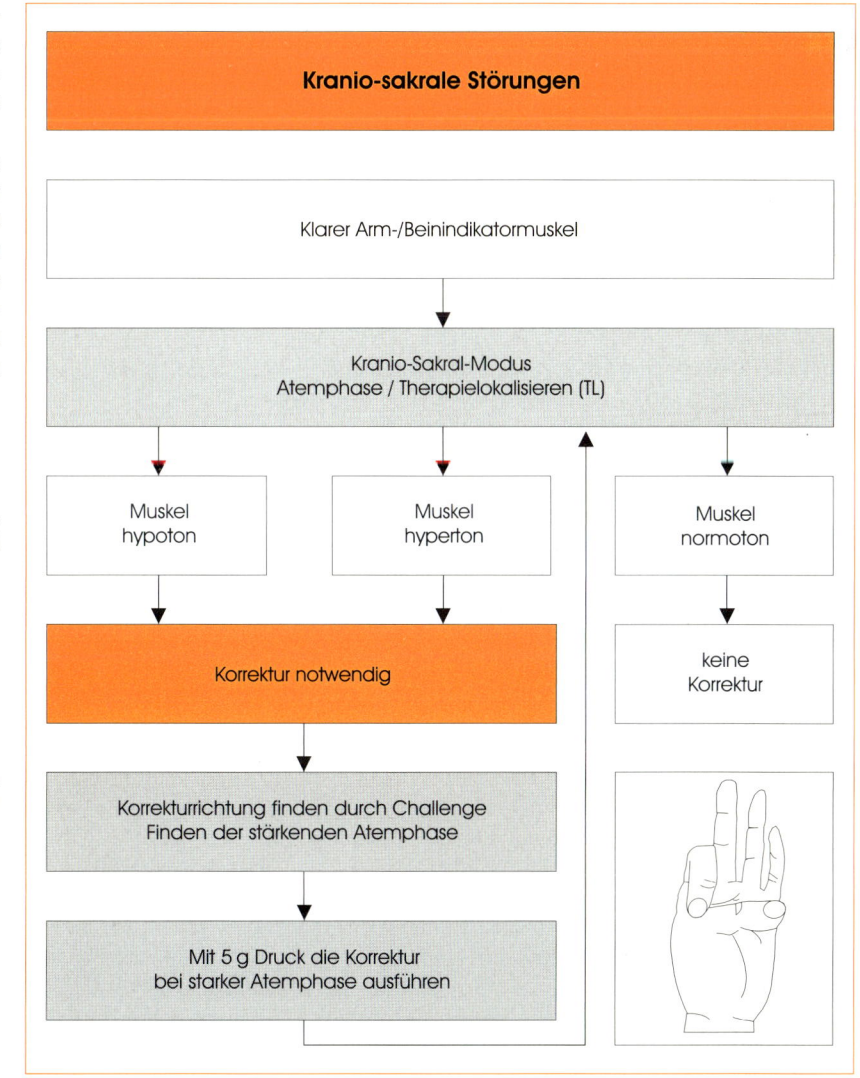

Abb. 7-15: Ablaufschema und Modus für kranio-sakrale Störungen.

```
Kranio-sakrale Störungen
         ↓
Klarer Arm-/Beinindikatormuskel
         ↓
Kranio-Sakral-Modus
Atemphase / Therapielokalisieren (TL)
         ↓
┌────────────┬────────────┬────────────┐
Muskel        Muskel       Muskel
hypoton       hyperton     normoton
   ↓             ↓            ↓
Korrektur notwendig         keine
                            Korrektur
         ↓
Korrekturrichtung finden durch Challenge
Finden der stärkenden Atemphase
         ↓
Mit 5 g Druck die Korrektur
bei starker Atemphase ausführen
```

Schweregrad 2 → Seitneigungsläsion
Schweregrad 2–3 → Rotationsläsion
Schweregrad 3 → Vertikal-Läsion
Schweregrad 4 → Lateral-Läsion meist mit Lateral-Sakrum-Fehler
Schweregrad 5 → Kompression

Weitere kraniale Störungen:
- Kompression der Scheitelbeine (Os parietale)
- Innenrotation der Schläfenbeine (Os temporale)
- Fehler der Schädelnähte (Suturen)

Sphenobasiläre Flexionsläsion

Störung: Hier sind das Keilbein und das Hinterhauptbein zu weit nach kaudal gestreckt (Abb. 7-16).

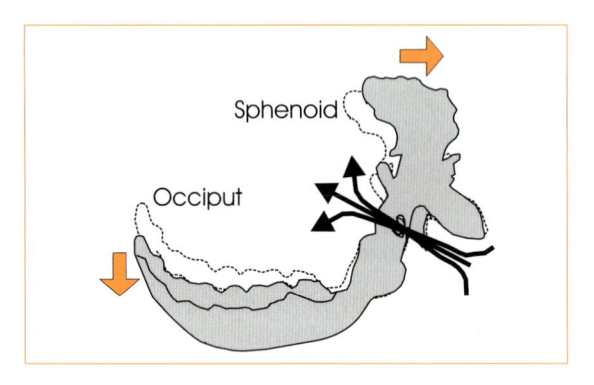

Abb. 7-16: Flexions-Störung.

Ursache: Geburtstrauma, Kompensation einer Fehlhaltung.

Schweregrad: 1.

Klinik: Kopfschmerzen, endokrine Störung, Weitsichtigkeit, Sinusitis, Rhinitis, maskierte Allergien, Schwäche im LWS- und Sakrum-Bereich, extrovertiert.

Atem-Hinweis: Goodheart entdeckte spezielle Muskelreaktionen bei unterschiedlichen Atemphasen, die jeweils einer Störung des kranio-sakralen Systems zuzuordnen sind.
Der IM wird hypoton bei tiefer Einatmung; dies nennt man die Flexionsläsion.

TL: Der Patient berührt mit zwei Fingern den Warzenfortsatz. Test des normotonen Indikatormuskels; dieser wird beim Vorliegen einer sphenobasilären Flexionsläsion schwach (hypoton).

Challenge: An beiden Warzenfortsätzen wird gleichzeitig sanfter Druck nach dorsal kranial ausgeübt und anschließend ein normotoner Muskel getestet. Der Muskel sollte jetzt wieder hypoton reagieren. Mit gleichzeitiger Ausatmung wird der Test wiederholt, der entsprechende Muskel sollte jetzt normoton bleiben. Kommt es nicht zur genügenden Stärkung des Testmuskels, sollte die Druckrichtung leicht variiert werden, mehr nach lateral oder medial. Sollte auch das keine Stärkung hervorrufen, muss auf Extensionsläsion getestet werden.

Korrektur: Wie beim Challenge mit sanftem Druck während der **Ausatmung** des Patienten. Wiederholung 3- bis 5-mal (Abb. 7-17).
Die TL am Warzenfortsatz (Mastoid) mit zwei Fingern sollte jetzt negativ sein.

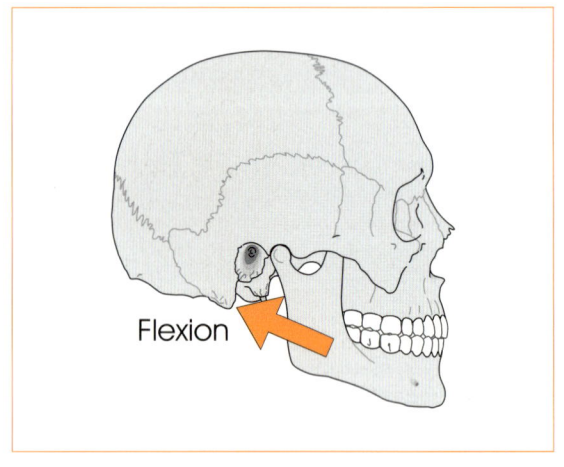

Abb. 7-17: Korrekturrichtung bei Flexions-Störung.

Flexions-Sakrum-Fehler bei sphenobasilärer Flexionsläsion

Störung: Hier ist das Sakrum mit der Basis nach dorsal gekippt (Abb. 7-18).

Ursache: Geburtstrauma, Kompensation einer Fehlhaltung.

Schweregrad: 1.

TL und Challenge: Es wird ein sanfter Druck auf die Kreuzbein-Basis ausgeübt.

Test des Indikatormuskels: Der normotone Muskel wird hypoton.

Korrektur: Während der **Ausatmung** wird ein sanfter Druck auf die Kreuzbein-Basis nach ventral und der Kreuzbeinspitze nach dorsal ausgeübt (Abb. 7-19).

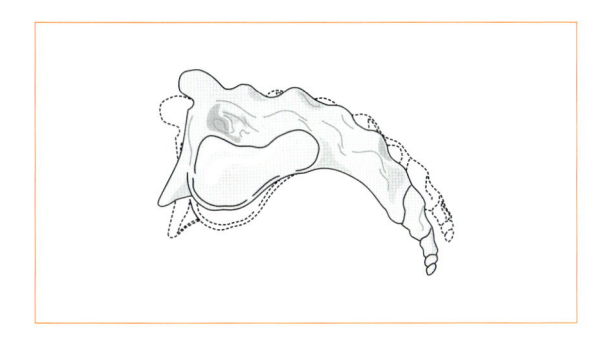

Abb. 7-18: Flexions-Störung.

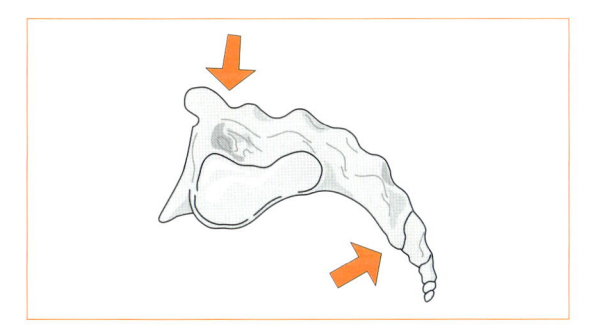

Abb. 7-19: Korrekturrichtung bei Flexions-Störung.

Sphenobasiläre Extensionsläsion

Störung: Hier sind das Keilbein und das Hinterhauptbein zu weit nach kranial zusammengeführt (Abb. 7-20).

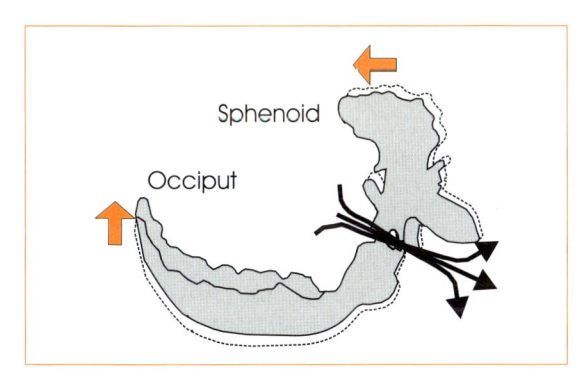

Abb. 7-20: Extensions-Störung.

Ursache: Geburtstrauma, Kompensation.

Schweregrad: 1–2.

Klinik: Stärkere Migräne, Asthma, Sinusitis, Kurzsichtigkeit, Launenhaftigkeit, Einzelgängertum.

Atem-Hinweis: Goodheart entdeckte spezielle Muskelreaktionen bei unterschiedlichen Atemphasen, die jeweils einer Störung des kranio-sakralen Systems zuzuordnen sind.

Der IM wird hypoton bei tiefer Ausatmung, dann man spricht von der Extensions-Läsion.

TL: Patient berührt mit zwei Fingern den Warzenfortsatz. Derselbe Test wie bei der Flexions-Läsion. Ein normotoner Testmuskel wird schwach (hypoton).

Challenge: An beiden Warzenfortsätzen wird gleichzeitig ein sanfter Druck dorsal nach ventral in Richtung Ohr ausgeübt, der IM wird jetzt wieder hypoton. In der Einatmung wird der Challenge-Test wiederholt, der Muskel sollte nun normoton werden.

Korrektur: Wie beim Challenge. Der Patient **atmet tief ein,** während der Tester den sanften Schub nach ventral durchführt (Abb. 7-21). Wiederholung 3- bis 5-mal.

TL am Mastoid sollte anschließend negativ sein.

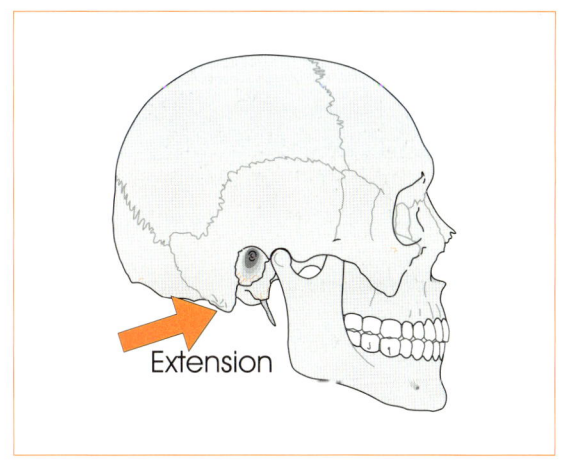

Abb. 7-21: Korrekturrichtung bei Extensions-Störung.

Extensions-Sakrum-Fehler bei sphenobasilärer Extensionsläsion

Störung: Die Spitze des Steißbeins ist nach dorsal verlagert (Abb. 7-22).

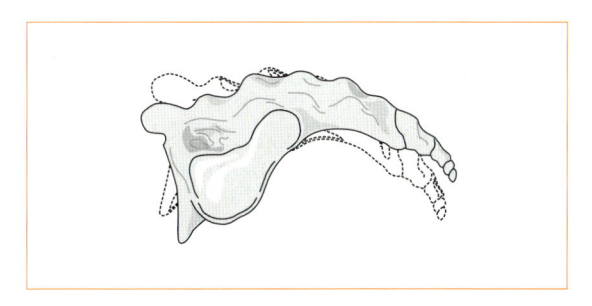

Abb. 7-22: Extensions-Störung.

Ursache: Geburtstrauma, Kompensation.

Schweregrad: 1–2.
Kraniale Läsionen gehen meist mit Sakrum-Läsionen einher. Nach Behandlungen am Schädel (sphenobasiläre Extensionsläsion) ist es hilfreich, auch nach korrespondierenden Läsionen am Sakrum zu suchen.

TL und Challenge: Es wird ein sanfter Druck auf die Kreuzbein-Spitze in Bauchlage in Richtung ventral durchgeführt (die Unterschenkelbeuger testen schwach).

Test des Indikatormuskels: Der Muskel wird hypoton.

Korrektur: Während der **Einatmung** wird die Kreuzbein-Spitze mehrmals sanft nach ventral geschoben (Abb. 7-23).

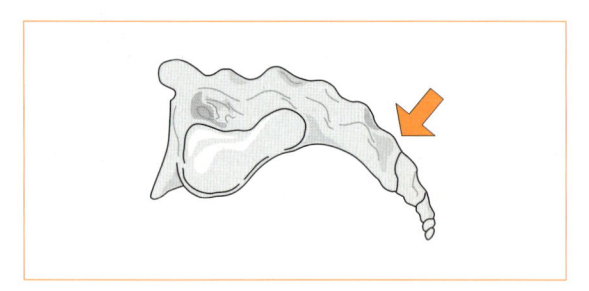

Abb. 7-23: Korrekturrichtung bei Extensions-Störung.

Sphenobasiläre Seitneigungsläsion

Störung: Das Keilbein ist im Verhältnis zum Hinterhauptbein seitlich geneigt (Abb. 7-24).

Ursache: Geburtstrauma, Kompensation.

Schweregrad: 2.

Klinik: Stärkere Migräne, Schmerzsyndrome, Skoliosen, endokrine Störung, Sehstörungen, Sinusitis, Allergie, Legasthenie, Zerissenheitsgefühl, Gleichgewichtsstörungen.

Atem-Hinweis: Goodheart entdeckte spezielle Muskelreaktionen bei unterschiedlichen Atemphasen, die jeweils einer Störung des kranio-sakralen Systems zuzuordnen sind.
Der IM wird hypoton bei halber Einatmung = Seitneigungsläsion.

TL: Mit zwei Fingern am äußeren Gehörgang, auf der anderen Seite wiederholen. Der IM wird schwach.

Challenge: Eine Hand des Testers liegt am Schläfenbein, mit den Fingern dieser Hand bewegt er die den großen Flügels des Keilbeins (Ala major) nach medial und hält gleichzeitig mit der anderen Hand das Hinterhauptbein, wobei diese Hand stabil bleibt.
Der Indikatormuskel wird gleich anschließend getestet, wenn es keine Muskelveränderung bewirkt, wird in die Gegenrichtung getestet.
IM wird schwach.

Korrektur: Wie beim Challenge. Der Tester übt einen sanften Druck am abgekippten Keilbeinflügel nach medial aus, während der **halben Ausatemphase** (Abb. 7-25).
Wiederholung 5- bis 6-mal. TL sollte jetzt negativ sein.

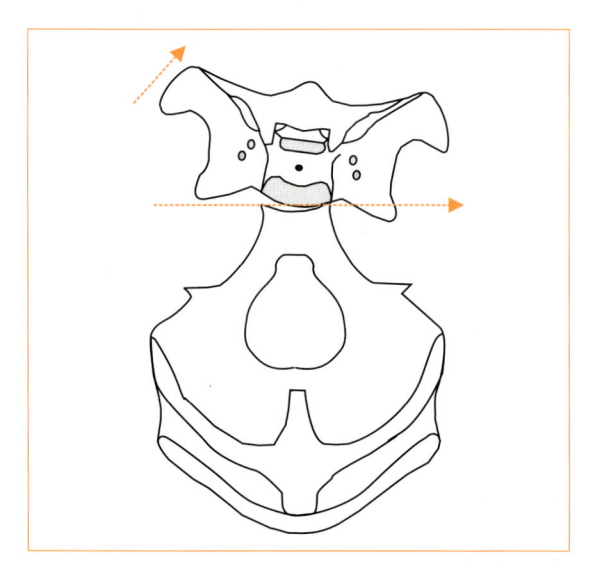

Abb. 7-24: Störung bei Seitneigungsläsion.

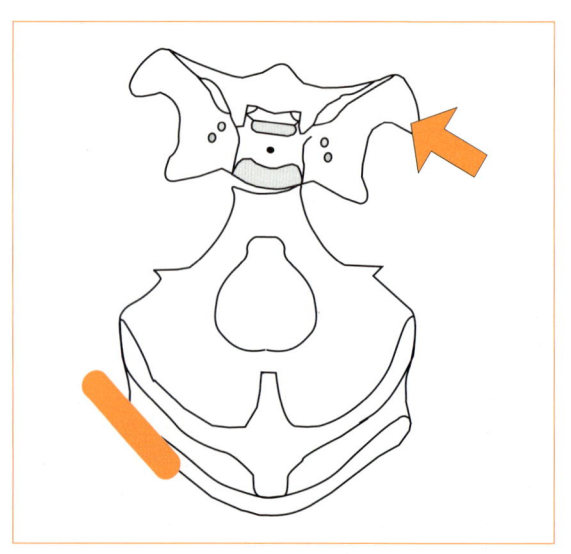

Abb. 7-25: Korrekturrichtung bei Seitneigungsläsion.

Die sphenobasiläre Rotationsläsion

Störung: Hier liegt eine Verdrehung des Keilbeins gegenüber dem Hinterhauptbein vor (Abb. 7-26).

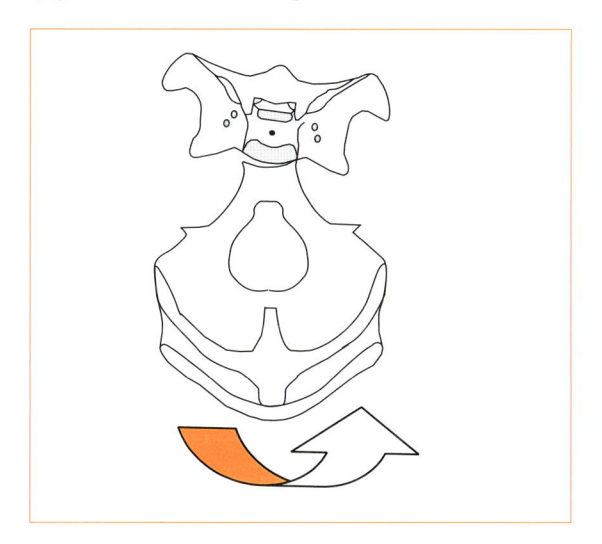

Abb. 7-26: Störung bei Rotationsläsion.

Ursache: Geburtstrauma, Kompensation.

Schweregrad: 2–3.

Klinik: Zusätzlich: Bissstörungen und TMG-Syndrom, Hypermobilität der oberen HWS, leichte psychische Störungen.

TL: Der Patient berührt mit beiden Händen die Lambdanähte am Hinterkopf.

Test des Indikatormuskels (IM): Es liegt eine seitliche Drehung/Torsion des Hinterhauptbeins gegen das Keilbein (Sphenoid) vor, der Indikator-Muskel wird schwach (hypoton).

Challenge: Die Stirn wird mit einer Hand an den Keilbeinflügeln stabilisiert, das Hinterhauptbein mit dem Warzenfortsatz wird mit der anderen Hand in einer seitlich kippenden Bewegung nach ventral bewegt, erst zur einen, dann zur anderen Seite. Dann erfolgt der Test in die Richtung, die den IM schwächt. Abschließend erfolgt der Test der Atemphase, die den Muskel wieder stärkt.

Korrektur: Die beiden Keilbeinflügel werden mit den Fingern der einen Hand stabilisiert, gleichzeitig wird eine sanfte Mobilisierung vom Hinterhauptbein mit dem Warzenfortsatz während der entsprechend stärkenden Atemphase durchgeführt. Die Richtung ist dieselbe wie beim Challenge (Abb. 7-27). Wiederholung 5- bis 6-mal.

Überprüfung: Die TL an der Lambdanaht sollte jetzt negativ sein.

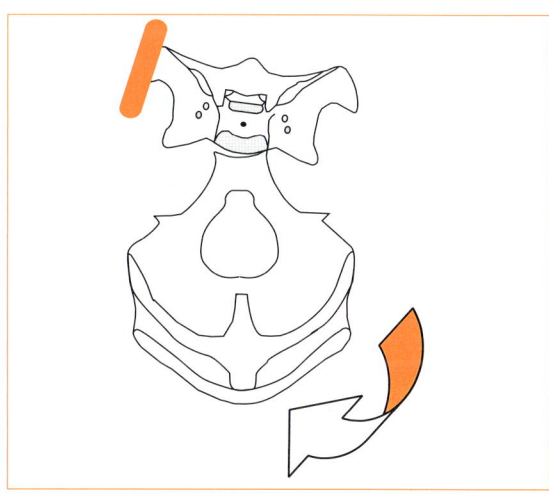

Abb. 7-27: Korrekturrichtung bei Rotationsläsion.

Sphenobasiläre Vertikalläsion

Störung: Hier ist entweder das Keilbein gegenüber dem Hinterhauptbein vertikal verschoben oder umgekehrt (Abb. 7-28).

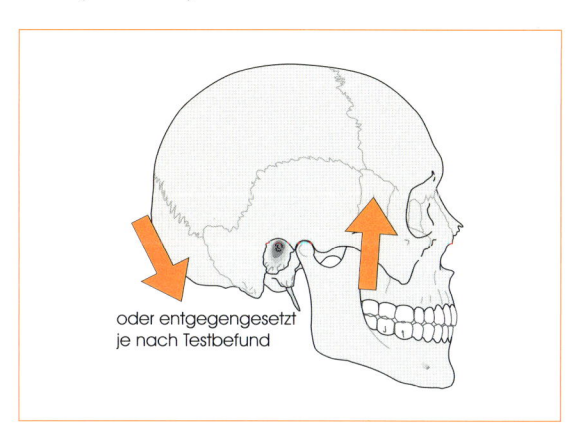

oder entgegengesetzt je nach Testbefund

Abb. 7-28: Störung bei Vertikalläsion.

Ursache: Primär traumatisch, Geburtstrauma.

Schweregrad: 3.

Klinik: Endokrine Störung, traumatisch, Bissstörungen, TMG-Syndrom, Sehstörungen, Kopfschmerzen und Migräne, Depression, schizoide Zustände.

Keilbein höher: Sinusitis, Allergie.

Keilbein tiefer: Gehörstörungen.

TL und Challenge: Der Tester hält mit einer Hand die großen Flügel (Ala major) des Sphenoid, mit der anderen das Hinterhauptbein. Er schiebt sanft das Sphenoid nach kranial und das Hinterhaupt nach kaudal. Wenn der Test des IM eine Veränderung bewirkt, werden die beiden Knochen sanft in die jeweilige Gegenrichtung geschoben und der Test wiederholt. Der IM zeigt durch Veränderung die vorliegende Störung an. Zum Schluss wird die stärkende Atemphase ausgetestet.

Korrektur: Mobilisierung erfolgt in der Therapie-Richtung, die beim Challenge zu einem geschwächten IM-Muskel geführt hat, während der stärkenden Atemphase (Abb. 7-29). Wiederholung 3- bis 5-mal.

Das TL sollte anschließend negativ sein.

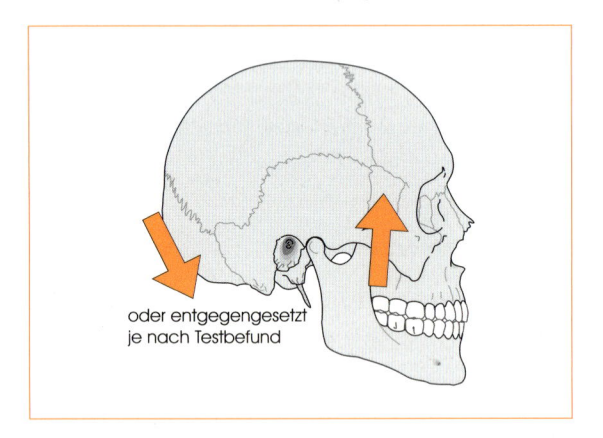

Abb. 7-29: Korrekturrichtung bei Vertikalläsion.

Sphenobasiläre Lateralläsion

Störung: Seitliche Verschiebung des Keilbeins gegenüber dem Hinterhauptbein (Abb. 7-30).

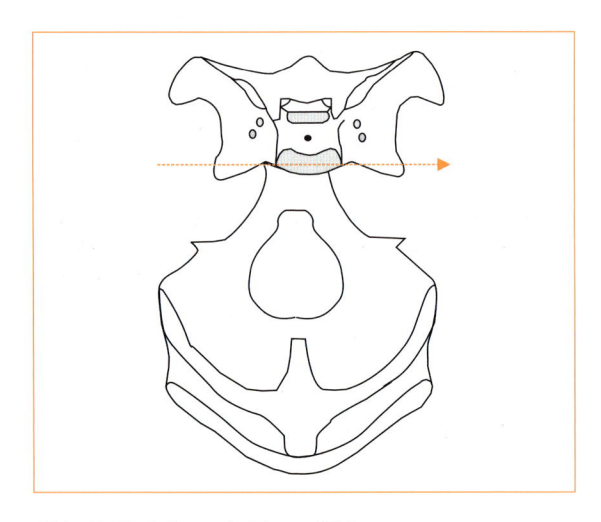

Abb. 7-30: Störung bei Lateralläsion.

Ursache: Primär traumatisch, Geburtstrauma.

Schweregrad: 4.

Klinik: Sehstörungen, starke Migräne und Kopfschmerzen, endokrine Störung, Gleichgewichtsstörungen, Lernstörungen, starke psychische Störungen.

TL und Challenge: Der Tester bewegt mit den Fingern einer Hand sanft eine der beiden Ala major des Keilbeins nach medial, mit der anderen Hand unter dem Hinterhaupt wird dieses in die Gegenrichtung geführt. Anschließend erfolgt wieder ein IM-Test. Kommt es zu keiner Muskelveränderung, ist der Test in der Gegenrichtung zu wiederholen. Der IM wird schwach.

Danach wird der Test zur stärkenden Atemphase durchgeführt, diese hebt das Challenge-Ergebnis wieder auf. Der Patient atmet ein und hält den Atem an. Sollte keine Veränderung am IM spürbar sein, erfolgt der Test nun in der Ausatemphase.

Korrektur: Dieselbe Atemphase, die den positiven Challenge aufgehoben hat und dieselbe Mobilisierung wie beim Challenge. Mit sanftem Druck werden der entsprechende Keilbeinflügel und das Hinterhauptbein gegeneinander bewegt (Abb. 7-31). Wiederholung 4- bis 5-mal. Das TL sollte nun negativ sein.

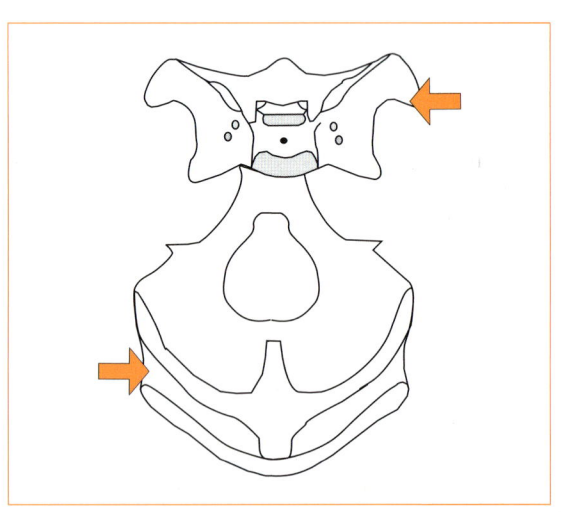

Abb. 7-31: Korrekturrichtung bei Lateralläsion.

Lateral-Sakrum-Fehler bei sphenobasilärer Lateralläsion

Störung: Laterale Verschiebung des Steißbeins gegen dem Kreuzbein (Abb. 7-32).

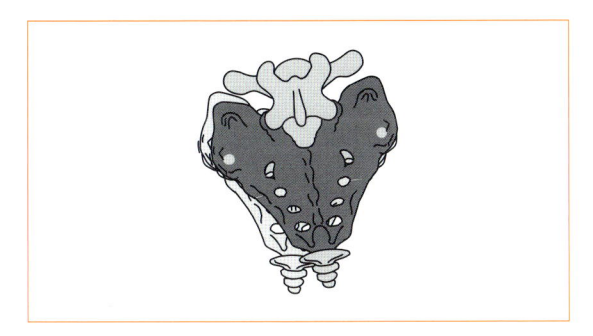

Abb. 7-32: Störung bei Lateralläsion.

Ursache: Primär traumatisch, Geburtstrauma.

Schweregrad: 3.

Wenn eine sphenobasiläre Lateral-Läsion vorlag, gibt es sehr häufig auch einen Lateral-Sakrum-Fehler.

TL und Challenge: Mit einer Hand wird ein sanfter Druck nach medial an der Steißbeinspitze ausgeübt, mit der anderen Hand in Gegenrichtung an der Kreuzbeinspitze ebenfalls in Richtung medial. Sollte der Test negativ sein, wird er entgegengesetzt wiederholt.

Test des Indikatormuskels: Ein normotoner Muskel wird hypoton.

Test der Atemphase: Der Muskel wird normoton in der richtigen Atemphase.

Korrektur: Hand- und Druckrichtung sind identisch wie beim Challenge. Während der ausgetesteten stärkenden Atemphase wird gleichzeitiger sanfter Druck gegen Steiß- und Kreuzbein ausgeübt (Abb. 7-33).

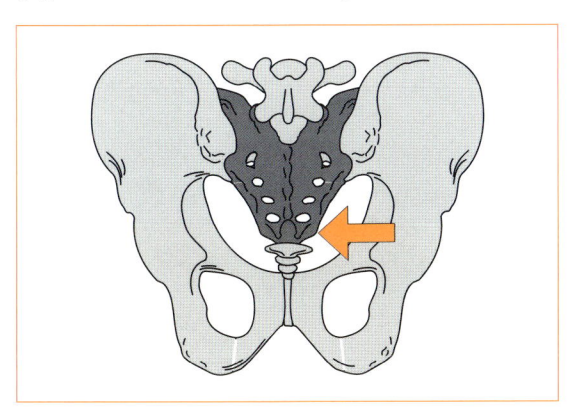

Abb. 7-33: Korrekturrichtung bei Lateralläsion.

Die sphenobasiläre Kompression

Diese Störung ist oft die Ursache für einen generalisierten Hypertonus. Hier zeigen die meisten Muskeln ein hypertones Testergebnis.

Störung: Die Verbindung zwischen Keil- und Hinterhauptbein ist inaktiv und steht unter Spannung (Abb. 7-34).

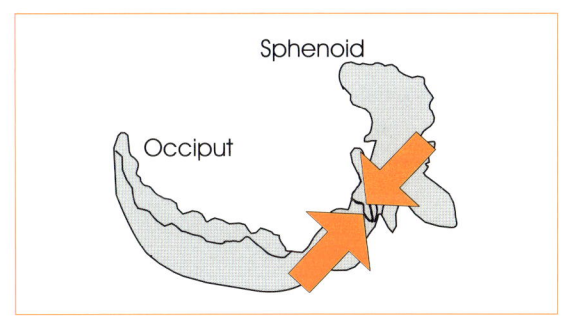

Abb. 7-34: Kompressions-Störung.

Ursache: Primär traumatisch, Geburtstrauma.

Schweregrad: 5.

Klinik: Zusätzlich schwere Störung des Stoffwechsels, neuropsychiatrische Störungen: Depression, Selbstmordtendenz, Autismus etc.

TL: Mit je einer Hand links und rechts der Körpermittellinie berührt sich der Patient selbst. IM wird schwach (hypoton).

Hinweis: Beim therapieresistenten Switching könnte eine Kompression vorliegen.

Challenge: Der Tester legt seine Hand so auf das Stirnbein, dass er mit den Fingern beide Flügel des Keilbeins berühren kann und die andere Hand auf das Hinterhauptbein. Er verwendet nun eine Schütteltechnik, um sanft die beiden Knochen gleichzeitig gegeneinander zu bewegen. Durch diese Bewegung muss der IM hypoton sein.

Korrektur: Auf dem Rücken liegend hält der Behandler mit einer Hand das Hinterhauptbein (Occiput) mit der anderen Hand das Sphenoid. Der Patient wird gebeten, tief in den Bauch zu atmen (Abb. 7-35).
- Bei der Einatmung werden vom Patienten die Füße nach kranial angezogen (Dorsalflexion) während gleichzeitig der Behandler die Keilbeinflügel und das Hinterhauptbein in Richtung kaudal mobilisiert.

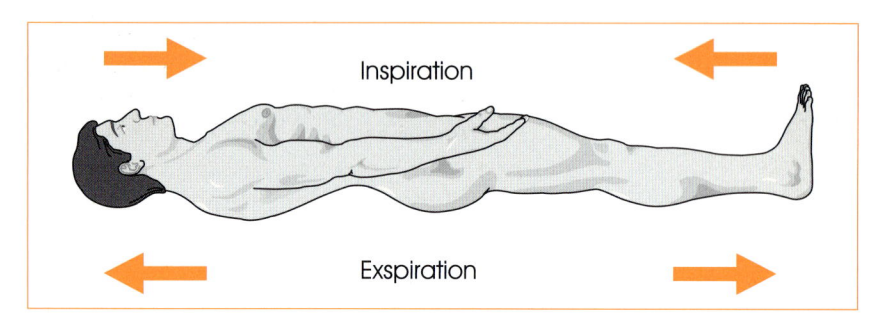

Abb. 7-35: Korrekturrichtung bei Kompressions-Störung.

- Bei der Ausatmung werden die Füße nach unten gestreckt (Plantarflexion), während gleichzeitig der Tester die Keilbeinflügel und das Hinterhauptbein in Richtung kranial mobilisiert.

Auch hier wieder sehr sanft arbeiten. Wiederholung 5- bis 6-mal. Die nachfolgende TL sollte dann negativ sein.

Kompression des Os parietale (Scheitelbein)

Störung: Die Verbindung der Scheitelbeine steht unter Druck und ist in ihrer Beweglichkeit eingeschränkt (Abb. 7-36).

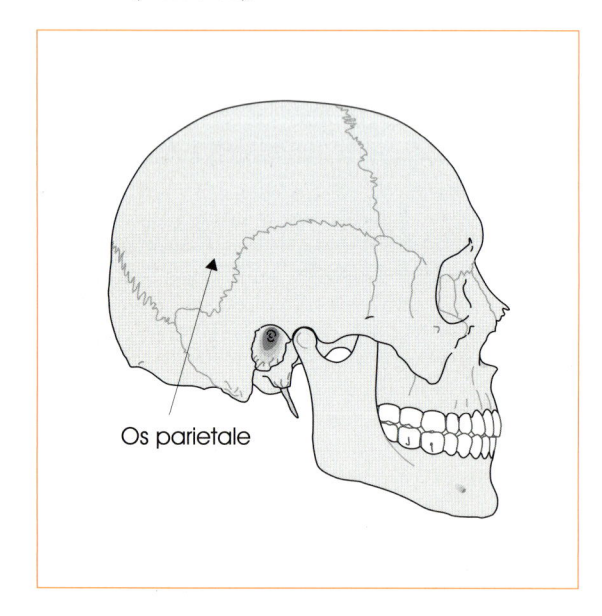

Abb. 7-36: Kompressions-Störung.

Atem-Hinweis: Goodheart entdeckte spezielle Muskelreaktionen bei unterschiedlichen Atemphasen, die jeweils einer Störung des kranio-sakralen Systems zuzuordnen sind.

Der IM wird bei halber Ausatmung hypoton, was auf eine Kompression des Os parietale hinweist.

TL: Eine Hand des Patienten liegt auf einem Scheitelbein, die andere an der Halsmuskulatur. Eventuell können die Seiten gewechselt werden. Wenn das TL nicht anzeigt, dann den Test auf der anderen Seite wiederholen.

Challenge: Der Tester hebt das Scheitelbein der betroffenen Seite mit den Fingerspitzen nach kranial, um gleich den IM wieder zu testen.
Der IM wird schwach (hypoton).

Korrektur: Zur Behandlung sitzt der Tester am Kopfende des Patienten. Die Finger liegen auf den Scheitelbeinen, die Daumen sind über der Sagittalnaht gekreuzt. Um die Suturen zu lösen, wird zuerst ein sehr sanfter Schub nach medial ausgeübt und darauf einige Sekunden gehalten, um die Suturen zu lösen. Während einiger Ausatemphasen wird ein sehr sanfter Zug nach kranial ausgeführt (Abb. 7-37). Um ein Zurückgleiten der Strukturen in die Kompression zu verhindern, können bei der letzten Mobilisierung die Scheitelbeine in der kranialen Position gehalten werden.
Die Nachtestung an den Schläfenbeinen und der Halswirbelsäule sollte nun negativ sein.

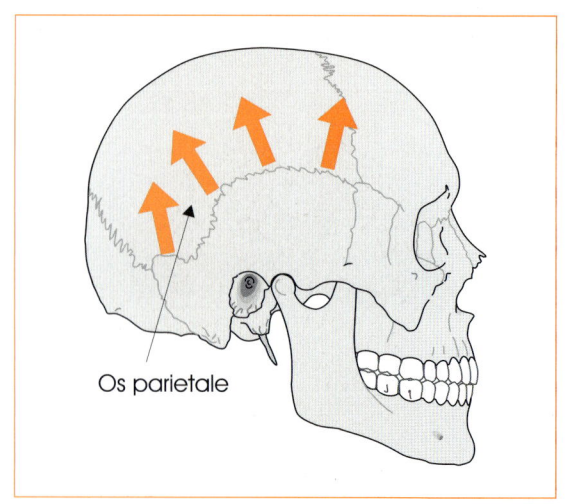

Abb. 7-37: Korrekturrichtung bei Kompressions-Störung.

Innenrotation des Os temporale (Schläfenbein)

Störung: Die Schläfenbeine sind nach innen rotiert (Abb. 7-38).

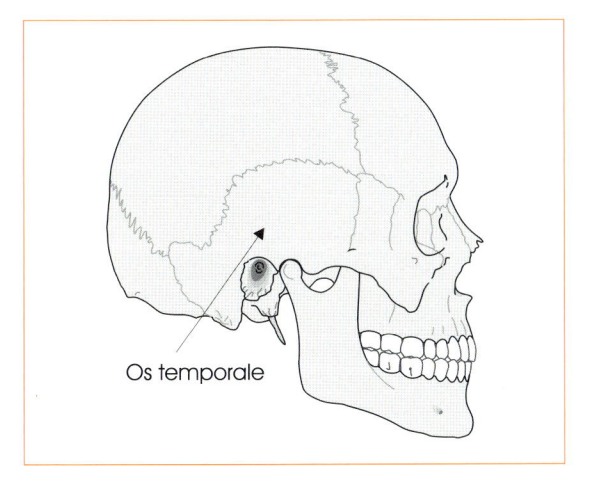

Abb. 7-38: Störung der Innenrotation.

TL/Challenge: Durch leichten Zug an den Ohren nach lateral, kranial können wir feststellen, ob eine Innenrotation vorliegt.

Test des Indikatormuskels: Ein normotoner Muskel wird hypoton. Die stärkende Atemphase verändert den IM bei gleichzeitigem Challenge in den Normotonus.

Korrektur: Der Behandler nimmt beide Ohrmuscheln des Patienten zwischen Daumen und Zeigefinger, dabei sitzt er am Kopfende der Person. Nun erfolgt unter sanftem gleichmäßigem und langsamem Zug nach lateral, kranial wie in Verlängerung des Gehörganges die notwendige Korrektur (Abb. 7-39).

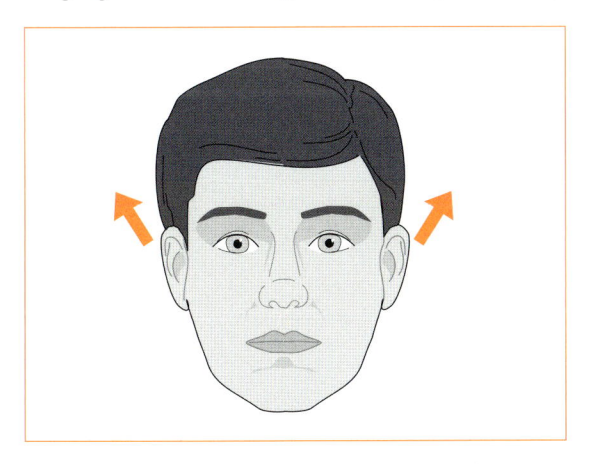

Abb. 7-39: Korrekturrichtung bei Störung der Innenrotation.

Korrektur: Diese erfolgt während der stärkenden Atemphase. Auch hier ist wieder eine sehr sanfte Technik nötig, da es sonst zur Widerstandsreaktion der beteiligten Strukturen kommt.

Die Kompression der Schädelnähte (Suturen-Fehler)

Störung: Einzelne Schädelnähte stehen unter Spannung (Abb. 7-40). Suturen-Fehler können an allen Schädelnähten auftreten.

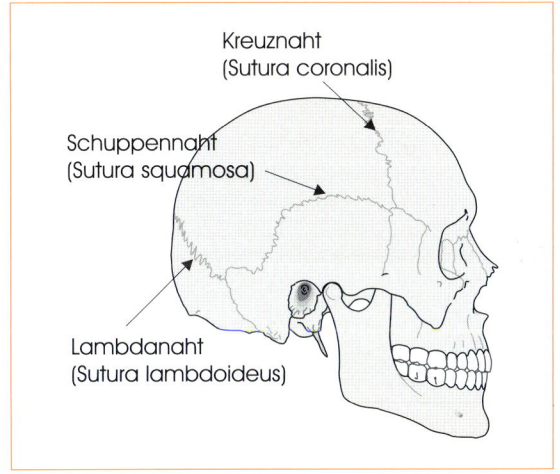

Abb. 7-40: Kompressions-Störung.

TL: Der Patient berührt eine Schädelnaht nach der anderen, bei Störung kommt es dadurch zur IM-Veränderung, der Muskel wird hypoton.

Challenge: Mit den Fingerspitzen wird die jeweils ausgetestete Naht sanft auseinandergezogen. Gleich anschließend wird der IM wieder getestet, der Muskel wird wieder hypoton.

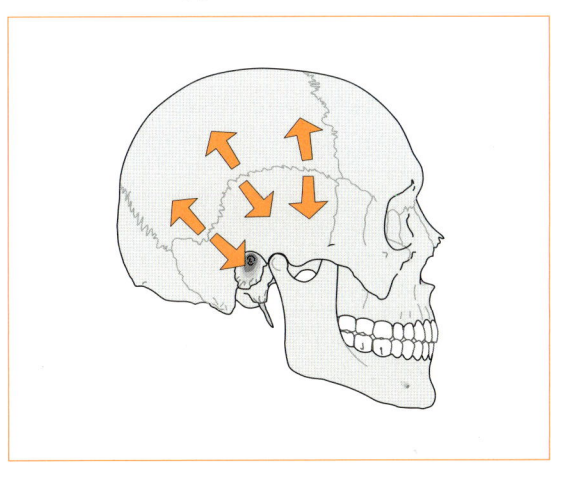

Abb. 7-41: Korrekturrichtung bei Kompressions-Störung.

Der Test auf die entsprechende Atemphase führt zu einer IM-Veränderung.

Korrektur: Bei der entsprechenden Atemphase wird die Naht sanft auseinandergezogen. Dies muss mehrmals wiederholt werden (Abb. 7-41). Das TL sollte anschließend negativ sein.

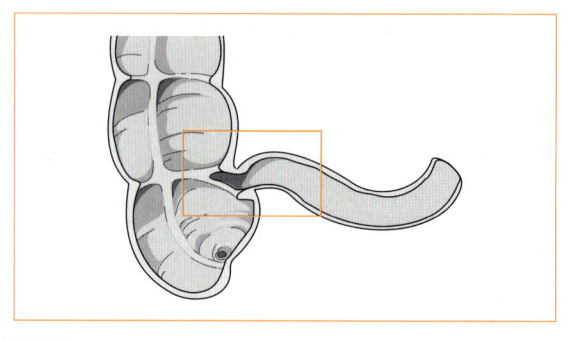

Abb. 7-42: Die Ileozökalklappe.

Test und Korrektur der Ileozökalklappe

Klarer Indikatormuskel
↓
Therapielokalisation des McBurney-Punkts
↓
- Muskel hypoton
- Muskel hyperton
- Muskel normoton

Muskel hypoton / hyperton → Störung liegt vor, Therapie notwendig

Muskel normoton → keine Störung

Weitere Differenzierung durch Zug:
- → zur anderen Schulter → Offene Klappe
- → Richtung Hüftgelenk → Geschlossene Klappe

↓
Korrektur notwendig

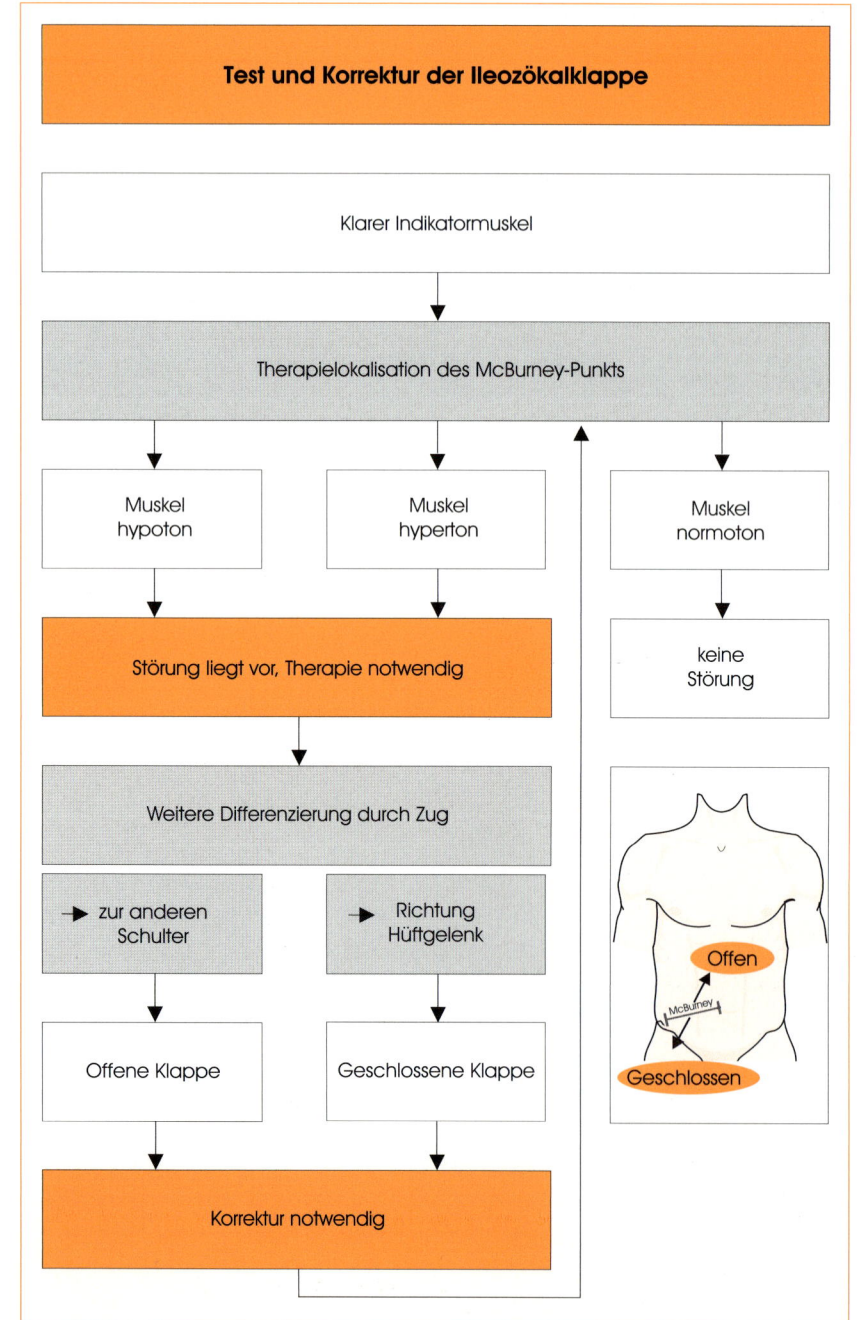

Abb. 7-43: Der Testablauf.

7.1.7 Test und Korrektur der Ileozökalklappe

Am Übergang vom Dünndarm (Ileum) zum Dickdarm (Kolon) befindet sich funktionell eine Klappe, die das Zurückgleiten des Dickdarminhalts in den Dünndarm verhindert (Abb. 7-42). Der Darm ist ein wichtiger Teil des körpereigenen Immunsystems. Daher muss auf ein Funktionieren des Gleichgewichts der Darmflora und auf das korrekte Arbeiten der Darmklappe geachtet werden. Die Klappe zwischen den einzelnen Darmabschnitten sorgt dafür, dass sich Bakterien nur in den für sie vorgesehenen Darmabschnitten aufhalten können. Die folgende Balance stärkt vor allem die Funktion von Dünn- und Dickdarm und die Darmklappe.

Goodhearts Erfahrungen haben gezeigt, dass bei ca. 40% aller plötzlich einsetzenden Schmerzen auf eine Störung der Ileozökalklappe zurückzuführen sind. Weitere Symptome können sein:
- Schmerzen von Schulter, Herz und Nasennebenhöhlen
- Beschwerden am Iliosakralgelenk
- Blässe, Müdigkeit, Schwindel
- Störungen des Innenohrs
- Lebererkrankungen
- Allergien
- Verdauungsstörungen
- Kopfschmerzen.

Test der Ileozökalklappe (Abb. 7-43): Der Patient oder der Therapeut berührt den McBurney-Punkt (Appendix-Bereich), während gleichzeitig ein IM getestet wird. Am besten wird von einem normotonen IM ausgegangen. Wird der IM hypo- oder hyperton, so liegt eine Störung der Klappenfunktion vor.

Die Testperson zieht nun diesen Hautbereich schräg nach oben in Richtung der gegenüberliegenden anderen Schulter (Zweipunkt-Testung). Wenn ein nochmaliger Test den IM verändert (normoton), liegt eine offene Klappenstörung vor. Erfolgt beim Zug der Haut nach oben keine IM-Veränderung, wird der Test mit Zug nach außen unten wiederholt. Erfolgt hier eine Muskelveränderung, so handelt es sich um eine geschlossene Klappenstörung.

Korrektur (Abb. 7-44):
- Die Testzone wird mit leichtem Druck in die Richtung gezogen, die zur Aufhebung des positiven Challenge geführt hat und so lange gehalten, bis ein leichtes Pulsieren spürbar wird.
- Die neurolymphatischen Zonen für Dünndarm und Dickdarm werden massiert.
- Die Ni 4 und Bl 58 werden auf beiden Körperseiten je 10-mal geklopft.

- Die Akupressurpunkte -Kombinationen werden jeweils gehalten:
  - MP 2 + Ni 5
  - Ni 7 + Lu 8
  - Ma 25 + Lu 1
- Eine Nachtestung der anfänglichen TL sollte jetzt negativ sein.

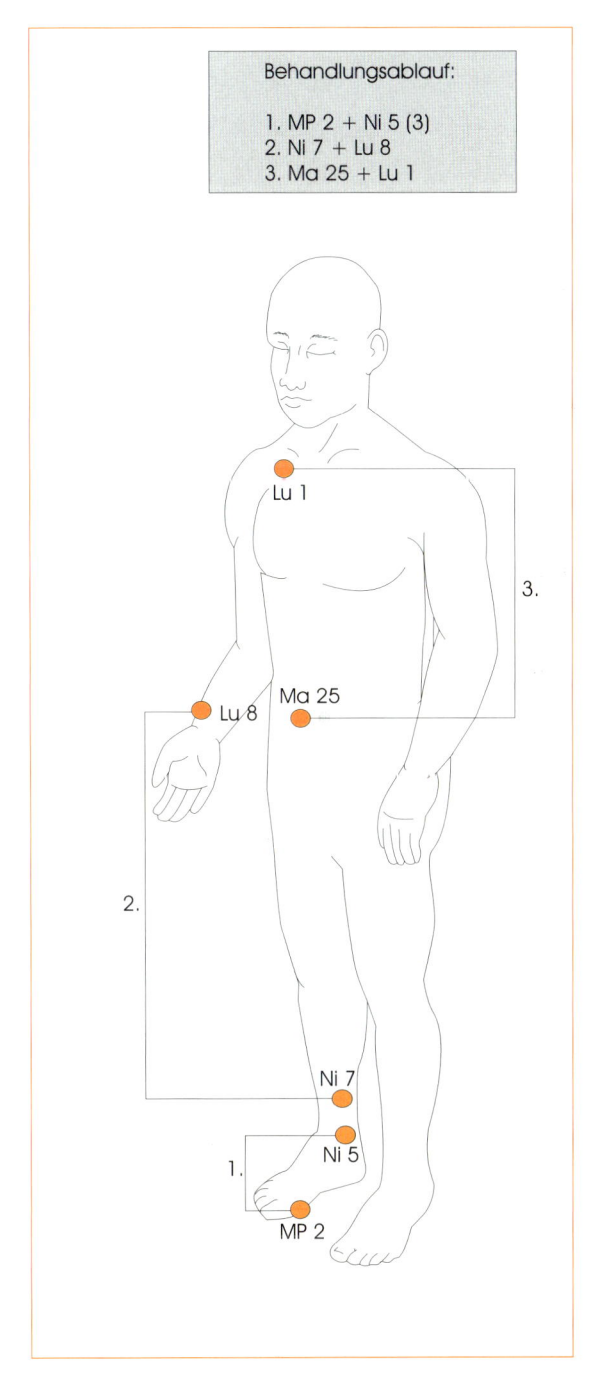

Behandlungsablauf:
1. MP 2 + Ni 5 (3)
2. Ni 7 + Lu 8
3. Ma 25 + Lu 1

Abb. 7-44: Die Korrekturpunkte bei Störungen der Ileozökalklappe.

7.1.8 Die Hiatushernie

Hier ist der obere Teil des Magens etwas durch die Öffnung des Zwerchfells nach oben gerutscht und evtl. eingeklemmt bzw. irritiert (Abb. 7-45).

Mögliche Symptome:
- Appetitmangel
- Druckgefühl bei der Atmung
- Sodbrennen, evtl. Refluxösophagitis
- Trockener Husten
- Störende enge Kleidung
- Flatulenz, Meteorismus
- Angina-pectoris-Symptome

Test (Abb. 7-46):
- Ein normotoner Indikatormuskel wird getestet, während der Bauch des Patienten entspannt ist und der Patient die Finger neben dem Schwertfortsatz (Xyphoid) auf der **linken** Seite leicht unter den Rippenbogen schräg nach oben führt. Der Therapeut verstärkt mit seiner Hand den Druck.
- Wenn der IM dabei hypoton wird, ist das ein Zeichen dafür, dass eine Hiatushernie vorliegt.
- Leichte Berührung an dieser Stelle ist ein Test für Magensäure.

Korrektur (Abb. 7-47):
1. Der Patient steht aufrecht mit dem Rücken gegen eine Wand. Während sich der Patient entspannt, gleiten die Hände des Therapeuten bei jeder Ausatmung mit den Fingern etwas weiter unter den Schwertfortsatz und Rippenbogen. Der Patient atmet weiterhin wie beschrieben, wobei der Therapeut beim Ausatmen eine Zugbewegung nach unten ausführt. Dadurch kann der Magen aus dem Hiatus heraus gleiten.
2. Danach wird gleichzeitig der vordere und hintere Rippenbogen vorsichtig massiert.
3. Der Behandler steht auf einer Seite des Patienten. Er legt eine Hand hinten auf die gleiche Seite neben der Wirbelsäule und die andere Hand auf den Rippenbogen. Dann drückt er vorsichtig mit beiden Händen, als wollte man die Rippen „ausquetschen" und zieht sie zur Seite. Dieses Verfahren wird auf beiden Seiten des Brustkorbs vorgenommen.
4. Während man mit der einen Hand die neurolymphatische Zone auf dem Sternum massiert, berühren die Finger der anderen Hand die drei Akupunkturpunkte (GG 17, 19 und 21). Diese befinden sich auf der Mitte des Hinterkopfes, dem Haarwirbel und der vorderen Fontanelle (Abb. 7-48).

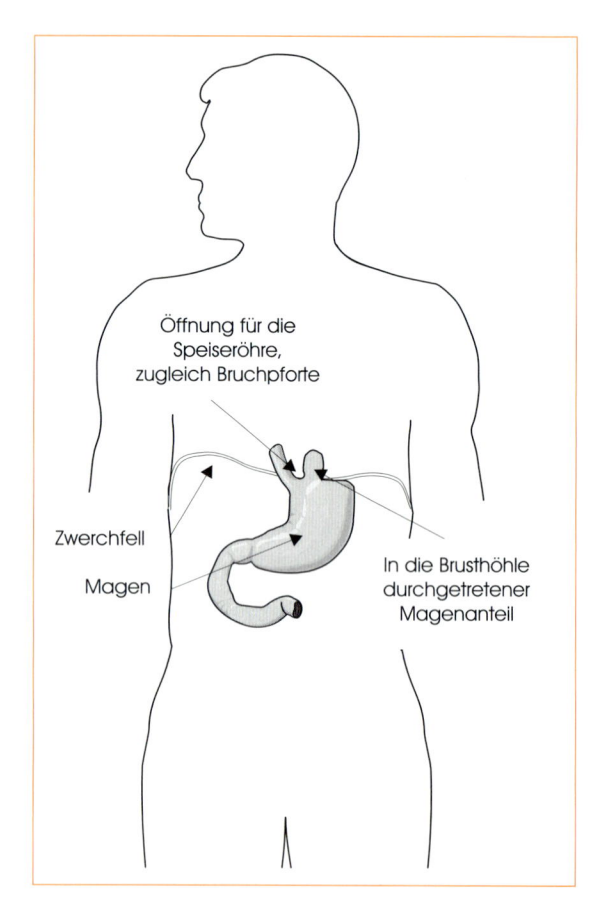

Abb. 7-45: Hiatushernie.

Selbsthilfe-Korrektur der Hiatushernie

Der Patient soll ca. 1/2 Liter Wasser schluckweise trinken und anschließend auf der Stelle hüpfen. Dadurch kann der mit Wasser beschwerte Magen nach unten in die Bauchhöhle zurücksinken.

Die Massage der NL-Zonen vom Dünndarm und Magen kann zusätzlich zur Stabilisierung als Übung mitgegeben werden.

Test Hiatushernie

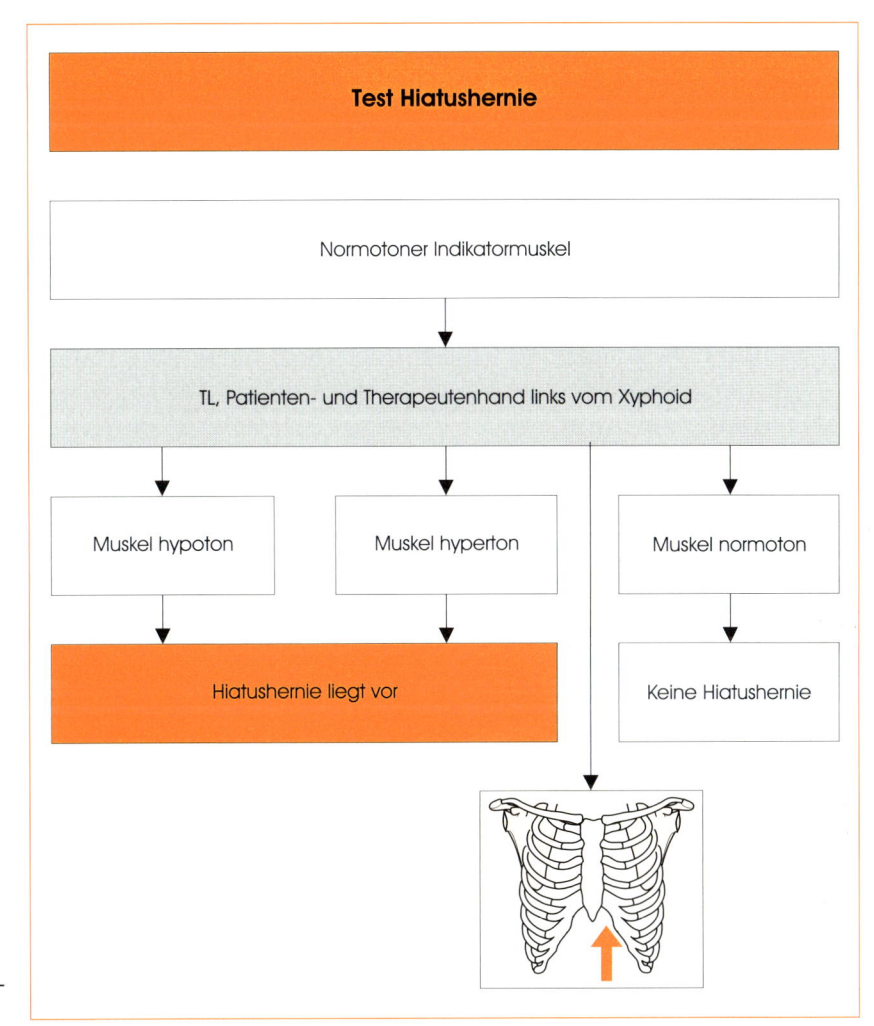

```
Normotoner Indikatormuskel
            ↓
TL, Patienten- und Therapeutenhand links vom Xyphoid
    ↓               ↓               ↓
Muskel hypoton  Muskel hyperton  Muskel normoton
    ↓               ↓               ↓
    Hiatushernie liegt vor      Keine Hiatushernie
```

Abb. 7-46: Testablauf Hiatushernie.

7.1.9 Die Gelenkstoßdämpfer

Die Gelenke des Körpers ermöglichen nicht nur die Bewegung, sie haben auch stoßdämpfende Eigenschaften. Sie verhindern dadurch bei einem Aufprall des Körpers auf den Boden die Weiterleitung des Drucks von den Gliedmaßen auf die Wirbelsäule. Gerade beim Sport ist diese Eigenschaft zum Schutz vor Verletzungen sehr wichtig.

Testmethode für die Stoßdämpfer der Beine (Abb. 7-49):

1. Der Patient liegt auf dem Rücken. Man wählt zuerst einen bei gestreckten Beinen normotonen Indikatormuskel (M. quadriceps femoris, M. gluteus medius usw.) zum Testen aus.
2. Mit einem festen Stoß von unten auf die Ferse des gestreckten Bein (Patient vorwarnen!) erfolgt ein weiterer Test. Bleibt der Muskel normoton, so liegen keine Störungen der Bein-Stoßdämpfer vor.
3. Reagiert der Indikatormuskel schwach, so beugt der Patient das Knie und der Behandler führt einen Stoß auf das Knie in Richtung Hüfte aus. Danach erfolgt ein 3. Test. Schlägt der Indikatormuskel jetzt stark an, dann ist die Störung am Sprunggelenk zu finden.
4. Reagiert der Indikatormuskel schwach, dann hebt man den Oberschenkel des Patienten mit beiden Händen und drückt ihn fest und schnell zum Hüftgelenk hin. Reagiert der Indikatormuskel jetzt stark, dann liegt die Störung am Knie.
5. Ist der Indikatormuskel schwach, so ist die Störung in der Hüfte zu finden.

Korrektur Hiatushernie

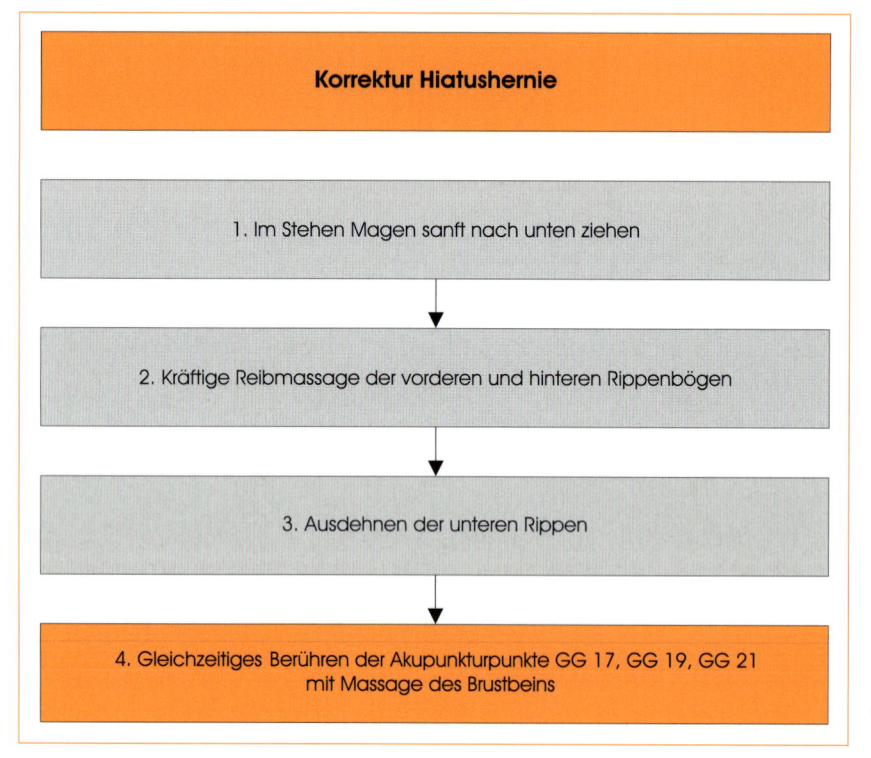

1. Im Stehen Magen sanft nach unten ziehen

2. Kräftige Reibmassage der vorderen und hinteren Rippenbögen

3. Ausdehnen der unteren Rippen

4. Gleichzeitiges Berühren der Akupunkturpunkte GG 17, GG 19, GG 21 mit Massage des Brustbeins

Abb. 7-47: Korrekturablauf Hiatushernie.

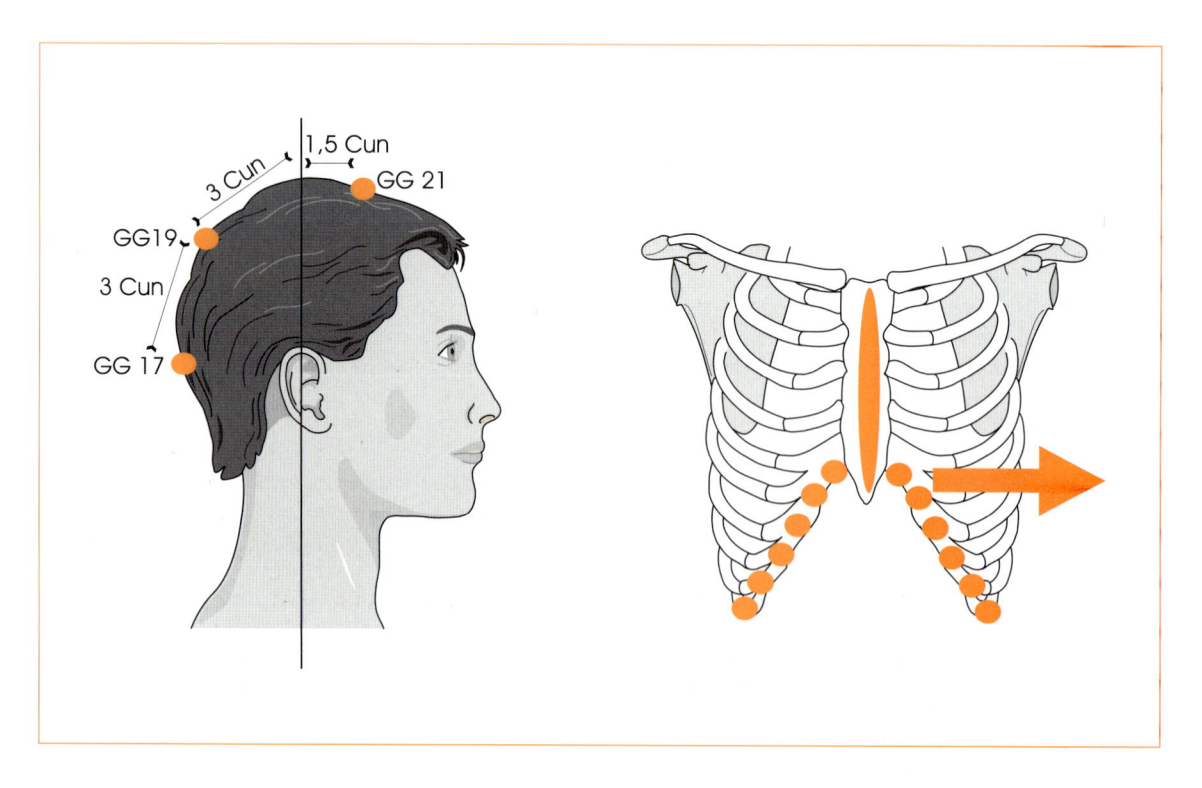

Abb. 7-48: Akupunkturpunkte, Therapiezonen für die Korrektur der Hiatushernie.

Strukturelle Korrekturen

Test für Stoßdämpfer der Beine

Klarer Indikatormuskel
↓
Stoß auf gestrecktes Bein/Knie/Hüfte
↓
- Muskel hypoton → Stoßdämpfer gestört
- Muskel hyperton → Stoßdämpfer gestört
- Muskel normoton → Stoßdämpfer in Ordnung

Stoßdämpfer gestört → Korrektur durch Längszug am entsprechenden Gelenk während stärkender Atmungsphase

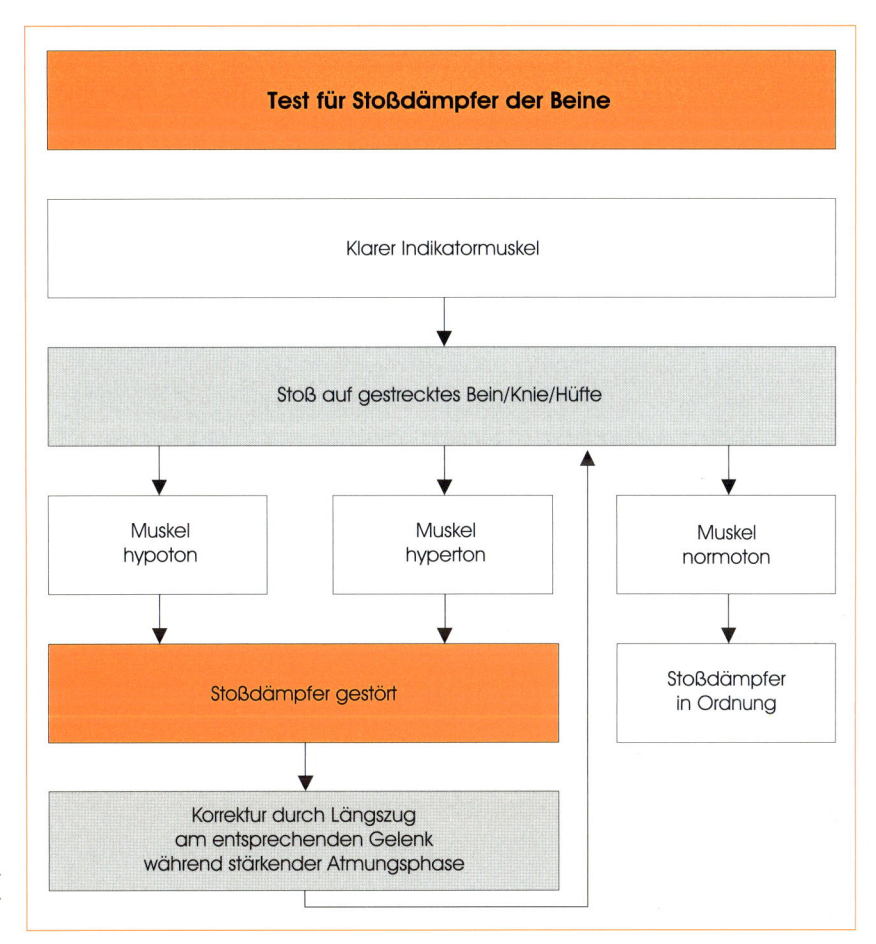

Abb. 7-49: Test- und Korrekturablauf der Stoßdämpfer.

Vor Beginn der Korrektur wird die stärkende Atemphase bestimmt. Alle folgenden Korrekturschritte werden während der stärkenden Atemphase durchgeführt (s. Abb. 7-49).

Korrektur für die Sprunggelenke: Nachdem man den Knöchel sanft während der stärkenden Atemphase hin- und herbewegt hat, um den Fuß zu entspannen, wird der Fuß nach innen gedreht, wie beim Testen des M. tibialis posterior. Dabei zieht der Therapeut mehrmals kurz und leicht, mit beiden. Dieses lockert das Sprunggelenk. Die Nachtestung sollte daraufhin negativ sein.

Korrektur für das Kniegelenk: Das Knie des Patienten wird gebeugt. Dann wird ein Unterarm als Hebel unter das Knie zwischen Wade und Oberschenkel geschoben und mit der anderen Hand der Fuß nach hinten gedrückt. Als Alternative dazu kann auch an dem aufgestellten Bein des liegenden Patienten an dem oberen Ende der Wade nach vorne gezogen werden, um das Kniegelenk zu lockern. Die Nachtestung sollte auch hier negativ sein.

Korrektur für das Hüftgelenk: Der Patient bewegt das gestreckte Bein zur Seite (etwa 30 Grad). Der Unterschenkel des Patienten wird zwischen die Oberschenkel des Therapeuten eingeklemmt. Am Bein des Patienten wird nun oberhalb des Knies mit beiden Händen gefasst und von der Hüfte weggezogen, um das Hüftgelenk zu lockern. Die Nachtestung sollte auch hier wieder negativ sein.

Testmethode für die Stoßdämpfer der Armgelenke: Dieselben Testmethoden und Korrekturen lassen sich auch für die Arme anwenden. Es ist jedoch ratsam, zum Testen auf die geballte Faust des Patienten zu schlagen, während der Arm 90 Grad vom Körper weggehalten wird. Um Armprobleme zu korrigieren, ist weniger Kraftaufwand notwendig, da diese Gelenke nicht so stark belastet werden. Ansonsten ist die Vorgehensweise die gleiche und auch hier erfolgt die Korrektur während der stärkenden Atemphase.

7.2 Die ökologischen Korrekturen

Im Folgenden werden alle Korrekturen aus dem Bereich Ökologie vorgestellt (Abb. 7-50) und im Einzelnen besprochen. Dabei werden alle Korrekturschritte nach festgestellter Priorität durchgeführt.

7.2.1 Die Korrektur wichtiger Blutbestandteile

Diese Korrektur unterstützt die Normalisierung des Blutzuckerspiegels und anderer gestörter Blutparameter und gehört zu den Korrekturschritten.

Test (Abb. 7-51): Die Testpunkte für die Energiestörungen des Blutzuckers liegen 2,5 cm über dem Bauchnabel (Abb. 7-52). Der erste Punkt befindet sich direkt auf der Körpermitte der zweite Punkt 2,5 cm links daneben. Beide Punkte werden gleichzeitig berührt und der IM getestet. Zeigt dieser eine Veränderung an, dann liegt eine Störung vor.

Der Patient therapielokalisiert (TL) die beiden Akupunkturpunkte MP 21 mit leichtem Druck, zuerst links und dann rechts nacheinander. Wenn ein normotoner IM (der M. quadriceps eignet sich gut) dabei hypoton wird, so speichert man den testenden MP 21 in den Verweilmodus. Nun TL der Patient den linken N 27 Akupunkturpunkt der gleichzeitige IM-Test zeigt durch Muskelveränderung (Zweipunkt-Testung) an, ob dieser oder der andere N 27 zur Therapie geeignet ist.

> Auch wenn der IM beim TL der beiden MP 21 „schwach" wird, bleibt in der Regel doch nur eine Seite beim doppelten TL von Ni 27 und MP 21 stark.

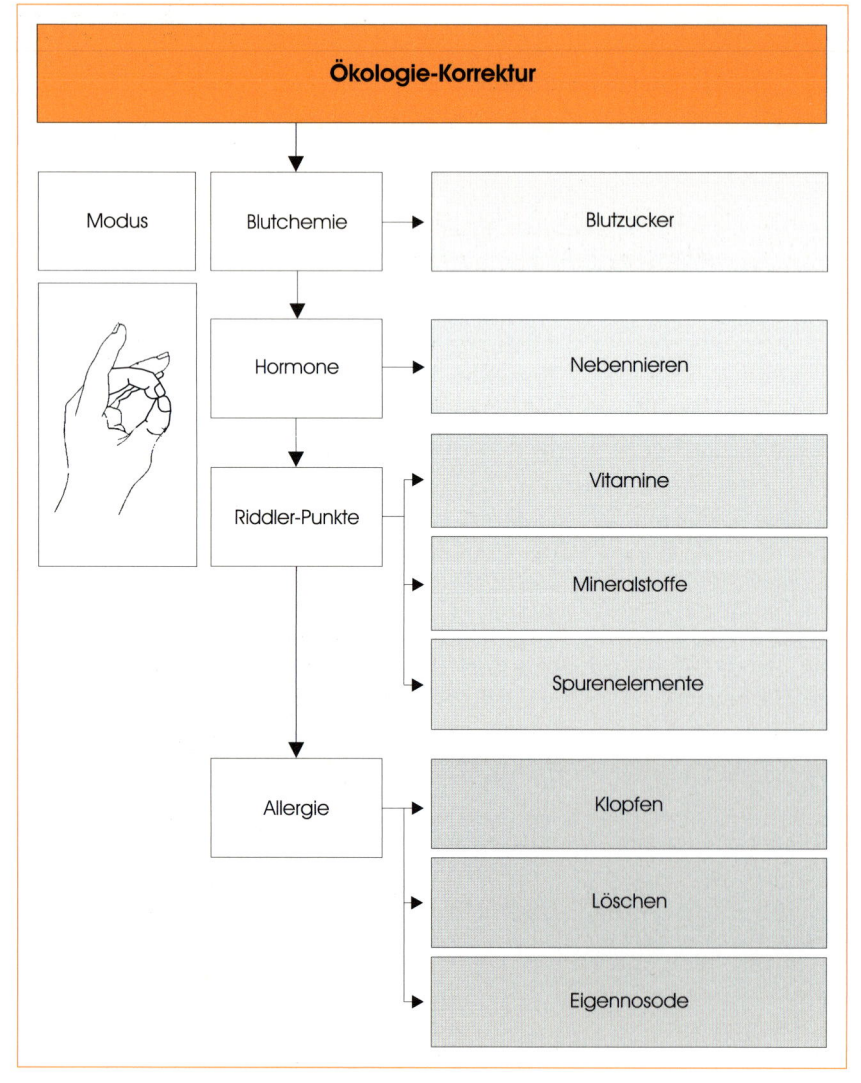

Abb. 7-50: Übersicht über die ökologischen Korrekturen.

Die ökologischen Korrekturen 133

Korrektur (Abb. 7-53): Sobald man herausgefunden hat, welche Kombination von Ni 27 und MP 21 den zuvor „schwachen" IM stärkt, klopft man gleichzeitig ca. 30-mal diese beiden Punkte oder zumindest so lange, bis der IM „stark" testet, wenn der Patient wieder die beiden MP 21 therapielokalisiert.

Test Blutchemie

Normotoner Indikatormuskel

↓

Therapielokalisation Blutzuckerpunkte
dann nacheinander MP 21 links und rechts

↓ ↓ ↓

| Muskel hypoton | Muskel hyperton | Muskel normoton |

↓ ↓ ↓

Blutchemie gestört | Blutchemie in Ordnung

↓

MP 21 + Ni 27 Kombination Zwei-Punkt-Testung

↓

30x klopfen der Punktkombination

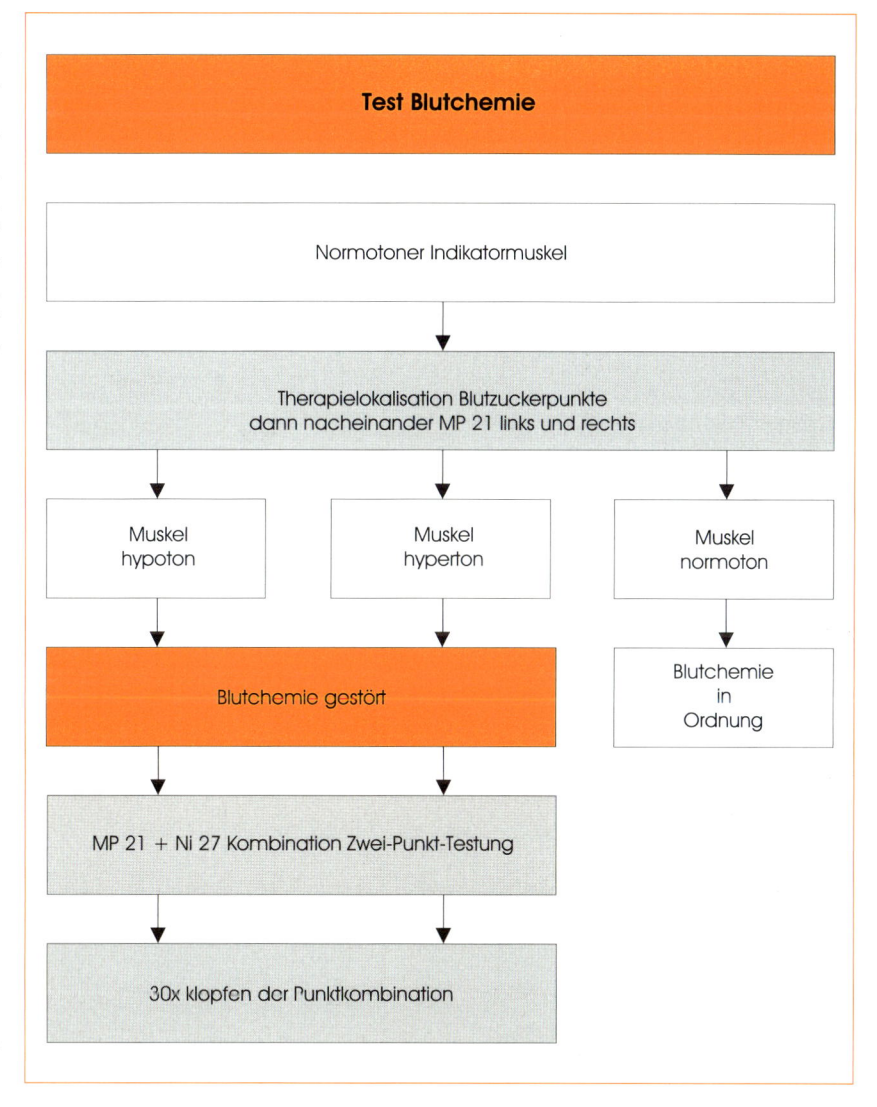

Abb. 7-51: Test- und Korrekturablauf.

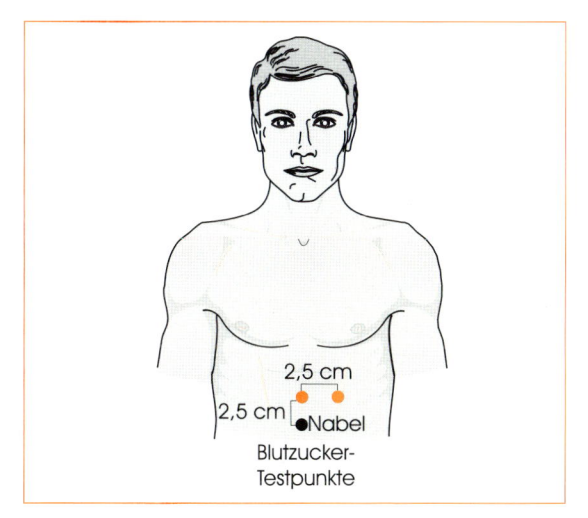

Abb. 7-52: Die Blutzucker-Testpunkte.

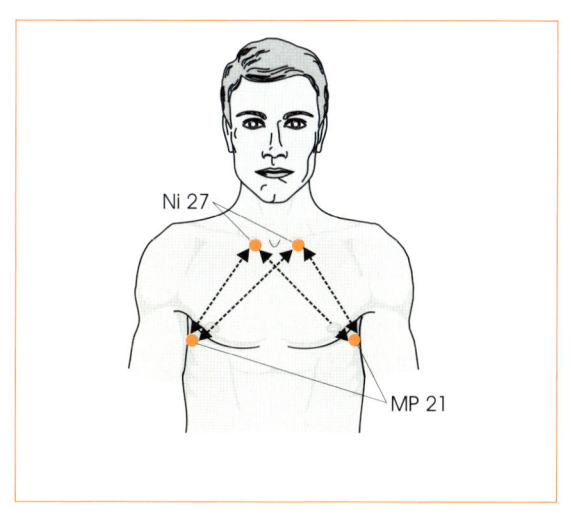

Abb. 7-53: Die Korrekturpunkte.

7.2.2 Die allgemeine Hormonkorrektur

Diese Korrekturmethode geht auf den Begründer der Applied Physiology, Richard Utt zurück und eignet sich dazu auf kinesiologischem Wege eine Harmonisierung einzelner Hormondrüsen vorzunehmen. Dadurch kann eine eventuell nötige medikamentöse Substitution in der Dosis meist reduziert werden.

Um in das „Drüsen-Test-Programm" zu kommen, benötigen wir zwei Modi.

- Der **Physiologie-Modus:** Die Finger „Zwei" bis „Fünf" sind in die Handfläche eingerollt. Die Daumenbeere liegt auf dem Mittelglied des Ringfingers (Abb. 7-54).

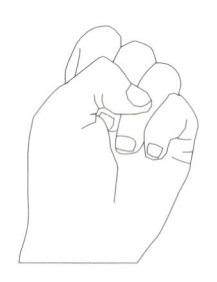

Abb. 7-54: Der Physiologie-Modus.

- Der **Drüsen-Modus:** Die Finger „Zwei", „Vier" und „Fünf" sind in die Handfläche eingerollt. Die Spitze des Daumens berührt die Spitze des Mittelfingers. Es muss darauf geachtet werden, dass sich die Spitze des Zeigefingers in der Handfläche und auf keinen Fall, wie beim Bakterien-Modus, am Daumengrundgelenk, liegt (Abb. 7-55).

Testablauf (Abb. 7-56): Bevor einzelne Muskeltests durchgeführt werden, speichert man den Drüsen-, und den Physiologie-Modus in den Verweilmodus ein.

Nun werden die einzelnen Drüsenpunkte und -zonen nacheinander therapielokalisiert und der Indikator-Muskel (IM) getestet. Kommt es hier zu einer Muskelveränderung (Hypotonie oder Hypertonie), so ist von einer Drüsenstörung auszugehen. Bleibt der IM normoton ist die entsprechende Drüse in Ordnung. Sofern es eine spezielle Organ-/Muskel-Zuordnung gibt, sollte sofort dieser Muskel geprüft und korrigiert werden.

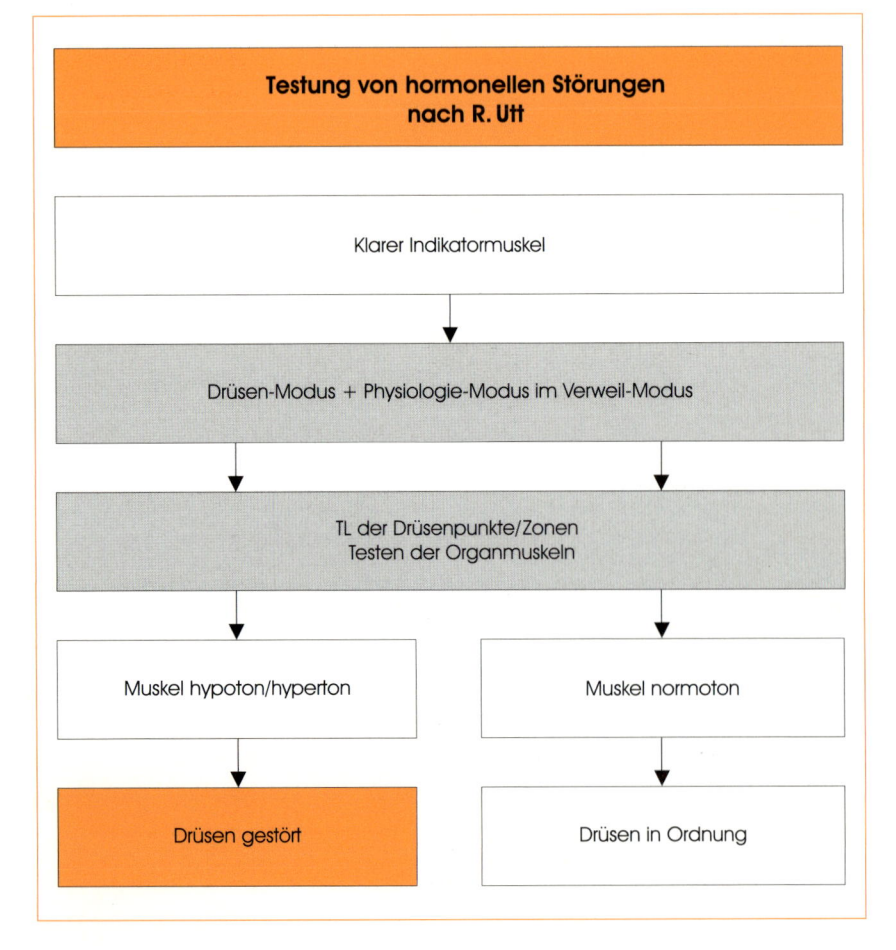

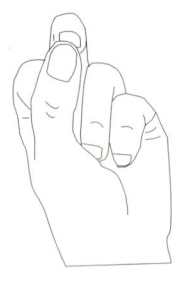

Abb. 7-55: Der Drüsen-Modus.

Testung von hormonellen Störungen nach R. Utt

Klarer Indikatormuskel
↓
Drüsen-Modus + Physiologie-Modus im Verweil-Modus
↓
TL der Drüsenpunkte/Zonen
Testen der Organmuskeln
↓ ↓
Muskel hypoton/hyperton | Muskel normoton
↓ ↓
Drüsen gestört | Drüsen in Ordnung

Abb. 7-56: Testablauf.

Die Testpunkte der Hormondrüsen

(Abb. 7-57 und 7-58):
Gehirn: ZG 24 + ZG 23 werden gleichzeitig berührt.
Hypophysenvorderlappen: GG 24, 5, Glabella.
Hypothalamus: GG 25, Nasenspitze.
Epiphyse: 3E 23, beidseitig gleichzeitig am Ende der Augenbraue berühren.
Hypophysenhinterlappen: GG 17, 2,5 Cun über der Haargrenze.
Schilddrüse: links und rechts neben dem Schildknorpel.
Thymusdrüse: auf dem Brustbein Höhe 2. Rippe.
Pankreas: unter dem linken Rippenbogen.
Nebennieren: ca. 5 cm über dem Bauchnabel, je 2,5 cm zur Seite.
Eierstöcke: auf der Linie zwischen den beiden vorderen oberen Darmbeinstacheln.
Hoden: Patient nimmt den Hoden in die Hand.

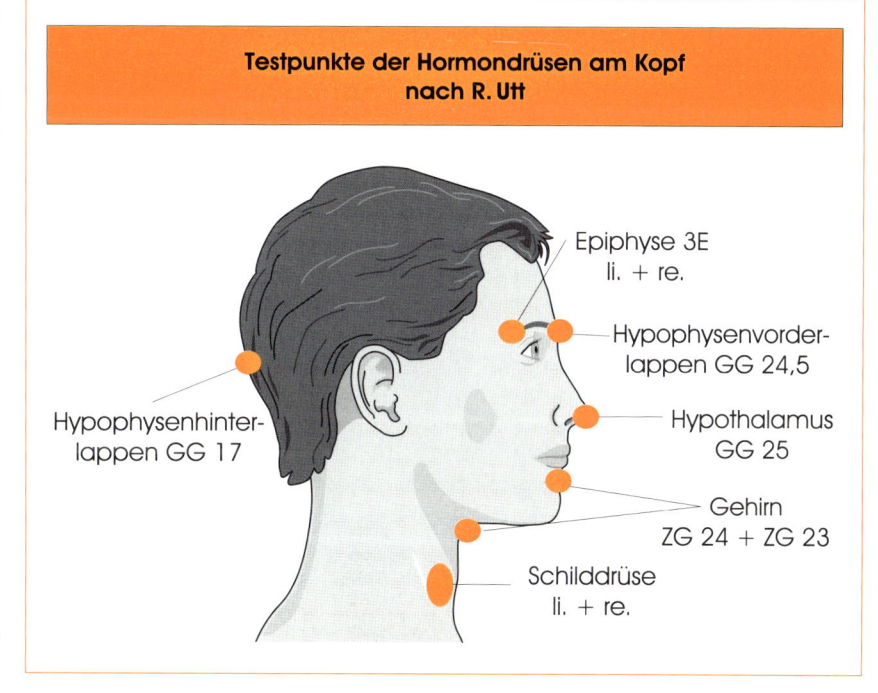

Abb. 7-57: Die Testpunkte am Kopf.

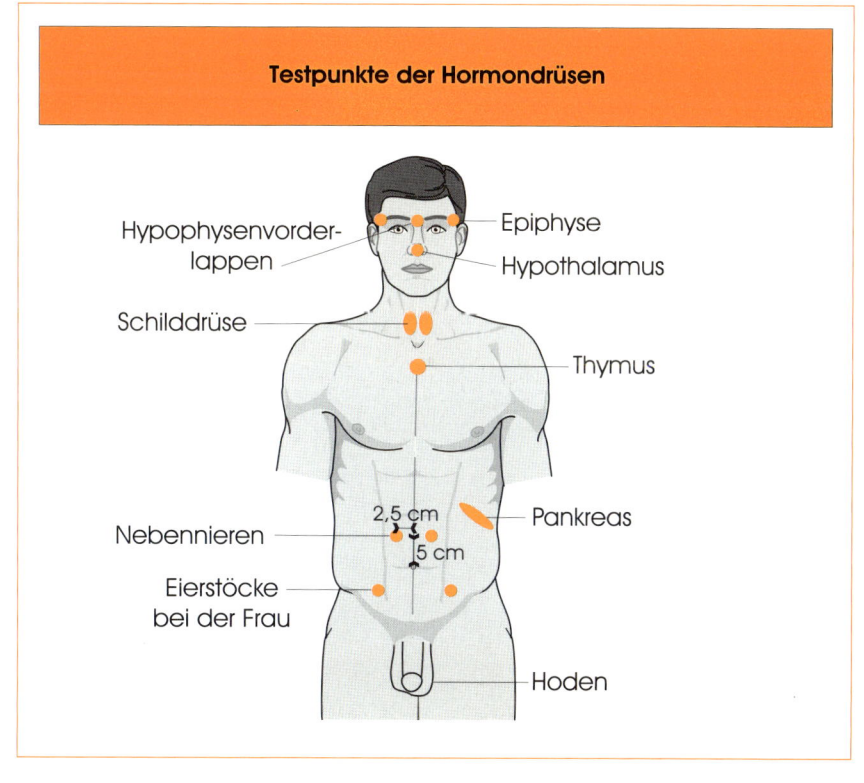

Abb. 7-58: Die Testpunkte.

Muskel-Drüsen-Zuordnung (Abb. 7-59):
Gehirn: M. supraspinatus
Schilddrüse: M. teres minor
Nebennieren: M. sartorius
Bauchspeicheldrüse: M. latissimus dorsi
Eierstöcke/Hoden: M. piriformis

Balancierung von Drüsenstörungen (Abb. 7-60):
Die ausgetestete gestörte Drüse wird zu den beiden Modi in den Verweilmodus gegeben und anschließend der Prioritätsmodus dazu gestapelt. Nun wird mit den therapeutischen Modi so lange Korrekturschritt für Korrekturschritt durchgeführt, bis kein therapeutischer Modus mehr anzeigt.

Abschließend wird noch die unterstützende medikamentöse Therapie ausgetestet (s. Kap. 4.7).

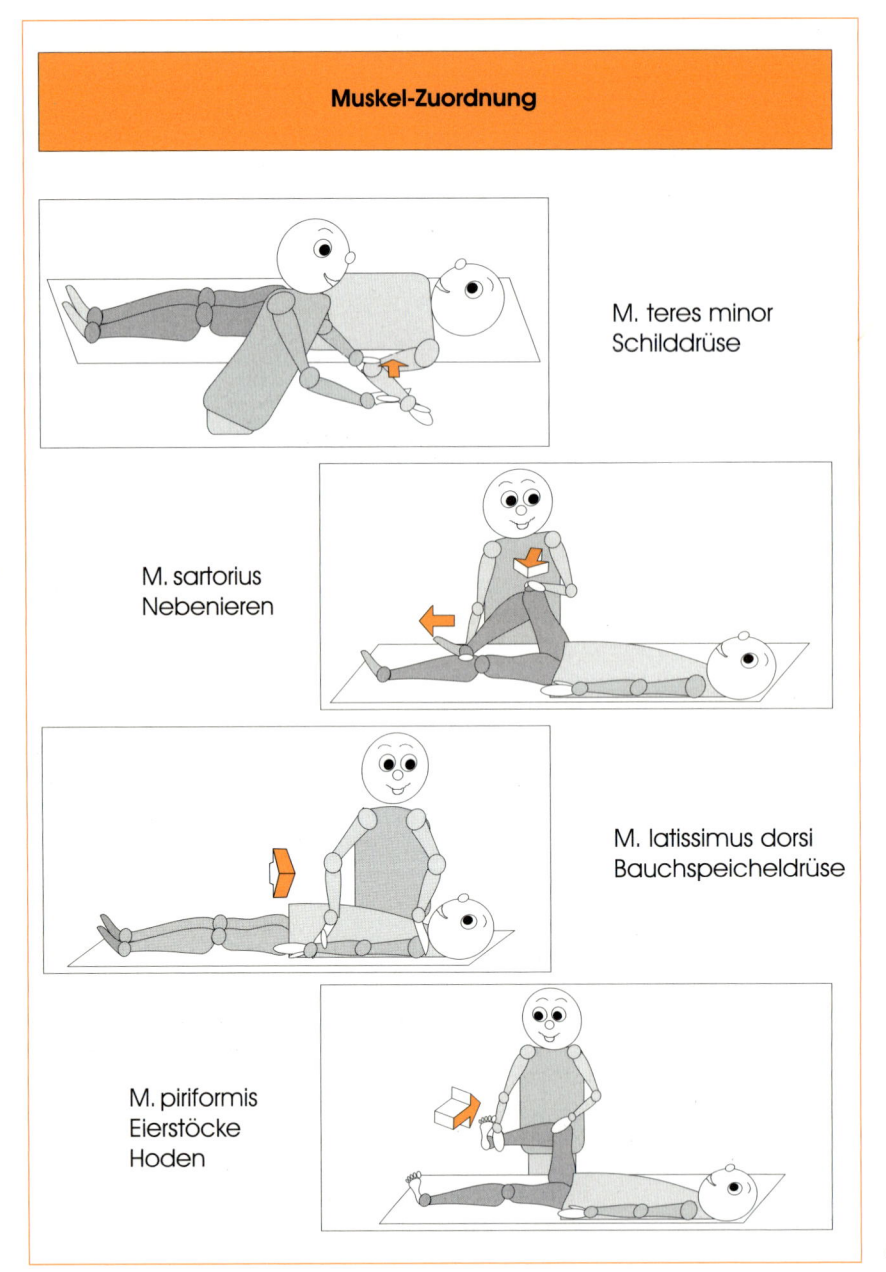

Abb. 7-59: Die Muskeltests.

Balancierung hormoneller Störungen

Drüsen-Modus + Physiologie-Modus im Verweil-Modus

↓

Gestörte Drüsen im Verweil-Modus

↓

Balancierung nach Priorität mit den Therapie-Modi

↓

bis Drüse nicht mehr testet

↓

unterstützend medikamentöse Therapie

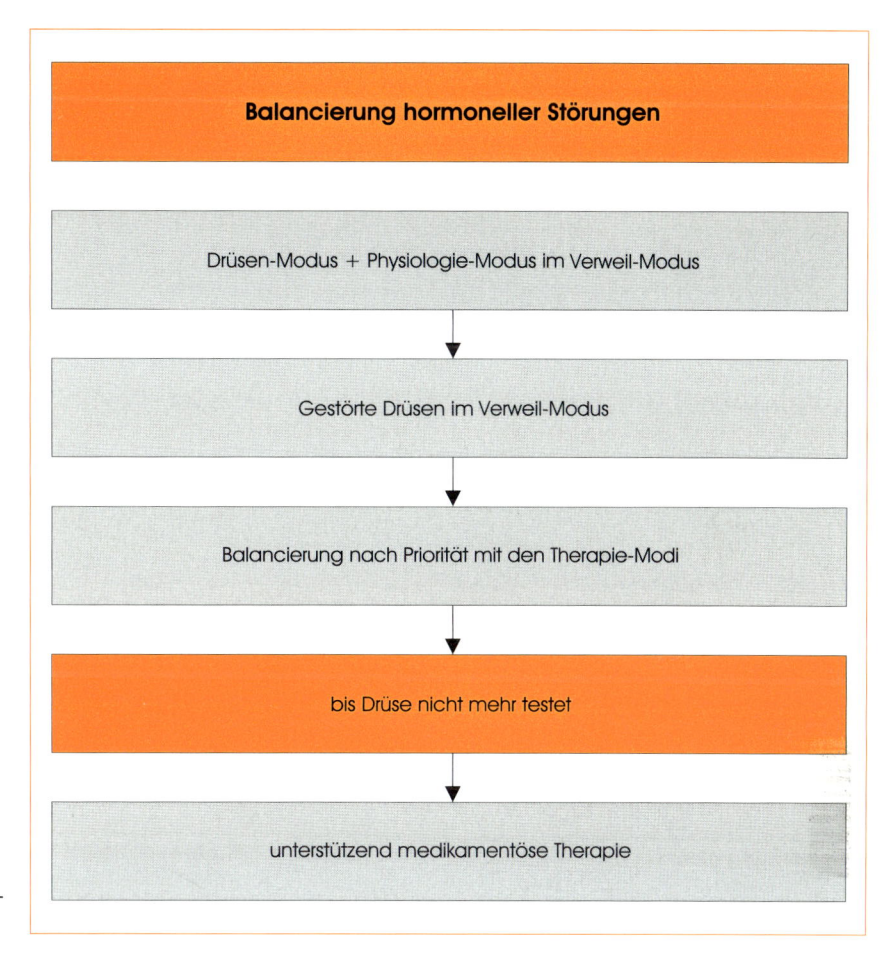

Abb. 7-60: Ablauf Balancierung.

7.2.3 Korrektur der Nebennieren-Erschöpfungs-Syndrome

Bei einer Vielzahl von (auch junger) Patienten finden wir täglich Hinweise auf das Vorliegen einer Erschöpfung des Nebennieren-Systems. Daher sollten wir besonders auch bei den unten aufgezählten Symptomen an dieses Syndrom denken.

Bei folgenden **Symptomen** muss an ein Nebennieren-Syndrom gedacht werden:
- Der Blutdruck sinkt, wenn der Patient aufsteht. Die Pupillenweite schwankt. Sucht nach Süßem, Hypoglykämie.
- Erschöpfung, ständig müde, Hypotonie, Dysmenorrhö, klimakterische Beschwerden.
- Allergische Reaktionen, Kinder mit Hauterkrankung.
- chronische Erkrankungen die gut auf Cortison ansprechen, nach Cortisontherapie.
- Zunahme des Gewichts bei Raucherentwöhnung.
- Frauen die sich während der Schwangerschaft so toll (wie nie zuvor) gefühlt haben.
- Wenn morgens Kaffee zum Wachwerden nötig ist.

In der Kinesiologie sind drei Typen von Nebennieren-Erschöpfungs-Syndromen bekannt:

Einfaches Nebennieren-Syndrom

Von einem einfachen Nebennieren-Syndrom wird gesprochen, wenn einer oder mehrere der den Nebennieren zugehörigen Muskeln ein hypotones Testergebnis zeigen (Abb. 7-61):
- M. sartorius
- M. gracilis
- M. soleus
- M. gastrocnemius

Diese werden beim Testen von Anfang an schwach vorgefunden. Hier reicht auch eine einseitige Schwäche.

Korrektur: Die Muskeln (Abb. 7-62) werden mit den neurolymphatischen und neurovaskulären Behandlungszonen gestärkt. Nach erfolgter Korrektur wird noch auf das Vorliegen der anderen zwei Syndrome getestet.

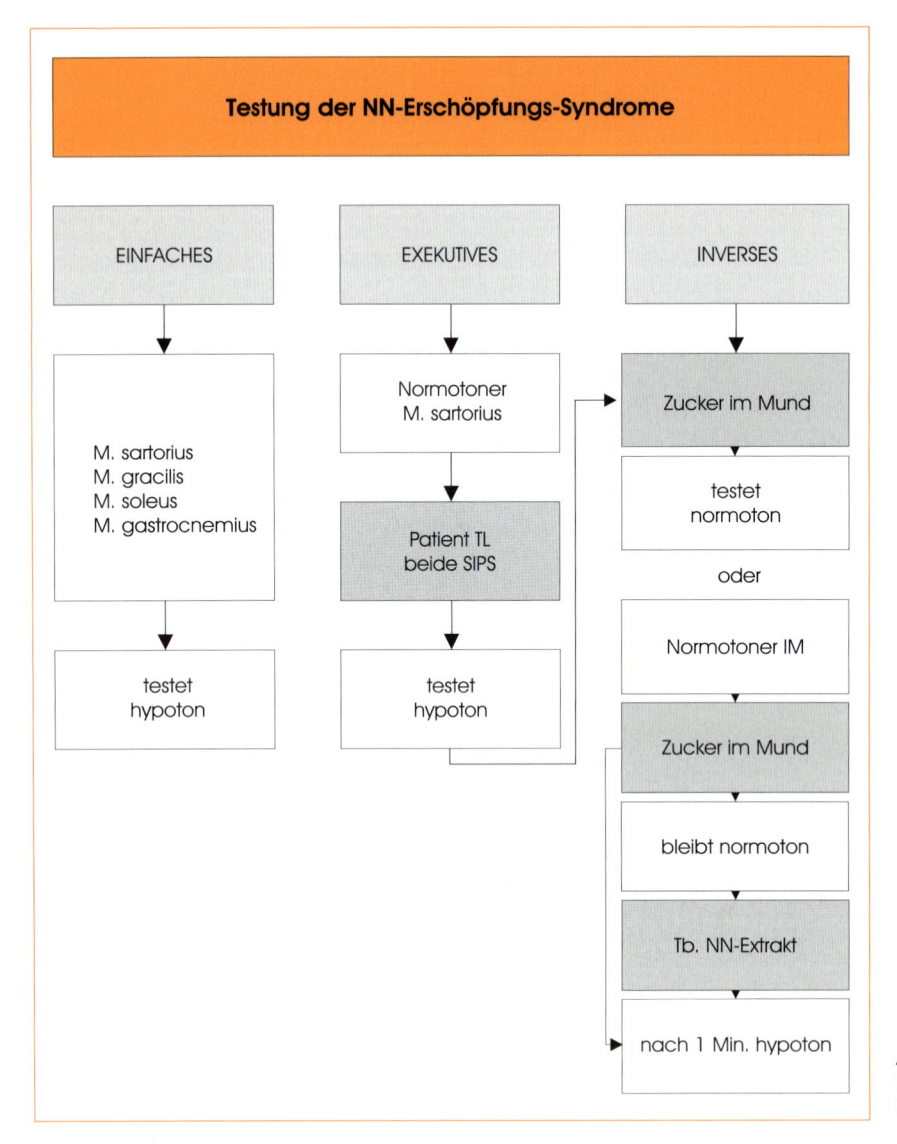

Abb. 7-61: Testablauf und Korrektur bei Nebennieren-Erschöpfungs-Syndrom.

Exekutives Nebennieren-Syndrom

Von einem exekutiven Nebennieren-Syndrom wird gesprochen wenn ein starker M. sartorius schwach wird, sobald der Patient die hinteren oberen Darmbeinstachel (Spina iliaca posterior/superior = SIPS) auf beiden Seiten gleichzeitig therapielokalisiert (s. Abb. 7-61). Dabei liegt der Patient auf dem Rücken.

Nur Muskeln, die mit der Nebenniere zusammenhängen, werden beim Vorliegen eines exekutiven NN-Syndroms schwach. Zeigt der Testmuskel eine hypotone Reaktion, kann sofort durch die zusätzliche Gabe von etwas Zucker die Testung erweitert werden.

Inverses Nebennieren-Syndrom

Muskeln werden stärker, wenn weißer Zucker auf die Zunge gelegt wird (wenn Zucker stärkt → extremste Form!). Ein normotoner Indikator-Muskel bleibt dabei stark und wird nicht schwächer (s. Abb. 7-61).

Bei Verabreichung einer Tablette homöopathische NN-Substanz wird der Indikator-Muskel nach ca. 1 Minute hypoton, wenn etwas Zucker in den Mund genommen wird.

Korrektur der NN-Syndrome

- Kein Leistungssport! Keine körperliche Überanstrengung! Verletzungsgefahr!
- Korrektur der Muskeln, die den Nebennieren zugeordnet sind, mit neurolymphatischen und neurovaskulären Behandlungszonen. Auch auf Hypertonus prüfen!
- Überprüfung, ob eine Nahrungsumstellung vorgenommen werden muss!

Die ökologischen Korrekturen

Nebennieren-Muskel-Zuordnung

M. sartorius

M. soleus

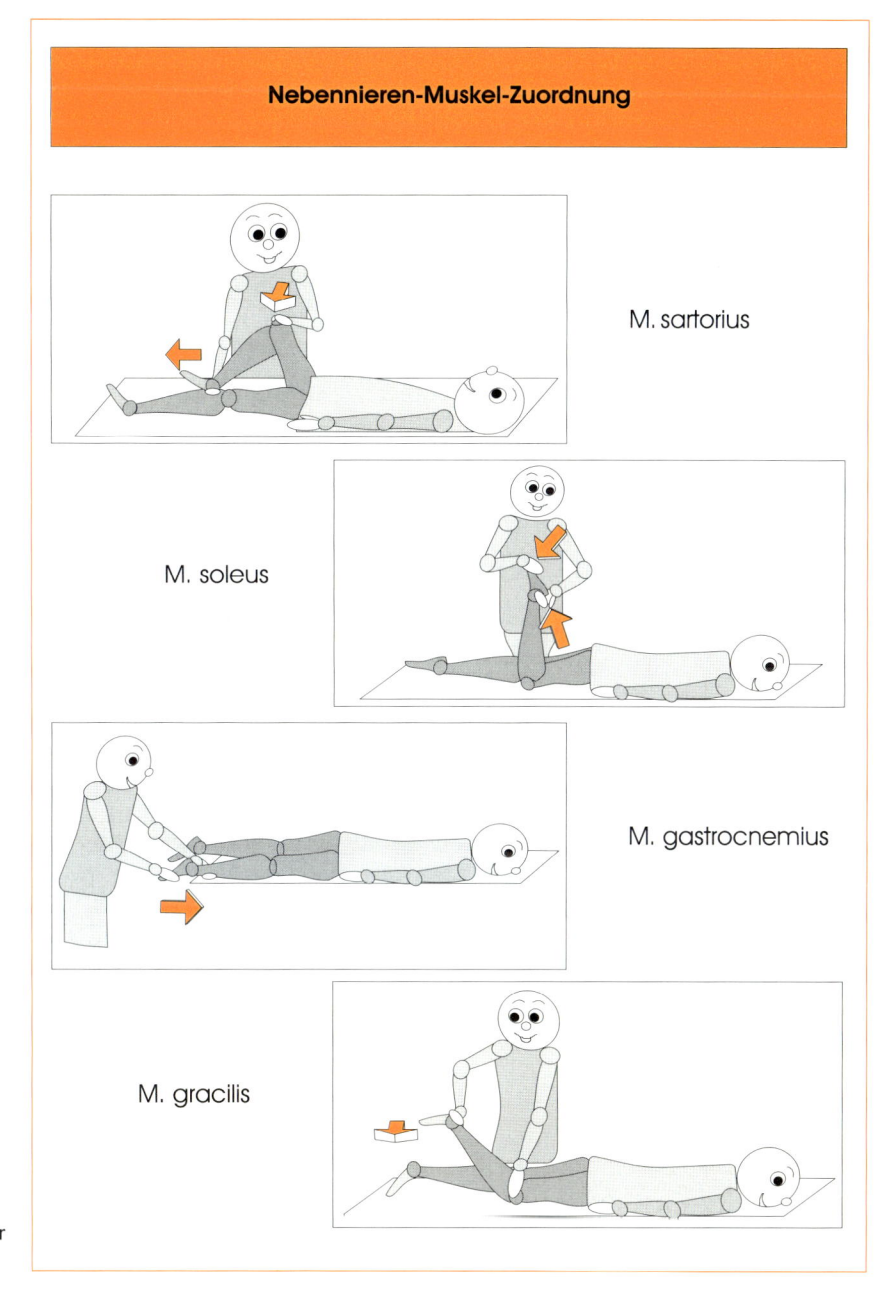

M. gastrocnemius

M. gracilis

Abb. 7-62: Die Tests der Nebennieren-Muskeln.

- Ist die Gabe von Supplementen, die günstig für die Nebennierenfunktionen sind, notwendig?
- Geeignete medikamentöse Therapie austesten!
- Behandlung der Akupunkturpunkte Di 4 und Di 16.

Substanzen die zur Stärkungstherapie der Nebennieren geeignet sind:
- **Vitamine:**
  - Vitamin C
  - Niacin
  - Vitamin B5 (Pantothensäure)
  - Vitamin B6
  - Folsäure
  - Vitamin-B-Komplex
  - Vitamin E
- **Mineralstoffe:**
  - Kalium
  - Magnesium
  - Kalzium
- **Phytotherapie/Homöopathie:**
  - Ginseng
  - Neuro Ginsan Tr. der Fa. Hanosan

- Johanniskrautextrakt
- Phytocortal Tr. der Fa. Steierl
- Phyto-Hypophyson C der Fa. Steierl
- Glandulae suprarenales comp. der Fa. Wala.
- Nebenniere D200 1–2× pro Woche 5 Glob.
- Surenium Neytabs Tb.
- Cortirell Amp. der Fa. Sanorell

7.2.4 Die Riddler-Punkte und ihre Verwendung zur Korrektur

Die Riddler-Punkte sind nach dem Arzt benannt worden, der diese Punkte in klinischen Studien mit dem Mangel verschiedener Mineralien und Vitamine und mit Dysfunktionen der Verdauung in Zusammenhang gebracht hat. Er konnte feststellen, dass bei Patienten, die beim Testen eines Punktes einen schwachen Muskel zeigten, dieses Ergebnis auch in der anschließenden biochemischen Analyse bestätigt wurde. Die Riddler-Punkte haben Ihre Gültigkeit als Hinweisdiagnostik. Sie sollten aber keinesfalls eine klinische Labordiagnose ersetzen.

Was die Technik der Therapielokalisation der einzelnen Riddler-Punkte anbelangt, sind folgende Differenzierungen zu beachten. Es macht einen Unterschied, ob der Patient oder ob der Therapeut die Therapielokalisation durchführt. Dies trifft besonders auch bei den Riddler-Punkten zu. Führt der Therapeut die Therapielokalisation durch und erfolgt dabei eine Indikatormuskelveränderung, so deutet dies auf einen Mangel an Vitaminen oder Spurenelementen hin. Wird die Therapielokalisation jedoch vom Patienten selbst durchgeführt und kommt es dabei zu einer Muskeltestreaktion, bedeutet dies einen Überschuss an Vitaminen oder Spurenelementen.

Der Riddler-Punkte-Modus

Dieser Modus zeigt die Notwendigkeit der Überprüfung der einzelnen Riddler-Punkte an.

Durchführung: Der Zeigefinger wird in die Handfläche eingelegt, die Spitze des Ringfingers berührt die Spitze des Daumens. Die Beere des Daumens liegt auf dem Nagel des Ringfingers, dabei bleibt der kleine Finger gestreckt.

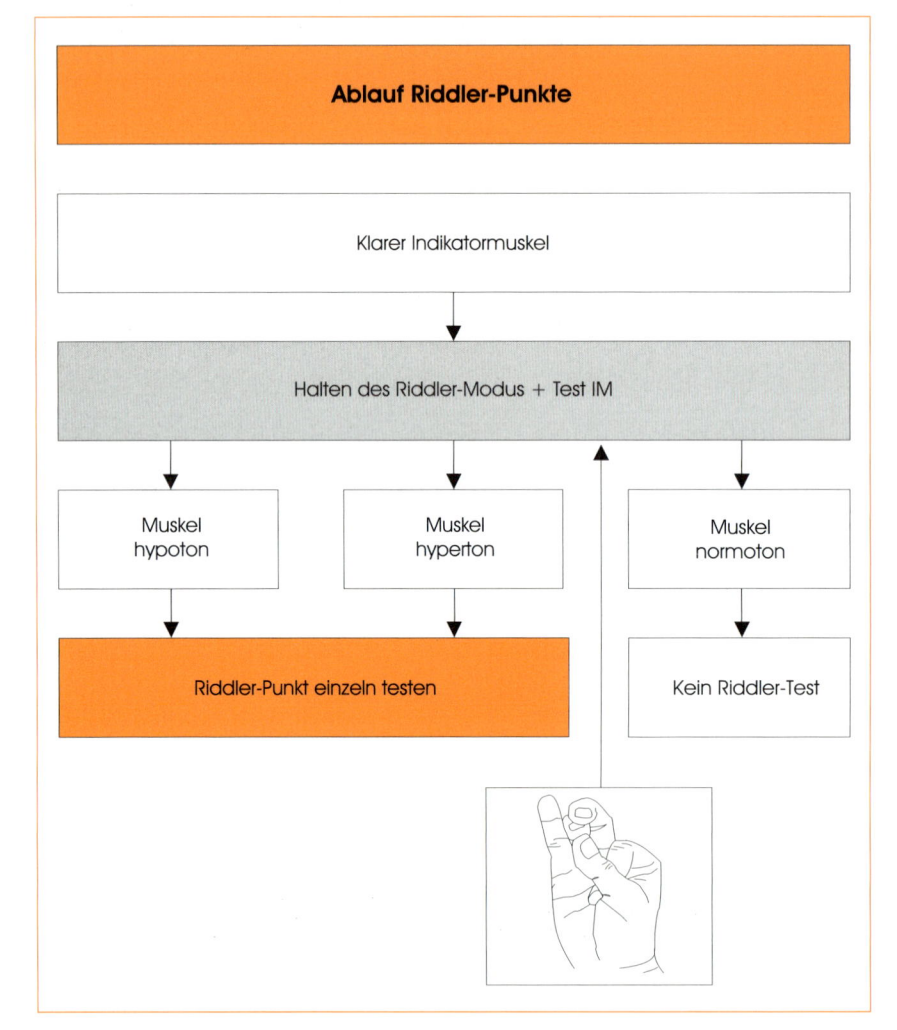

Abb. 7-63: Testung des Riddler-Modus.

Testung der Riddler-Punkte

- **Erster Schritt:** Bringt das Halten des Riddler-Modus und die gleichzeitige Testung des Indikatormuskels (IM) eine hypotone oder hypertone Muskelreaktion so müssen die einzelnen Riddler-Punkte überprüft werden. Bleibt der Indikatormuskel normoton, dann ist eine weitere Testung dieser Punkte nicht nötig (Abb. 7-63).
- **Zweiter Schritt:** Brachte der Riddler-Modus eine IM-Veränderung, wird dieser in den Verweilmodus gespeichert und der Prioritätsmodus dazu gestapelt.
- **Dritter Schritt:** Nun erfolgt die Prüfung der einzelnen Punkte auf Mangelzustände indem der Therapeut die Punkte therapielokalisiert (Abb. 7-64).
- **Vierter Schritt:** Nun erfolgt die Prüfung der einzelnen Punkte auf Überschusszustände, indem der Patient die noch nicht positiv getesteten Punkte therapielokalisiert.
- **Fünfter Schritt:** Austestung der die Punkte ausgleichenden Substanzen, nach den Regeln der Arzneimitteltestung (Abb. 7-65).

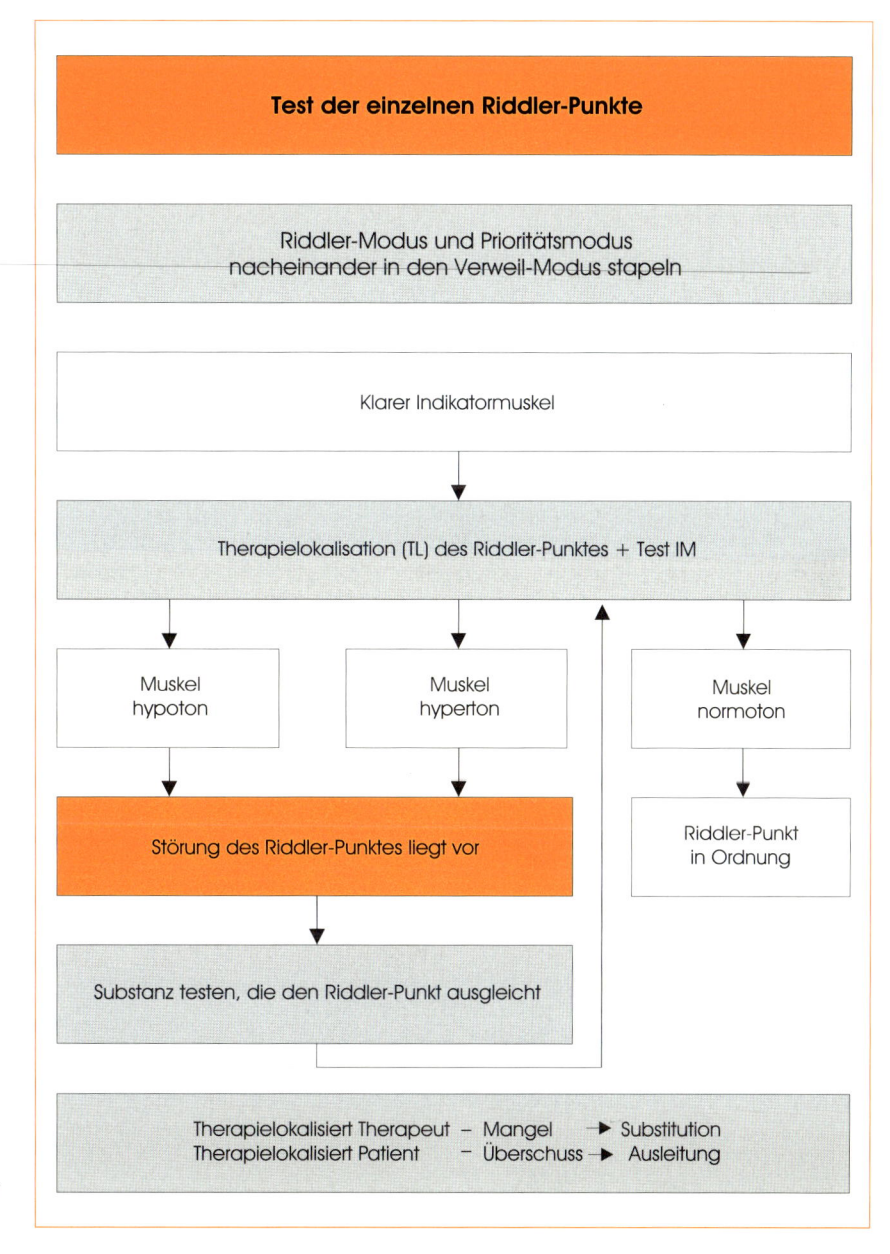

Abb. 7-64: Testung der einzelnen Riddler-Punkte.

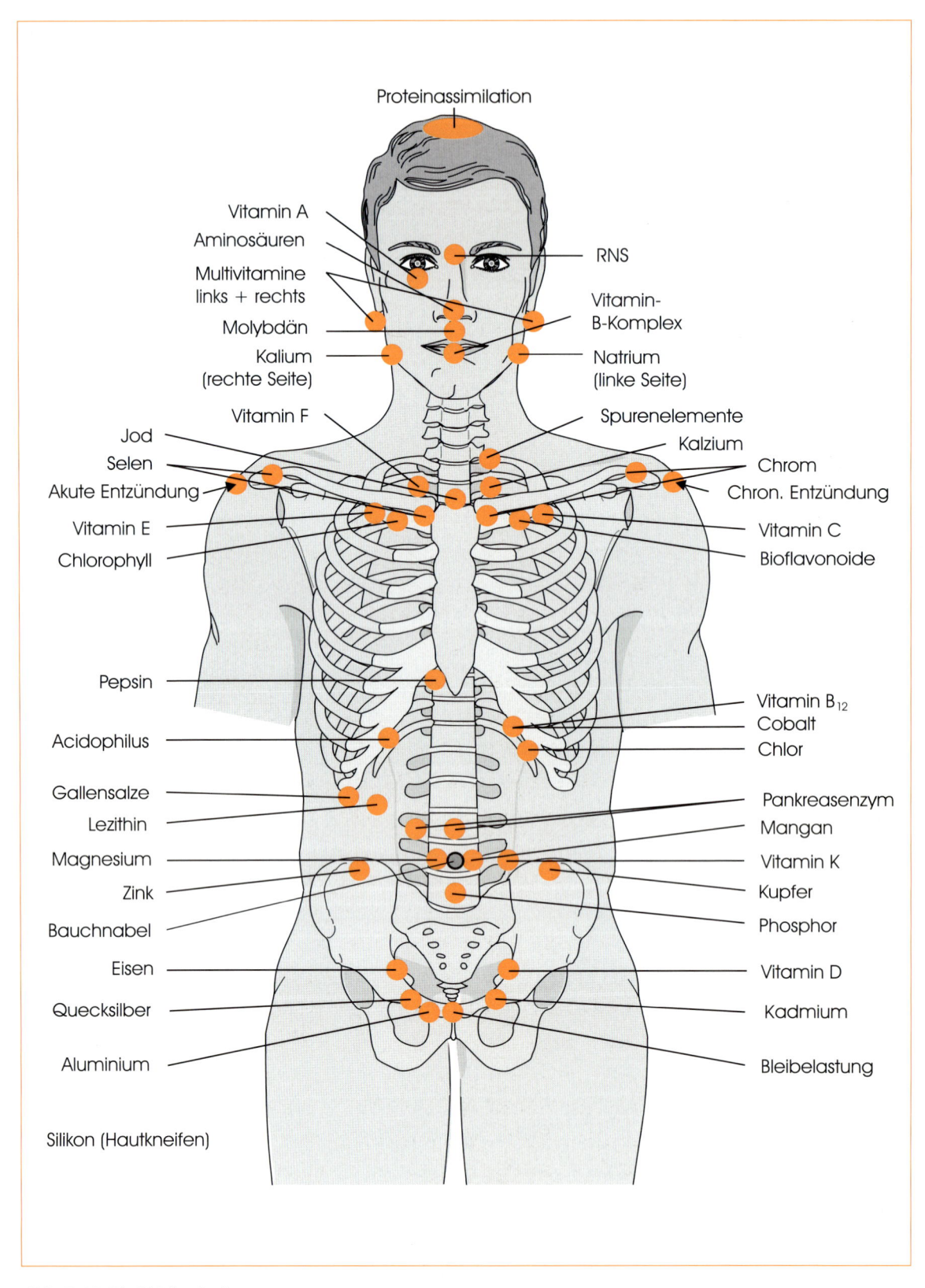

Abb. 7-65: Die Riddler-Punkte.

Die Lage der Riddler-Punkte

Tab. 7-2: Lage der Riddler-Punkte.

Substanz	Lokalisation
A, Vitamin A	Nur R Auge – leichter Druck aufs Augenlid
Acidophilis-Bakterien	R Seite – zwischen Basis des Brustbeins und äußerer Spitze des Rippenbogens
Aluminium	Zur R Seite vom Zentrum des Schambeins
Aminosäuren	Nasenspitze
B-Komplex	Zeigefinger auf herausgestreckter Zungenspitze
B12, Vitamin B12, Cobalt	Mitte des linken Rippenbogens
B6, Vitamin B6	Ein Finger an der Zunge und einer am Kiefer
Bioflavin, Vitamin P	Unter L Schlüsselbein, 1–2 cm vom Brustbein
Blei	Zentrum des Schambeins
C, Vitamin C	Unter L Schlüsselbein, 3 cm vom Brustbein
Cadmium	Halber Weg zwischen Schambeinfuge und Hüftkopf L Seite
Chlor	Zweifingerbreit unterhalb der Mitte des linken Rippenbogens
Chlorophyll	Unter R Schlüsselbein, 1–2 cm vom Brustbein
Chrom	L Schulter-Akromion und L Ni 27
D, Vitamin D	L Seite – halber Weg zw. Schambein und Darmbeinkamm
E, Vitamin E	Unter R Schlüsselbein, 3 cm vom Brustbein
Eisen	R Seite – halber Weg zwischen Schambein und Darmbeinkamm
F, Vitamin F	über R Schlüsselbein, 1–2 cm von der Drosselgrube
Gallensalze	R Seite, äußere Spitze am unteren Ende des Rippenbogens
HCl	L Seite an der Basis des Brustbeins. (Protein-Verdauung)
Jod	Drosselgrube
K, Vitamin K	1–2 cm links vom Nabel
Kalium	R Seite des Kiefers – Masseter-Muskel
Kalzium	Über L Schlüsselbein, 1–2 cm vom Brustbein
Kupfer	L Seite, halbwegs zwischen Hüfte und Nabel
Lecithin	5–6 cm R der Medianlinie in Höhe der untersten Rippe
Magnesium	R Seite vom Nabel
Mangan	L Seite vom Nabel
Molybdän	Oberhalb der Oberlippe
Multi-Vitamine	Mastoid beiden Seiten gleichzeitig
Natrium	L Seite des Kiefers
Pankreatische Verdauung	2–3 cm über Nabel und 2–3 cm nach R
Pepsin	R Seite an der Basis des Brustbeins
Phosphor	Zweifingerbreit unter dem Bauchnabel
Protein assimilation	Haar reiben

Dunkle Felder = toxische Substanzen   Abkürzung: L = links, R = rechts

Tab. 7-2: Lage der Riddler-Punkte (Fortsetzung).

Substanz	Lokalisation
Quecksilber	Halber Weg zwischen Schambeinfuge und Hüftkopf R Seite
RNS	Nasenwurzel (Glabella)
Selenium	R Schulter Akromion plus R Ni 27
Silikon	Haut kneifen und ziehen
Spurenelemente	L Seite des Halses, 1–2 cm vom Brustbein
Zink	Rechte Seite, halbwegs zwischen Hüfte und Nabel

Dunkle Felder = toxische Substanzen   Abkürzung: L = links, R = rechts

Die Punkte zum Allergieklopfen

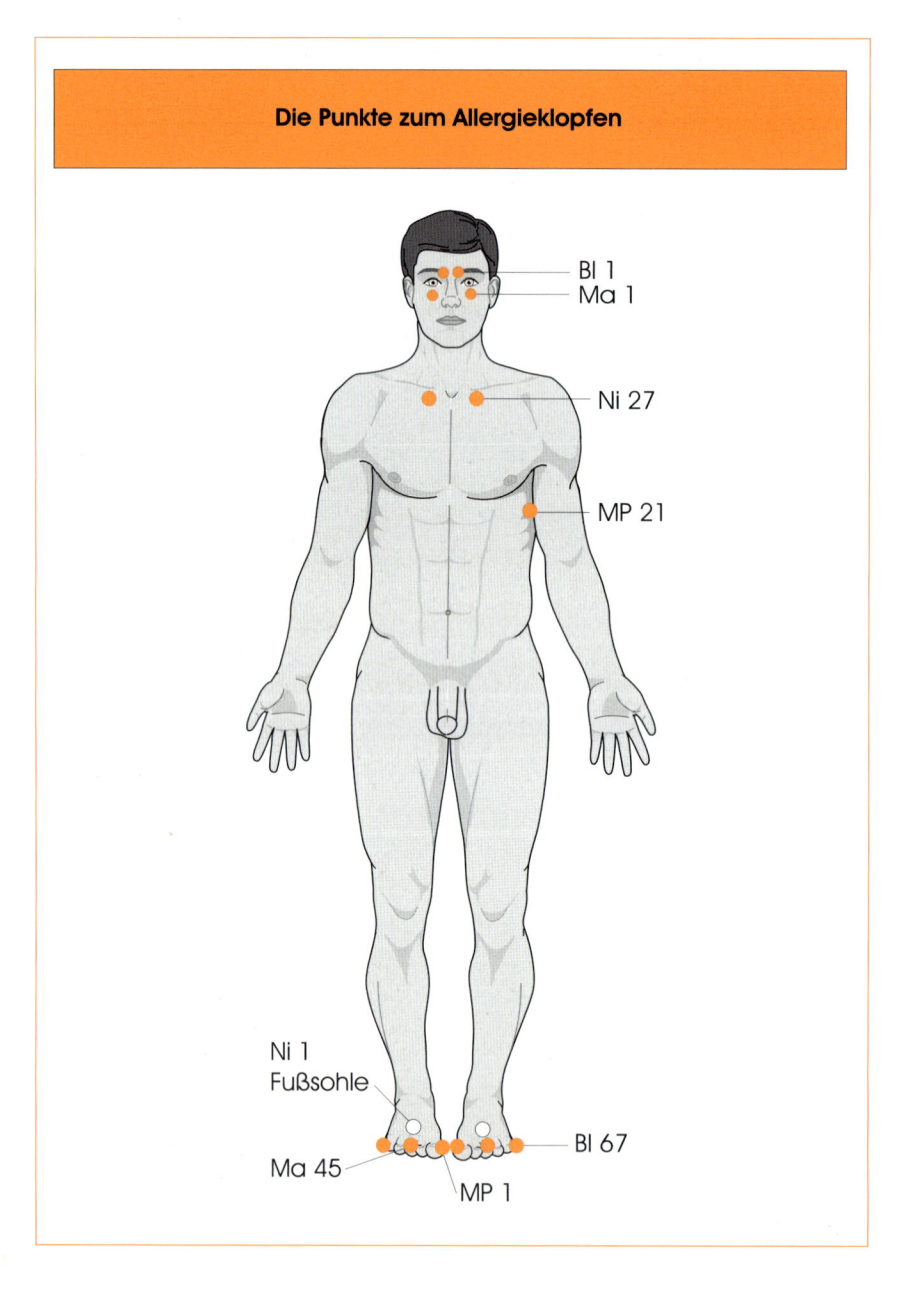

- Bl 1
- Ma 1
- Ni 27
- MP 21
- Ni 1 Fußsohle
- Ma 45
- MP 1
- Bl 67

Abb. 7-66: Die Allergie-Klopfpunkte.

7.2.5 Das Allergie-Klopfen

Bei jeder allergischen Reaktion im menschlichen Körper werden unter anderem auch einzelne Energiebahnen (Meridiane) beeinträchtigt. Dr. Jimmy Scott hat eine erfolgreiche Selbstbehandlungsmethode entwickelt, die in der Lage ist, dem allergiegeplagten Mitmenschen Erleichterung zu bringen. Die von ihm verwendeten Akupunkturpunkte führen mit der Behandlung zu einer allgemeinen Kräftigung der Körperenergien trotz Einfluss des Allergens.

Die Korrektur der Allergie erfolgt, indem die jeweiligen Punkte geklopft werden, während das Allergen den Körper belastet. Ober man legt das Allergen (z. B. Weizen in einem geschlossenen Gefäß) auf die Testzone unterhalb des Bauchnabels bei gleichzeitiger Punktbehandlung. Man klopft jeden Punkt ca. 30 Sekunden lang, je ca. 33-mal, möglichst im „Walzer"-Rhythmus.

Ob die Korrektur erfolgreich durchgeführt wurde lässt sich durch den Muskeltest überprüfen.

Die Klopfpunkte an Kopf und Rumpf (Abb. 7-66):
- **Bl 1:** Nasenwurzel am Innenwinkel der Augen (1. Punkt des Blasenmeridians)
- **Ma 1:** Mitte des Jochbein-Verlaufes unter den Augen (1. Punkt des Magenmeridians)
- **Ni 27:** Unter den Schlüsselbein-Ansätzen am Brustbein (27. Punkt des Nierenmeridians)
- **MP 21:** Seitliche Rumpf in halber Oberarmlänge auf der Achsel-Linie (21. Punkt des Milz/Bauchspeicheldrüsenmeridians)

Die Klopfpunkte an den Füßen (s. Abb. 7-66):
- **MP 1:** Großzehe am Nagelfalz außen (1. Punkt des Milz/Bauchspeicheldrüsenmeridians)
- **Ma 45:** Zweiter Zeh kleinzehenseitiger Nagelfalz (45. Punkt des Magenmeridians)
- **Bl 67:** Fünfter Zeh äußerer Nagelfalz (67. Punkt des Blasenmeridians)
- **Ni 1:** Fußsohle am Vorfußballen in der Längslinie zur 2. Zehe.

7.2.6 Allergie-Löschung durch Meridianharmonisierung und Farbbrille/Emotion

Dieses Vorgehen wurde von Dr. Jimmy Scott entwickelt und durch praktische Überlegungen des Autors modifiziert (Abb. 7-67).

Identifikation betroffener Meridiane

Ausgegangen wird von einem starken (normotonen) Indikatormuskel. Dieser zeigt durch die Veränderung des Muskels das betroffene Element oder den entsprechenden Meridian an.

Zuvor wurden die Testsubstanz und der Prioritätsmodus in den Verweilmodus eingegeben. Nun testet der Therapeut durch Therapielokalisation (TL) die Fünf Elemente nacheinander aus. Dies erfolgt, indem der Therapeut die um den Bauchnabel gelegenen Reflexzonen der Fünf Elemente (Abb. 7-68) mit je zwei Fingern berührt (TL) und den Indikatormuskel testet. Die einzelnen Elemente/Meridiane werden in der folgenden Reihenfolge getestet:

1. Bauchnabel → Zentral-, Gouverneursgefäß
2. Holzelement → Gallenblasen-, Lebermeridian
3. Wasserelement → Blasen-, Nierenmeridian
4. Metallelement → Dickdarm-, Lungenmeridian
5. Erdelement → Magen-, Milz-Pankreasmeridian
6. Feuerelement → Dreifacher Erwärmer-, Kreislauf-Sexusmeridian, Dünndarm-, Herzmeridian

Die Zuordnung der Meridiane zu den Fünf Elementen entspricht der Fünf-Elementen-Lehre wie sie in der Kinesiologie und der europäischen Akupunkturlehre Verwendung findet.

Schaltet der Indikatormuskel beim Berühren eines dieser Elementpunkte ab, so gilt dieses Element als gestört.

Hat aber z. B. beim Testen des Holzelements der Muskel abgeschaltet, weiß man immer noch nicht, ob nur einer oder beide Meridiane betroffen sind. Dies findet man dann schnell heraus, indem jetzt zusätzlich die **Alarmpunkte** nacheinander getestet werden. Schaltet der Indikatormuskel jetzt bei der Berührung des Leber-Alarmpunkts ab, weiß man, dass dieser Meridian zur Balancierung der Allergie verwendet werden kann. Durch diese einfache Schritt-für-Schritt-Vorgehensweise lassen sich die beteiligten Meridiane schnell auffinden.

Für die Balance müssen nur die Meridiane bearbeitet werden, bei denen der Muskel hypoton geworden ist.

Austesten beteiligter Farbbrillen und Emotionen

Die Wirkung der nachfolgenden Balance wird durch den gezielten Einsatz von Farben und Emotionen noch weiter gesteigert. Ausgehend von einem starken Indikatormuskel wird der Muskel bei Therapielokalisation der geeigneten Farbbrille abschalten.

> Es ist ratsam, vor der Korrektur eines jeden Meridians die ensprechende Farbbrille auszutesten.

Allergielöschung

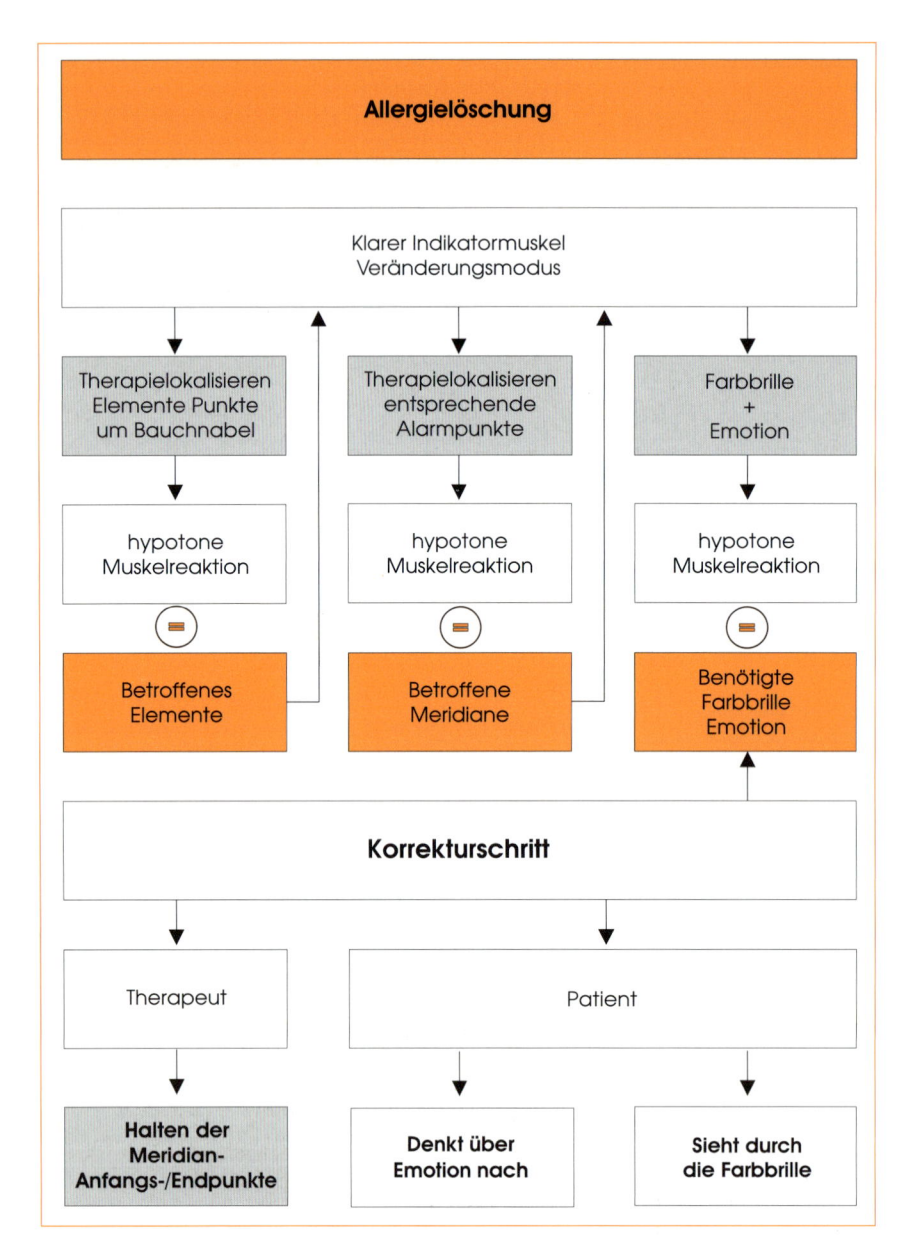

Abb. 7-67: Das Ablaufschema zur Allergie-Löschung.

Genau auf dieselbe Weise wird die jeweils mit der Meridianschwäche korrespondierende Emotion herausgefunden. Dies wurde bereits ausführlich in Kapitel 6.2.1 (S. 69ff.) abgehandelt.

Durchführung

Die Balance wird durchgeführt, indem der Patient die Farbbrille für den betreffenden Meridian trägt, und über die beteiligte Emotion nachdenkt. Das Allergen liegt auf der Testzone (ZG 6). Dabei hält der Therapeut jeweils den Meridiananfangs- und -Endpunkt, bis ein Pulsschlag fühlbar ist. Jeder Korrekturschritt wird durch den Muskeltest überprüft. Das folgende Beispiel soll die Vorgehensweise verdeutlichen.

Beispiel: Angenommen, es soll eine Kuhmilchallergie aufgelöst werden und beim Test hätten sich die Meridiane Leber, Blase und Dünndarm als geschwächt erwiesen. Nach dem Halten des Anfangs- und Endpunkts eines Leber-Meridians (es kommt nicht darauf an, welche Seite als erstes genommen oder welche Finger benutzt werden) wird der Pulsschlag spürbar. Nun wird dasselbe mit dem Leber-Meridian auf der anderen Seite durchgeführt, und zwar immer in Verbindung mit Farbbrille und Emotion. Bei den nächsten Schritten wiederholt sich die Methode mit dem Blasen-Meridian und dem Dünndarm-Meridian.

Wiederholt man danach die Therapielokalisation der beteiligten Meridiane, Elemente und den Aller-

Reflexzonen der Fünf Elemente mit Meridianzuordnung

Feuerelement
Herz
Dünndarm
Kreislauf-Sexus
Dreifacher Erwärmer

Bauchnabel
Zentralgefäß
Gouverneursgefäß

Holzelement
Gallenblase
Leber

Erdelement
Magen
Milz-Pankreas

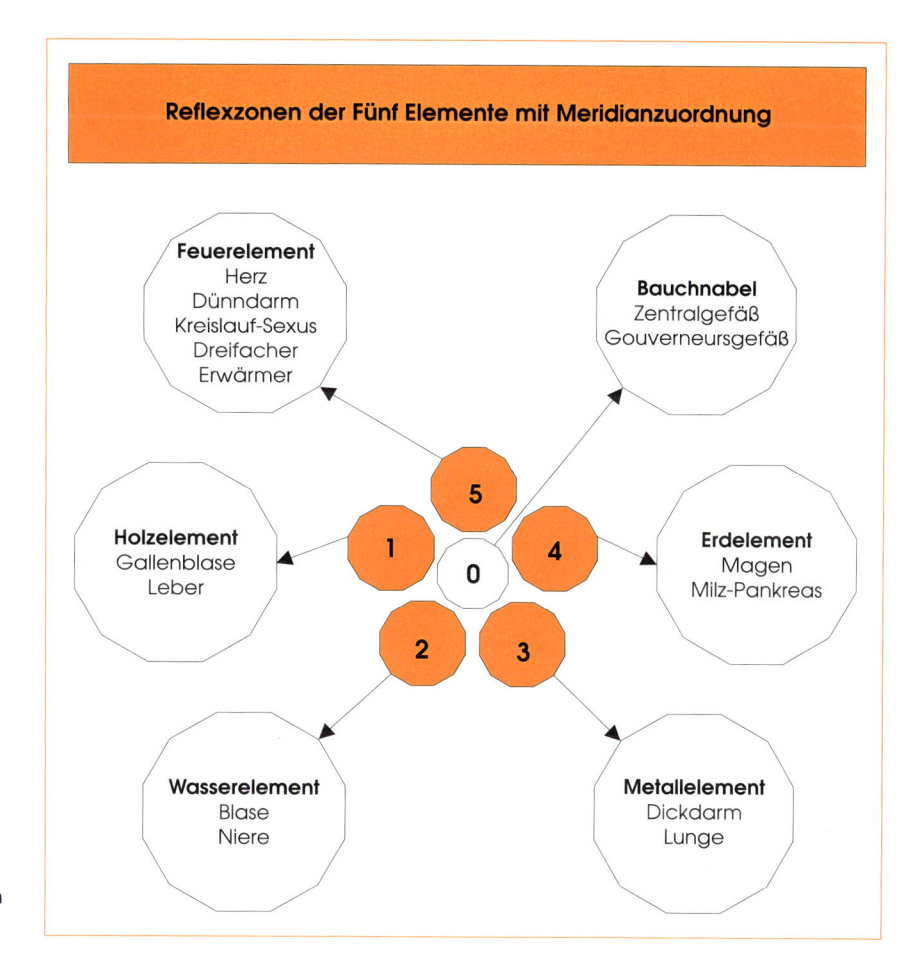

Wasserelement
Blase
Niere

Metallelement
Dickdarm
Lunge

Abb. 7-68: Die Punkte der Fünf Elemente um den Bauchnabel.

gietest, wird man feststellen, dass keiner der Punkte mehr schwach testet und die Allergie nicht mehr angezeigt wird.

> Nach erfolgter Allergieauflösung muss bei Nahrungsmitteln unbedingt die individuelle Toleranz ausgetestet werden. Der Patient darf dann auf keinen Fall seine spezifische Toleranzgrenze überschreiten.

Lage der Anfangs- und Endpunkte der Meridiane

Im Folgenden werden die zur Allergieauflösung verwendeten und in den Abbildungen 7-70 und 7-71 dargestellten Anfangs- und Endpunkte der Meridiane sowie deren Lokalisation aufgeführt:

- **Zentralgefäß:**
  Anfangspunkt (ZG 1): → Schambeinmitte
  Endpunkt (ZG 24): → Unterhalb d. Unterlippe
- **Gouverneursgefäß:**
  Anfangspunkt (GG 1): → Steißbeinspitze
  Endpunkt (GG 26): → Oberhalb der Oberlippe
- **Gallenblasenmeridian:**
  Anfangspunkt (G 1): → Eine halbe Daumenbreite seitlich des äußeren knöchernen Augenhöhlenwinkels
  Endpunkt (G 44): → Kleinzehenseitiger Nagelfalzwinkel der 4. Zehe
- **Lebermeridian:**
  Anfangspunkt (Le 1): → Der zur 2. Zehe hinweisende Nagelfalzwinkel der Großzehe
  Endpunkt (Le 14): → Auf d. Medioklavikularlinie zwischen 6. u. 7. Rippe (6. Interkostalraum)
- **Blasenmeridian:**
  Anfangspunkt (Bl 1): → Im Winkel zwischen Augenhöhle und Nasenwurzel
  Endpunkt (Bl 67): → Äußerer Nagelfalzwinkel der kleinen Zehe
- **Nierenmeridian:**
  Anfangspunkt (Ni 1): → In der Mitte zwischen den Zehenballen an der Fußsohle
  Endpunkt (Ni 27): → Im Winkel zwischen Brustbein und Schlüsselbein
- **Lungenmeridian:**
  Anfangspunkt (Lu 1): → Eine Daumenbreite un-

Allergielöschung

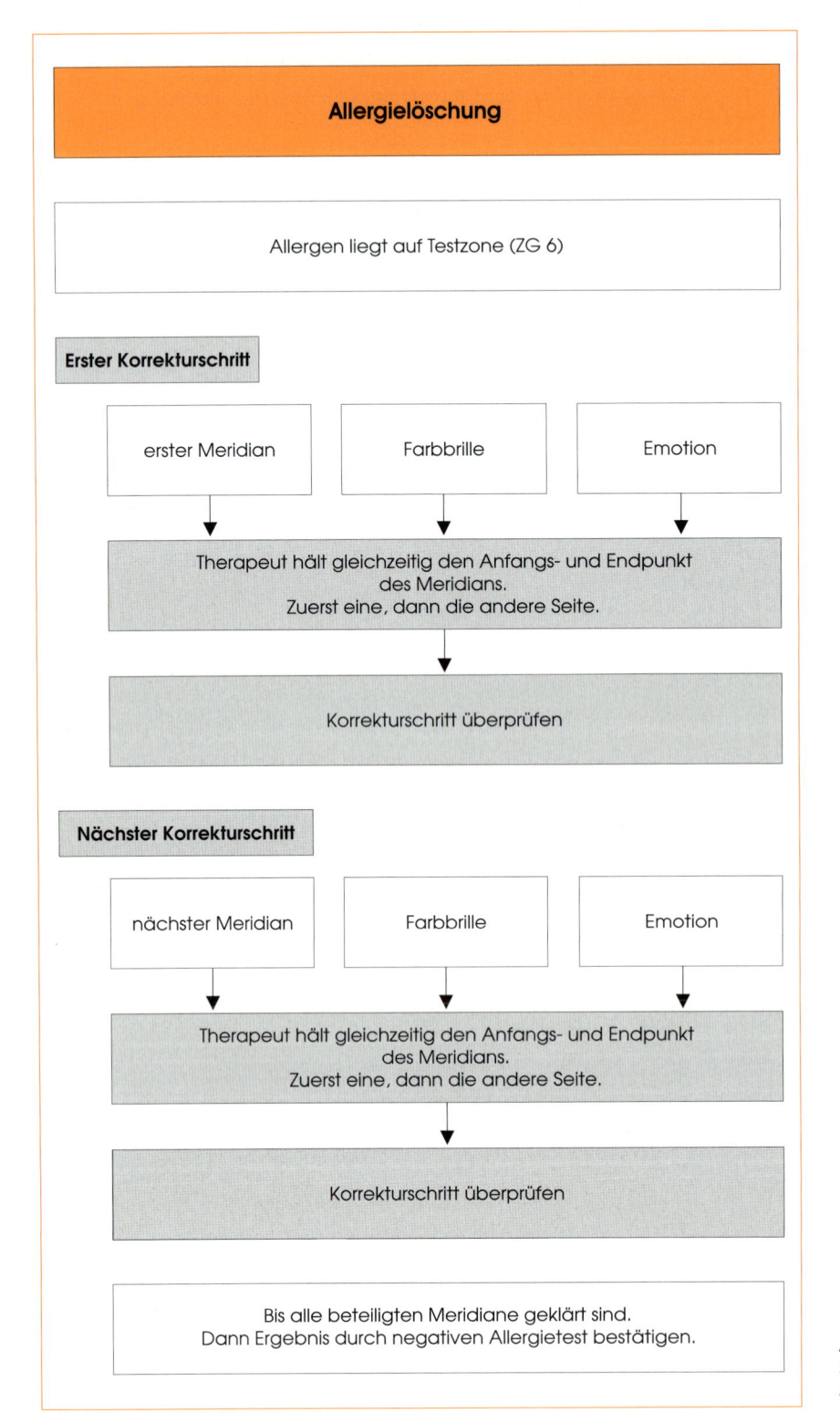

Allergen liegt auf Testzone (ZG 6)

Erster Korrekturschritt

- erster Meridian
- Farbbrille
- Emotion

Therapeut hält gleichzeitig den Anfangs- und Endpunkt des Meridians.
Zuerst eine, dann die andere Seite.

Korrekturschritt überprüfen

Nächster Korrekturschritt

- nächster Meridian
- Farbbrille
- Emotion

Therapeut hält gleichzeitig den Anfangs- und Endpunkt des Meridians.
Zuerst eine, dann die andere Seite.

Korrekturschritt überprüfen

Bis alle beteiligten Meridiane geklärt sind.
Dann Ergebnis durch negativen Allergietest bestätigen.

Abb. 7-69: Das Ablaufschema der Einzelschritte zur Allergie-Löschung.

terhalb des Schlüsselbeins neben dem Rabenschnabelfortsatz im 1. Interkostalraum
Endpunkt (Lu 11):   → Am äußeren Nagelfalzwinkel des Daumens
- **Dickdarmmeridian:**
Anfangspunkt (Di 1):   → Daumenseitiger Nagelfalzwinkel des Zeigefingers
Endpunkt (Di 20):   → Eine halbe Daumenbreite seitlich der Mitte des Nasenflügels in der Nasolabialfalte
- **Magenmeridian:**
Anfangspunkt (Ma 1):   → Auf dem unteren Rand der Augenhöhle unterhalb der Pupille bei „Blick geradeaus"
Endpunkt (Ma 45):   → Am kleinzehenseitigen Nagelfalzwinkel der 2. Zehe
- **Milz-Pankreas-Meridian:**
Anfangspunkt (MP 1): → Medialer (zur Körpermitte hinweisender) Nagelfalzwinkel der großen Zehe
Endpunkt (MP 21):   → Auf der mittleren Achsellinie im 6. Interkostalraum
- **Herzmeridian:**
Anfangspunkt (He 1):   → Mitte der Achselhöhle
Endpunkt (He 9):   → Daumenseitiger Nagelfalzwinkel des kleinen Fingers
- **Dünndarmmeridian:**
Anfangspunkt (Dü 1):   → Äußerer Nagelfalzwinkel des kleinen Fingers
Endpunkt (Dü 19):   → Zwischen Tragus und Kiefergelenk vor dem Ohr
- **Kreislauf-Sexus-Meridian:**
Anfangspunkt (KS 1):   → Eine Daumenbreite neben der Brustwarze bzw. Medioklavikularlinie im 4. Interkostalraum
Endpunkt (KS 9):   → Daumenseitiger Nagelfalzwinkel des Mittelfingers

- **Dreifacher-Erwärmer-Meridian:**
Anfangspunkt (3E 1):   → Kleinfingerseitiger Nagelfalzwinkel des Ringfingers
Endpunkt (3E 23):   → Am äußeren Ende der Augenbrauen in einem Grübchen

7.2.7 Die Eigennosode

Dieses Verfahren geht auf die Erfahrungen des Arztes und Kinesiologen Dr. Merckel zurück. Durch Verwendung des **verbalen Tests** (s. S. 27ff.) kann der Körper des Patienten gefragt werden, ob der zusätzliche Einsatz mit einer **Nosode aus körpereigenen Substanzen** den Heilungsprozess positiv unterstützen kann.

> Der Einsatz dieser Isonosode ist auch dann möglich, wenn wegen einer „blockierten Regulation" eine Allergie-Balance kontraindiziert ist.

Durch den Muskeltest wird geklärt, welche körpereigene Substanz verwendet werden soll. Dies kann z. B. Speichel, Tränenflüssigkeit, Nasensekret, Ohrschmalz, Hautschuppen, Urin, Schweiß, Sputum, Vaginalsekret oder Blut sein.

Herstellung der Allergienosode

Es werden vier Gläser je zu dreiviertel mit Wasser gefüllt. In das erste Glas kommen ca. 3 Tropfen der körpereigenen Substanz. Diese Lösung wird dann ca. 60-mal umgerührt. Damit ist die erste Potenz fertig. Jetzt werden einige Tropfen (wieder ca. 3 Tropfen) aus dem 1. Glas in das 2. Glas gegeben und wieder

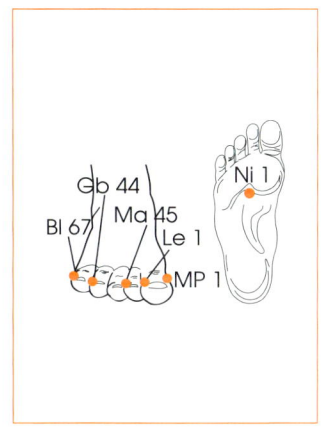

Abb. 7-70: Die Lage der Anfangs- und Endpunkte am Fuß.

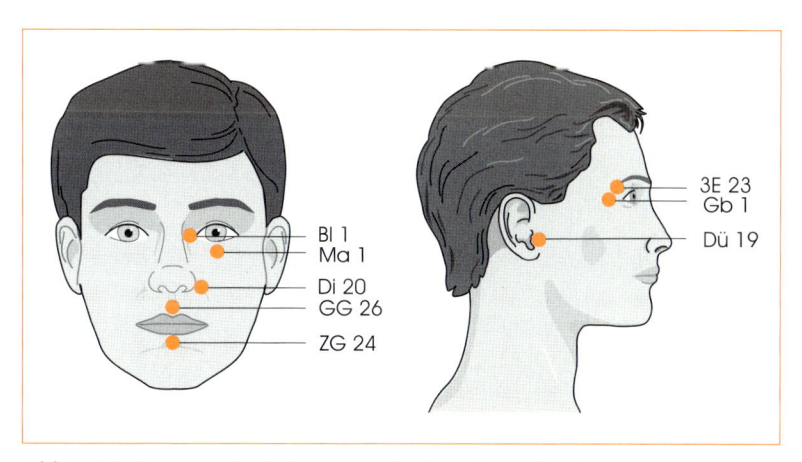

Abb. 7-71: Die Lage der Anfangs- und Endpunkte am Kopf.

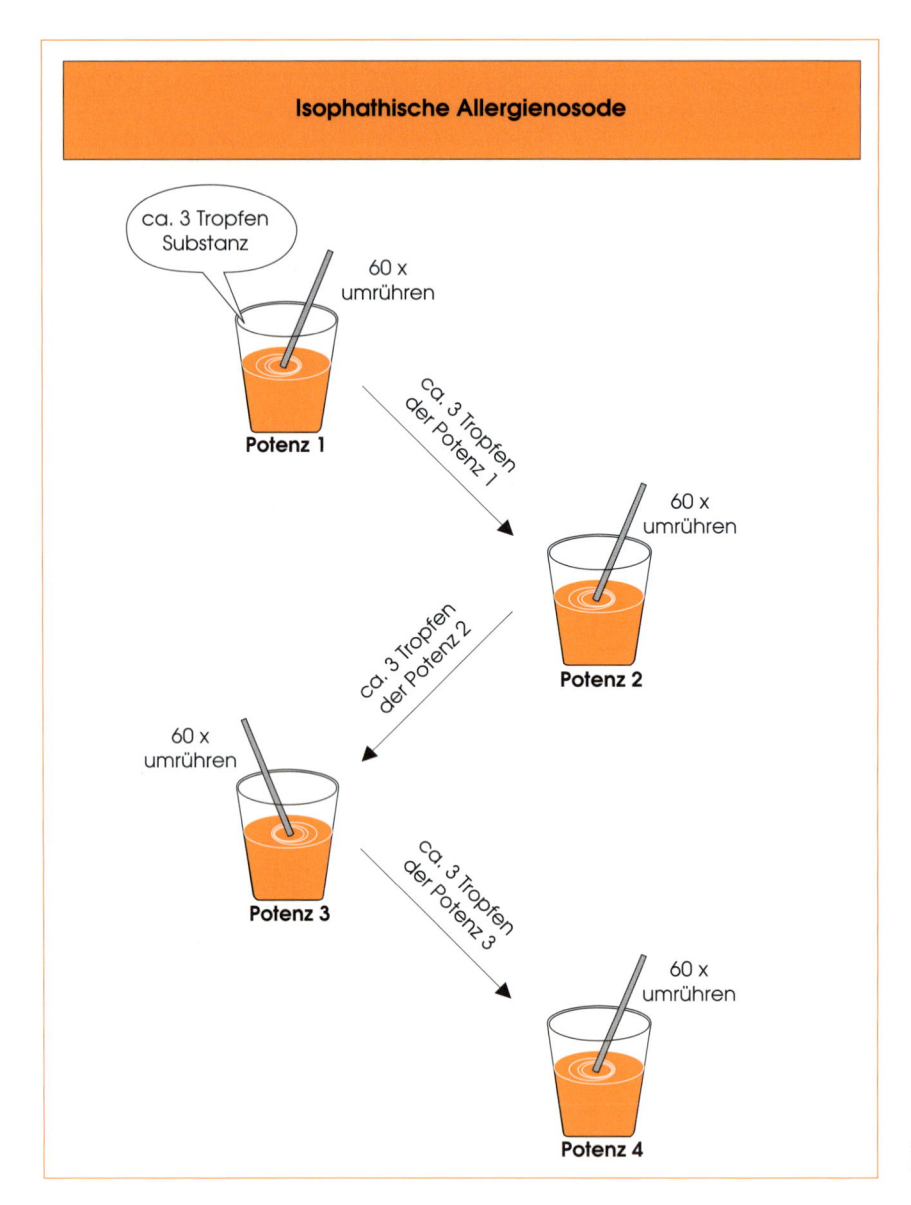

Abb. 7-72: Die isophathische Allergienosode.

60-mal umgerührt. Man verfährt so weiter bis zum 4. Glas (Abb. 7-72). Jetzt hat man vier verschiedene Potenzen. Mit dem Muskeltest wird dann ausgetestet, welche der vier Potenzen die geeignete ist.

Dosierung

Im akuten Fall wird alle 10 Minuten ein Teelöffel mit der entsprechenden Nosode eingenommen. Die Mischung wird einige Zeit im Mund behalten und dann erst geschluckt. Sollte die Verwendung mehrere Tage nötig sein, dann muss die Lösung täglich neu zubereitet werden.

7.3 Emotions-Korrekturen

7.3.1 Die Altersregression

Bei manchen emotionalen Stressmustern ist es sinnvoll und notwendig, in einen **vergangenen Lebensabschnitt** des Patienten zurückzugehen. In diesem Lebenszeitabschnitt müssen dann die dort noch bestehenden Belastungen geklärt werden, die bis in das heutige Leben wirken. Oft sagen Patienten: „In meinem Leben könnte alles anders sein, wenn damals bestimmte Dinge anders verlaufen wären."

Da im Gehirn alle Ereignisse, Gefühle, Situationen und Erlebnisse von der Fötusphase bis zum heutigen Tage gespeichert werden, ist es auch möglich, dieses

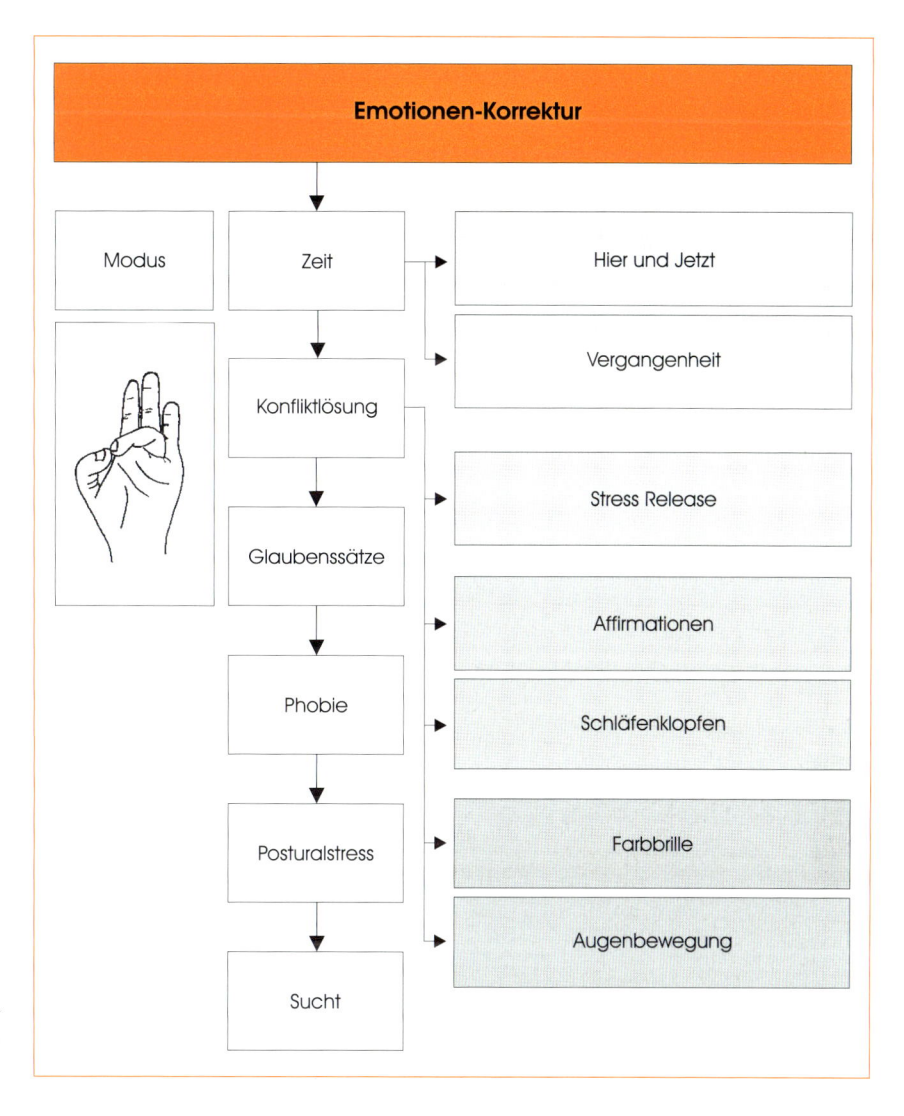

Abb. 7-73: Übersicht über die emotionellen Korrekturen.

Durchführung

Ausgehend von einem normotonen Indikatormuskel im Ja-Nein-Modus testet man die Frage: „Ist eine Altersregression notwendig?" Bleibt der Muskel in einem **normotonen** Zustand, so heißt „Ja", dass die Altersregression notwendig ist. Ergibt der Indikatormuskel ein hypotones Testergebnis, so bedeutet dies, dass keine Altersregression durchgeführt werden muss.

Um das genaue **Ereignisjahr** herauszufinden, wechselt man in den Indikatorveränderungstest. Bei den nun folgenden Tests wird vom Heute in Richtung Geburt zurückgegangen (Abb. 7-74). Das folgende Beispiel soll die Vorgehensweise verdeutlichen.

Archiv zu aktivieren und das „Lebensvideo" zurückzuspulen. Aus neueren Studien der Psychologie ist bekannt, dass Teile des menschlichen Gehirns nicht zwischen einem realen und einem „eingebildeten" Ereignis unterscheiden können. So reagiert das Gehirn auf das „eingebildete" Ereignis in gleicher Art und Weise wie auf die Wirklichkeit.

Immer, wenn neue Informationen in das Gehirn gelangen, werden sie mit den dort gespeicherten Erlebnissen und Gefühlen verglichen. Bei vorhandenem Stress können dann diese Gefühlsmuster „unzensiert" aktiv werden und das Wohlbefinden stark beeinträchtigen, daher ist es nützlich und für die erfolgreiche Stressauflösung nötig, die kinesiologische Korrektur im entsprechenden Entstehungsalter durchzuführen.

Beispiel: Der Patient ist zum Zeitpunkt des Tests 44 Jahre alt. Somit werden folgende Aussagen als Stressoren getestet.
- heute bis zum 44. Geburtstag
- 44. bis 40. Lebensjahr
- 40. bis 30. Lebensjahr usw.

Altersregression

Klarer Indikatormuskel
Ja-/ Nein-Modus

↓

„Altersregression notwendig?"

↓ ↘

Muskel normoton = „Ja" | Muskel hypoton = „Nein"

↓

Indikatorveränderungstest

↓

Heute → Geburt → Zeugung

Beispiel: Patient, 44 Jahre
↳ Heute bis 44. Geburtstag
↳ 44. bis 40. Lebensjahr
↳ 40. bis 30. Lebensjahr usw.

↓

Muskel hypoton

↓

In 10er-Abschnitten prüfen
z.B. 30...29...28...27 usw.

↓

Muskel hypoton

↓

Ereignisjahr

↓

Zurück in die Gegenwart

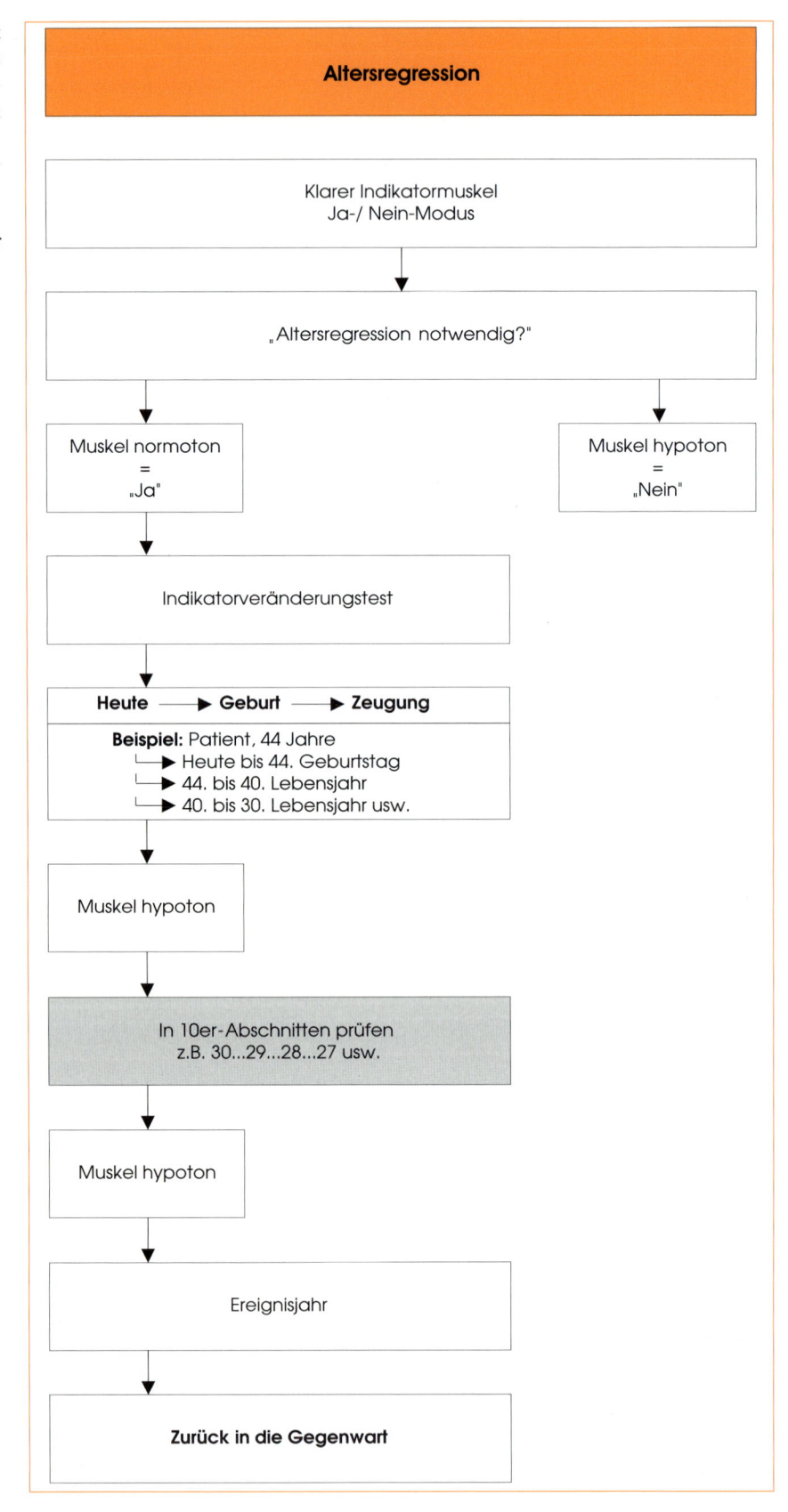

Abb.7-74: Das Ablaufschema zur Altersregression.

Sobald ein genannter Lebensabschnitt stressbeladen ist, zeigt dies der Indikatormuskel durch eine **hypotone** Testreaktion an. Bleibt der Testmuskel in einem normotonen Zustand, so ist der getestete Lebensabschnitt ohne Stress.

Zeigt in unserem Beispiel der Indikatormuskel eine Veränderung zwischen dem 40. und dem 30. Lebensjahr, muss in einem nächsten Schritt weiter differenziert werden. Es wird dann im nächsten Testabschnitt der gefundene 10er-Abschnitt einzeln geprüft, also 30...29...28...27... usw.

Sobald ein genanntes Lebensjahr stressbeladen ist, zeigt dies der Indikatormuskel wieder durch eine **hypotone** Testreaktion an. Bleibt der Testmuskel in einem normotonen Zustand, so ist das getestete Lebensjahr ohne Stress.

So findet man exakt das Ursachen- oder Ereignisjahr, das den emotionalen Stress beim Patienten ausgelöst hat. In diesem Jahr werden nun alle Stressoren mit den zur Verfügung stehenden Stresslösungstechniken behandelt, bis kein Stress mehr in diesem Ursachenjahr angezeigt wird.

Anschließend geht man genauso in kleinen Schritten in die Gegenwart zurück:
- 27 bis 30
- 30 bis 40
- 40 bis 44
- 44 bis heute im hier und jetzt.

In manchen Fällen ist mehr als ein Ursachenalter in Bezug auf das Eingangsthema vorhanden. Dann wird jeder stressauslösende Lebensabschnitt einzeln mit den vorhandenen Stresslösungstechniken ausbalanciert.

Stadien und Verlauf der emotionalen Stressauflösung sind:

Gegenwart =>	Vergangenheit =>	Gegenwart
Korrektur	Korrektur	Korrektur

7.3.2 Stressabbau mittels Anti-Stress-Punkten

Eine der meistverwendeten Techniken zum Stressabbau ist die Verwendung der Anti-Stress-Punkte. Diese sind zugleich auch die neurovaskulären Punkte des M. pectoralis major clavicularis (PMC) und werden auch **Emotionale Stress-Reflexe (ESR)** genannt. Diese Punkte befinden sich genau auf den beiden **Stirnbeinhöckern,** die in der Mitte einer gedachten Linie zwischen Augenbrauenmitte und der Stirn/Haargrenze liegen (Abb. 7-75).

Während die Stirnbeinhöcker, und bei zurückliegenden Ereignissen, zusätzlich der Hinterkopf des Patienten vom Therapeuten sanft berührt werden (Abb. 7-76), durchläuft er in Gedanken immer wieder die Stresssituation.

Man kann diesen Stressabbauvorgang noch effektiver gestalten, indem die emotionale Stresssituation oder die Gefühle, die in dieser Situation auftreten, bestimmten **Farben** zugeordnet werden. Entweder kann man dann die Farben, die mit dieser Situation in Verbindung stehen verändern lassen, oder mit Hilfe der Vorstellung, dass unter der Liege ein Abfluss ist, den Abtransport gedanklich vorbereiten. Danach lässt der Patient diese Farbe und die damit in Verbindung stehenden unangenehmen Erinnerungen aus dem Körper in den Abfluss im Erdboden abfließen und dort versickern.

Danach lässt man den Patienten sich vorstellen, dass an dieser Stelle, an der die Farbe im Erdboden versickert ist, wunderschöne Blumen wachsen und der Patient sich die schönste dieser Blumen aussucht und sich in Gedanken mit dieser Farbe einfärbt. Der dabei entstehende positive Gefühls- und Körperzustand kann dann verankert werden.

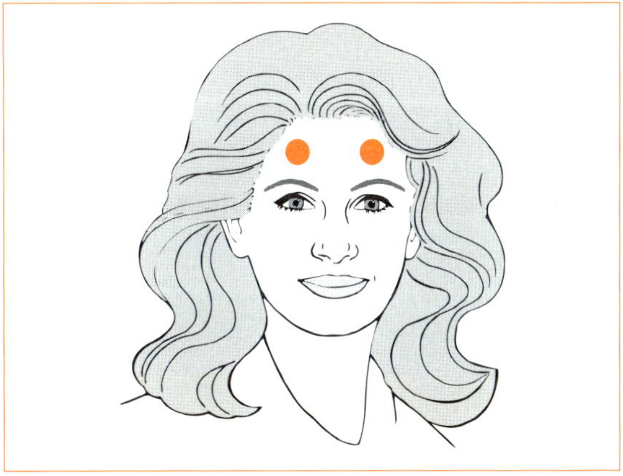

Abb. 7-75: Anti-Stress-Punkte (Emotionale Stress-Reflexe [ESR]).

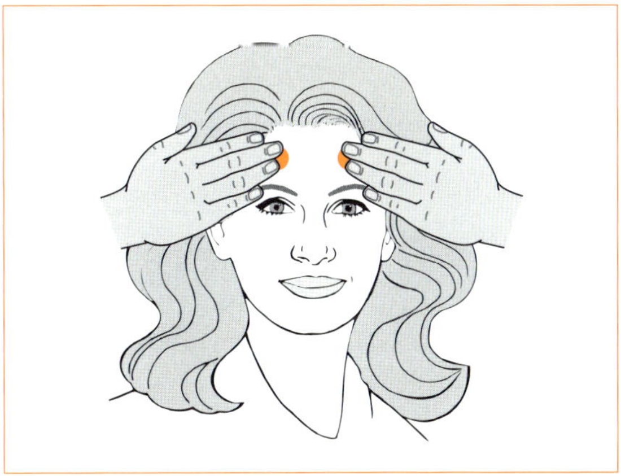

Abb. 7-76: Das Halten der Anti-Stress-Punkte.

Die **Verankerung** dieses Zustands geschieht auf folgende Weise: Während der Patient sich voll und ganz in diesem Zustand befindet, drückt der Therapeut für ca. 3 Sekunden auf einen gut zu erreichenden Körperbereich (z. B. den Knöchel des Mittelfingers). Aus dem Erfahrungsschatz des Neurolinguistischen Programmierens (NLP) weiß man, dass auf diese Weise Körper- und Gefühlszustände gespeichert und durch erneutes Drücken wieder aktiviert werden können.

So wird eine zukünftige Stress-Situation und die damit verbundenen negativen Emotionen durch die sich am positiven Anker befindenden Gefühle überlagert und der Stress gebremst.

Nach erfolgreich durchgeführter Korrektur fordert man den Patienten dazu auf, sich nochmals an die Stresssituation zu erinnern und testet den Indikatormuskel. Der Muskel sollte nun in einem normotonen Zustand bleiben. Dasselbe Testergebnis sollte die Überprüfung der beteiligten Emotionen zeigen.

7.3.3 Stressabbau durch Affirmation und Schläfenklopfen

Unter Affirmation versteht man positiv formulierte Aussagen, die einen harmonisierenden Einfluss auf emotionalen Streß besitzen. Das Arbeiten mit den passenden Affirmationen stellt eine einfache und wirkungsvolle Methode dar. Sie geht auf die Forschungsergebnisse von Dr. John Diamand, USA zurück (Abb. 7-77).

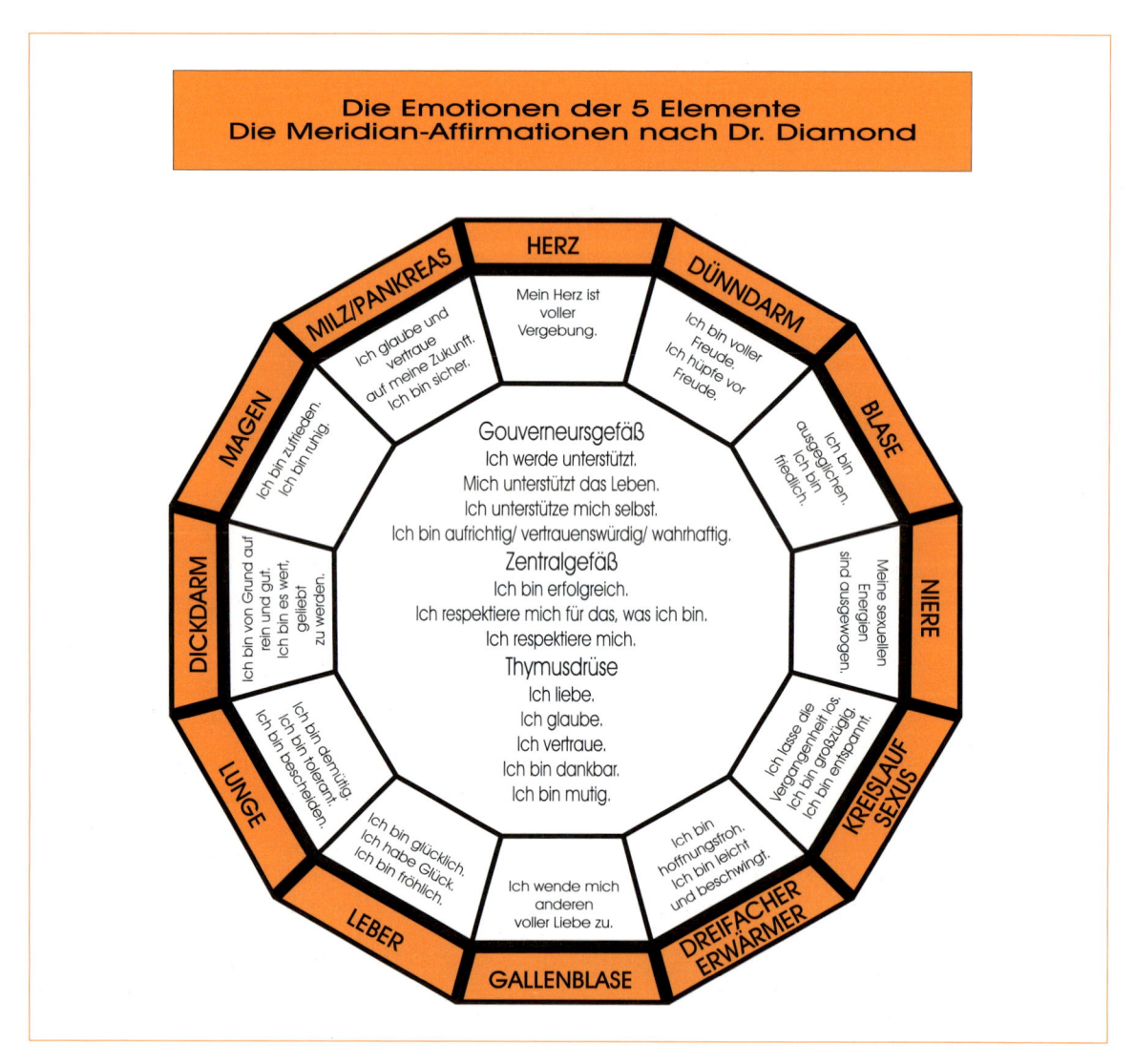

Abb. 7-77: Die Meridian-Affirmation nach Dr. Diamond.

Stressabbau durch Affirmation

```
Klarer Indikatormuskel
        ↓
Patient therapielokalisiert (TL) Alarmpunkte
        ↓
Richtiger Meridian Muskel hypoton
        ↓
Richtiger Alarmpunkt  +  Richtige Affirmation
        ↓
Muskel normoton
        ↓
Korrektur
        ↓
Alle Teile gleichzeitig:
        ↓
Affirmation ca. 7 x sprechen
        +
Klopfen ums Ohr an das Schläfenbein
        +
Augenkreisen
```

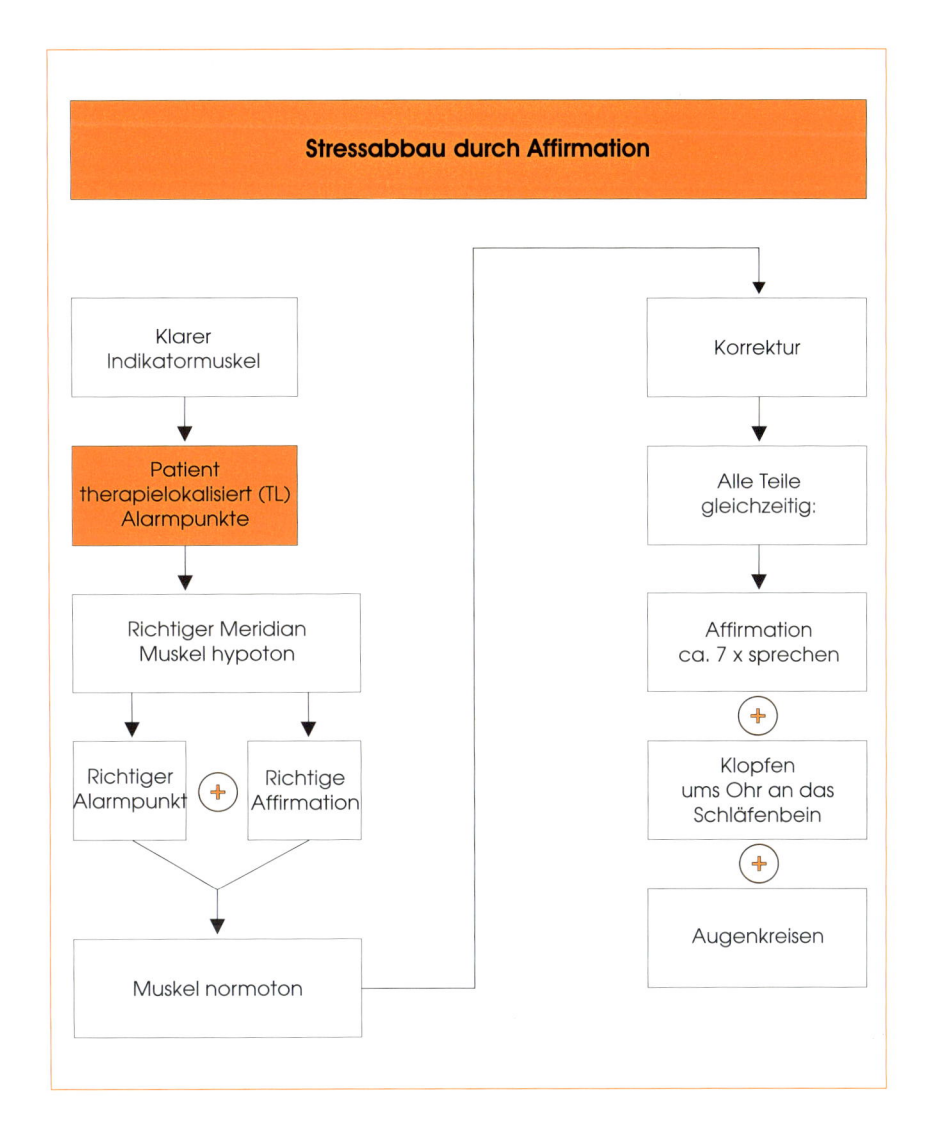

Abb. 7-78: Das Ablaufschema zum Stressabbau mit Affirmation.

Test: Das Austesten der geeigneten Affirmation wird wie folgt vorgenommen (Abb. 7-78):
- Das emotionale Thema in den Verweil-Modus einspeichern (s. S. 33ff.).
- Meridian-Alarmpunkte durch Therapielokalisation (durch Patient) testen, bis der erste Punkt den Indikatormuskel umschaltet (hypoton).
- Gefundenen Alarmpunkt weiter berühren lassen und gleichzeitig die zusammenhängenden Affirmationen prüfen.
- Die richtige und therapeutisch sinnvolle Affirmation ist diejenige, welche den Indikatormuskel bei gleichzeitigem Berühren des Alarmpunktes von hypoton auf normoton verändert.
- Alleiniges Sprechen der Affirmation ohne Berührung des Alarmpunktes führt zum Ergebnis = hypoton.
- Verwendung der Affirmation zur Korrektur (Abb. 7-78).

Korrektur (s. Abb. 7-78): Der Patient wiederholt immer wieder die Affirmation, während er mit seinen Fingern sanft auf das Schläfenbein und die angrenzenden Schädelknochen rund um das Ohr klopft. Zusätzlich lässt er mit unterstützender Fingerführung durch den Therapeuten die Augen kreisen.

Korrekturüberprüfung: Nach Umsetzung der Korrektur wird die Affirmation wieder alleine geprüft. Es muss jetzt eine **normotone** Reaktion auftreten. Das gleiche Verfahren wird nun allein mit dem Alarmpunkt durchgeführt und sollte zum gleichen Ergebnis führen. Durch die Überprüfung aller anderen Alarmpunkte wird kontrolliert, ob noch weitere Meridiane mit Affirmationen korrigiert werden müssen. Ist dies der Fall, wird der vorgenannte Korrekturablauf wiederholt.

7.3.4 Augenbewegung, Farbe und Licht zur Stressauflösung

Diese Behandlungsmethode wurde zum ersten Mal von Dr. Klinghardt vorgestellt und danach in die Kinesiologie als Behandlungsverfahren übernommen. Hierbei werden zwei bekannte Wissensgebiete zu einer Vorgehensweise zusammengefasst.

Augenbewegungen

Aus dem Bereich des Neurolinguistischen Programmierens (NLP) ist die Bedeutung der Wirkung der einzelnen Augenstellungen bekannt. So weiß man z. B., dass beim Blick nach oben die visuellen Zentren im Gehirn angesprochen werden. Beim Einnehmen eines Blicks nach rechts oder links werden hauptsächlich die auditiven Gehirnsegmente (Hörzentrum) aktiviert. Die kinesthätischen Funktionen werden hingegen durch den Blick nach unten angesprochen. Die Anwendung der Augenbewegungsmethode wird durch diese Kenntnisse verständlicher.

Austesten der richtigen Augenposition: Man lässt den Patienten die folgenden Augenstellungen so einnehmen, dass der Augapfel immer bis zur maximalen Beweglichkeit in der Blickrichtung geführt wird. Folgende Augenstellungen werden getestet (Abb. 7-79):
– Blick nach oben Mitte
– Blick nach oben links
– Blick nach links
– Blick nach Links unten
– Blick nach unten Mitte
– Blick nach unten rechts
– Blick nach rechts
– Blick nach oben rechts

Gleichzeitig wird der Indikatormuskel getestet. Zeigt das jeweilige Einzeltestergebnis einen **hypotonen** Muskel an, dann liegt die geeignete Augenstellung vor. Sollten sich mehrere geeignete Augenpositionen anzeigen, dann wird die wichtigste Augenstellung mit dem **Prioritätsmodus** (s. S. 33) weiter ausgetestet.

Farbe und Licht

Spätestens seit J. W. von Goethe ist bekannt, dass die unterschiedlichen Farbtöne nicht nur spezielle Spektren des Tageslichts darstellen, sondern auch die Gefühlswelt des Menschen beeinflussen.

Leitet man weißes Licht durch ein Prisma, so wird es gebrochen und spaltet sich in ein Farbspektrum auf, welches eine feste Farbfolge hat (Regenbogenfarben stellen gebrochenes Licht dar): Rot, orange, gelb, grün, blau, dunkelblau und violett. Aus der unterschiedlichen Kombination von Lichtfrequenzen ergeben sich die verschiedenartigsten Farbtöne. Die Wahrnehmung der einzelnen Farbtöne ist stark von dem Umgebungskontrast und der Beleuchtungsart abhängig.

Kenntnisse aus dem Gebiet der angewandten Psychologie zeigen, dass Farben einen starken Einfluss auf die Psyche des Menschen haben. Bringt man z. B. einen hoch depressiven Patienten in ein rotes Zimmer, so hellt sich nach einiger Zeit sein Gemütszustand auf. Andererseits beruhigt sich ein Tobsüchtiger sehr schnell in einem blauen Zimmer.

Auch in der Kinesiologie hat sich gezeigt, dass durch die Arbeit mit Farben Korrekturen und Stressauflösung tiefer gehend und schneller wirksam werden. Dies geschieht durch spezielle Farbbrillen und Augenbewegungen.

Die Wirkung kann gesteigert werden, wenn man zu den Farbbrillen Lichtfrequenzen in einem Bereich von 24–40 Hz verwendet, um ungelöste Konflikte zu Bewusstsein zu bringen oder andererseits, um Konflikte schneller auflösen zu können. Diese werden z. B. mit dem elektronischen Lichtfrequenzgerät LRS 99 erzeugt (Bezugsadresse s. Anhang, S. 298).

Austesten der geeigneten Farbbrille: Mit Hilfe der Therapielokalisation wird die passende Farbbrille ermittelt (Tab. 7-3). Das Verfahren wurde bereits in Kapitel 3.5.3 beschrieben (s. S. 29). Die so ausgewählte Brille muss der Patient während des gesamten Korrekturvorgangs tragen.

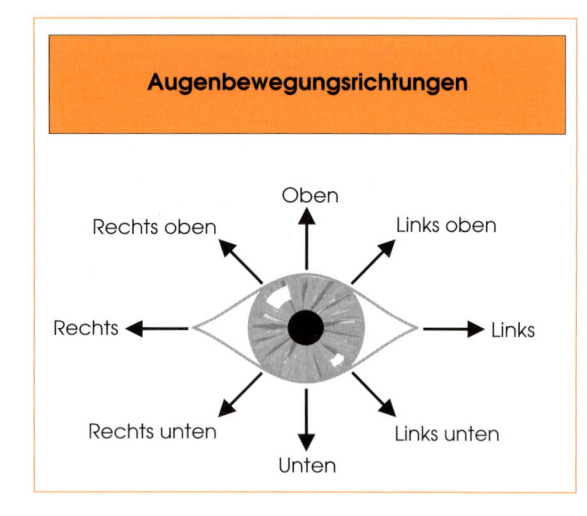

Abb. 7-79: Die verschiedenen Augenbewegungsrichtungen.

Tab. 7-3: Die Farbbrillen und ihre emotionale Entsprechung (nach: Skript von Dr. Steven Vazques, Farb-Licht-Therapie, IAK, Kirchzarten).

Farbe	Problemphase	Veränderungphase	Harmonie
Violett Glauben Vertrauen	Misstrauen Sorge spirituellle Verwirrung	Vertrauen Loslassen	Vertrauen fassen Kontakt zum Geistigen Visionen
Indigo Verstehen	Verwirrung innerer Konflikt Überwältigung	Logik innere Suche geordnetes Denken	Klarheit Einsicht innerer Friede
Blau Freude	Introvertiert kommunikationsgestört Abhängigkeit	Sprachprobleme Kommunikation Kontaktbildung	Ausdrucksfähigkeit gesunder Austausch Unabhängigkeit
Türkis Ganzheit	extremer Intellekt Eigenbrödler achtlos zu sich selbst	Denken vor Gefühl Geist vor Körper körperliches Bewusstsein	Harmonie Konfluenz Selbstwahrnehmung
Grün Liebe	Liebesverlust zerstörerische Zuneigung Einsamkeit, Verlust	Liebesbedarf fehlgeleitete Zuneigung Trauer	erfülltes Liebesbedürfnis angemessene Zuneigung Inspiration
Gelb Hoffnung	korrupte Macht Hilflosigkeit, Panik Missgunst, Frustration	Machtfragen Kontrolle Loslassen	Flexibilität Eigenständigkeit Optimismus
Orange Selbstwert	Ego-Verzerrung Passivität Minderwertigkeit	Identität Offenbaren Vertrauen	Selbstkonzept Selbstbehauptung Selbstliebe und Achtung
Rot Leidenschaft	sexuelle Entbehrung primitive Wut Gefahr	sexuelle Störungen Wut Hang zum Risiko	sexueller Genuss Euphorie Leben mit Sinn
Rubinrot Überlebenswille	Todessehnsucht Überlebensunsicherheit Dumpfheit, geschockt	existenzielle Angst Sicherheit Sinneswahrnehmung	Lebenswille Stabilität, geerdet Sinnesbewusstsein

Ablauf der Gesamt-Balance

Da das Austesten von Augenstellung und Farben bzw. Licht nur beim Vorliegen eines bereits bekannten emotionalen Stresspegels nötig war, werden in diesem dritten Schritt alle drei Informationen gleichzeitig für die Behandlung genutzt. Während der Patient die Farbbrille trägt, denkt er über den emotionellen Stressor nach und bewegt gleichzeitig die Augen. Sie werden aus der Testposition durch die Mitte der Pupille vom Ausgangspunkt in die entgegengesetzte Richtung und wieder zurück in einer ungefähren Frequenz von zwei Bewegungen pro Sekunde durchgeführt.

War z. B. die ausgetestete Augenposition „links oben", dann wird das Auge von dort zur Mitte und nachher zu „rechts unten" und wieder zurückgeführt. Der Therapeut kann den Patienten durch das Pendeln eines Gegenstandes unterstützen. Die Korrektur wird nach Bedarf so lange durchgeführt, bis der Patient eine mentale Besserung verspürt, und sich gegenüber dem Stressor eine gewisse Gleichgültigkeit einstellt (Abb. 7-80). Werden dann sowohl Augenposition, Farbbrille als auch die Emotion einzeln für sich getestet, sollte sich der Indikatormuskel nicht mehr verändern.

158 Korrekturen gesundheitlicher Störungen

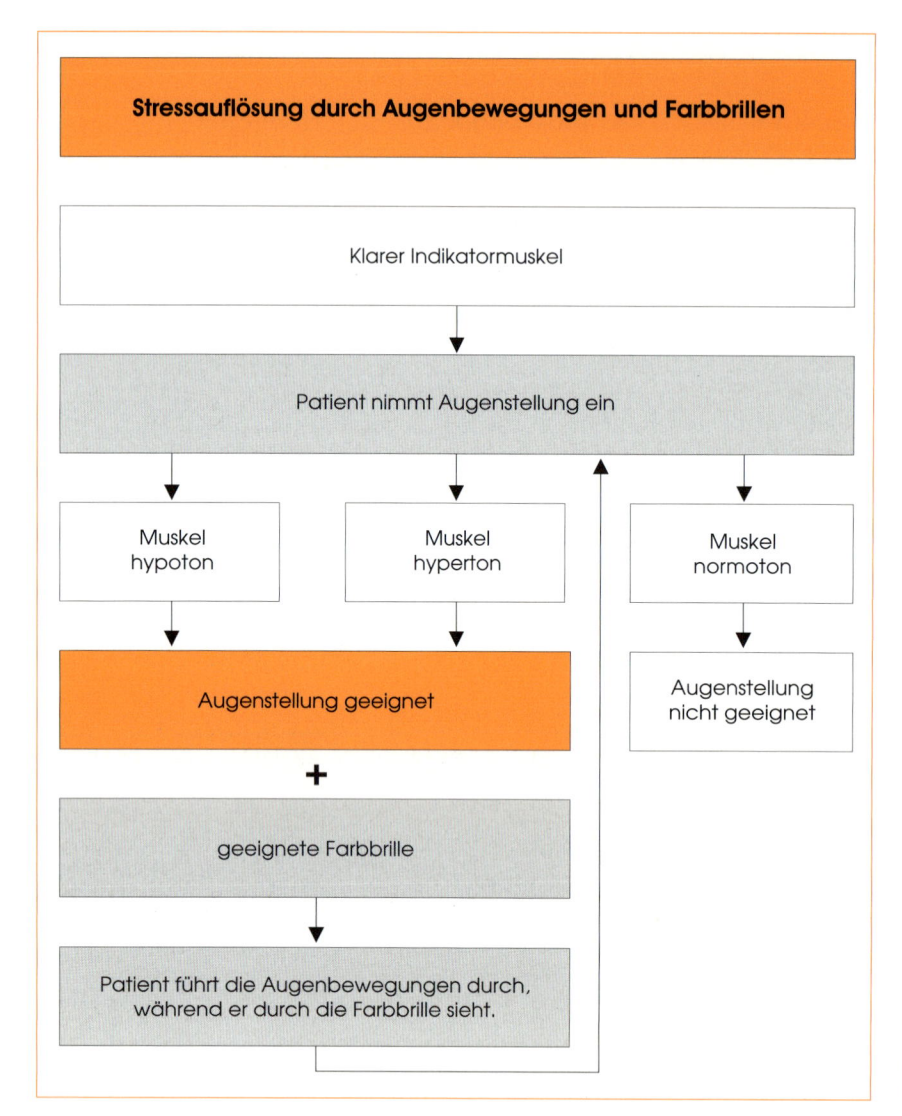

```
┌─────────────────────────────────────────────────┐
│  Stressauflösung durch Augenbewegungen und      │
│                  Farbbrillen                     │
└─────────────────────────────────────────────────┘

            ┌──────────────────────────┐
            │  Klarer Indikatormuskel  │
            └────────────┬─────────────┘
                         ▼
         ┌───────────────────────────────┐
         │  Patient nimmt Augenstellung ein │
         └──┬──────────┬──────────┬──────┘
            ▼          ▼          ▼
       ┌────────┐ ┌─────────┐ ┌─────────┐
       │ Muskel │ │ Muskel  │ │ Muskel  │
       │hypoton │ │hyperton │ │normoton │
       └───┬────┘ └────┬────┘ └────┬────┘
           ▼           ▼           ▼
         ┌──────────────────┐  ┌──────────────┐
         │ Augenstellung    │  │ Augenstellung│
         │    geeignet      │  │nicht geeignet│
         └────────┬─────────┘  └──────────────┘
                  +
                  ▼
         ┌──────────────────┐
         │ geeignete Farbbrille │
         └────────┬─────────┘
                  ▼
         ┌──────────────────────────────────┐
         │ Patient führt die Augenbewegungen│
         │ durch, während er durch die       │
         │ Farbbrille sieht.                 │
         └──────────────────────────────────┘
```

Abb. 7-80: Das Ablaufschema zur Sressauflösung mittels Augenbewegungen und Farbbrillen.

7.3.5 Die Arbeit mit Glaubenssätzen

Diese umfangreiche Liste wurde von dem NLP-Lehrtrainer Klaus Grochowiak erarbeitet und erfolgreich in das System der NLP-Technik integriert. Sie kann als umfangreiche Grundlage für jede Veränderungsarbeit dienen. Andererseits kann diese Liste als Informationsquelle zur Lösung von emotionalen Problemen genutzt werden, indem der Patient sich mit den Glaubenssätzen des jeweiligen Lebensbereiches auseinander setzt. Beim Testen sollten der Einzel-Glaubenssatz nicht bewertet, sondern nur über das Ergebnis des IM als stressfrei (normoton) oder stressbelastet (hypo- oder hyperton) eingestuft werden. Die Aufgabe der Einstellung zu den Glaubenssätzen soll nach Korrektur zu einem stressfreien Gefühlszustand führen.

Vorgehen (Abb. 7-81):
- In Ja-Nein-Testung die Frage an den Körper stellen: „Sind Glaubenssätze zu bearbeiten?"
- Zeigt der IM ein „Ja" an: untenstehende Themen testen
- Danach zugehörige Einzelheiten-Liste testen, um den zugehörigen Glaubenssatz zu finden
- Glaubenssatz erklären
- Um Erlaubnis zur Korrektur fragen!
- Wenn Ja: Korrektur wie bei Haltungskonflikt/Haltungsumkehr (s. Kap. 3.5.3).

Test Glaubenssätze

Normotoner Indikatormuskel

↓

Sind Glaubenssätze zu bearbeiten?

- Muskel normoton — Ja
- Muskel hypoton — Nein

↓

Indikatorveränderung Testung

↓

Zuerst Übersichtsliste, dann einzelner Glaubenssatz

↓

- Muskel hypoton/hyperton → Richtiger Bereich/Glaubenssatz
- Muskel normoton → Falscher Bereich/Glaubenssatz

↓

Korrektur wie Haltungskonflikt/Haltungsumkehr (siehe Kap. 3.5.3)

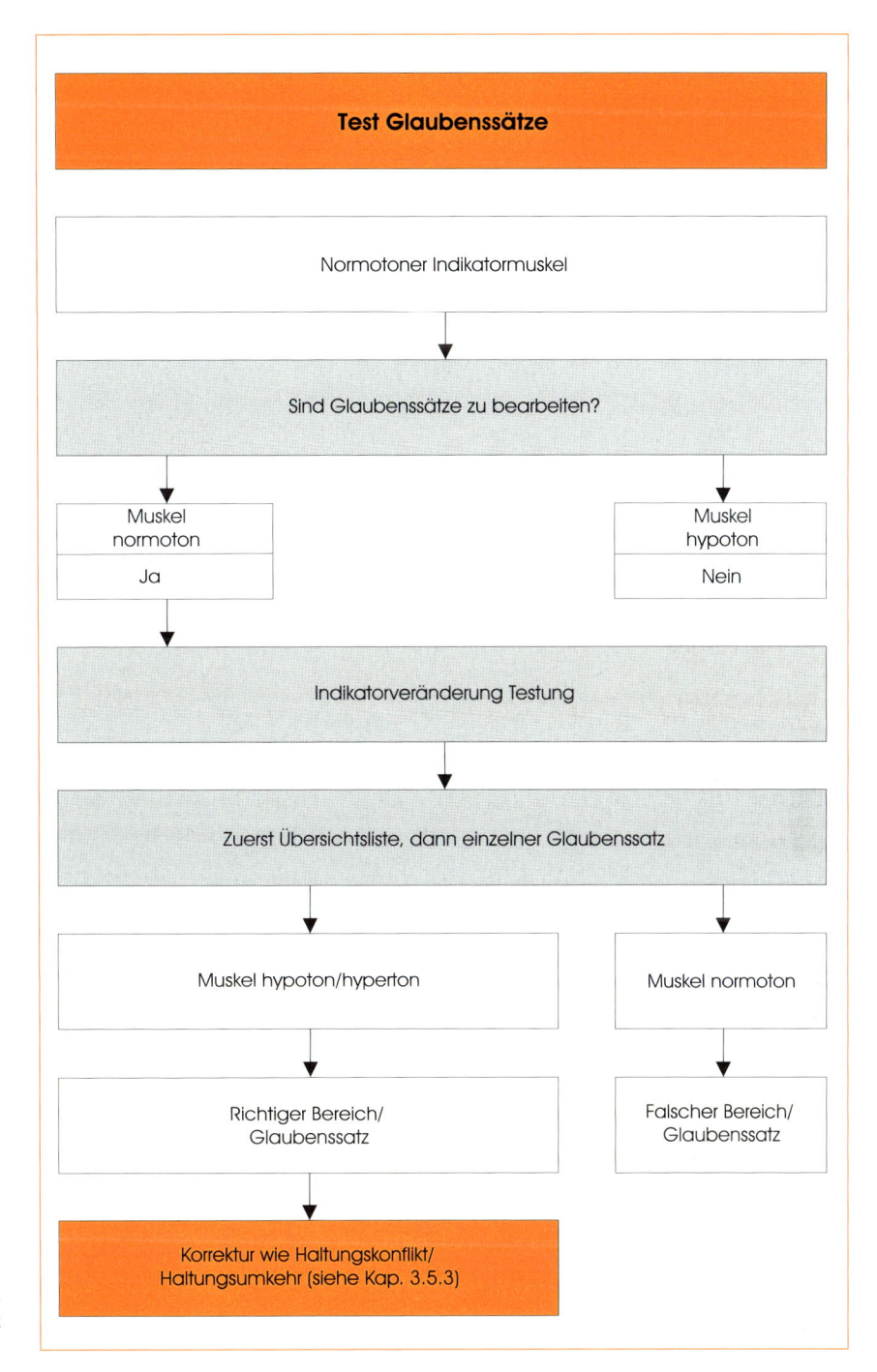

Abb. 7-81: Test- und Korrekturablauf bei der Arbeit mit Glaubenssätzen.

Glaubenssätze:

Arbeit und Berufung:
- Jeder Mensch sollte seine Berufung suchen.
- Arbeit ohne Spaß macht krank.
- Wer seine Berufung gefunden hat, arbeitet erfüllt.
- Der Mensch wächst mit seinen Aufgaben.
- Ora et labora (Bete und arbeite).

Autorität:
- Autorität gibt Sicherheit.
- Autorität sollte aus der Kompetenz erwachsen.
- Autorität wird von anderen verliehen.
- Autorität ist immer angemaßt.
- Autorität gibt den Geführten Sicherheit.

Beziehungen:
- Ohne Kontakt mit anderen kann niemand überleben.
- Freundschaft ist unser höchstes Gut.
- Kein Mensch ist eine Insel.
- Der Mensch ist des Menschen Feind.
- Man kann sich nur über das DU zu sich selbst verhalten.

Das andere Geschlecht:
- Männer wollen immer nur Sex.
- Männer interessiert doch nur die Karriere.
- Männer wollen, dass ihre Frauen so bleiben, wie sie sind.
- Frauen hoffen, dass sie die Männer ändern können.
- Beide irren sich.

Familie:
- Die Familie ist ein Gefängnis.
- Deine Familie ist dein Schicksal.
- Der Apfel fällt nicht weit vom Stamm.
- Aus der Familientradition kann man nicht ausbrechen.
- Mein Erbmaterial bestimmt mein Schicksal.

Frau- und Mann-Sein:
- Als Frau zieht man in der Männerwelt immer den kürzeren.
- Als Mann darf man keine Schwäche zeigen.
- In Wahrheit haben die Frauen die Hosen an.
- Zum Mann wird man beim Vater, zur Frau bei der Mutter.
- Als Frau wird man nicht geboren, man wird dazu gemacht.

Gedanken und Denken:
- Der Mensch denkt und Gott lenkt.
- Denken ist unser machtvollstes Werkzeug.
- Denken kann nicht jeder.
- Ich kann (nicht) denken.
- Denken unterscheidet den Menschen vom Tier.

Geld:
- Wer Geld hat, hat auch Freunde.
- Geld ist schmutzig.
- Geld beruhigt.
- Geld ist notwendig.
- Geld ist der Gegenwert für Leistung.

Gefühle:
- Gefühle zeigen macht schwach.
- Wer Gefühle unterdrückt, wird krank.
- Gefühle muss man unter Kontrolle behalten.
- Gefühle kann man nicht kontrollieren.
- Frauen sind gefühlsbetonter als Männer.

Gesundheit:
- Gesundheit ist das höchste Gut.
- Tödliche Krankheiten können jederzeit ausbrechen.
- Gesundheit und Krankheit gehören zum Leben.
- Krankheit ist eine Chance für die Seele.
- Gesundheit nimmt mit dem Alter ab.

Glauben:
- Ohne den richtigen Glauben ist man verloren.
- Glauben ist ein schlechter Ersatz für Wissen.
- Glauben ist etwas, was es zu überwinden gilt.
- Da wir nicht alles wissen können, müssen wir glauben.
- Der Glaube ist des Menschen Himmelreich.

Glück:
- Glück ist vergänglich.
- Jeder ist seines Glückes Schmied.
- Glück ist nur ein flüchtiger Augenblick.
- Die Jagd nach dem Glück ist eine Sorge.
- Fortuna ist eine launenhafte Frau.

Gott:
- Gott existiert.
- Gott ist die universelle Liebe.
- Gott existiert nicht.
- Gott ist eigentlich eine Göttin.
- Gott ist ein Außerirdischer.

Gruppen:
- Die Geburt in eine Gruppe ist dein Schicksal.
- Nur wer zu einer Gruppe gehört, ist sicher.
- Cliquen geben Halt und Mut.
- Der Mensch ist ein Herdentier.
- Gruppen zwingen zur Konformität.

Herkunft:
- Seine Herkunft kann man nicht verbergen.
- Über die eigene Herkunft kann man nicht hinauswachsen.
- Ein Arbeiterkind kann nur ein Arbeiter werden.
- Deine Herkunft ist dein Schicksal.
- Noblesse oblige (Adel verpflichtet).

Intelligenz und Talent:
- Intelligenz ist etwas Angeborenes.
- Talent ist etwas genetisch Festgelegtes.
- Intelligenz kann gesteigert werden.
- Ich bin (nicht) intelligent.
- Ich bin (nicht) talentiert.

Körperlichkeit:
- Ein gesunder Geist wohnt in einem gesunden Körper.
- Es gilt, das Körperliche zu überwinden.
- Der Körper ist nur ein Gefäß für die Seele.
- Der Körper ist durch seine Gene definiert.
- Der Geist muss den Körper beherrschen.

Lebenserwartungen:
- Man sollte besser nicht zuviel vom Leben erwarten.
- Der Tod ist unvermeidlich, aber nicht die Art des Sterbens.
- Man stirbt, wie man gelebt hat.
- Bei uns in der Familie sterben alle früh.
- Der Tod ist ein Tor zu einem anderen Leben.

Leiden:
- Leiden muss nicht sein.
- Leben ist Leiden.
- Nur durch Leiden kommen wir ins Paradies.
- Leiden ist Ausdruck von Bindung.
- Leiden ist die Strafe für Sünden.

Leistungsfähigkeit:
- Die Leistungsfähigkeit nimmt mit zunehmendem Alter ab.
- Männer und Frauen können Unterschiedliches leisten.
- Leistung macht Spaß.
- Ich bin mit meiner Leistungsfähigkeit (nicht) zufrieden.
- Ich möchte gerne etwas Außergewöhnliches leisten.

Liebe:
- Liebe ist schmerzvoll.
- Liebe ist die Essenz des Seins.
- Liebe ist eine Illusion.
- Liebe ist nur ein anderes Wort für Begehren.
- Liebe ist etwas für Schwache.

Macht:
- Macht ist schlecht.
- Macht bringt das Schlimmste im Menschen zum Vorschein.
- Macht ist gut, wenn man sie richtig anwendet.
- Macht gehört zum Leben wie Ohnmacht.
- Macht ist die Voraussetzung für wirksames Handeln.

Manieren und Höflichkeit:
- Man sollte sich seiner guten Kinderstube immer erinnern.
- Man sagt anderen nicht, dass sie nerven.
- Man spricht nicht mit vollem Mund.
- Manieren und Höflichkeit sind gruppenabhängig.
- Pünktlichkeit ist die Höflichkeit der Könige.

Möglichkeiten und Grenzen:
- Die Möglichkeiten für den Menschen sind unbegrenzt.
- Die Menschheit hat ihre Möglichkeiten fast ausgeschöpft.
- Grenzen existieren nur in unserem Kopf.
- Nur Genies sind in der Lage, Grenzen zu überschreiten.
- Möglichkeiten und Grenzen sind von Gott gegeben.

Moral und Ethik
- Moral ist eine zeitgemäße Erscheinung.
- Gegen die Moral sollte man nicht verstoßen.
- Es gibt nur eine Ethik für alle Menschen.
- Ethik ist etwas Individuelles.
- Moral ist von Gott gegeben.

Nähe
- Unnahbarkeit wirkt anziehend.
- Wenn man Nähe zulässt, wird man verletzt.
- Nähe bedeutet, mit einem anderen zu verschmelzen.
- Nähe und Intimität fördern seelisches Wachstum.
- Nur wer sich abgrenzen kann, kann auch nah sein.

Partnerschaft
- Man sollte das Leben genießen, bevor man heiraten muss.
- Kameradschaft ist wichtiger als Leidenschaft.
- Jeder von uns hat ein gegengeschlechtliches Gegenstück.
- Die Leidenschaft nimmt mit der Zeit ab.
- Zwischen Mann und Frau gibt es keine Freundschaft.

Sexualität
- Sex ist Sünde.
- Sex ist Spaß.
- Sex ist schmutzig.
- Sex ist Leidenschaft.
- Sex sollte nur zur Zeugung stattfinden.
- Sexualität ist etwas ganz Natürliches.
- Sexualität ist eine tierische Notwendigkeit.

Status
- Status ist ein Ersatz für Persönlichkeit.
- Wenn man Status hat, ist man wertvoll.
- Status ist alles.
- Status zeigt, ob man erfolgreich ist.

7.3.6 Die Phobiebehandlung

Das Leben vieler Menschen wird beherrscht von Ängsten. Entweder beschäftigt man sich mit Schuldfragen aus der Vergangenheit oder den Sorgen der Zukunft. Als krankhafte Steigerung führt dies zu Phobien, worunter man irrationale Ängste versteht, die mit fast jedem Aspekt des täglichen Lebens verbunden sein können. Diese pathogenen Angstreaktionen sind unrealistisch und stehen in keinem normalen Verhältnis zur tatsächlichen Realität. Die möglichen Ausprägungen von Phobien sind vielgestaltig und reichen von Platzangst, Höhenangst oder Angst vor Gegenständen bis hin zu pathologischen Verhaltensmustern.

Der amerikanische Psychologe Dr. Roger J. Callahan veröffentlichte 1985 in seinem Buch „Leben ohne Phobie" eine einfache, aber sehr wirkungsvolle Korrekturmethode. Sie wurde vom Autor weiterentwickelt und besteht aus **mehreren Einzelschritten** (Abb. 7-82):

- **Schweregrad** der Phobie durch den Patienten auf einer Skala mit dem Punktwert 1 („Ich bin ganz ruhig und völlig entspannt") bis zum Punktwert 10 („Das Unbehagen bereitet mir panische Angst und

Phobiebehandlung

Einstufung des Schweregrades
↓
Haltungskonflikt/Haltungsumkehr? => Korrektur
Altersregression notwendig? => Durchführen
↓
Farbbrille
↓
Indikatormuskel normoton
↓
Herausfinden des beteiligten Meridians durch TL der Alarmpunkte
↓
Beteiligter Meridian-Anfangs- und Endpunkt => 35 x klopfen

Patient: summt eine Melodie
       sagt das kleine Einmaleins auf
       blickt nach links unten
       blickt nach rechts unten
       kreist die Augen links herum
       kreist die Augen rechts herum
=> 35 x Akupunkturpunkt 3E 3 klopfen und an die Phobie denken.

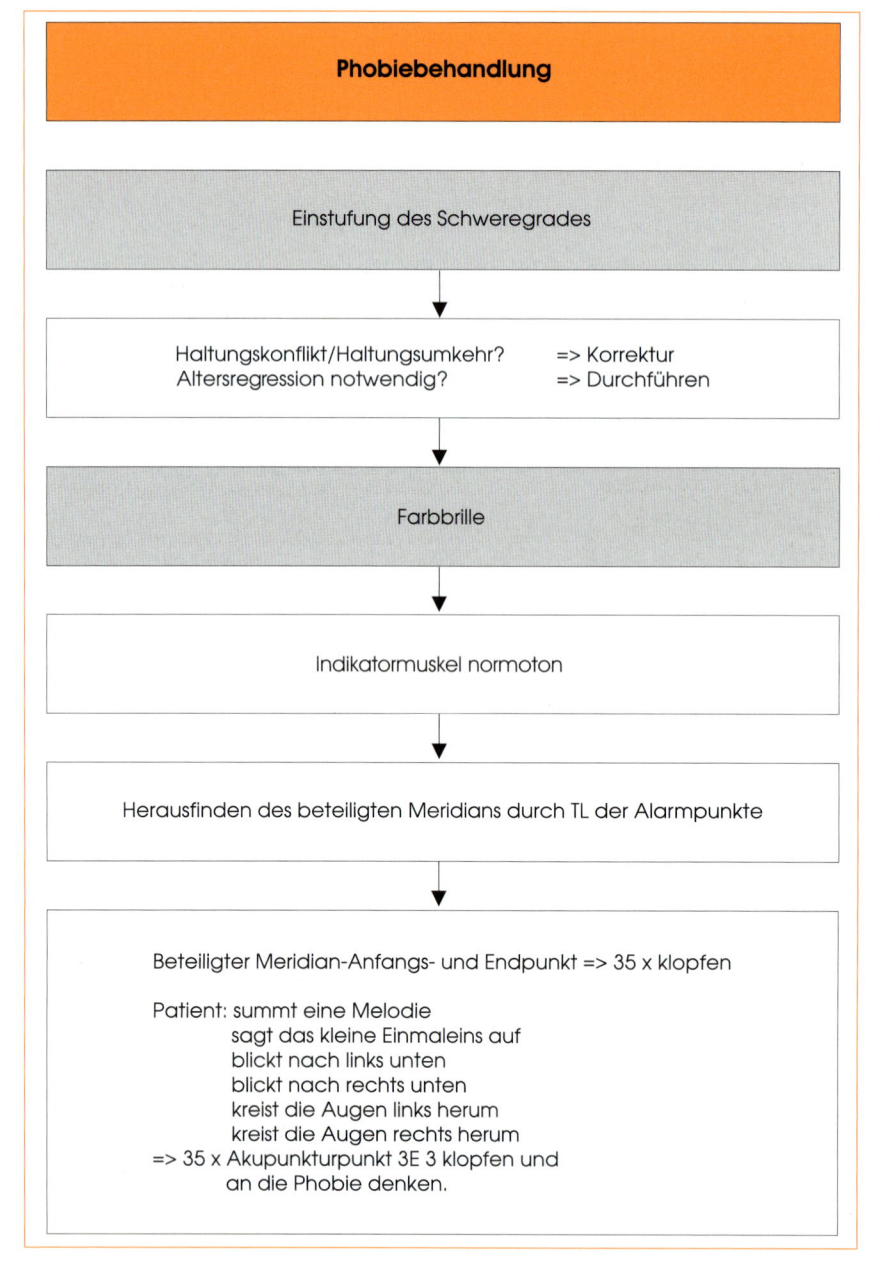

Abb. 7-82: Die Phobiebehandlung.

es lässt sich nicht mehr steigern, so dass ich es nicht mehr ertragen kann") einstufen lassen.
- Prüfen von **Haltungskonflikt/-umkehr**, wenn nötig mit Korrektur.
- Überprüfen, ob die Phobiebehandlung in der Gegenwart möglich oder ob eine **Altersregression** notwendig ist.
- Durchführen der Phobiebehandlung unter zusätzlicher Verwendung der **Farbbrille.**
- Erneute Beurteilung des Schweregrades und der Phobie.

Nachdem – wie oben besprochen – der Patient den Schweregrad seiner Phobie beurteilt hat und weitere Überprüfungen und eventuelle Korrekturen umgesetzt wurden, wird dem Patienten die geeignete Farbbrille als zusätzliches Therapieinstrument aufgesetzt. Ausgehend von einem starken Indikatormuskel wird durch Therapielokalisation der Alarmpunkte der mit der Phobie in Verbindung stehende Meridian selektiert.
- **Erster Korrekturschritt:** Während der Patient an seinen Phobiezustand denkt (Achtung: zusätzlich in den Verweil-Modus einspeichern), werden vom Therapeuten die Anfangs- und Endpunkte des verursachenden Meridians (meist Magen oder Milz/Pankreas, Abb. 7-83) ca. 33-mal beklopft. Schon diese Maßnahme allein bewirkt eine deutliche Senkung des Phobielevels.
- **Zweiter Korrekturschritt:** Jetzt wird überprüft, ob die nachfolgenden Maßnahmen mit offenen oder geschlossenen Patientenaugen durchgeführt werden sollen. Auch hier wird der Indikatormuskel eingesetzt. Nacheinander werden folgende Tätigkeiten bei offenen oder geschlossenen Augen (siehe Testergebnis) umgesetzt:
  – Der Patient summt eine einfache Melodie, während der Akupunkturpunkt 3E 3 (Abb. 7-84) zuerst auf der einen, dann auf der anderen Körperseite jeweils ca. 33-mal kräftig beklopft wird.
  – Lautes Aufsagen des kleinen Einmaleins, während wiederum derselbe Akupunkturpunkt beklopft wird.
  – Die Augen des Patienten sind nach links unten gerichtet, wiederum werden die Therapiepunkte gleich mitbearbeitet.
  – Die Augen des Patienten blicken nach rechts unten, während abermals die Therapiepunkte zu bearbeiten sind.
  – Der Patient kreist mit den Augen nach links (gegen den Uhrzeigersinn) bei gleichzeitigem Beklopfen wie bisher.
  – Der Patient kreist die Augen nun nach rechts (im Uhrzeigersinn), und wieder werden die Punkte **jedesmal** 33-mal beklopft.

Nach durchgeführter Korrektur soll der Patient versuchen, den ursprünglichen Phobiezustand wieder intensiv zu aktivieren. Falls dieser Korrekturschritt in einer früheren Lebensphase durchgeführt wurde, muss überprüft werden, ob die vorhergehenden Schritte eventuell in der Gegenwart wiederholt werden müssen.

> Die Korrektur ist dann abgeschlossen, wenn der Patient eine deutlich geringere Punktbewertungszahl nennt und der Muskel beim Denken an die Phobie in einem normotonen Zustand bleibt.

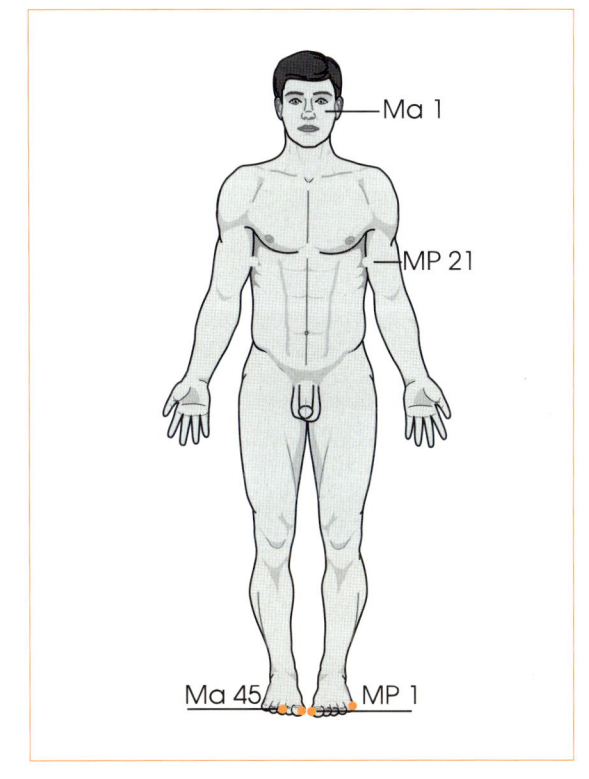

Abb. 7-83: Die Anfangs- und Endpunkte des Magen- und Milz-Pankreas-Meridians.

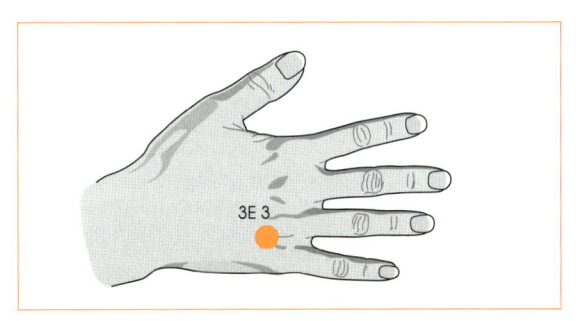

Abb. 7-84: Der Korrekturpunkt an der Hand.

7.3.7 Die Auflösung von posturalem Stress

Durch einen Unfall, einem Sturz, einer schwer verlaufenden Geburt sowie bei jeder anderen schweren körperlichen Erschütterung kann es im Körper zu einer Trauma-Erinnerung kommen. Das Stresserlebnis wird bei der Einnahme der stressbelasteten Körperhaltung immer wieder ausgelöst. Daher ist es nicht verwunderlich, das vom Patienten unbewusst bestimmte Körperpositionen gemieden werden.

Beispiele: Ein Motorradfahrer kann sich nicht mehr in die Kurve legen => Stress in Körperschräglage.

Sturz mit Kopf voraus über den Fahrradlenker => Panik beim nach vorne Beugen.

Um diese körperliche Stresserinnerung zu löschen, benötigen wir eventuell mehrere Helfer. Nun geht man wie folgt vor:

Testung und Korrektur (Abb. 7-85): Nach einer ausführlichen Schilderung des Unfall-/Sturzherganges werden phasenweise Stück für Stück die einzelnen Positionen eingenommen und der Indikatormuskel getestet. Zeigt der IM eine Veränderung, dann halten die Helfer den Patienten in dieser Position fest, während der Behandler so lange die Anti-Stress-Punkte hält, bis eine Nachtestung einen normotonen Muskel aufzeigt.

So wird Phase für Phase des Unfallhergangs alle Position eingenommen und getestet. Sobald eine Muskelveränderung auftritt, wird sofort diese Körperhaltung entstresst. Dies wird so lange praktiziert, bis der gesamte Unfallhergang mit dem dort stattgefunden Bewegungsablauf stressfrei durchzuführen ist. Dieses Verfahren erfordert einen großen Aufwand, welcher sich aber jedoch immer für den Patienten lohnt.

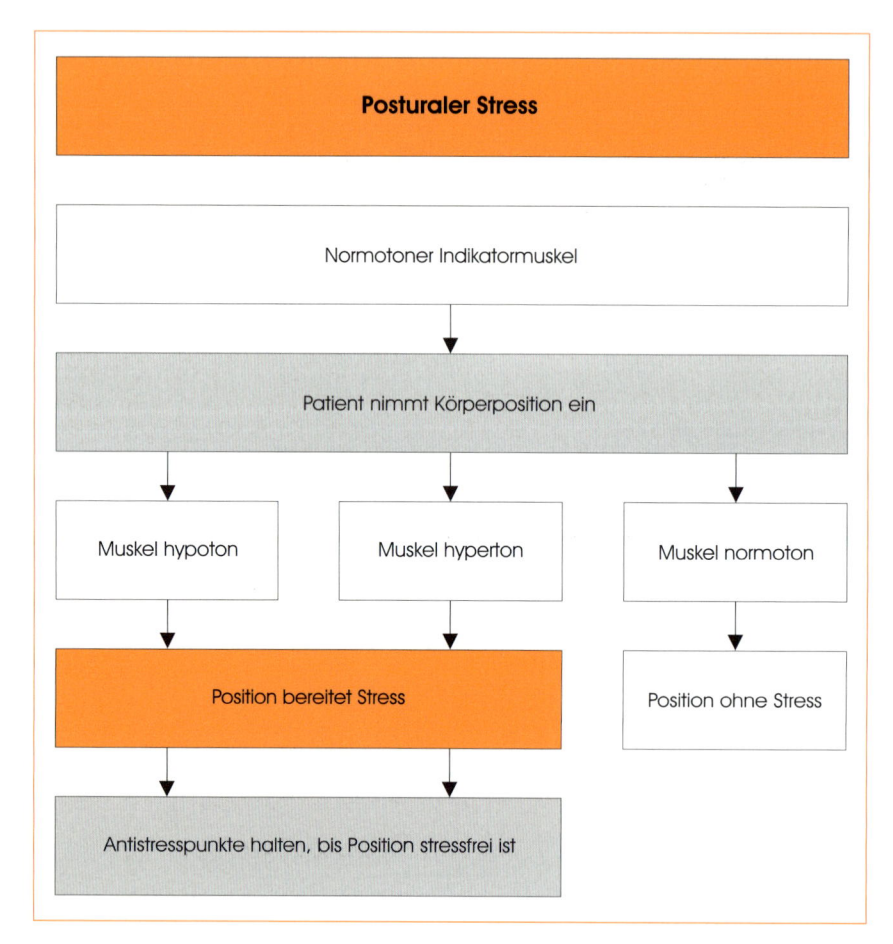

Abb. 7-85: Test- und Korrekturablauf bei posturalem Stress.

7.3.8 Die Suchtbehandlung

Die folgende Vorgehensweise geht hauptsächlich auf die Arbeit des Psychologen Gallo zurück und wurde vom Autor durch die Farbtherapie erweitert. Selbstverständlich kann die Behandlung mit zahlreichen anderen Therapiemaßnahmen kombiniert werden.

Vorgehensweise:
1. Zuerst wird das Suchtthema in den Verweilmodus übertragen und der Prioritätsmodus dazugestapelt (Abb. 7-86).
2. Dann lässt man den Patienten die Stärke seines Suchtdrangs auf einer Wertskala von 0 bis 10 einstufen. Hierbei steht die 0 für Fehlen jeglichen Suchtdranges und 10 für unerträglichen Drang nach dem Suchtstoff (Abb. 7-87). Zusätzlich kann mit verbalem Testen das Ergebnis überprüft werden. Diese Patienteneinstufungen erfolgen nun nach jedem weiteren Therapieschritt und helfen dem Therapeuten bei der Beurteilung des Behandlungsverlaufs.
3. Als erstes werden die folgenden Sätze überprüft,

Suchtbehandlung
nach Gallo, Dobler

Einstufung des Schweregrades

Haltungskonflikt / Haltungsumkehr? ⟶ Korrektur!
Entbehrung:
Ich akzeptiere mich ganz, auch wenn mir was fehlen wird, wenn ich die Sucht besiege.
Identität:
Ich akzeptiere mich ganz, auch wenn die Sucht Teil meiner Identität ist.
Selbstakzeptenz:
Ich akzeptiere mich ganz.
Altersregression notwendig? ⟶ Durchführen!

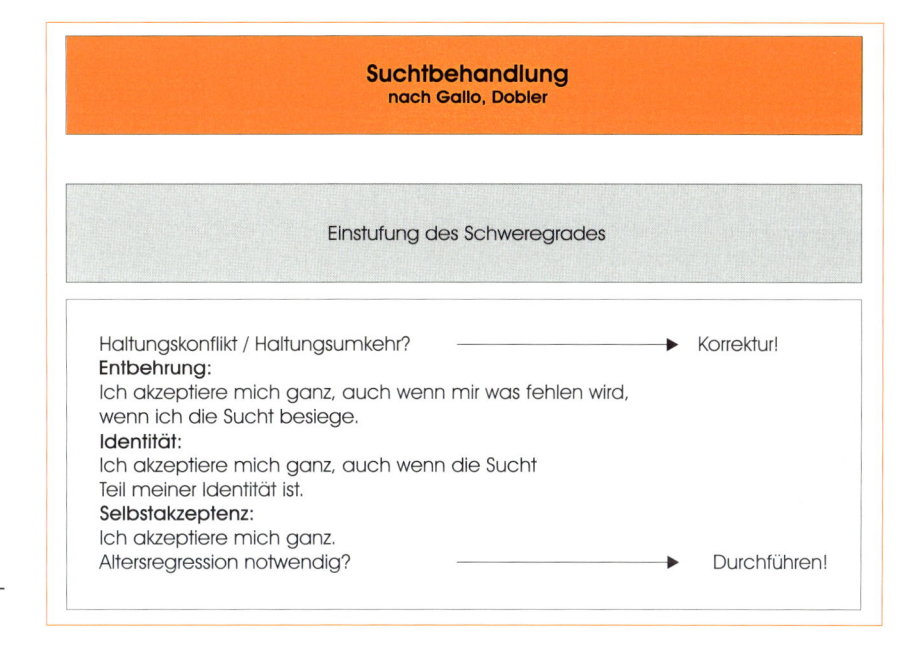

Abb. 7-86: Suchtbehandlung Teil 1.

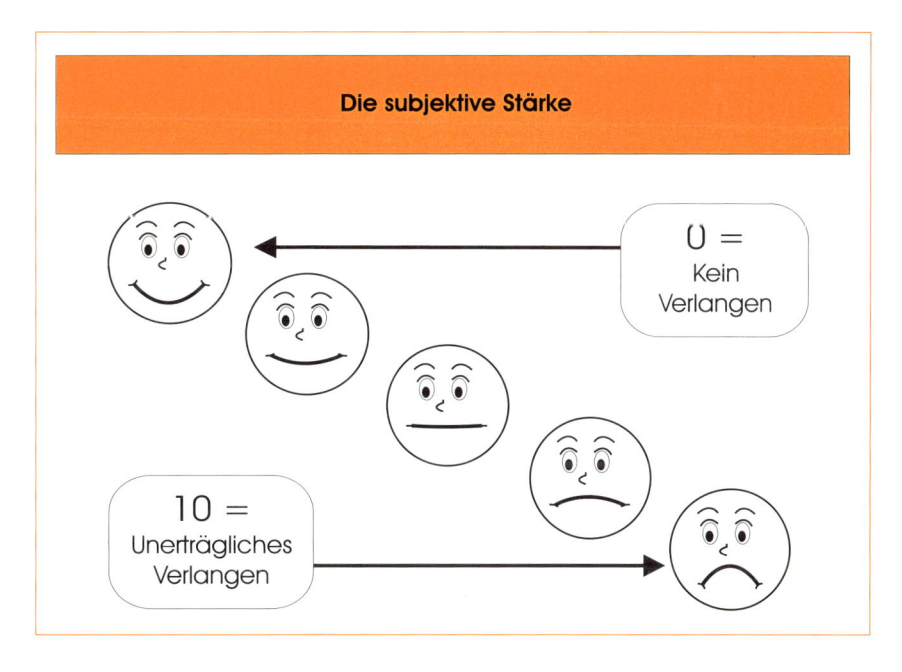

Die subjektive Stärke

0 = Kein Verlangen

10 = Unerträgliches Verlangen

Abb. 7-87: Subjektive Einschätzung der Sucht, Einstufung.

ob ein Haltungskonflikt oder eine Haltungsumkehr vorliegt. Bei Existenz dieser wird sofort korrigiert (s. Kap. 3.5.3):
– Ich akzeptiere mich ganz, auch wenn mir etwas fehlen wird, wenn ich die Sucht besiege.
– Ich akzeptiere mich ganz, auch wenn die Sucht Teil meiner Identität ist.
– Ich akzeptiere mich ganz und gar.

Danach wird eine erneute Einstufung des Schweregrades durchgeführt.
4. Nun werden über die Alarmpunkte die beteiligten Meridiane und die benötigte Farbbrille herausgetestet, hierbei therapielokalisiert der Patient (Abb. 7-88; s. Kap. 4.6)
5. Gallo fand für jeden Meridian den bestwirksamsten Therapiepunkt (Abb. 7-89). Diese Spezialbehandlungspunkte werden je 10-mal geklopft.

Danach erfolgt wieder eine erneute Einstufung des Schweregrades.
6. Als nächster Schritt erfolgt nun die so genannte Hirnbalance. Hierbei klopft der Patient mit seiner dominanten Hand an der anderen Hand kontinuierlich den Akupunkturpunkt 3E 3 und führt eine Reihe von Tätigkeiten durch, um die einzelnen Hirnbereiche zu entstressen (Abb. 7-90).
Wieder erneute Einstufung des Schweregrades.
7. Nun werden noch einmal die Spezialbehandlungspunkte geklopft.
Letzte Einstufung des Schweregrads.
8. Zum Schluss werden die Augen langsam nach oben gerollt und tief eingeatmet, danach Anhalten der Luft. Dann werden Augen geschlossen und die angehaltene Atemluft so langsam wie möglich ausgeatmet. Diese Maßnahme wird 3- bis 5-mal durchgeführt (Abb. 7-91).

Suchtbehandlung, Teil 2
nach Gallo, Dobler

Einstufung des Schweregrades

↓

Farbbrille

↓

Indikatormuskel normoton

↓

Herausfinden der beteiligten Meridiane durch TL der Alarmpunkte durch Patient

↓

Spezialpunkte der beteiligten Meridiane ⟶ je 10x klopfen

↓

Einstufung des Schweregrades

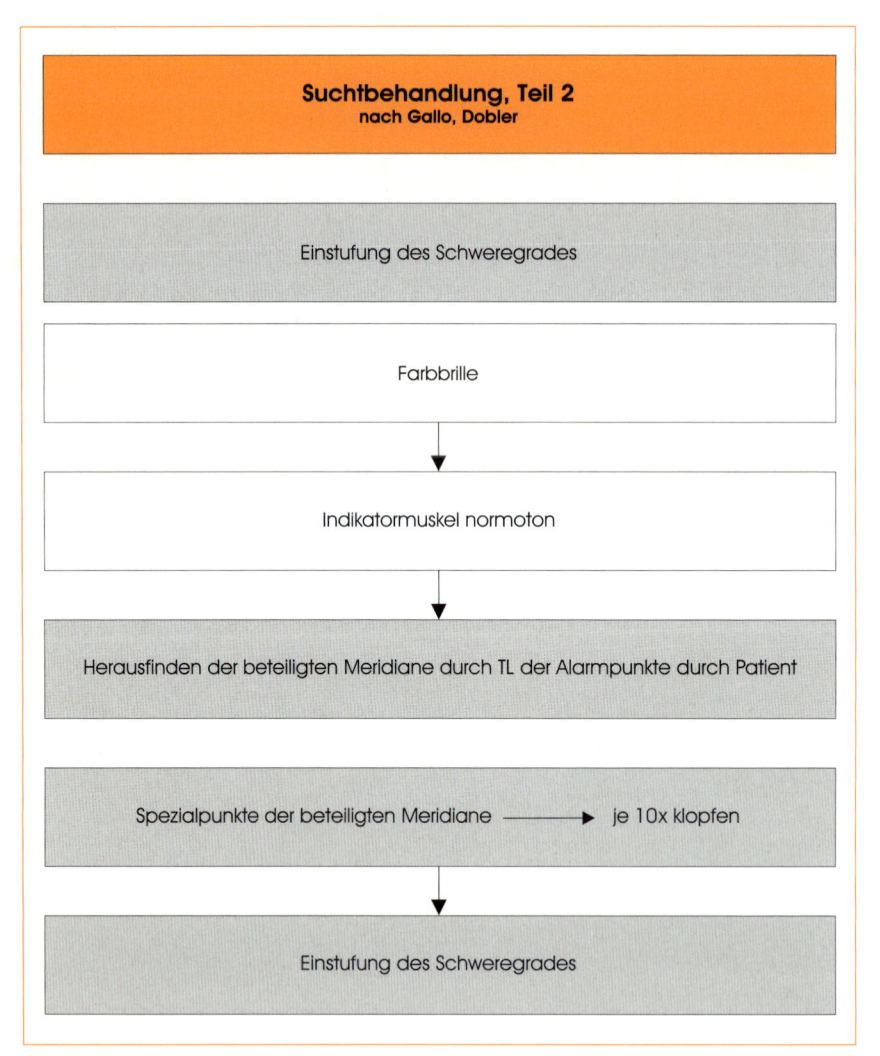

Abb. 7-88: Suchtbehandlung Teil 2.

Emotions-Korrekturen 167

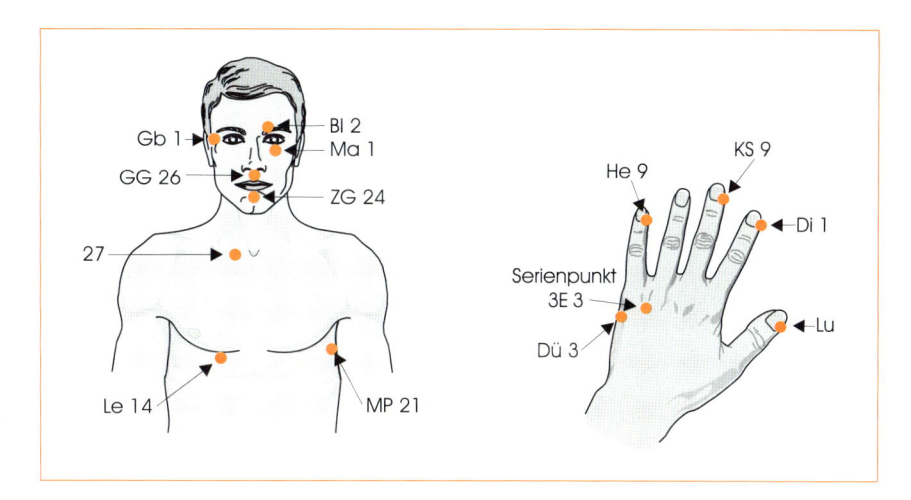

Abb. 7-89: Die Therapiepunkte zur Suchtbehandlung.

(Punkte: Gb 1, Bl 2, Ma 1, GG 26, ZG 24, 27, Le 14, MP 21, He 9, KS 9, Di 1, Serienpunkt 3E 3, Dü 3, Lu)

Suchtbehandlung, Teil 3
nach Gallo, Dobler

Erneute Einstufung des Schweregrades

Patient: Augen zu, Augen auf:
summt eine Melodie
sagt das kleine Einmaleins auf
blickt nach links unten
blickt nach rechts unten
kreist die Augen links herum
kreist die Augen rechts herum
summt eine Melodie

▶ Dabei Akupunkturpunkte 3E 3 klopfen und an die Sucht denken.

Erneute Einstufung des Schweregrades

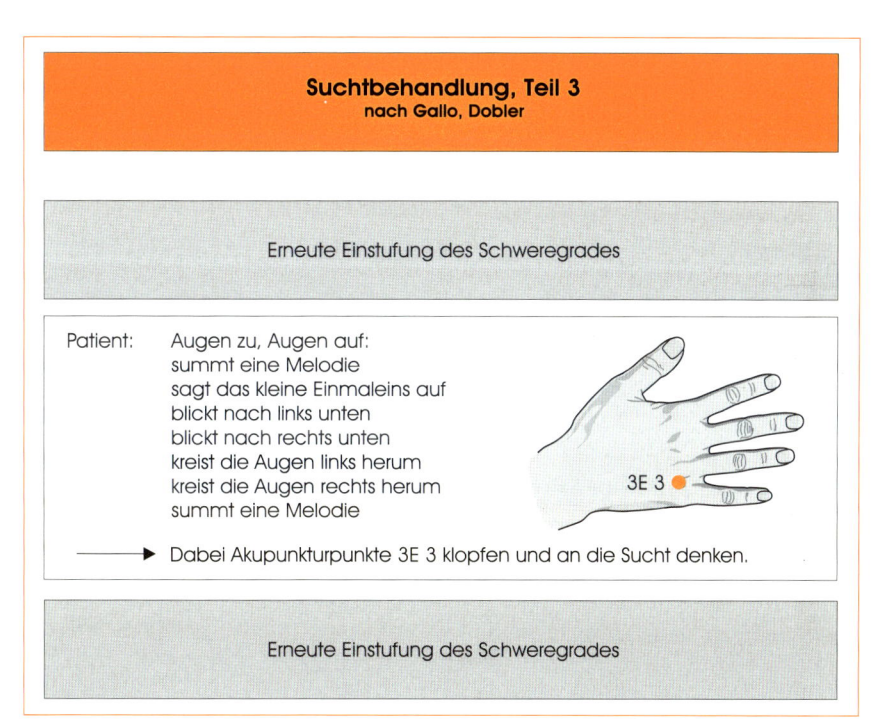

Abb. 7-90: Ablauf Hirnbalance, Suchtbehandlung Teil 3.

Suchtbehandlung, Teil 4
nach Gallo, Dobler

Einstufung des Schweregrades

Spezialpunkte der beteiligten Meridiane ⟶ je 10x klopfen

Einstufung des Schweregrades

Augenrollen mit Atemübung

Einstufung des Schweregrades

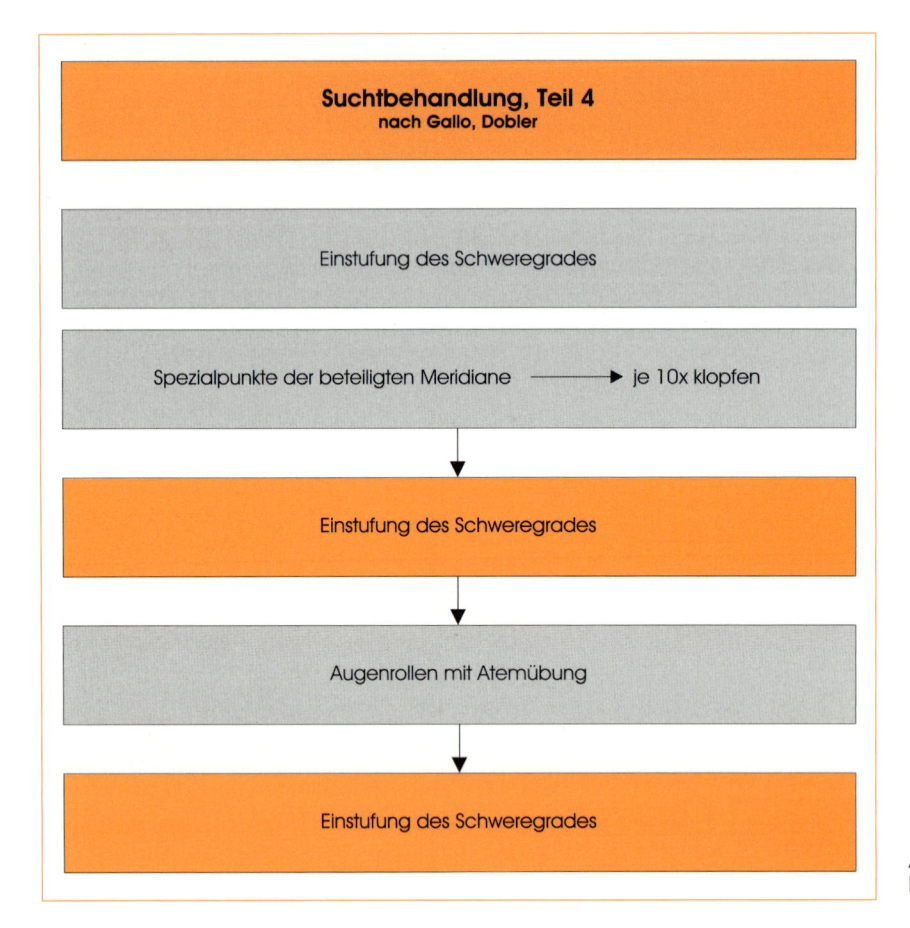

Abb. 7-91: Suchtbehandlung, Teil 4.

7.4 Energetische Korrekturen

In diesem Unterkapital werden alle energetischen Werkzeuge zur Harmonisierung von Energiebahnen in Form von Meridianen, tibetischen Achter sowie Chakren und die Zentrierung besprochen (Abb. 7-92).

7.4.1 Die 14 Muskel-Balancen

Dr. John Thie hat im Touch for Health eine sinnvolle Balancierungsmethode für die Meridiane entwickelt. Es werden hier 14 Muskeln nach vorbestimmter Reihenfolge getestet und bei vorliegender Schwäche anschließend gestärkt (s. Kap. 8).

Einzelstärkung

Bei dieser Vorgehensweise wird jeder hypotone Muskel sofort mit den gängigen Stärkungstechniken (s. Kap. 8) behandelt, bis der Muskel wieder normoton ist. Die **Reihenfolge** der Testungen sind:
- ZG → M. supraspinatus
- GG → M. teres major
- Ma → M. pectoralis major clavicularis
- MP → M. latissimus dorsi
- He → M. subscapularis
- Dü → M. quadriceps
- Bl → M. peroneus
- Ni → M. psoas
- KS → M. gluteus medius
- 3-E → M. teres minor
- Gb → M. deltoideus anterior
- Le → M. pectoralis major sternalis
- Lu → M. serratus anterior
- Di → M. tensor fasciae latae.

Energetik-Korrekturen

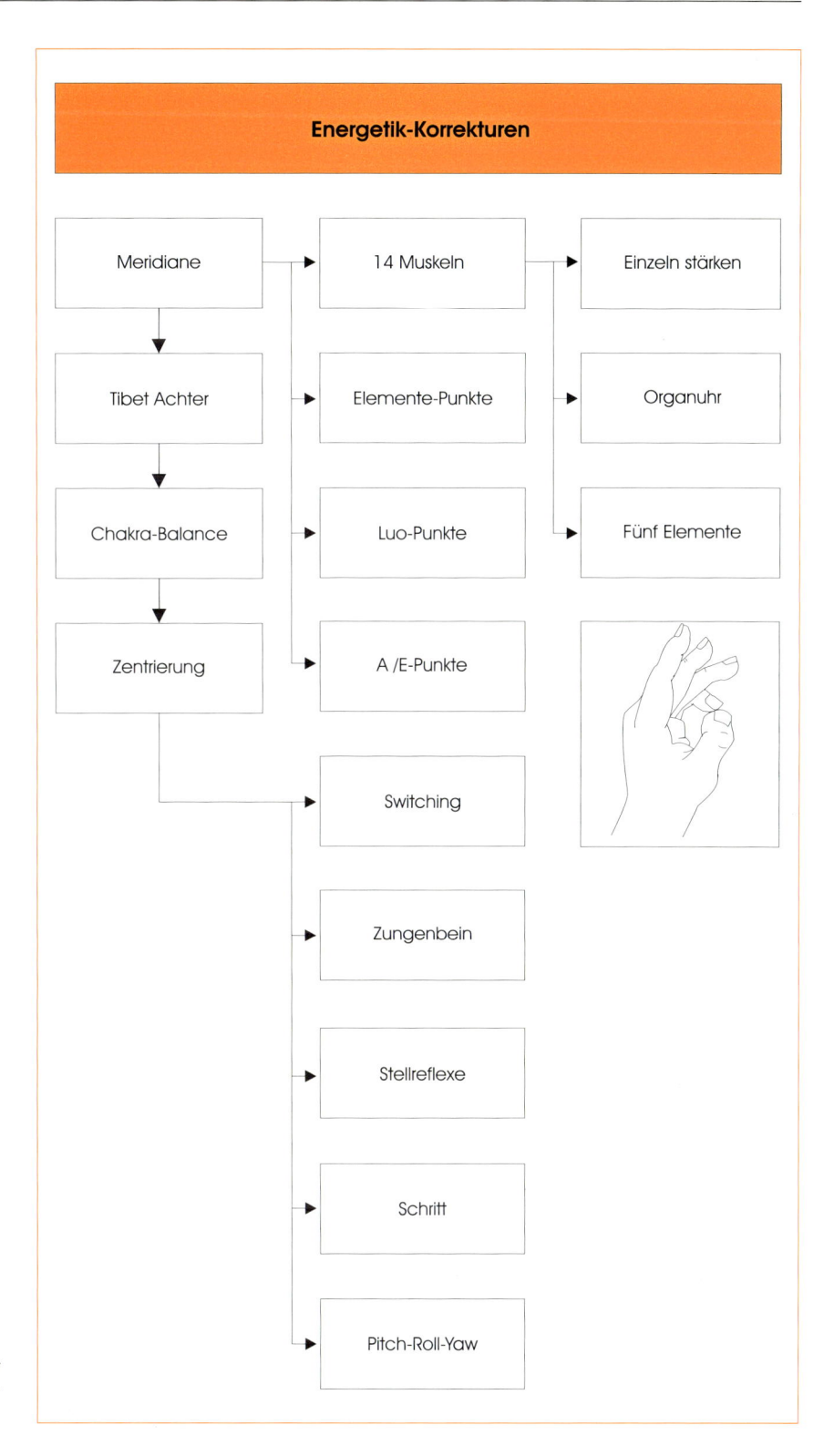

- Meridiane → 14 Muskeln → Einzeln stärken
- Tibet Achter → Elemente-Punkte → Organuhr
- Chakra-Balance → Luo-Punkte → Fünf Elemente
- Zentrierung → A/E-Punkte
- → Switching
- → Zungenbein
- → Stellreflexe
- → Schritt
- → Pitch-Roll-Yaw

Abb. 7-92: Übersicht über die energetischen Korrekturen.

Einpunkt-Balance nach Organuhr

Es werden hier diese 14 Muskeln nach vorbestimmter Reihenfolge getestet, aber nur ZG und GG bei vorliegender Schwäche sofort gestärkt. Die anderen Ergebnisse werden als Minus-Zeichen in das Schema der Organuhr eingetragen. Anschließend werden die Alarmpunkte (Therapielokalisation durch Therapeut) ausgetestet. Die Meridiane, bei denen der Alarmpunkt eine hypotone Muskelreaktion zeigte, werden als Plus-Wert in das Schema der Organuhr übernommen. Die Testung der Alarmpunkte zeigen dem Therapeuten die mit „Über"-Energie auf. Die Schwächen der 14 Muskeln können sowohl bei einer „Unter"- wie auch bei einer „Über"-Energie schwach sein. Daher zeigen nur die Muskelschwächen eine „Unter"-Energie an, die in der Testung des Alarmpunktes negativ reagierten. Das eingetragene Ergebnis im Schema der Organuhr wird nun zur Findung der Prioritäts-„Unter"-Energie benutzt, um diese zur Therapie aller Schwächen zu verwenden. Nach Beendigung der Muskel-Balance sollten alle Muskeln und alle Alarmpunkte neutral testen.

Primär gilt folgender Grundsatz: Die erste „Unter"-Energie nach einer „Über"-Energie im Verlauf der Organuhr wird zur Korrektur verwendet. Liegt ein besonderes Energiemuster (z. B. Biberdamm, Tag/Nacht, Dreieck- oder Viereck) vor, so verwendet man die erste „Unter"-Energie nach der „Über"-Energie im Muster. Liegen mehrere Energiemuster vor, so hat das Dreieck Vorrang.

Das Biberdamm-Muster: Wenn nach zwei oder mehr „Über"-Energien unmittelbar eine oder mehrere „Unter"-Energien folgt, wird die erste „Unter"-Energie nach dem Biberdamm verwendet (Abb. 7-93).

Das Tag/Nacht-Muster: Eine „Unter"-Energie liegt genau über einer „Über"-Energie. Diese Konstellation weist oft auf eine akute Situation hin. Hier wird die erste „Unter"-Energie im Muster Tag/Nacht als Therapieansatz verwendet (Abb. 7-94).

Das Dreieck-Muster: Eine oder zwei „Unter"-Energien und eine oder zwei „Über"-Energien ergeben ein gleichseitiges Dreieck. Dieses Muster ist oft mit emotionalem Stress verbunden. Hier wird die erste „Unter"-Energie im Muster Dreieck als Therapieansatz verwendet (Abb. 7-95).

Das Viereck-Muster: Eine oder mehr „Unter"-Energien und eine oder mehr „Über"-Energien formen ein Quadrat. Die Ursache dieses Musters ist meist struktureller Art. Hier wird die erste „Unter"-Energie im Muster Viereck als Therapieansatz verwendet (Abb. 7-96).

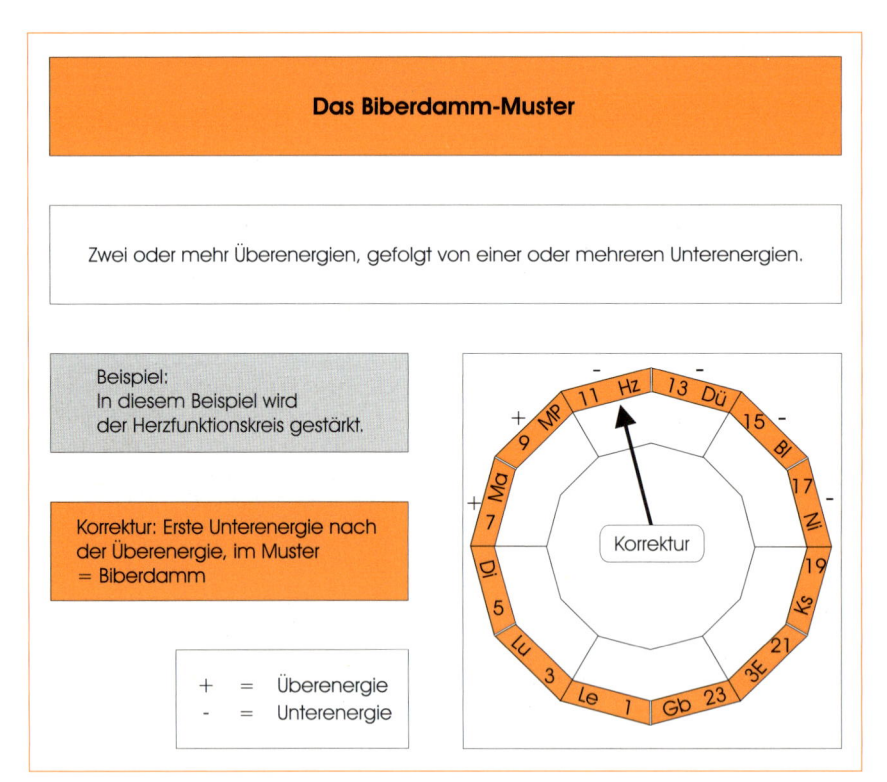

Abb. 7-93: Biberdamm-Muster.

Energetische Korrekturen

Das Tag-/Nacht-Muster

Eine Unterenergie liegt gegenüber einer Überenergie.
Diese Konstellation weist auf eine akute Situation hin, z.B. momentaner Ärger.

Beispiel:
In diesem Beispiel wird der Dünndarmfunktionskreis gestärkt.

Korrektur: Erste Unterenergie nach der Überenergie, im Tag-/Nacht Prinzip

+ = Überenergie
− = Unterenergie

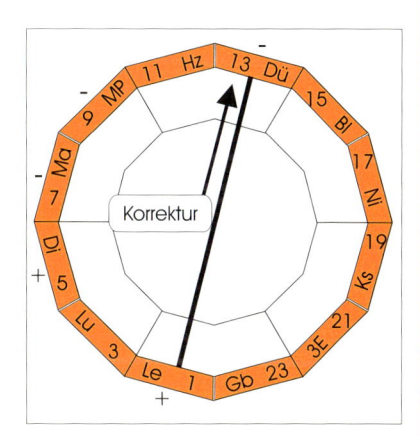

Abb. 7-94: Tag/Nacht-Muster.

Das Dreieck-Muster

Zwei Unterenergien und eine Überenergie (oder eine Unterenergie und zwei Überenergien) formen ein gleichseitiges Dreieck.
Der Hintergrund dieses Musters ist oft mit **emotionalem Stress** verbunden.

Beispiel:
In diesem Beispiel wird der Nierenfunktionskreis gestärkt.

Korrektur: Erste Unterenergie nach der Überenergie, im Muster = Dreieck

+ = Überenergie
− = Unterenergie

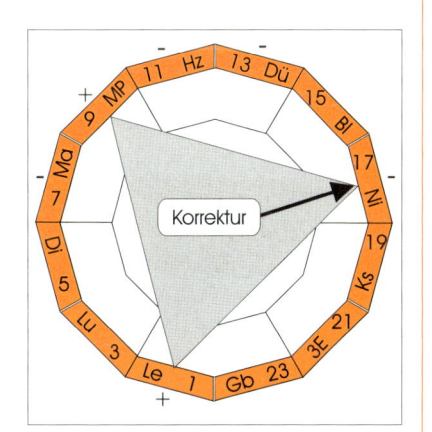

Abb. 7-95: Dreieck-Muster.

Das Viereck-Muster

Zwei Unterenergien und zwei Überenergien formen ein Quadrat. Die Ursache dieses Musters ist meist **struktureller Art**, z.B. muskulär.

Beispiel:
In diesem Beispiel wird der Blasenfunktionskreis gestärkt.

Korrektur: Erste Unterenergie nach der Überenergie, im Muster = Viereck

+ = Überenergie
− = Unterenergie

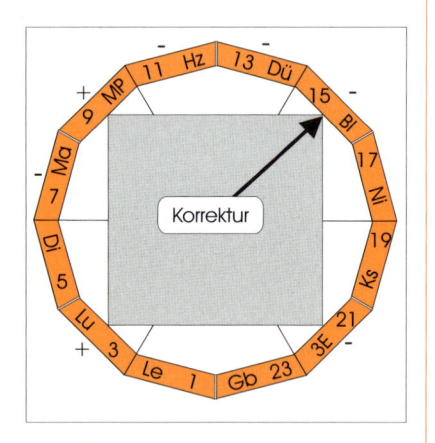

Abb. 7-96: Viereck-Muster.

Fünf-Elemente-Balance

Erste Unterenergie nach einer Überenergie, Innenkreis hat Priorität.

Beispiel:
In diesem Beispiel wird der Nierenfunktionskreis gestärkt.

Korrektur: Erste Unterenergie nach der Überenergie.

+ = Überenergie
− = Unterenergie

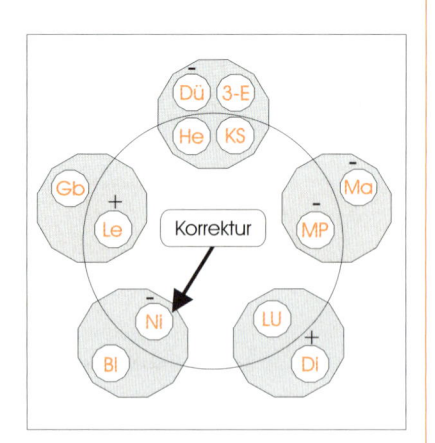

Abb. 7-97: Fünf-Elemente-Korrekturansatz.

Einpunkt-Balance nach Fünf Elemente

Auch hier werden die 14 Muskeln nach vorbestimmter Reihenfolge getestet, aber nur ZG und GG bei vorliegender Schwäche sofort gestärkt. Die anderen Ergebnisse werden als Minus-Zeichen in das Schema der Fünf Elemente eingetragen. Anschließend werden die Alarmpunkte (Therapielokalisation durch Therapeut) wieder ausgetestet. Die Meridiane, bei denen der Alarmpunkt eine hypotone Muskelreaktion zeigte, werden als Plus-Wert in das Schema der Fünf Elemente übernommen. Die Testung der Alarmpunkte zeigen dem Therapeuten die mit „Über"-Energie auf. Die Schwächen der 14 Muskeln können sowohl bei einer „Unter"- wie auch bei einer „Über"-Energie schwach sein. Daher zeigen nur die Muskelschwächen eine „Unter"-Energie an, die in der Testung des Alarmpunktes negativ reagierten. Das eingetragene Ergebnis im Schema der Fünf Elemente wird nun zur Findung der Prioritäts-„Unter"-Energie benutzt, um diese zur Therapie aller Schwächen zu verwenden. Nach Beendigung der Muskel-Balance sollten alle Muskeln und alle Alarmpunkte neutral testen.

Primär gilt folgender Grundsatz: Die erste „Unter"-Energie nach einer „Über"-Energie wird zur Korrektur verwendet. Hier hat die „Unter"-Energie im Innenkreis Priorität. Liegen in einem Element bei einem der zugehörigen Meridiane eine „Unter"-Energie und in dem Partnermeridian „Über"-Energie vor, dann muss zuerst dieses Element balanciert werden, indem die Luo-Punkte des Meridians mit „Unter"-Energie ca. 20 Sekunden gehalten werden (Abb. 7-97 und 7-98).

7.4.2 Die Elemente-Punkte

Diese Punkte können zur Stärkung oder Sedierung von Meridianen und deren zugeordneten Muskeln verwendet werden. Hierbei müssen die folgenden Regeln der Fünf Elemente eingehalten werden.

Die 12 Meridiane sind in 5 Elemente aufgeteilt. Diese Fünf Elemente sind:

Element	Yin-Meridian	Yang-Meridian
Holz	Leber	Gallenblase
Feuer	Herz	Dünndarm
Feuer	Kreislauf-Sexus	3-Erwärmer
Erde	Milz-Pankreas	Magen
Metall	Lunge	Dickdarm
Wasser	Niere	Blase

Es existieren ein stärkender Zyklus, ein sedierender Zyklus und ein Kontrollzyklus (Abb. 7-99).
- Der **tonisierende** Zyklus geht von Holz → Feuer → Erde → Metall → Wasser → Holz. Dieser Zyklus wird auch Sheng- oder stärkender Zyklus genannt.

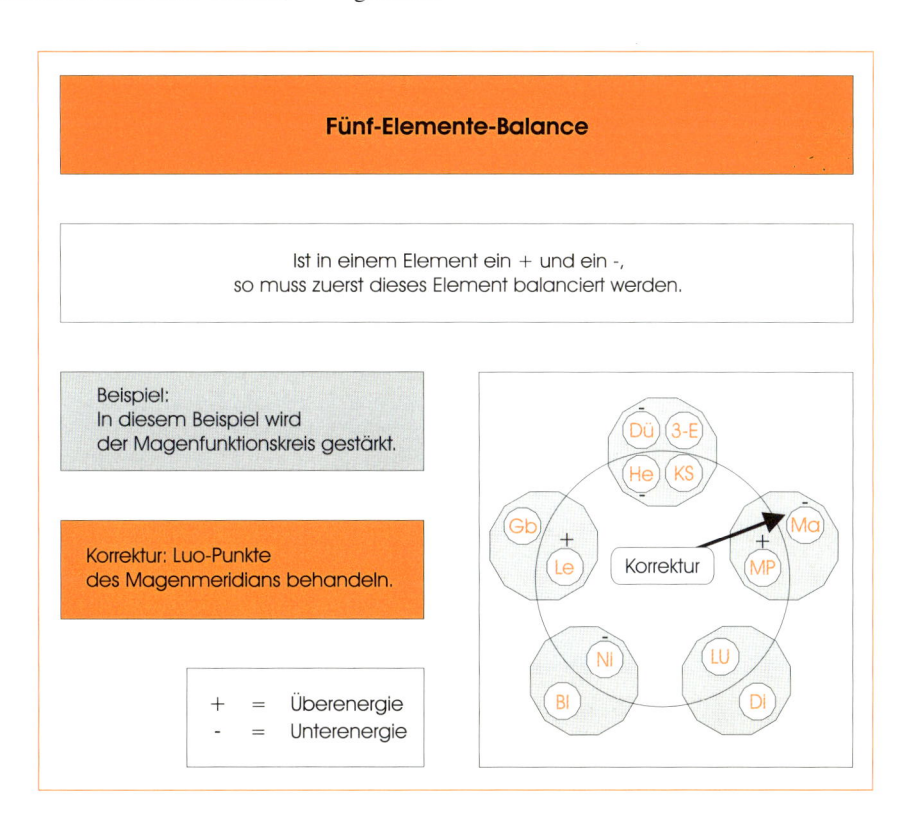

Abb. 7-98: Energieungleichgewicht in einem Element.

- Der **sedierende** Zyklus geht von Holz → Wasser → Metall → Erde → Feuer → Holz.
- Der **Kontroll-Zyklus** geht von Holz → Erde → Wasser → Feuer → Metall → Holz. Dieser Zyklus wird auch Ko-Zyklus genannt.

Die Einteilung gilt nicht nur in dieser Grobeinteilung, sondern auch in der Feineinteilung jedes einzelnen Meridians. Jeder dieser Meridiane besitzt für jedes Element einen Punkt (Abb. 7-102, Tab. 7-4). Zur Therapie werden je nach Ziel (z. B. Sedierung, Tonisierung) im Verlauf des jeweiligen Zyklus der Elementepunkt des energienehmenden oder energiegebenden Meridians auf den Behandlungsmeridian und auf den Therapiemeridian gleichzeitig berührt oder mit anderen Techniken (z. B. Nadel, Farbe, Laser) behandelt. Als zweiter Schritt erfolgt immer die gleiche Vorgehensweise mit dem Meridian im Kontrollzyklus (Abb. 7-100 und 7-101).

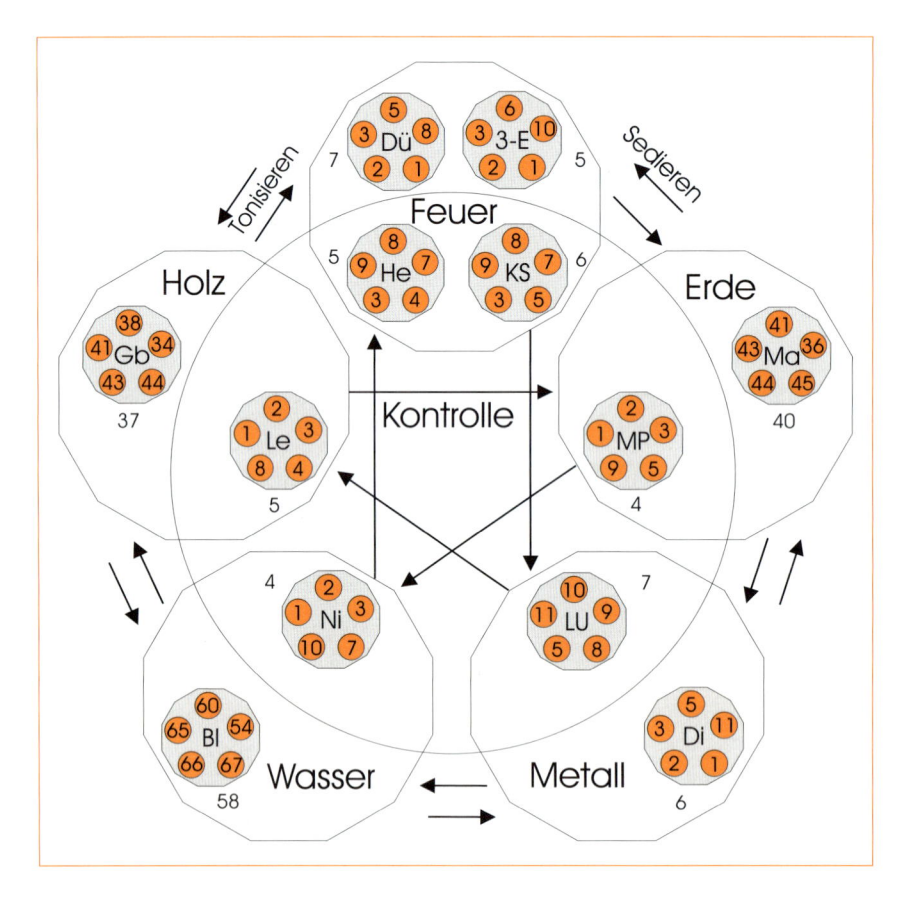

Abb. 7-99: Das Fünf-Elemente-Schema.

Energetische Korrekturen 175

Beispiel: Tonisierung von LU

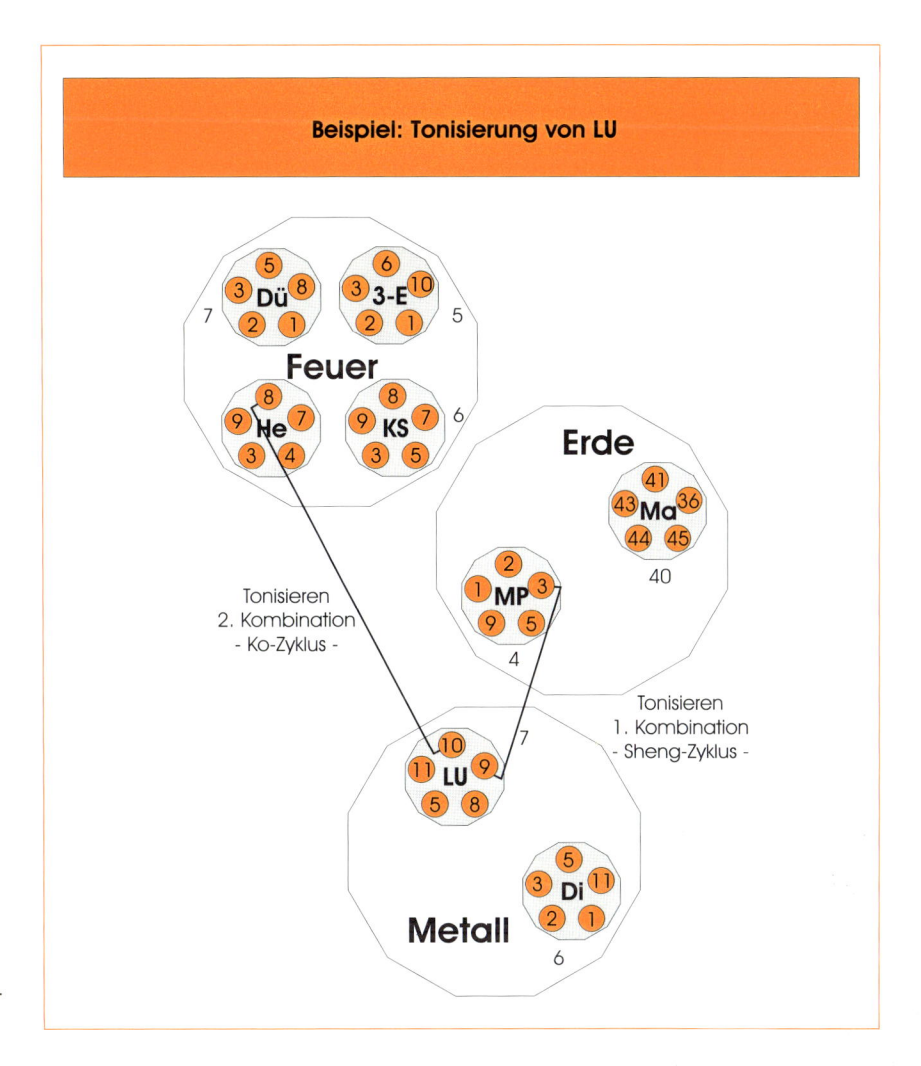

Feuer

Erde

Tonisieren
2. Kombination
- Ko-Zyklus -

Tonisieren
1. Kombination
- Sheng-Zyklus -

Metall

Abb. 7-100: Beispiel Tonisierung.

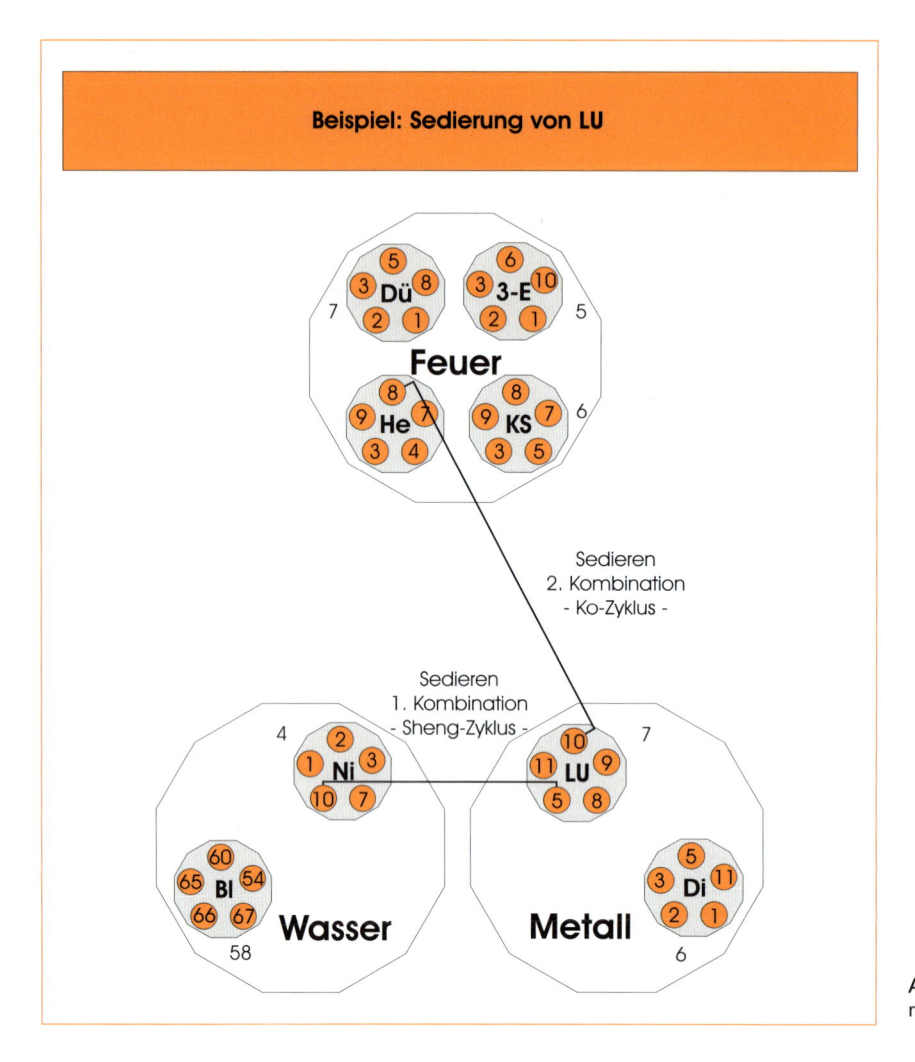

Abb. 7-101: Beispiel Sedierung.

Energetische Korrekturen

Die Lage der Elemente-Punkte

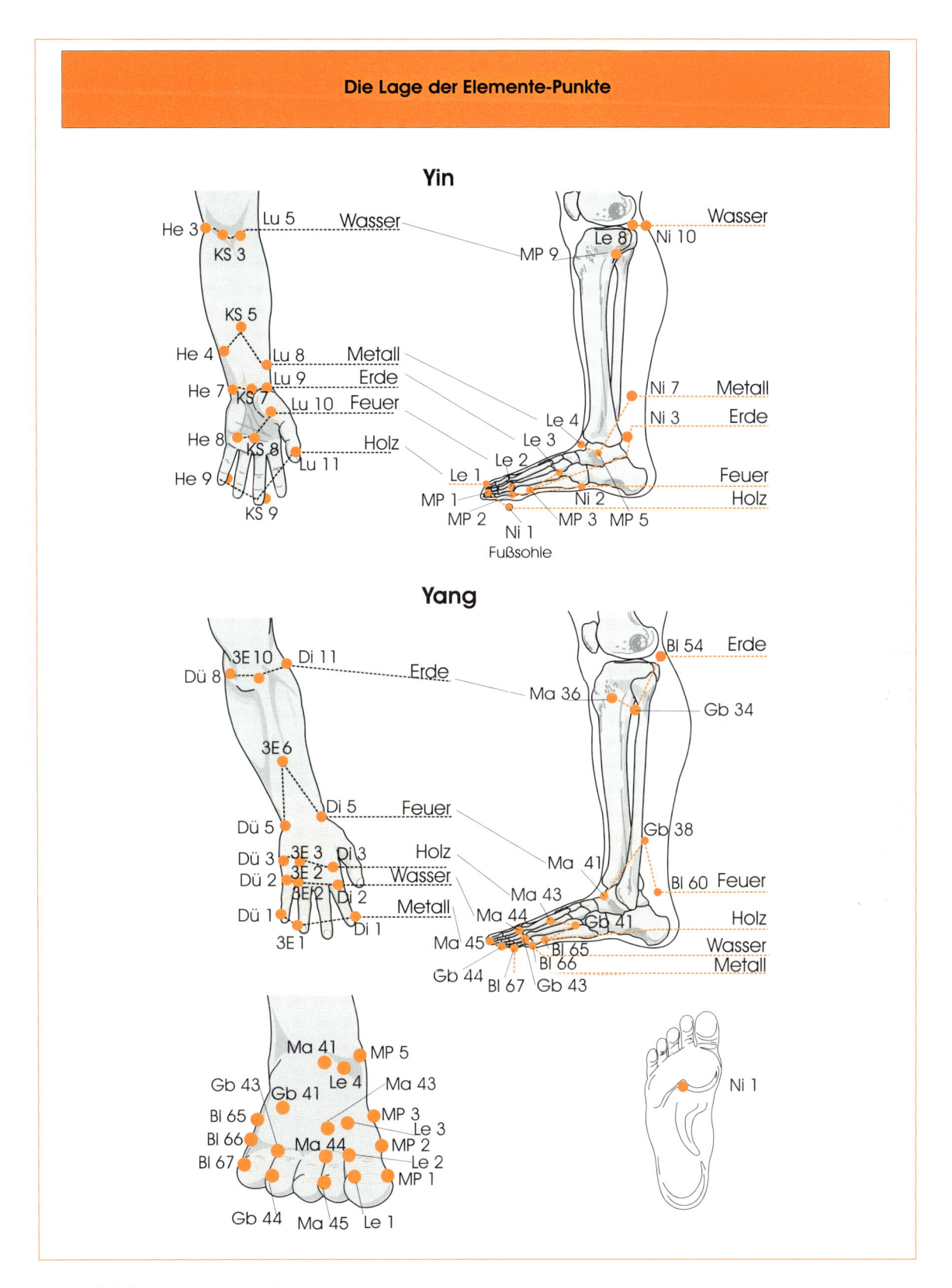

Abb 7-102: Lage der Elemente-Punkte.

Tab. 7-4: Die Elemente- und Luo-Punkte.

Meridian	Yin/Yang	Feuer-Punkt	Erd-Punkt	Metall-Punkt	Wasser-Punkt	Holz-Punkt	Luo-Punkt
Magen	Yang	Ma 41: im oberen Sprunggelenksspalt, zwischen Griffelfortsatz und Dreieckbein	Ma 36: 4 Finger breit unterhalb des Kniegelenkspalts, 1 Finger breit seitlich der Schienbeinkante	Ma 45: lateral Nagelwinkel der zweiten Zehe	Ma 44: 1/2 Cun proximal der Interdigitalfalte von Zehe 2 und 3.	Ma 43: in Vertiefung am Fußrükken zwischen dem 2. und 3. Mittelfußknochen	Ma 40: halbe Strecke zwischen dem Knie- u. Sprunggelenk, 1 Finger breit neben der Schienbeinkante
Milz/Pan-kreas	Yin	MP 2: mediale Seite der großen Zehe, distal des Grundgelenks	MP 3: proximal und hinter dem Kopf des ersten Mittelfußknochens	MP 5: im Winkel vor und unter dem Malleolus medialis	MP 9: Winkel zwischen medialen Kondylus und medialer Tibiakante	MP 1: medialer Nagelfalzwinkel der großen Zehe	MP 4: proximales Ende des ersten Mittelfußknochens
Herz	Yin	He 8: Handfläche zw. d. 4. und 5. Mittelhandknochen. Nach d. Faustschluss, unter der Spitze d. kleinen Fingers	He 7: Beugefalte der Hand radial des Os pisiforme	He 4: 1 1/2 Cun proximal des Os piriforme	He 3: Beugefalte des Ellenbogens, mediales Ende	He 9: Innenseite des Endgliedes des Kleinfingers	He 5: 1 Cun proximal des Os piriforme
Dünndarm	Yang	Dü 5: Auf der lateralen Seite des Handgelenks zwischen Griffelfortsatz und Dreieckbein.	Dü 8: Grübchen zw. Olecranon u. Epicondylus med	Dü 1: ulnarer Nagelwinkel des Kleinfingers	Dü 2: Außenseite des kleinen Fingers distal dem des Grundgelenks	Dü 3: Außenseite des kleinen Fingers proximal dem des Grundgelenks	Dü 7: 1 Cun distal der Mitte der Elle, an der Außenseite
Blase	Yang	Bl 60: Zwischen Malleolus lat. und Achillessehne	Bl 54: Vertiefung in der Mitte der Kniekehlenfalte	Bl 67: Lateraler Nagelfalzwinkel der kleinen Zehe	Bl 66: Kleinzehen außen distal dem des Grundgelenks	Bl 65: lateraler Fußrand proximal des Kopfes des Os metarsale 5	Bl 58: halbe Strecke zwischen Kniegelenk und Fußsohle. Am lateralen Rand des M. soleus
Niere	Yin	Ni 2: Med. Fußrand, unterhalb d. Tuberiositas des Os naviculare	Ni 3: in der Vertiefung zwischen dem inneren Knöchel und der Achillessehne auf Höhe Spitze des Knöchels	Ni 7: knapp 3 Finger breit proximal des inneren Knöchels am Vorderrand der Achillessehne	Ni 10: zwischen den Sehnen des M. semitendinosus und des M. semimembranosus, auf der Innenfalte des Knies	Ni 1: in der Vertiefung zwischen vorderen und mittlerem Drittel der Fußsohle	Ni 4: innerer Rand der Achillessehne, über dem Fersenbein

Kreislauf Sexus	Yin	KS 8: bei geballter Faust zwischen den Fingerspitzen des Mittel- und Ringfingers	KS 7: Mitte der Beugefalte der Hand	KS 5: 3 Cun proximal der Beugefalte der Hand	KS 3: In der Mitte der Ellenbogenfalte auf der ellenseitigen Bizepssehne	KS 9: daumenseitiger Nagelwinkel des Mittelfingers	KS 6: 2 Cun prox. der Beugefalte der Hand
3Erwärmer	Yang	3E 6: 3 Cun prox. der Dorsalfalte des Handgelenks. zw. Radius und Ulna	3E 10: Vertiefung oberhalb des Olecranons	3E 1: ulnarer Nagelwinkel des Ringfingers	3E 2: hinter der Schwimmhaut zwischen dem 4. und 5. Finger	3E 3: in der Vertiefung zwischen dem 4. und 5. Finger proximal des Grundgelenks	3E 5: 2 Cun prox. der Dorsalfalte des Handgelenks zwischen Radius und Ulna
Gallenblase	Yang	Gb 38: Hinterrand der Fibula, 4 Cun prox. des Malleus lateralis	Gb 34: im Winkel vor und unterhalb des Fibulakopfes	Gb 44: am lateralen Nagelfalzwinkel der 4. Zehe	Gb 43: Fußrücken, zwischen den Grundgelenken der 4. und 5. Zehe	Gb 41: Vertiefung vor der Verbindung des 4. u. 5. Mittelfußknochens	Gb 37: Hinterrand der Fibula, 5 Cun prox. des Malleus lateralis
Leber	Yin	Le 2: 1/2 Cun prox. der Interdigitalfalte von Zehe 1 und 2.	Le 3: Fußrücken, proximaler Winkel zwischen Os metatarsale 1 u. 2	Le 4: am medialen Knöchel zwischen den Sehnen des M. extensor hallucis longus und des M. tibialis anterior	Le 8: bei gebeugtem Knie am Ende der medialen Kniegelenksfalte in einer Vertiefung	Le 1: distaler Nagelfalzwinkel der großen Zehe	Le 5: 5 Cun über der Spitze des Fersenbeins, am dorsalen Rand der Tibia
Lunge	Yin	Lu 10: in der Mitte des 1. Mittelhandknochens	Lu 9: auf der Handgelenksfalte im Gelenkspalt zwischen Handwurzelknochen und Griffelfortsatz	Lu 8: 1 Cun proximal der Handgelenksfalte in der Vertiefung zwischen dem Griffelfortsatz der Speiche und der Arterie	Lu 5: Beugefalte des Ellenbogens, lateral der Bizepssehne	Lu 11: radialer Nagelwinkel des Daumens	Lu 7: 1 1/2 Cun proximal der Handgelenksfalte in der Vertiefung der Arterie
Dickdarm	Yang	Di 5: daumenseitiges Handgelenk in der Vertiefung zwischen den Sehnen des M. extensor pollicis und des M. abductor pollicis	Di 11: zwischen dem lateralen Ende der Ellenbogengelenksfalte	Di 1: daumenseitiger Nagelfalzwinkel des Zeigefingers	Di 2: radiale Seite des Zeigefingers, distal des Grundgelenks	Di 3: Proximal und radial des Kopfes des Os metacarpale 2	Di 6: 3 Cun proximal von Di 5 auf der Speiche

7.4.3 Die Luo-Punkte

Wie bereits bei der Ein-Punkt-Balance beschrieben, werden die Luo-Punkte zur Harmonisierung von Energieungleichgewichten in einem Element verwendet. Man balanciert, indem die Luo-Punkte des Meridians mit „Unter"-Energie ca. 30 Sekunden gehalten werden, bis ein deutliches Pulsieren zu spüren ist und eine Nachtestung die erfolgte Korrektur bestätigt.

Die einzelnen Luo-Punkte sind (Abb. 7-103, Tab. 7-4):

- Magen → Ma 40
- Milz-Pankreas → MP 4
- Herz → He 5
- Dünndarm → Dü 7
- Blase → Bl 58
- Niere → Ni 4
- Kreislauf-Sexus → KS 6
- 3Erwärmer → 3 E5

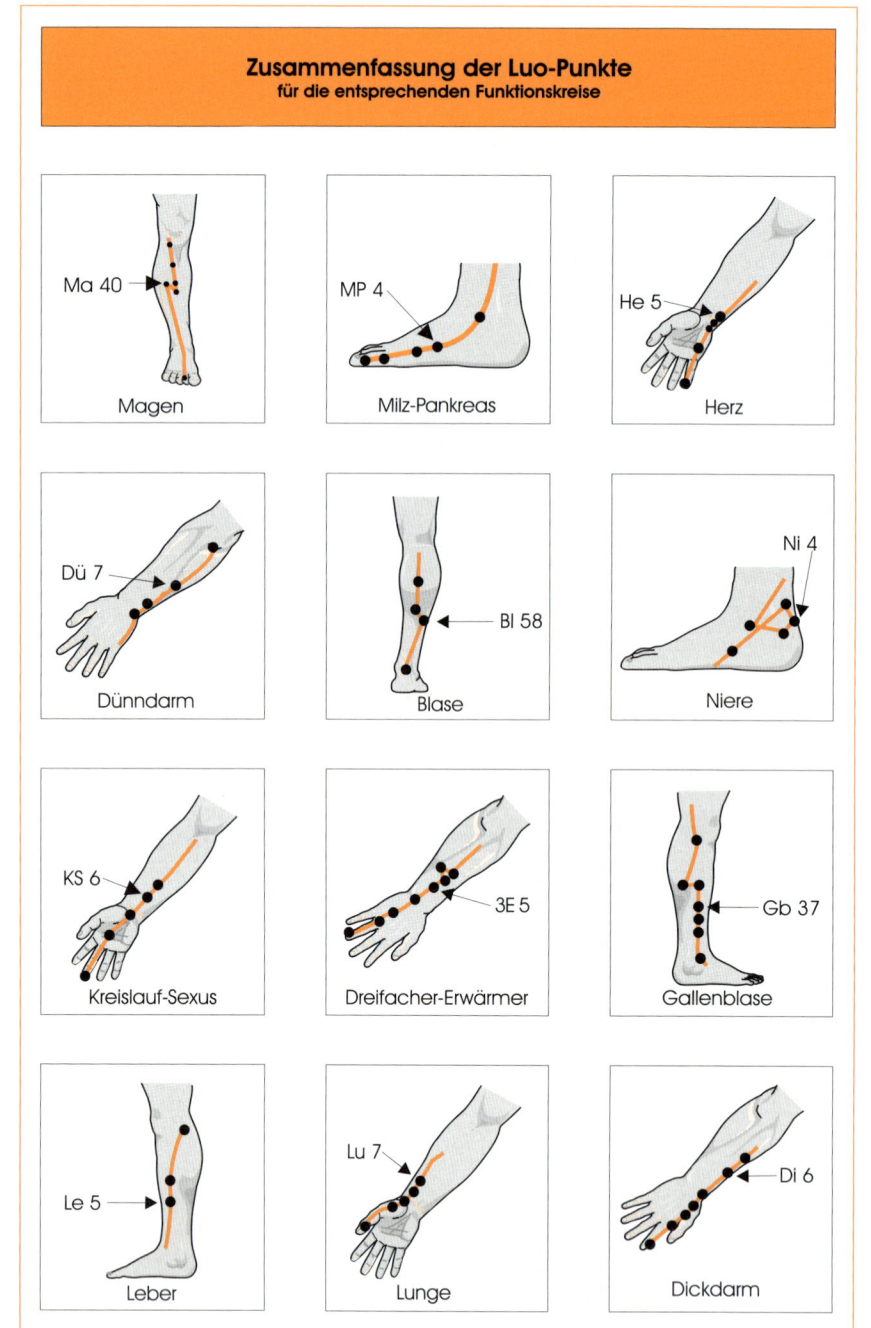

Zusammenfassung der Luo-Punkte
für die entsprechenden Funktionskreise

Abb. 7-103: Die Luo-Punkte

- Gallenblase → Gb 37
- Leber → Le 5
- Lunge → Lu 7
- Dickdarm → Di 6

7.4.4 Die Anfangs- und End-Punkte

Eine weitere Möglichkeit zur Harmonisierung von Meridianen mit „Über"-Energie ist das gleichzeitige Halten des Anfangs- und Endpunktes. Es werden hier zuerst die beiden Punkte auf der rechten Körperseite und danach die beiden Punkte auf der linken Körperseite so lange gehalten, bis ein deutliches Pulsieren fühlbar ist (Lage der Anfangs- und Endpunkte s. Kap. 7.2.6).

7.4.5 Die tibetischen Achter

In der chinesischen Medizin werden die Energieströme mit den 14 Haupt-Meridianen behandelt. Die tibetanische Medizin harmonisiert den Energiefluss in der Form einer Acht. Diese Energie wirbelt in „Achter-Formen" sowohl um als auch durch den Körper hindurch.

Tibetische Achter – Meridianzuordnung

Herz
Milz-Pankreas
Kreislauf-Sexus

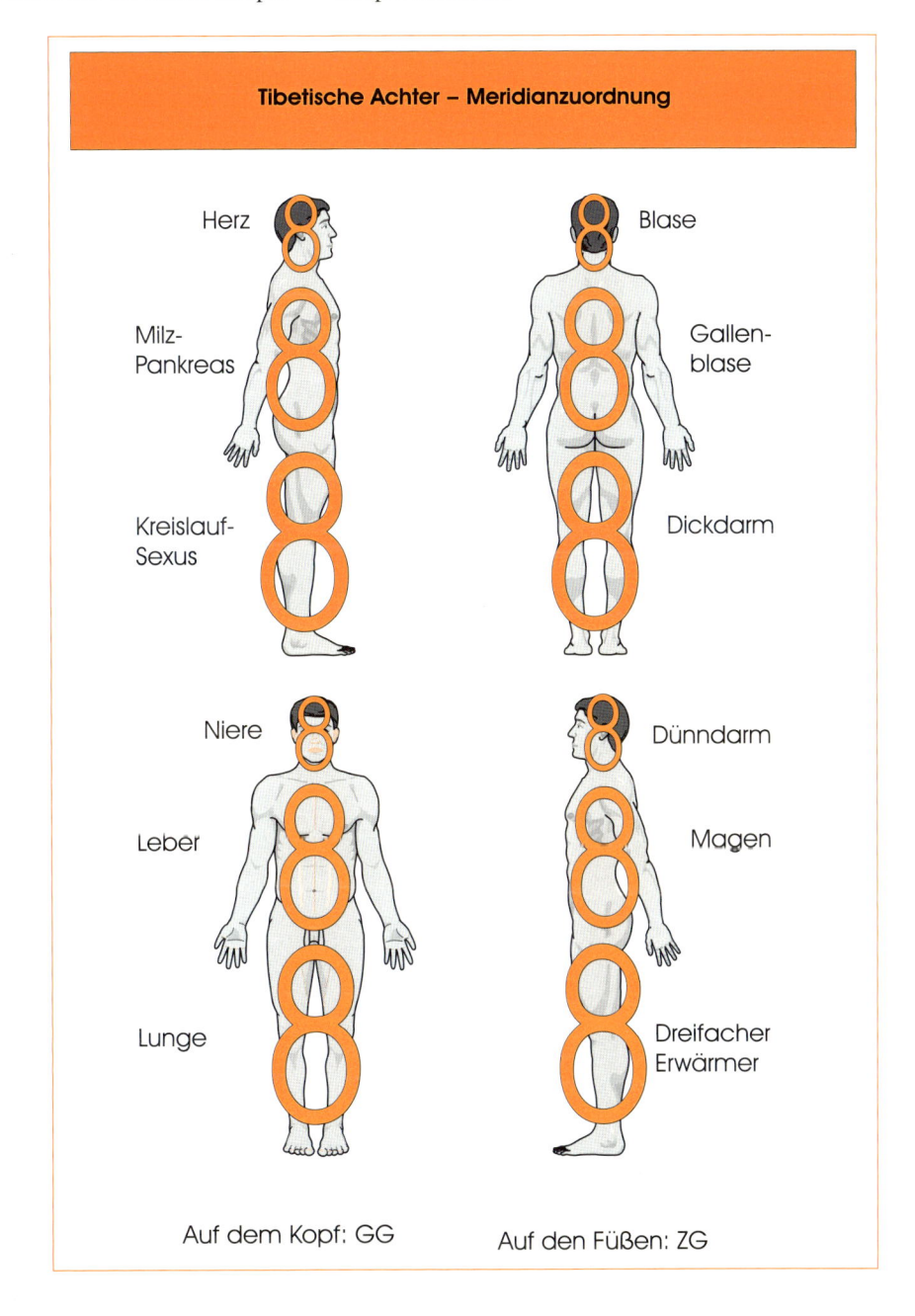

Blase
Gallenblase
Dickdarm

Niere
Leber
Lunge

Dünndarm
Magen
Dreifacher Erwärmer

Auf dem Kopf: GG   Auf den Füßen: ZG

Abb. 7-104: Lage der Meridian-Achter.

Durch die Arbeiten der kinesiologischen Therapeuten Dr. Bruce Dewe und Richard Utt wurde der Zusammenhang zwischen diesen beiden Energiesystemen herausgearbeitet und systematisch dargestellt. Nach diesen Erkenntnissen lässt sich jeder Meridian auch über eine spezielle Acht korrigieren.

Wenn die Energiebahnen der „Achten" gestört werden, zeigen sich folgende Symptome:
- das Gefühl, erschöpft, abwesend, verwirrt, „aus der Mitte" zu sein
- körperliche Anzeichen wie Schwerfälligkeit und Lernstörungen
- vermindertes Seh- und Hörvermögen
- unspezifische Schmerzen und Gelenkschwellungen.

Wenn die Energie in den „Achten" frei strömen kann, kommt es zu:
- Linderung von Schmerzen
- Schwellungen gehen zurück und
- betroffene Gelenke werden beweglicher
- Hautflecken und Narben können verblassen
- Organfunktionen und Flexibilität erhöhen sich
- größere Aufmerksamkeit und Zentrierung
- mehr Energie und Vitalität.

Die Meridian-Achten befinden sich an folgenden Körperstellen (Abb. 7-104):
- **Körper-Vorderseite:**
  Kopf → Ni, Rumpf → Le, Beine → Lu.
- **Körper-Unterseite:** Fußsohlen → ZG.
- **Körper-Rückseite:**
  Kopf → Bl, Rumpf → Gb, Beine → Di.
- **Körper-Oberseite:** Kopf → GG.
- **Körper rechtsseitig:**
  Kopf → He, Rumpf → MP, Beine → KS.
- **Körper linksseitig:**
  Kopf → Dü, Rumpf → Ma, Beine → 3E.

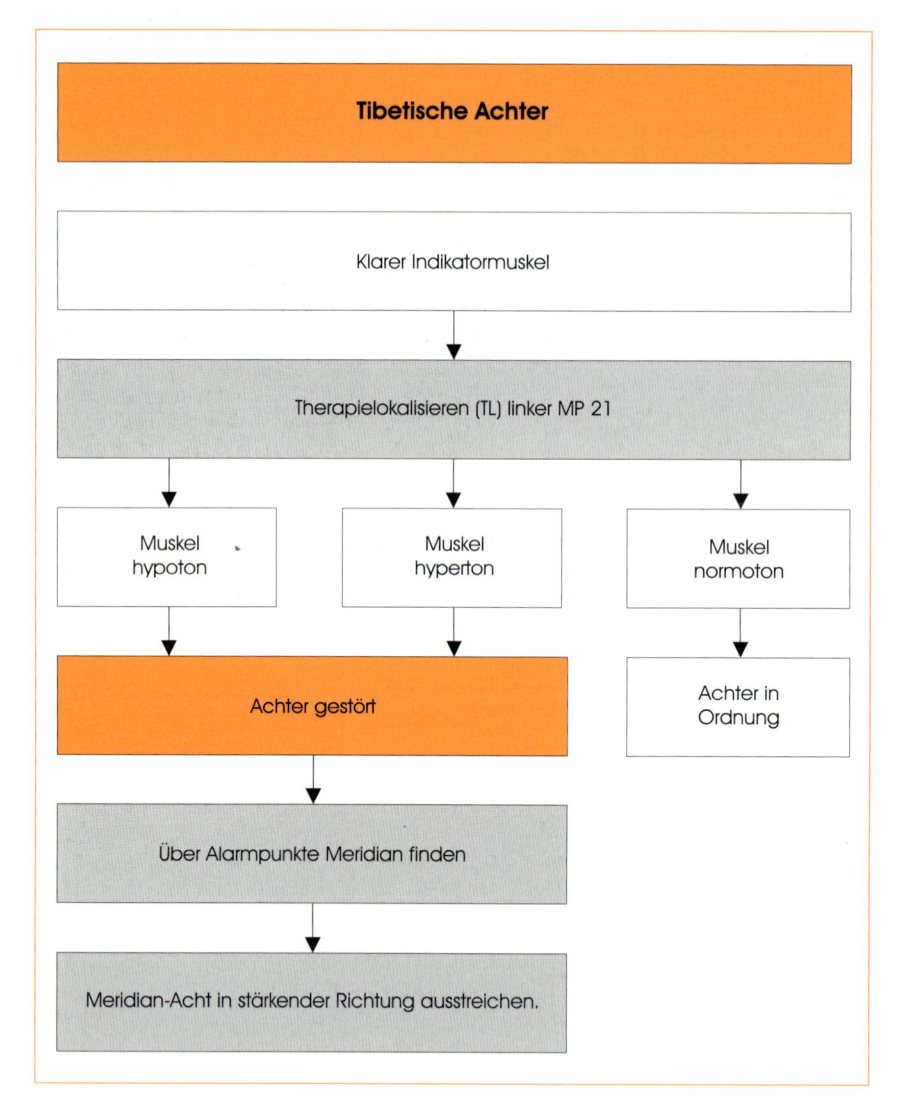

Abb. 7-105: Suchtest auf Achterstörung.

Suchtest der Meridian-Achter

Vorgehen: Zuerst therapielokalisiert der Behandler mit einer Hand den linken Akupunkturpunkt MP 21. Wenn der gleichzeitige Test des Indikatormuskels (IM) eine Veränderung aufzeigt (IM hypoton/hyperton), dann liegt eine Störung der Meridian-Achter vor. Wenn der IM normoton bleibt, dann liegt keine Störung der Meridian-Achter vor (Abb. 7-105).

Bei gestörter Achterfunktion wird der veränderte Indikatormuskel in den Verweilmodus eingespeichert und der Prioritätsmodus dazu gestapelt.

Über die Testung der Alarmpunkte der Meridiane (Therapeut TL) werden die betroffenen Meridiane ausgetestet (s. Kap. 4.6).

Die weitere Korrektur erfolgt nach Priorität, auch hierbei wird der Prioritätsmodus verwendet.

Die Acht des gefundenen Meridians wird nun zuerst in die eine und dann in die andere Richtung, im Abstand von wenigen Zentimetern, vor dem Körper nachgefahren. Dabei zeigt die Richtung, bei der es zu einer IM-Veränderung kommt, die Störung an. Die Acht wird dann einige Male vom Therapeuten in der Richtung, die den IM normoton lies, nachgefahren. Die Nachtestung sollte beim Ausstreichen der Acht in beiden Richtungen ein normotones Testergebnis zeigen. So werden Schritt für Schritt alle gefundenen Meridian-Achten korrigiert (Abb. 7-106).

Weitere Anwendung: Eine kleine Acht kann auch an einzelnen Körperteilen angewendet werden. z. B. Gelenken, Augen, Schmerzstellen etc.

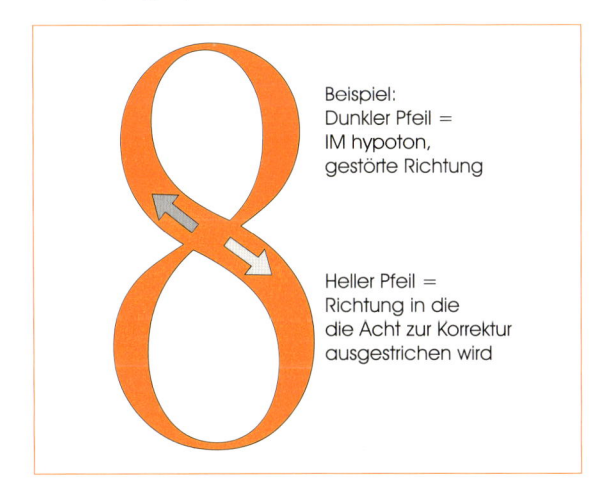

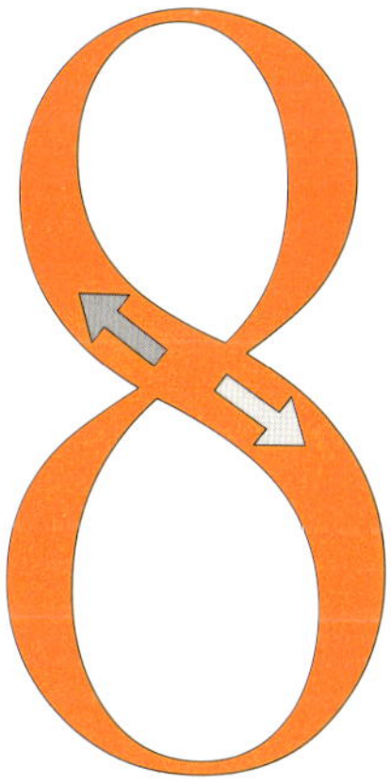

Beispiel:
Dunkler Pfeil = IM hypoton, gestörte Richtung

Heller Pfeil = Richtung in die die Acht zur Korrektur ausgestrichen wird

Abb. 7-106: Test und Korrektur der Achterstörung.

7.4.6 Die Chakra-Balance

Die Chakren sind bereits in den mehr als 5000 Jahre alten indischen Schriften des Sanskrit beschrieben und werden dort als „Räder" bezeichnet. Sie sind feinstoffliche Kraftzentren des Körpers, die eine ständige spiralförmige Drehung aufweisen. Ihre Funktion ist das Aufnehmen von Lebensenergie aus dem Kosmos und die Weiterleitung an die anderen körperlichen Energiebahnen wie die Meridiane. Bei Bedarf geben die Chakren auch übermäßige Energie ab. Die Lage der Chakra-Testpunkte ist in Abbildung 7-107 dargestellt.

In der folgenden Tabelle 7-5 sind die möglichen körperlichen und psychischen Störungen zusammengefasst und die in Frage kommenden Therapiemaßnahmen aufgezeigt.

- Die **Akupunktur-Punkte:** Sie gehen auf die Arbeiten des Heilpraktiker Franz Matz zurück und können zur Chakra-Therapie verwendet werden.
- Die **Meridian-Komplexe:** Sie sind homöopathische Komplexe der Fa. Meripharm, aus diesen hat der Elektroakupunkteur Dr. Schimmel bereits in den 80er-Jahren wirksame Kombinationen, so genannte Chakra-Mischungen, entwickelt.
- Die **Chakra-Öle:** Dies sind Edelsteinöle zur Harmonisierung einzelner Chakren, sie werden von Herrn Bley aus Frankfurt hergestellt und vertrieben.
- Die **Farben:** Diese sind seit langer Zeit zur Behandlung bekannt. Sie können entweder als Farbbestrahlung Anwendung finden oder während einer Meditation visualisiert werden.
- Die **Chavitas** und **Emvitas:** Sie sind spezielle homöopathische Komplexe der Firma Rubimed und wurden von dem Arztehepaar Banis entwickelt. Basis dazu ist, dass nicht nur das entsprechende Chakra zu therapieren ist, sondern auch gezielt die zugehörigen Schlüsselkonflikte mit den Emvitas zur Auflösung gebracht werden.
- **Duftstoffe und Heilsteine:** Sie können die Harmonisierung eines Chakras fördern.
- Das **Mantra:** Es ist ein Klang oder Laut, der durch den Patienten gesungen wird, um das Chakra zu stärken.

Chakra-Testpunkte
nach Franz Matz, HP

Scheitelchakra	GG 20 – Höchster Punkt des Scheitels
Stirnchakra	GG 25 – Mitte der Nasenwurzel
Halschakra	ZG 23 – Höhe des Schildknorpels
Herzchakra	ZG 17 – Mitte des Sternums
Solarplexus	ZG 12 – Mitte Nabel - Xyphoid
Sakralchakra	ZG 6 – Zwei Querfinger unter dem Nabel
Wurzelchakra	ZG 2 – Oberrand der Symphyse

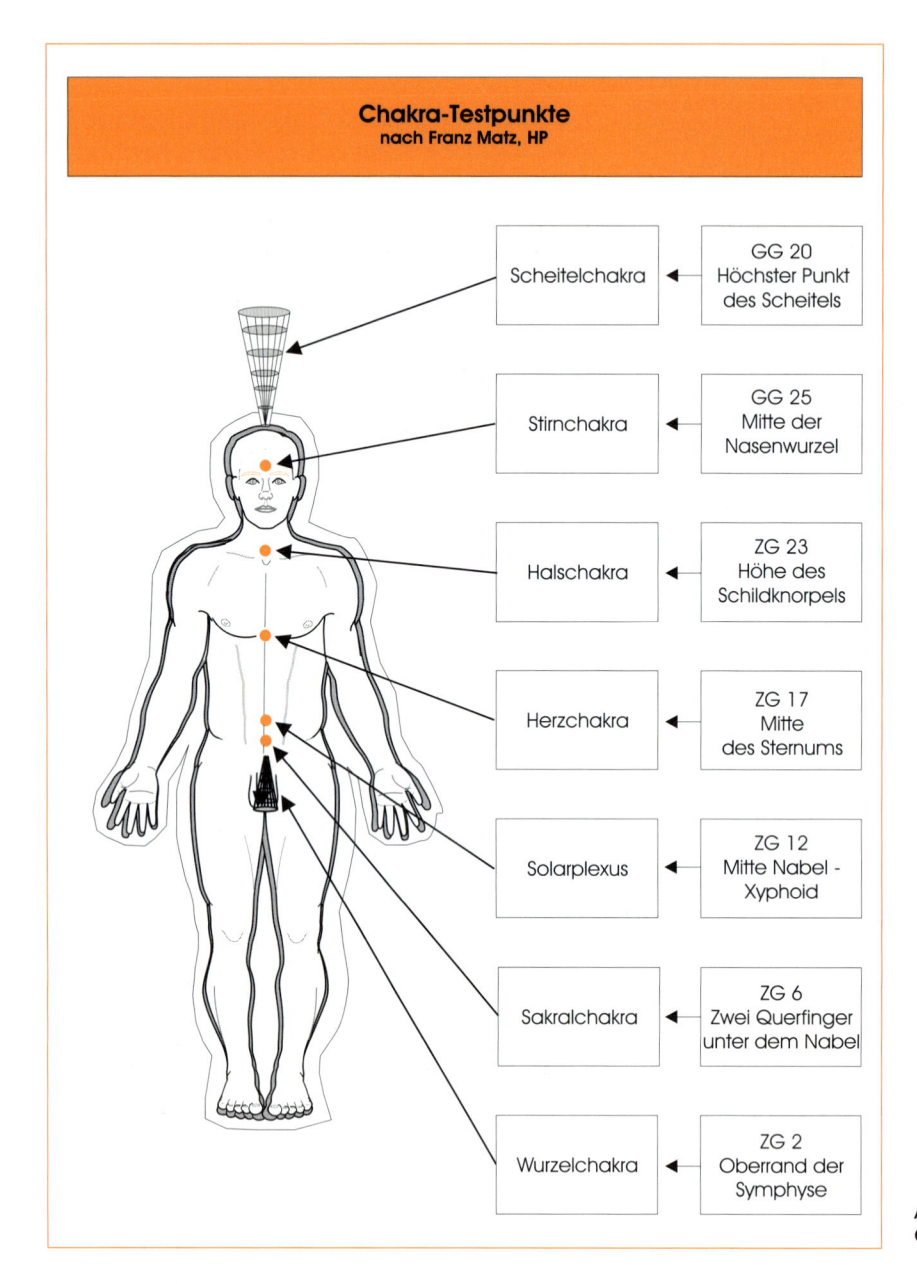

Abb. 7-107: Lage der Chakra-Testpunkte.

Tab. 7-5: Chakra-Diagnose und Therapie.

Chakra-Testpunkt	Mögliche Symptome	Therapie
Wurzel-Chakra ZG 2 Oberrand der Symphyse	Ur-Angst, Ängstlichkeit, Übervorsichtigkeit, Minderwertigkeitsgefühle, rasche Erschöpfbarkeit, Zerstreutheit, unerklärliche Aggressivität, Depression, Blasenschwäche, Impotenz, Enuresis, Analkrämpfe, Hämorrhoiden, Scheidensenkung, Uterusmyome, Prostataentzündung, Blasenentzündung, Scheidenpilze, sexuelle Lustlosigkeit	**Akupunktur:** GG 1–GG 2–ZG 2–Bl 31–KS 6 **Meridian-Komplexe:** 1–7–11 **Chakraöl:** 1, **Farbe:** feurig-rot **Chavita:** 1, **Emvita:** 1–2–3–4 **Aroma:** Nelke, **Mantra:** LAM **Heilsteine:** Achat, Granat, Rubin, Hämatit
Sakral-Chakra ZG 6 Zwei Querfinger unter dem Nabel	Reizdarm, Colitis ulcerosa, Morbus Crohn, Pyelonephritis, Bluthochdruck, Obstipation, chron. Diarrhö, Appendizitis, Nierensteine, Nierenkoliken, Nabelkoliken, „Schulbauchweh", Reizbarkeit, Nervosität, Erröten, auffällige Blässe, Ungeduld, Trotz, Neid, Wutausbrüche	**Akupunktur:** Bl 22–Bl 23–ZG 6–Bl 20 **Meridian-Komplexe:** 7–10–12 **Chakraöl:** 2, **Farbe:** Orange **Chavita:** 2, **Emvita:** 5–6–7 **Aroma:** Sandel, **Mantra:** VAM **Heilsteine:** Karneol, Feueropal, Sonnenstein
Solarplexus-Chakra ZG 12 Mitte Nabel–Xyphoid	Chronische Gastritis, Ulcus ventriculi, Ulcus duodeni, Gallensteine, Hepatitis, Pankreatitis, Leberzirrhose, Nahrungsmittelunverträglichkeiten, Bulimie, Anorexie, Übergewicht, Alkoholsucht, Lethargie, Antriebslosigkeit, Tobsuchtsanfälle, Jähzorn, Depression, Gier, Machthunger, Rücksichtslosigkeit	**Akupunktur:** ZG 12–Bl 21–Dü 7–Di 11–Ma 36 **Meridian-Komplexe:** 3–7–9 **Chakraöl:** 3, **Farbe:** Gelb **Chavita:** 3, **Emvita:** 8–9–10–11 **Aroma:** Lavendel, **Mantra:** RAM **Heilsteine:** Bernstein, Zitrin, Goldtopas, Tigerauge
Herz-Chakra ZG 17 Sternummitte	Hyperventilationstetanie, Herzinfarkt, koronare Herzkrankheit, Panikerkrankung, Legasthenie, Autismus, Zwangserkrankungen, Depressionen, Liebeskummer, Phobien, Druckgefühl auf der Brust, Stenokardie, Atemnot, Kältegefühl in der Brust, Mastopathie, Mastodynie, Bronchitis, Asthma bronchiale, Lungenemphysem, Lungenfibrose, Infektanfälligkeit, Nikotinabusus, Herzneurose	**Akupunktur:** ZG 17–Bl 15–Bl 14–H 9–H 5–KS 6 **Meridian-Komplexe:** 2–9–11 **Chakraöl:** 4, **Farbe:** Grün-Rosa-Gold **Chavita:** 4, **Emvita:** 12–13–14–15–16 **Aroma:** Rose, **Mantra:** YAM **Heilsteine:** Smaragd, Olivin, Jade, Malachit, Rosenquarz
Hals-Chakra ZG 23 Höhe des Schildknorpels	Struma, Angina, HWS-Syndrom, Laryngitis, Stimmbandentzündungen, Schulternackenverspannungen, Globusgefühl, Schluckstörungen, Engegefühl im Hals, Klopfen im Hals, Stottern, Sprach- und Sprechstörungen, Wortfindungsstörungen, Versprecher, Sprachfaulheit	**Akupunktur:** ZG 23–Ma 10–BL 13 **Meridian-Komplexe:** 5–9–11 **Chakraöl:** 5, **Farbe:** Hellblau **Chavita:** 5, **Emvita:** 17–18 **Aroma:** Eukalyptus, **Mantra:** HAM **Heilsteine:** Aquamarin, Azurit, Chalcedon, Türkis
Stirn-Chakra GG 25 Mitte der Nasenwurzel	Spannungskopfschmerz, Migräne, Druckgefühl im Ohr, Tinnitus, Sinusitis, Geschmacksstörungen, Zungenbrennen, Schwäche, Hormonstörungen, Schlaflosigkeit, Zähneknirschen, Nägelkauen, Haareausreißen, Reizbarkeit, psychophysische Erschöpfung, Perfektionismus, Tics, Wortfindungsstörungen, Dysästhesien, Parästhesien, Depression, Burn-out-Syndrom, chronische Schmerzen, Weichteilrheuma	**Akupunktur:** GG 25–GG 16–GG 19 **Meridian-Komplexe:** 4–6–9 **Chakraöl:** 6, **Farbe:** Indigo **Chavita:** 6 **Emvita:** 19–20–21–22–23–24 **Aroma:** Jasmin, **Mantra:** KSHAM **Heilsteine:** Saphir, Sodalith, Lapislazuli
Scheitel-Chakra GG 20 höchster Punkt des Scheitels	Alle körperlichen Symptome, Habgier, Geiz, Egoismus, Lernstörungen, Psychosen, Neurosen, Depressionen, Konzentrationsstörungen, Misstrauen, Wahnvorstellungen, Dogmen, ideologische Orientierungslosigkeit, Gefühl der allgemeinen Sinnlosigkeit, Familienstörungen	**Akupunktur:** GG 20–3E 22 **Meridian-Komplexe:** 3–5–8 **Chakraöl:** 7, **Farbe:** Violet, Weiß, Gold **Chavita:** 7, **Emvita:** 25–26–27–28 **Aroma:** Olibanum, **Mantra:** OM **Heilsteine:** Amethyst, Bergkristall, Diamant, Fluorit

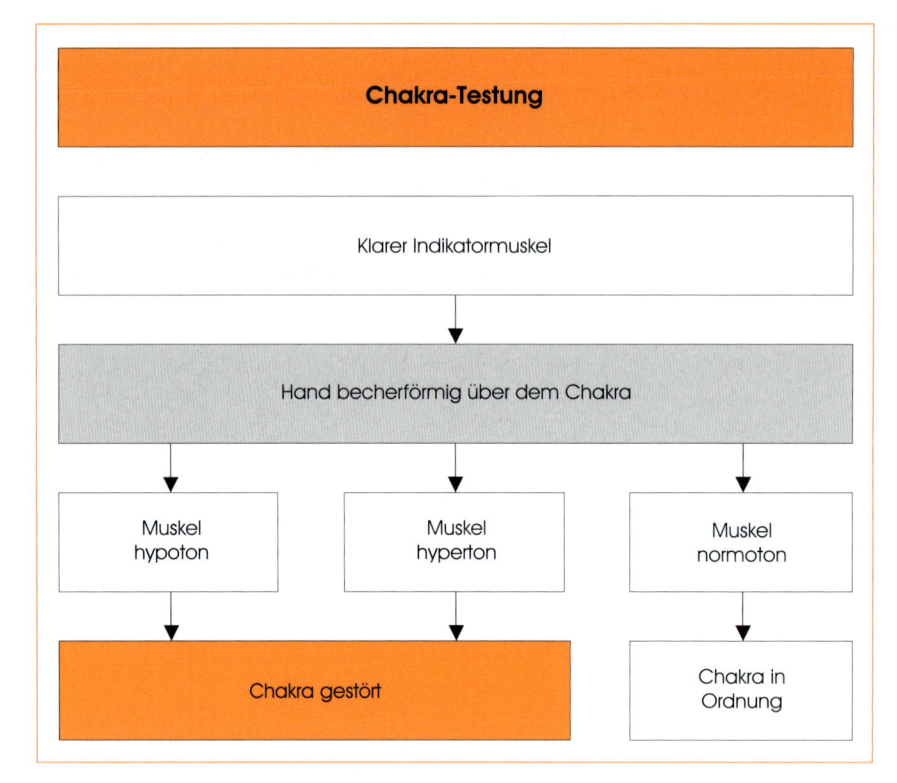

Abb. 7-108: Testablauf der Chakren.

Korrektur des Chakras: Nachdem die zu unterstützenden Therapiemaßnahmen ausgetestet wurden (Abb. 7-108), werden die Akupunkturpunkte behandelt oder das Chakra durch den Therapeuten harmonisiert. Hierbei berührt man mit einer Hand, mit dem Daumen und mit den Zeige- und Mittelfinger die Stress-Lösungspunkte auf der Stirn des Patienten. Die andere Hand des Behandlers wird becherförmig, mit der Öffnung nach unten, einige Zeit über das gestörte Chakra gehalten. Bei der Nachtestung sollte der IM ein normotones Testergebnis zeigen.

7.4.7 Die Zentrierung

Switching

Das Thema Switching wurde bereits in Kapitel 3.4 ausführlich besprochen, da es bereits vor den diagnostischen Testungen kontrolliert und gegebenenfalls korrigiert wurde. Jedoch ist es auch möglich, dass diese Störung auch während des weiteren Test- und Balancierungsverlaufs plötzlich noch einmal auftreten kann. Daher ist bei jedem Stocken des Testverlaufs auch an ein erneutes Auftreten von Switching zu denken und dieses sofort zu korrigieren.

Die Korrektur des Zungenbeins

Ebenso wie das Kiefergelenk ist das Zungenbein durch die am Unterkiefer und Schlüsselbein ansetzende Muskulatur mit dem gesamten Halte- und Bewegungsapparat verbunden und kann für viele Dysfunktionen verantwortlich sein (Abb. 7-109 und 7-110). Nach der Kiefergelenks-Korrektur ist die Prüfung des Hyoids sinnvoll. Der Test und die Korrektur des Zungenbeins empfiehlt sich außerdem bei allen Lernblockaden und bei Sprachstörungen, aber auch bei Schluckbeschwerden.

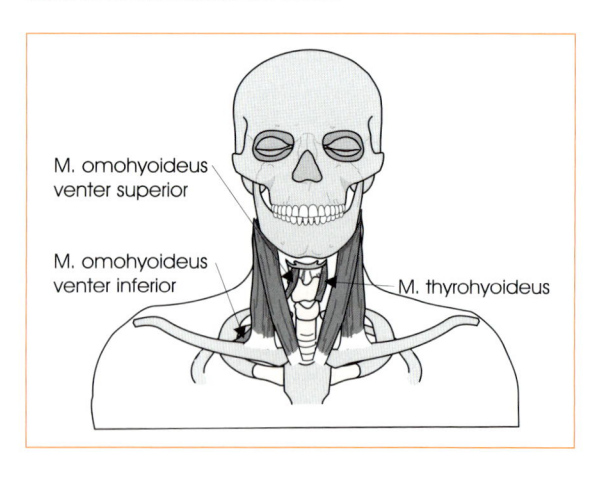

Abb. 7-109: Die Zungenbeinmuskulatur von vorne.

Test der Zungenbeinmuskulatur (Abb. 7-111 und 7-112): Das Zungenbein wird mit Daumen auf der einen Seite und Zeige- und Mittelfinger auf der anderen Seite berührt und vorsichtig bewegt. Das Zungenbein wird nacheinander nach links, nach rechts, nach kranial und kaudal gehalten, während jeweils der IM getestet wird. Wenn eine Indikatorveränderung erfolgt, werden die einzelnen Muskeln durch TL getestet, indem sie berührt und leicht gedehnt werden.

Korrektur: Die Muskeln, die einen IM-Wechsel hervorgerufen haben, werden durch den Spindelzell-Mechanismus durch 2- bis 3-maliges sanftes Drücken des Muskelbauches in Faserrichtung des Muskels sediert.

Nachtest der betroffenen Muskeln durch erneute TL. Nachtest durch Hin- und Herbewegen des Hyoids.

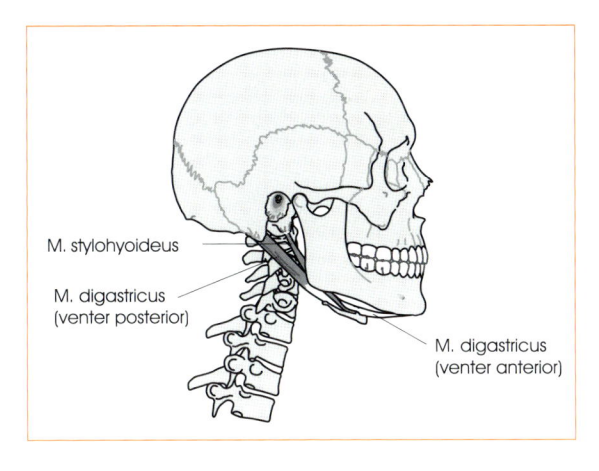

Abb. 7-110: Die Zungenbeinmuskulatur von der Seite.

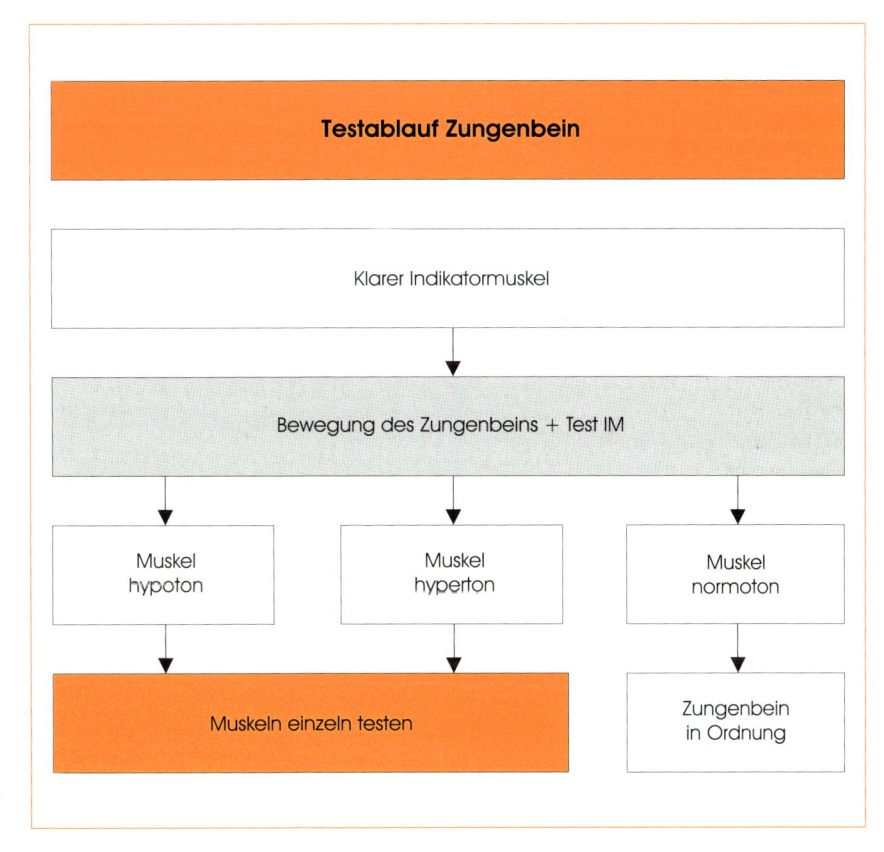

Abb. 7-111: Grobtest des Zungenbeins.

```
┌─────────────────────────────────────────────────┐
│          Test der Zungenbeinmuskeln             │
└─────────────────────────────────────────────────┘
                        │
                        ▼
              ┌──────────────────┐
              │ Klarer Indikatormuskel │
              └──────────────────┘
                        │
                        ▼
    ┌─────────────────────────────────────────┐
    │ Therapielokalisation mit Zug der Muskeln + Test IM │
    └─────────────────────────────────────────┘
         │              │               │
         ▼              ▼               ▼
    ┌────────┐    ┌────────┐      ┌────────┐
    │ Muskel │    │ Muskel │      │ Muskel │
    │hypoton │    │hyperton│      │normoton│
    └────────┘    └────────┘      └────────┘
         │              │               │
         ▼              ▼               ▼
    ┌─────────────────────────┐    ┌──────────┐
    │ Zungenbeinmuskel hyperton │    │  Muskel  │
    └─────────────────────────┘    │in Ordnung│
              │                    └──────────┘
              ▼
      ┌──────────────┐
      │Muskel spindeln│
      └──────────────┘
```

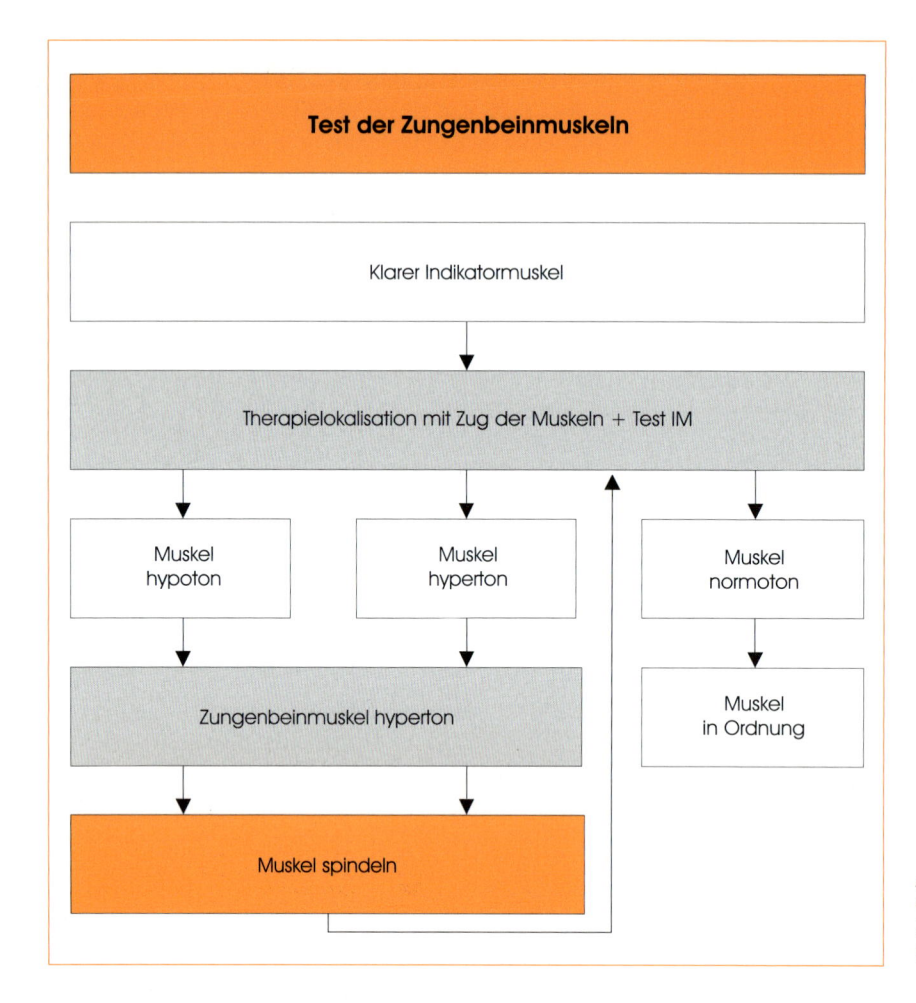

Abb. 7-112: Ablauf-Test der einzelnen Muskeln des Zungenbeins und Korrektur.

Stellreflexe

Sowohl Dr. Goodheart als auch andere Manualtherapeuten stießen immer wieder auf die Bedeutsamkeit von Stellreflexen. Die Stellreflexe werden unterschieden in Körper-, Labyrinth-, Hals- und optische Stellreflexe und dienen dazu, den Kopf und den Körper aus jeder Fehlposition in eine Normalposition im Raum zurückbringen. Somit hat ein funktionierendes Stellreflexsystem großen Einfluss auf alle Bewegungsabläufe des Körpers.

Test

- **Erster Schritt:** Man prüft mit einem normotonen Indikatormuskel die **Testpunkte 1 bis 4** durch **Therapielokalisation.** Die Testpunkte 1 und 2 befinden sich jeweils am lateralen Ende des oberen Schambeinknochenrandes (Abb. 7-113). Die anderen zwei Testpunkte 3 und 4 liegen links und rechts an der Kante des Steißbeins (Abb. 7-114). Verändert sich der Indikatormuskel in einen hypotonen oder hypertonen Zustand, so ist der entsprechende Punkt gestört. Bleibt der Testmuskel normoton, so zeigt der Punkt keine Störung. Anschließend wird jeder gestörte Testpunkt einzeln korrigiert.
- **Zweiter Schritt:** Im Folgenden wird nacheinander jeder gestörte Testpunkt mit einem Therapiepunkt korrigiert. Das Auffinden des jeweiligen Punktes zur Therapie geschieht mit Hilfe des Zwei-Punkt-Tests. Entweder speichert man den gestörten Testpunkt in den Verweil-Modus, oder er wird die ganze Zeit vom Patienten gehalten. Durch diese Maßnahme wird der Indikatormuskel durch Umschalten in den Normotonus den zweiten Punkt aufzeigen. Die **Therapiepunkte** liegen an folgenden Körperbereichen:
  - Punkte 5 und 6: Unterhalb des Brustbein-Schlüsselbein-Gelenks (Articulatio sternoclavicularis)(entspricht dem Akupunkturpunkt Ni 27)
  - Punkte 7 und 8: Am Foramen supraorbitale, als Einbuchtung am oberen Rand der Augenhöhle
  - Punkte 9 und 10: Hinter dem Ohr auf dem Knochen des Mastoid
  - Punkte 11 und 12: Etwa 2,5 cm oberhalb der Ohrspitze, als kleine Einkerbung.

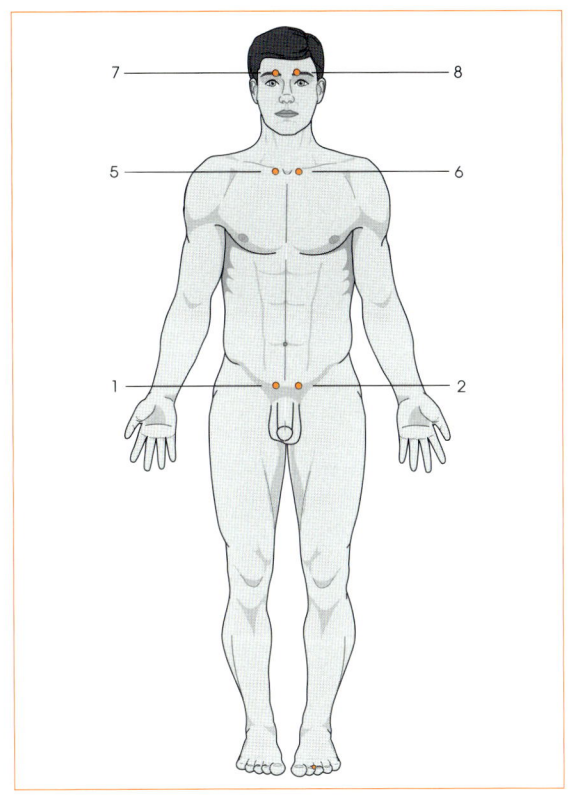

Abb. 7-113: Die vorderen Test- und Korrekturpunkte.

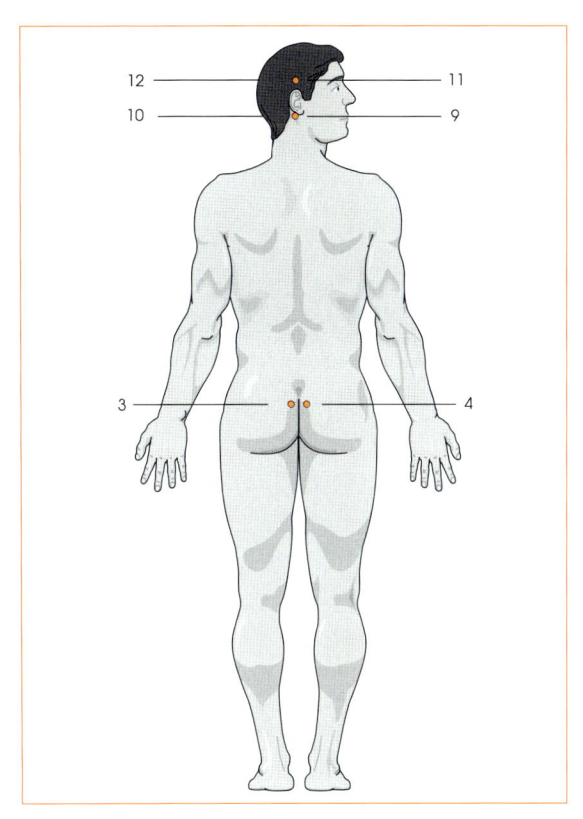

Abb. 7-114: Die hinteren Test- und Korrekturpunkte.

Korrektur

Der gestörte Testpunkt und der Therapiepunkt werden gleichzeitig, mit jeweils zusammengehaltenem Zeige- und Mittelfinger, sanft berührt, bis der Kapillarpuls spürbar wird. Nach erfolgter Korrektur darf der Testpunkt keine Veränderung des Indikatormuskels bewirken. Mit den anderen gestörten Testpunkten verfährt man in gleicher Weise, bis alle Stellreflexe korrigiert sind.

Schritt

Störungen des Schritt- oder Gangbildes entstehen oft durch Beeinträchtigungen der funktionellen Muskelabläufe. Zwar kann in so einem Fall jeder Muskel allein seine Aufgabe erfüllen, bei gleichzeitiger Aktivität der jeweiligen Muskelpaare kann es nun plötzlich zur Muskelschwäche kommen. Diese aktiven Bewegungsabläufe können unter anderem durch Stress, traumatische oder durchblutungsbedingte Störungen beeinträchtigt werden. Auch durch Übermüdung kann eine solche Muskelkoordinationsstörung verursacht werden.

Üblicherweise wendet man bei Muskelstörungen konservative Methoden wie sportmedizinische Übungen, Physiotherapie, Chiropraktik und Ernährungsumstellung an. Besonders effektiv kann, bei einer solchen Entgleisung der Muskelkoordination das kinesiologische Verfahren zur Gangkorrektur eingesetzt werden. Dies sollte erst nach einer durchgeführten kinesiologischen Muskelbalance oder nach chiropraktischer Behandlung, zur Abrundung der Therapiemaßnahmen, für eine Verbesserung des Gangbildes Anwendung finden.

Tests

Der Testablauf untergliedert sich in **zwei aufeinanderfolgende Testschritte,** und zwar vom allgemeinen zum speziellen Testergebnis.

Allgemein-orientierende Schnelldiagnose nach Akupunkturpunkten: Über Therapielokalisation aller Akupunkturpunkte am rechten und linken Fuß wird eine Erstbewertung nach funktionierender oder korrekturbedürftiger Gangart durchgeführt (Abb. 7-115, 7-116).

Schnelldiagnose von Schrittstörungen

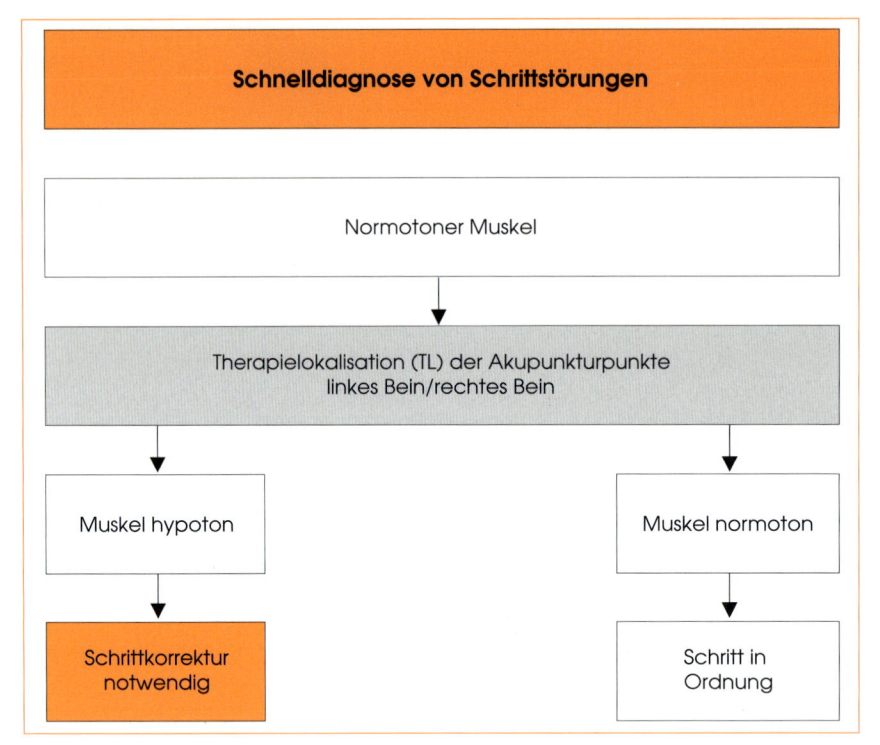

Normotoner Muskel
↓
Therapielokalisation (TL) der Akupunkturpunkte linkes Bein/rechtes Bein
↓
- Muskel hypoton → Schrittkorrektur notwendig
- Muskel normoton → Schritt in Ordnung

Abb. 7-115: Das Ablaufeinstiegsschema zur Schrittkorrektur.

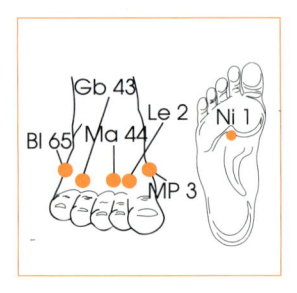

Abb. 7-116: Die Akupunkturtestpunkte am Fuß.

Dabei bedeuten diese Akupunkturpunkte:
– Bl 65: Blasenmeridian 65
– Gb 43: Gallenblasenmeridian 43
– Ma 44: Magenmeridian 44
– Le 2: Lebermeridian 2
– MP 3: Milz/Pankreas-Meridian 3
– Ni 1: Nierenmeridian 1.

Es werden über Therpielokalisation alle oben abgebildeten Akupunkturpunkte gleichzeitig an jedem Fuß getestet. Zeigt die Prüfung einen hypotonen Indikatormuskel an, dann ist die Schrittkorrektur notwendig. Der Test endet mit dem Wissen, dass eine oder mehrere Korrekturmaßnahmen notwendig sind.

Differenzierte Schritt-Tests und -Korrekturen: Bei korrekturbedürftiger Gangart werden mit Hilfe von Schritt-Tests die beim Laufen hauptsächlich verwendeten Muskeln getestet. Bei jedem der sechs folgenden Tests (Abb. 7-117 bis 7-129) wird immer der gegenüberliegende Arm und das gegenüberliegende Bein getestet.

Der Grund für diese Vorgehensweise ist in der veränderten Testsituation begründet. Hier werden mehrere Muskeln gleichzeitig überprüft. Einzeln getestete Muskeln sind oft „normalstark", aber bei der gleichzeitigen **Muskelkombinationstestung** kann eine Schwächung durch Nachgeben des Spannungszustands erfolgen.

> Entscheidend ist hier das Zusammenspiel aller am Kombinationstest beteiligter Muskeln.

Da dieser Kombinationstest als eine Einheit zählt, wird dann nur ein Korrekturschritt notwendig, wenn bei diesem Doppel-Prüfverfahren eine der beiden Extremitäten (Arm oder Bein) nachgibt. Dies kann leicht mit Hilfe der nachfolgenden Schritt-Tests kontrolliert werden. Dabei wird jeweils die **gegenüberliegende Arm-Fuß-Kombination** getestet. Wenn sich eine Störung zeigt, wird diese sofort korrigiert und erneut überprüft.

Test und Korrektur „vorderer Schritt": Der Patient liegt auf dem Rücken. Der Patient hebt gleichzeitig einen Arm und das gegenüberliegende Bein nach Anweisung an, der Therapeut übt auf beide gleichzeitig Druck nach unten aus (Abb. 7-117). Wenn die Extremitäten dem Druck nicht standhalten können, erfolgt die Korrektur, indem Di 3 und Le 2 an den hypotonen Extremitäten für ca. 20 Sekunden kräftig massiert werden (Abb. 7-118).

Energetische Korrekturen

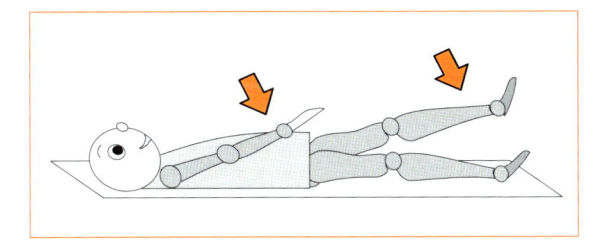

Abb. 7-117: Der Test „Vorderer Schritt".

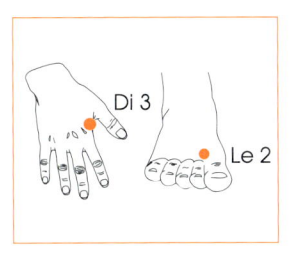

Abb. 7-118: Die Korrekturpunkte „Vorderer Schritt".

Test und Korrektur „seitlicher Schritt": Während der Patient weiterhin auf dem Rücken liegt, bringt der Therapeut einen Arm und das gegenüberliegende Bein des Patienten nach außen und versucht, beide gleichzeitig gegen den Widerstand des Patienten nach innen zu drücken (Abb. 7-119).

Die Korrektur erfolgt, indem He 8 und Ma 44 an den hypotonen Extremitäten für ca. 20 Sekunden kräftig massiert werden (Abb. 7-120).

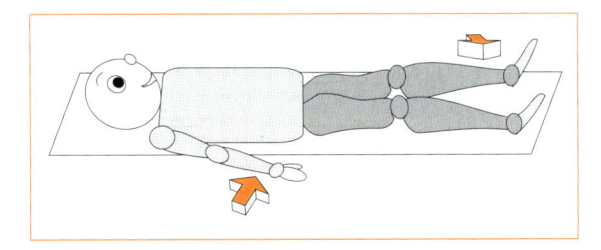

Abb. 7-119: Der Test „Seitlicher Schritt".

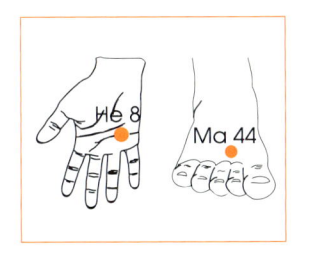

Abb. 7-120: Die Korrekturpunkte „seitlicher Schritt".

Test und Korrektur „Mm. adductores/M. latissimus dorsi": Der Patient liegt auf dem Rücken, der Therapeut testet den M. latissimus dorsi auf der einen Seite und die Mm. adductores auf der anderen Seite gleichzeitig, indem er Arm und gegenüberliegendes Bein nach außen drückt (Abb. 7-121).

Die Korrektur erfolgt, indem Lu 10 und Bl 65 an den hypotonen Extremitäten für ca. 20 Sekunden kräftig massiert werden (Abb. 7-122).

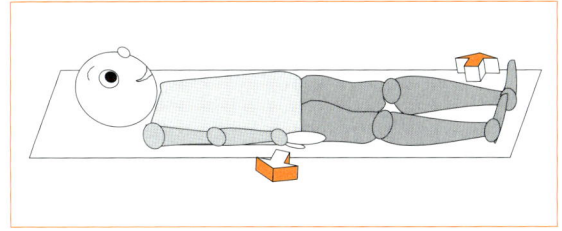

Abb. 7-121: Der Test „Mm. adductores/M. latissimus dorsi".

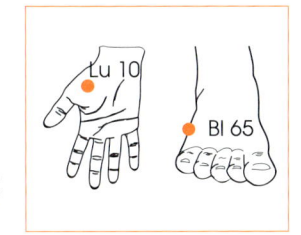

Abb. 7-122: Die Korrekturpunkte „Mm. adductores/M. latissimus dorsi".

Test und Korrektur „M. psoas/M. pectoralis major": Der Patient liegt auf dem Rücken, der Therapeut testet den M. pectoralis major clavicularis und den M. psoas gleichzeitig, indem er den Arm des Patienten auf der einen Seite schräg nach außen und das Bein auf der gegenüberliegenden Seite schräg nach unten, zum Rand der Liege drückt. (Abb. 7-123).

Die Korrektur erfolgt, indem Dü 3 und Ni 1 an den hypotonen Extremitäten für ca. 20 Sekunden kräftig massiert werden (Abb. 7-124).

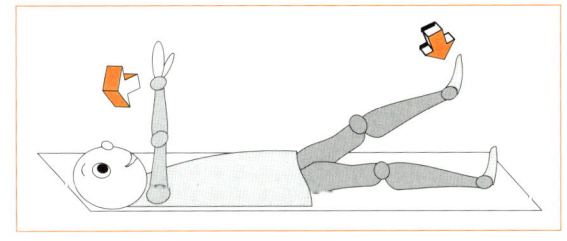

Abb. 7-123: Der Test „M. psoas/M. pectoralis major".

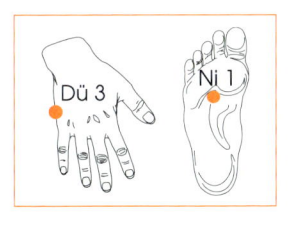

Abb. 7-124: Die Korrekturpunkte „M. psoas/M. pectoralis major".

Test und Korrektur „Hinterer Schritt": Der Patient liegt auf dem Bauch. Der Therapeut hebt einen

Arm des Patienten nach hinten und oben an und bringt das gegenüberliegende Bein in die Stellung für den Unterschenkelflexorentest. Auf beide Extremitäten wird Druck nach unten ausgeübt (Abb. 7-125).

Die Korrektur erfolgt, indem 3E 3 und MP 3 an den hypotonen Extremitäten für ca. 20 Sekunden kräftig massiert werden (Abb. 7-126).

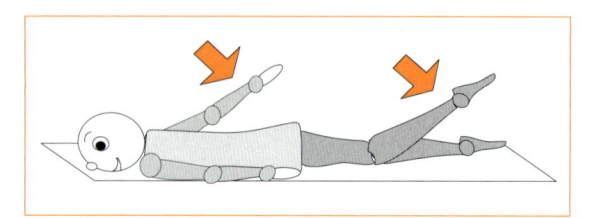

Abb. 7-125: Der Test „Hinterer Schritt".

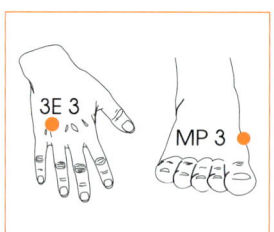

Abb. 7-126: Die Korrekturpunkte „Hinterer Schritt".

Test und Korrektur „Gegenläufiger Schritt": Im Sitzen dreht sich der Patient nach rechts, die Hände liegen dabei auf der jeweils gegenüberliegenden Schulter, gleichzeitig wird das rechte Knie abgehoben. Der Therapeut drückt nun gleichzeitig gegen die linke Schulter (nach außen) und auf das Knie (nach unten und außen). Beim zweiten gegenüberliegenden Test ist der Körper nach links gedreht (Abb. 7-127).

Die Korrektur erfolgt, indem Gb 43 und KS 8 an den hypotonen Extremitäten für ca. 20 Sekunden kräftig massiert werden (Abb 7-128).

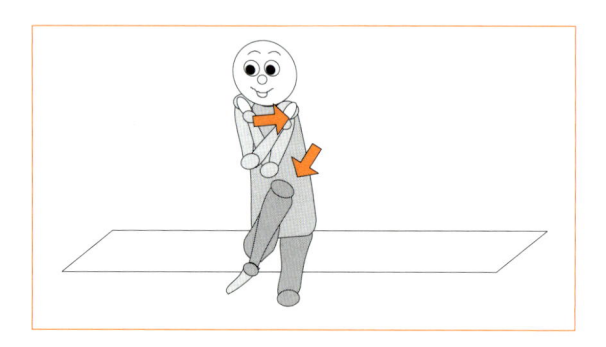

Abb. 7-127: Der Test „Gegenläufiger Schritt".

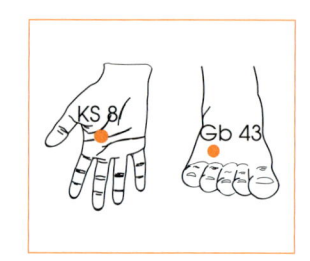

Abb. 7-128: Die Korrekturpunkte „Gegenläufiger Schritt".

Zusammenfassung: Schrittkorrektur

Die Schrittkorrektur ermöglicht eine Verbesserung des Gangbildes und der Körperhaltung, wenn sie am Ende einer Balance oder nach chiropraktischer Behandlung ausgeübt wird (Abb. 7-129).

Die Wirkung kann noch gesteigert werden, wenn vor jedem Korrekturschritt eine jeweils passende **Farbbrille** ausgetestet und während der Punktmassage getragen wird, da die passende Farbe über das visuelle Organ die Korrekturinformationen schneller in die beteiligten Gehirnzentren einspeichert.

Folgende **Regeln und Verfahren** sollten beachtet werden:
- Nur notwendig, wenn die Therapielokalisation der Fußpunkte ein positives Testergebnis erbrachte.
- Patienten im Bewegungsablauf beurteilen.
- Jede Kombinationsstörung sofort korrigieren.
- Nach erfolgreichen Einzelüberprüfungen mit Korrektur durch nochmaligen Akupunkturtest abschließend überprüfen.
- Patienten im veränderten Bewegungsablauf erneut überprüfen.

Pitch–Roll–Yaw

Pitch, Roll und Yaw sind Begriffe aus der Luftfahrt und bezeichnen verschiedene Positionen eines Flugzeuges im Raum. Diese Terminologie wurde von Dr. Goodheart auf die Stellung des Körpers im Raum, insbesondere die Stellung des Kopfes, der Schulter und des Beckens übertragen. Hierbei geht es um das räumliche Orientierungsvermögen einer Person.

Allgemeine Wirkung der Balance

Eine PRY-Dysbalance beeinflusst das Zusammenspiel von Kreuzbein, Wirbelsäule und Schädelknochen und damit die Schädelatmung und die Denkprozesse des Gehirns.

Diese gestörte neurologische Organisation führt zu Energieverlust.

Energetische Korrekturen

Schrittkorrektur

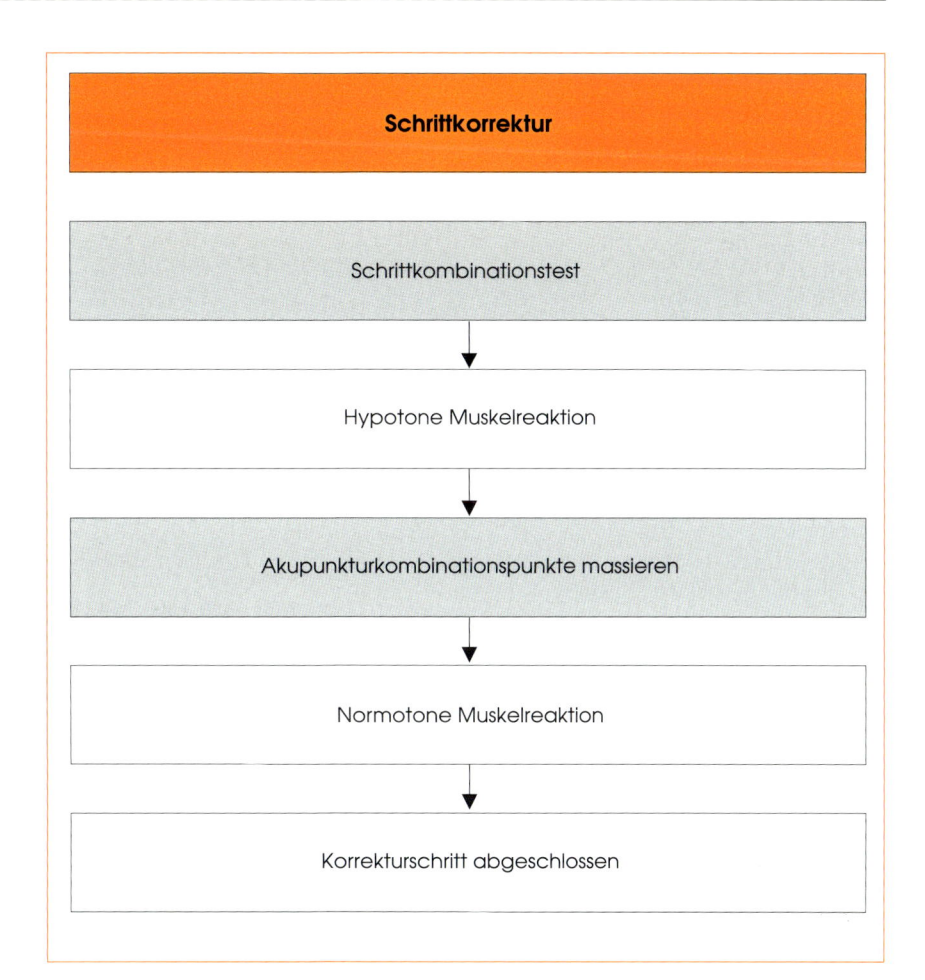

Schrittkombinationstest
↓
Hypotone Muskelreaktion
↓
Akupunkturkombinationspunkte massieren
↓
Normotone Muskelreaktion
↓
Korrekturschritt abgeschlossen

Abb. 7-129: Das Ablaufschema zum Schrittkorrektur-Verlauf.

Die Pitch-Dysbalance

Pitch bezieht sich auf die horizontale Ausrichtung beim Blick von der Seite auf den Patienten. Abweichungen sind nach vorn oder hinten möglich (Abb. 7-130 und 7-131).

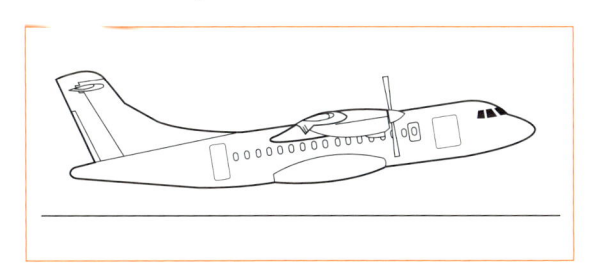

Abb. 7-130: Beispiel Flugzeug.

Voraktivität: Durchführung der Rumpfbeuge; wie weit nach unten kommt die Person mit ihren Fingern zu den Füßen? Die jeweilige Körperstellung wird dann markiert.

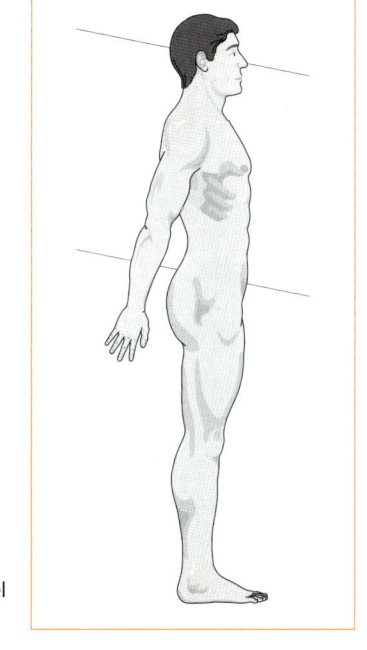

Abb. 7-131: Beispiel Mensch.

Vortests zur Pitch-Dysbalance:
Vortest 1: Beine anwinkeln, Füße aufstellen, wenn der IM abschaltet → Korrektur: Patient rollt sich zusammen und macht kleine wiegende Bewegungen, so dass sich die Auflageflächen von Becken, Kreuzbein und Lendenwirbelbereich lockern.
Vortest 2: Kopf anheben (Kinn zur Brust), falls IM abschaltet: → Übergangsbereich zwischen Hinterhauptbein und Nacken massieren (evtl. Reponieren).

Testung auf Pitch-Dysbalance:
Test in **Flexion**: Beine aufgestellt, beide Arme nach oben gestreckt, Kopf angehoben → Therapeut drückt auf beide Arme, proximal des Handgelenks nach außen unten (Abb. 7-132).

Test in **Extension**: Beine herabhängend, beide Arme nach oben gestreckt, Kopf über den Rand der Liege gestreckt → Therapeut drückt auf beide Arme, proximal des Handgelenks nach außen unten (Abb. 7-133).

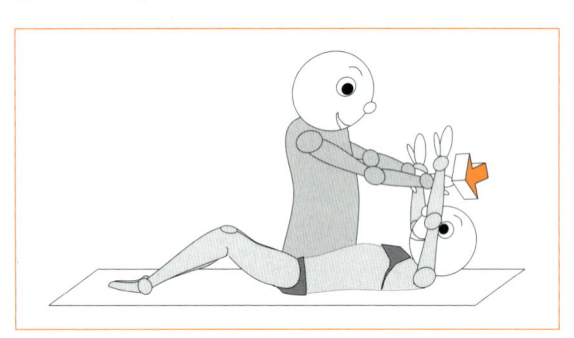

Abb. 7-132: Test in Flexion.

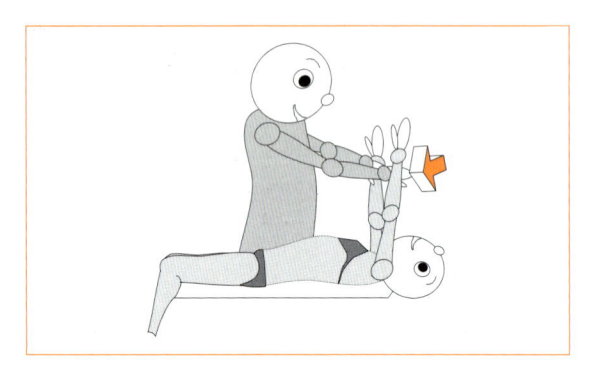

Abb. 7-133: Test in Extension.

Korrektur der Pitch-Dysbalance:
- Die eine Hand des Behandlers auf die Stirn legen, die andere auf den Hinterkopf.
- Patient bewegt **während dem Ausatmen** gegen den Haltewiderstand den Kopf **nach oben** (auf die Brust zu) **und danach nach unten.**
- Darauf achten, dass die Gesichtsmuskeln entspannt bleiben.

Nachprüfung: Rumpfbeuge wie zuvor und die veränderte Beweglichkeit überprüfen.

Die Roll-Dysbalance

Unter Roll versteht man die horizontale Ausrichtung beim Blick von vorne auf den Patienten.
Die Abweichung zeigt sich als Seitneigung (Abb. 7-134 und 7-135).

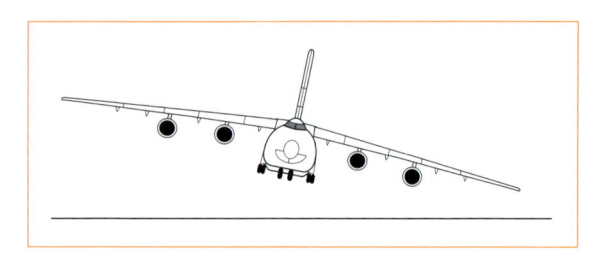

Abb. 7-134: Roll beim Flugzeug.

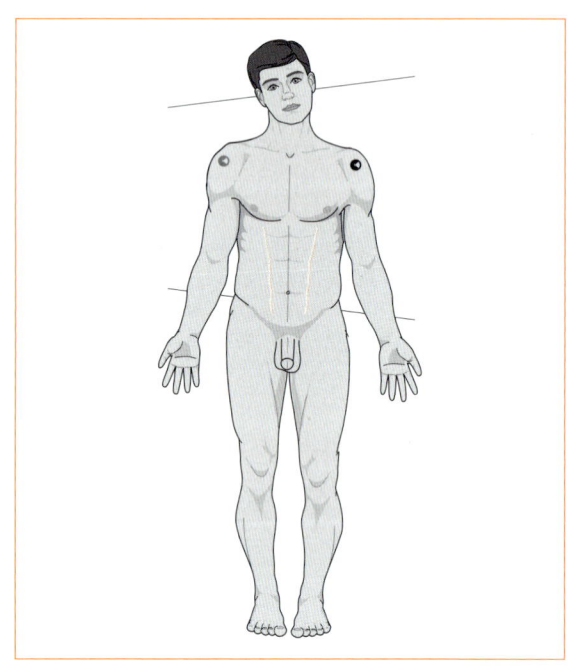

Abb. 7-135: Roll beim Menschen.

Vortests zur Roll-Dysbalance:
Voraktivität: Rumpf seitlich beugen, mit den Händen an die Hosennaht fassen, Höhe der Fingerspitzen markieren.

Vortests:
- Knie anwinkeln und nach zuerst links abbiegen dann nach rechts. Falls linker oder rechter Roll abschaltet folgt Korrektur:
- Becken in kreisende und seitliche Bewegungen rhythmisch sanft hin- und herwiegen.

Testung auf Roll-Dysbalance:
Beine abgewinkelt zu einer Seite gelegt, beide Arme nach oben gestreckt, Kopf auf Liege, Blick gerade aus → Therapeut drückt auf beide Arme, proximal des Handgelenks nach außen unten (Abb. 7-136).

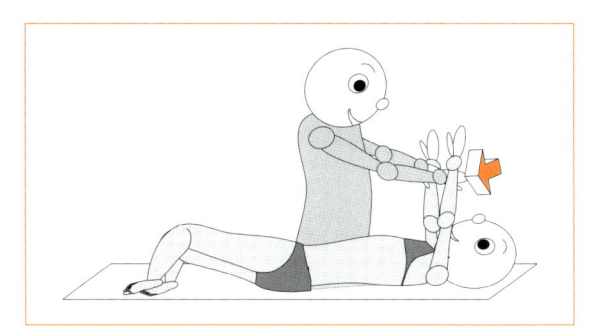

Abb. 7-136: Testung der Roll-Dysbalance.

Korrektur der Roll-Dysbalance:
Linker Roll:
- Patient dreht den Kopf nach links.
- Therapeut legt eine Hand an die Vorderseite (Schläfenbereich) und die andere an die Unterseite des Kopfes.
- Sanfte **Auf- und Abbewegungen** gegen nachgebenden Widerstand während der Ausatmung.

Rechter Roll: Patient dreht den Kopf nach rechts, weiterer Ablauf wie beim linken Roll.

Nachprüfung: Rumpf seitlich beugen und die veränderte Beweglichkeit wieder überprüfen.

Die Yaw-Dysbalance

Yaw beschreibt die Ausrichtung innerhalb der vertikalen Achse. Abweichungen sind Torsionen von Becken-, Schultergürtel und Kopf (Abb. 7-137 und 7-138).

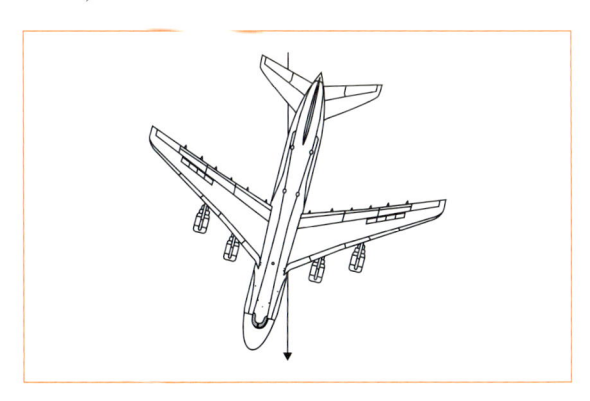

Abb. 7-137: Yaw beim Flugzeug.

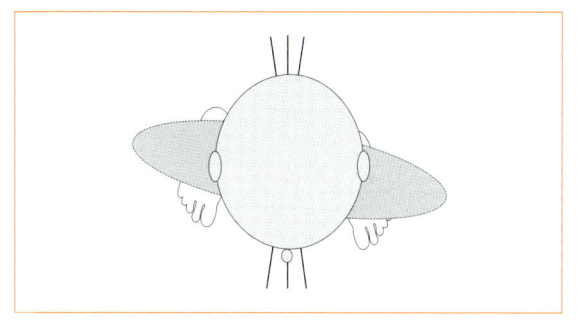

Abb. 7-138: Yaw beim Menschen.

Voraktivität:
- Langsitz mit gespreizten Beinen.
- Linke Hand zum rechten Bein, rechte Hand zum linken Bein.

Testung auf Yaw-Dysbalance:
Beine abgewinkelt zu einer Seite gelegt, beide Arme nach oben gestreckt, Kopf auf Liege, zur anderen Seite gedreht → Therapeut drückt auf beide Arme, proximal des Handgelenks nach außen unten (Abb. 7-139).

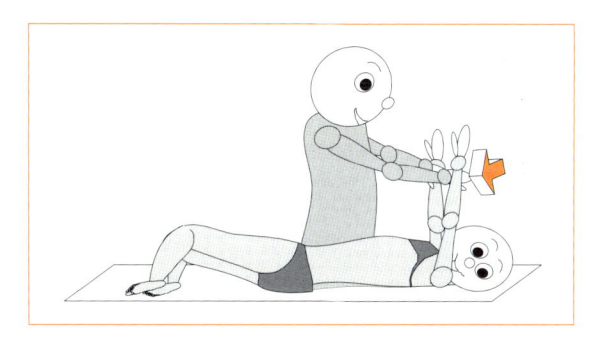

Abb. 7-139: Testung auf Yaw-Dysbalance.

Korrektur der Yaw-Dysbalance:
- Der Kopf des Patienten dreht in die Richtung, in der die Knie beim Test lagen.
- Die Hände des Behandlers liegen auf der Stirn und dem Hinterkopf.
- Der Patient bewegt während der Ausatmung sein Kinn, gegen Haltewiderstand, sanft in Richtung Schulter.

Nachprüfung: Überprüfung der Voraktivität.

7.5 Reaktive Korrekturen

In diesem Unterkapitel wird die Harmonisierung von reaktiven (unterdrückten) Muskeln und Chakren besprochen (Abb. 7-140). Hierbei liegt der Ansatzpunkt am Unterdrücker (Reaktor).

7.5.1 Reaktive Muskeln

Ein reaktives Muskelverhältnis besteht dann, wenn ein Muskel in einer Funktionskette über Nervenreize zu stark kontrahiert wird und damit auf andere Muskeln unterdrückend wirkt. Man findet in so einem Zustand einen **hypertonen Muskel** (Reaktor) und einen oder mehrere durch ihn **unterdrückte hypotone Muskeln** (reaktiver Muskel) vor. Ist dies der Fall, ist es logisch, dass jedesmal, wenn der Reaktor aktiviert wird, diese anderen Muskeln „gebremst" werden. Ein koordinierter Bewegungsablauf ist dann nur schwer möglich. Die folgende Tabelle 7-6 gibt Auskunft über Reaktor und dessen Zusammenhang mit „seinen" reaktiven Verbundmuskeln.

Mögliche Testverfahren

Erstes Testverfahren

Es werden jeweils zwei miteinander in Verbindung stehende Muskeln aus der Tabelle schnell aufeinanderfolgend getestet:

Reaktor (1. Testmuskel)	→	reaktiver Muskel (2. Testmuskel)
Reaktor (1. Testmuskel)	→	reaktiver Muskel (3. Testmuskel)
Reaktor (1. Testmuskel)	→	reaktiver Muskel (4. Testmuskel)
Reaktor (1. Testmuskel)	→	reaktiver Muskel (5. Testmuskel)

Immer wenn der nachfolgende Testmuskel (2., 3., 4. bzw. 5. Testmuskel) abschaltet, liegt ein reaktiver Muskel vor und der dazugehörige Reaktor muss korrigiert werden. Dieses Vorgehen ist sehr aufwändig und zeitintensiv, da alle in Frage kommenden Reaktor-Muskeln zu testen sind, um einen oder mehrere korrekturbedürftige Reaktoren zu erkennen (Abb. 7-141).

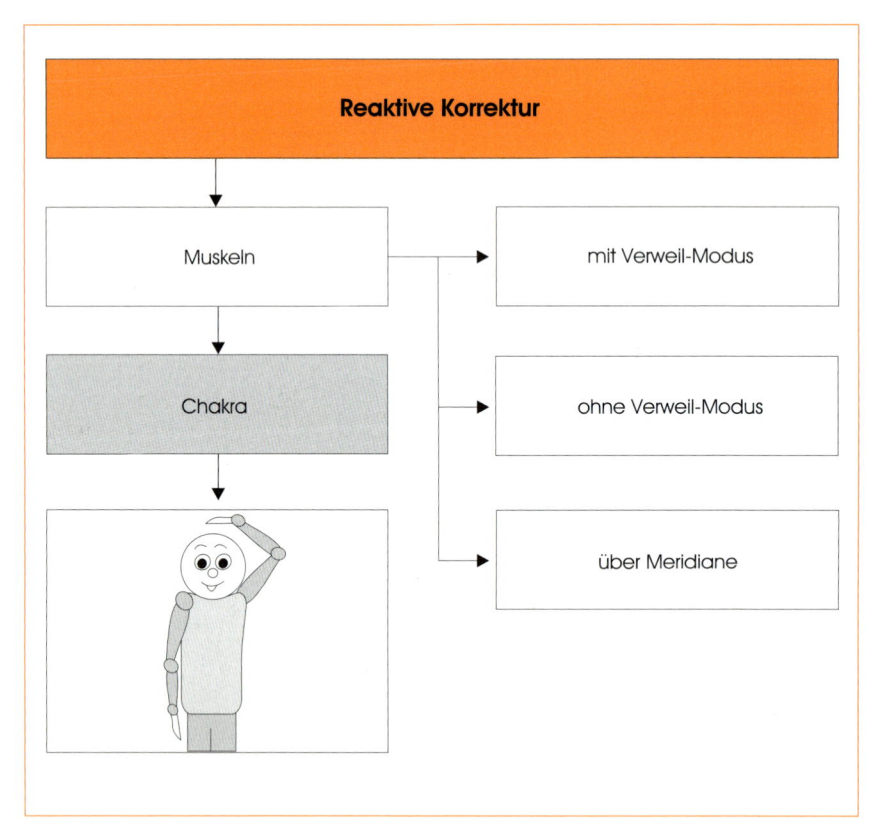

Abb. 7-140: Übersicht über die reaktiven Korrekturen.

Tab. 7-6: Häufige reaktive Muskelpaare. Sedierung des Reaktors durch Muskelspindeltechnik.

Möglicher Reaktor	Mögliche reaktive Muskeln	Möglicher Reaktor	Mögliche reaktive Muskeln
Mm. adductores	M. psoas, M. tensor fasciae latae	M. sacrospinalis	Unterschenkelflexoren
M. biceps	M. trapezius (oberer Teil), M. triceps	M. sartorius	M. tibialis anterior, M. quadriceps
M. gastrocnemius	M. quadriceps, M. popliteus	M. serratus anterior	M. rhomboideus, M. pectoralis
M. gluteus maximus	M. sacrospinalis, M. pectoralis clavicularis	M. supraspinatus	M. rhomboideus, M. pectoralis
M. gluteus medius	M. abdominalis	M. tensor fasciae latae	Mm. adductores, M. peroneus
M. latissimus dorsi	M. trapezius (oberer Teil)	M. trapezius (oberer Teil)	M. trapezius (oberer Teil), M. latissimus dorsi, M. biceps
M. pectoralis	M. serratus anterior, M. deltoideus, M. sacrospinalis	M. triceps	M. biceps
M. popliteus	M. gastrocnemius	M. peroneus	M. tensor fasciae latae
M. psoas	Diaphragma, Mm. suboccipitales	M. tibialis anterior	M. sartorius
M. quadriceps	M. abdominalis, M. sartorius, M. gastrocnemius	Mm. suboccipitales	M. psoas
M. rhomboideus	M. deltoideus, M. serratus anterior, M. supraspinatus	Unterschenkelflexoren	M. latissimus dorsi, M. quadriceps, M. sacrospinalis, M. popliteus
		Diaphragma	M. psoas

Zweites Testverfahren

Die oben beschriebene Vorgehensweise kann mit Hilfe des **Verweil-Modus** (s. S.33ff.) deutlich erleichtert werden. In diesem Fall wird der vermutliche Reaktor-Muskel in den Verweil-Modus eingespeichert und die möglichen reaktiven Muskeln hintereinander getestet. Dieses Vorgehen reduziert den Testaufwand, da sich jeder weitere zu testende Muskel auf die Information im Verweil-Modus bezieht (Abb. 7-142).

Drittes Testverfahren

Im Gegensatz zum 1. und 2. Testverfahren, in denen ein Reaktor-Muskel nur vermutet wird und der Testablauf mit unterschiedlichen Muskeln ständig wiederholt werden muss, bis endlich der Reaktor-Muskel identifiziert wurde, ist dieses Verfahren der optimale Weg zum schnellen Auffinden einer reaktiven Muskelstörung.

Neben den unspezifischen Programmen existiert auch dieses Spezial-Testprogramm. Der flache Hand wird als reaktiver Muskelmodus über den Kopf des Patienten gehalten und der Indikatormuskel getestet. Eine hypotone Muskelreaktion zeigt die Existenz dieser Störung an. Das Ergebnis wird sofort in den Verweil-Modus eingespeichert. Durch diese Einspeicherung wird der Indikatormuskel auf „hypoton" eingestellt. Wird danach der richtige **Alarmpunkt** bei gleichzeitigem Testen des Indikatormuskels berührt, dann erfolgt ein Umschalten des Indikatormuskels auf „normoton". Jetzt ist der Meridian identifiziert und einer der zugehörigen Muskeln stellt den Reaktor dar. Dieser Suchhinweis darf nicht in den Verweil-Modus eingespeichert werden. Unter der weiteren Annahme eines hypotonen Systems wird sich bei weiterem Testen der entsprechenden Meridian-Muskeln nur der Reaktor als stark (= hyperton) erweisen. Dieser wird zu der 1. Information in den Verweil-Modus übernommen. Der weitere Vorgang zur Aufdeckung der reaktiven Muskelverhältnisse wird nun, wie im 2. Testverfahren, beschrieben durchgeführt (Abb. 7-143).

Reaktive Muskeln Testverfahren 1
Beispiel

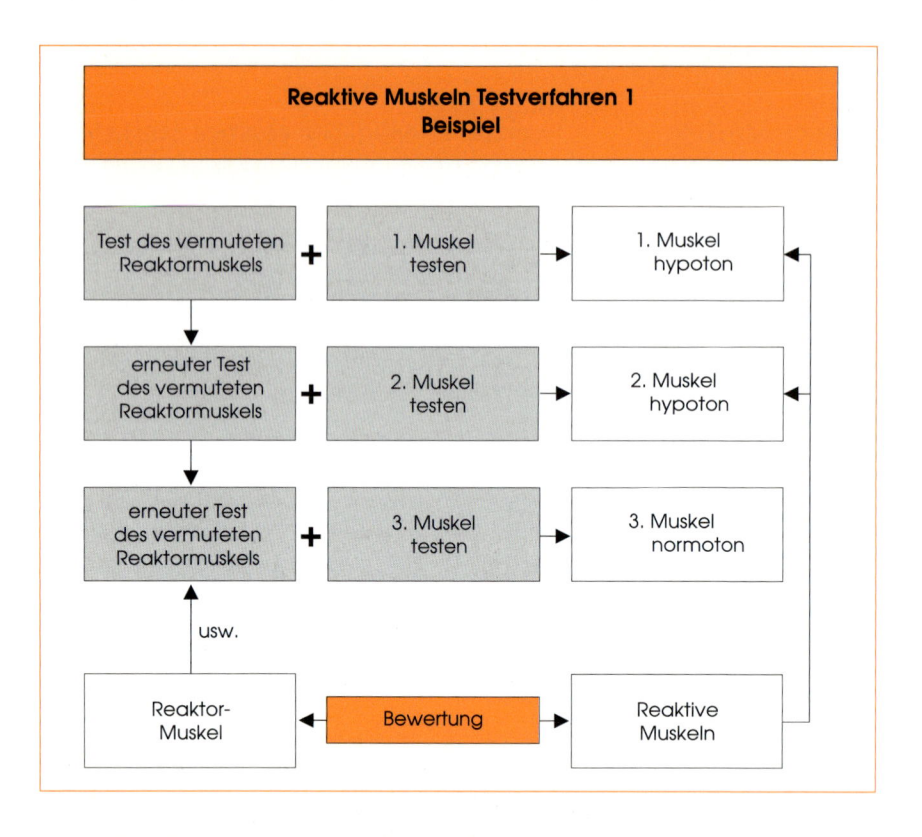

Test des vermuteten Reaktormuskels	+	1. Muskel testen	→	1. Muskel hypoton
erneuter Test des vermuteten Reaktormuskels	+	2. Muskel testen	→	2. Muskel hypoton
erneuter Test des vermuteten Reaktormuskels	+	3. Muskel testen	→	3. Muskel normoton

usw.

Reaktor-Muskel ← Bewertung ← Reaktive Muskeln

Abb. 7-141: Das Ablaufschema I zur Korrektur reaktiver Muskeln.

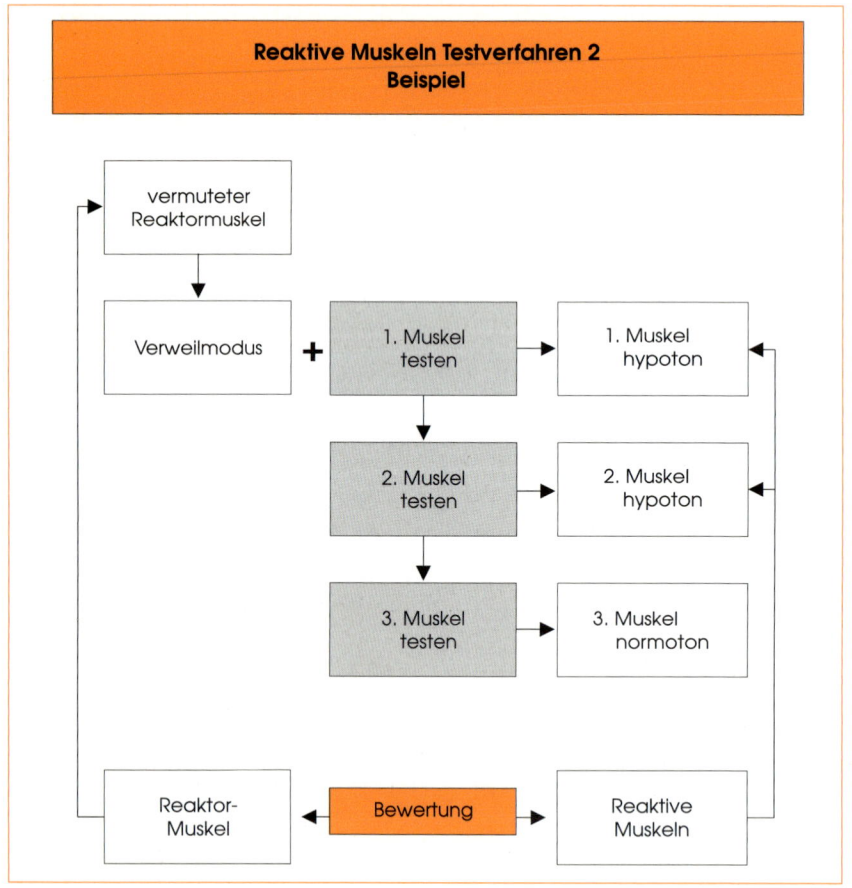

Reaktive Muskeln Testverfahren 2
Beispiel

vermuteter Reaktormuskel → Verweilmodus + 1. Muskel testen → 1. Muskel hypoton
↓
2. Muskel testen → 2. Muskel hypoton
↓
3. Muskel testen → 3. Muskel normoton

Reaktor-Muskel ← Bewertung ← Reaktive Muskeln

Abb. 7-142: Das Ablaufschema II zur Korrektur reaktiver Muskeln.

Reaktive Muskeln Testverfahren 3
Beispiel

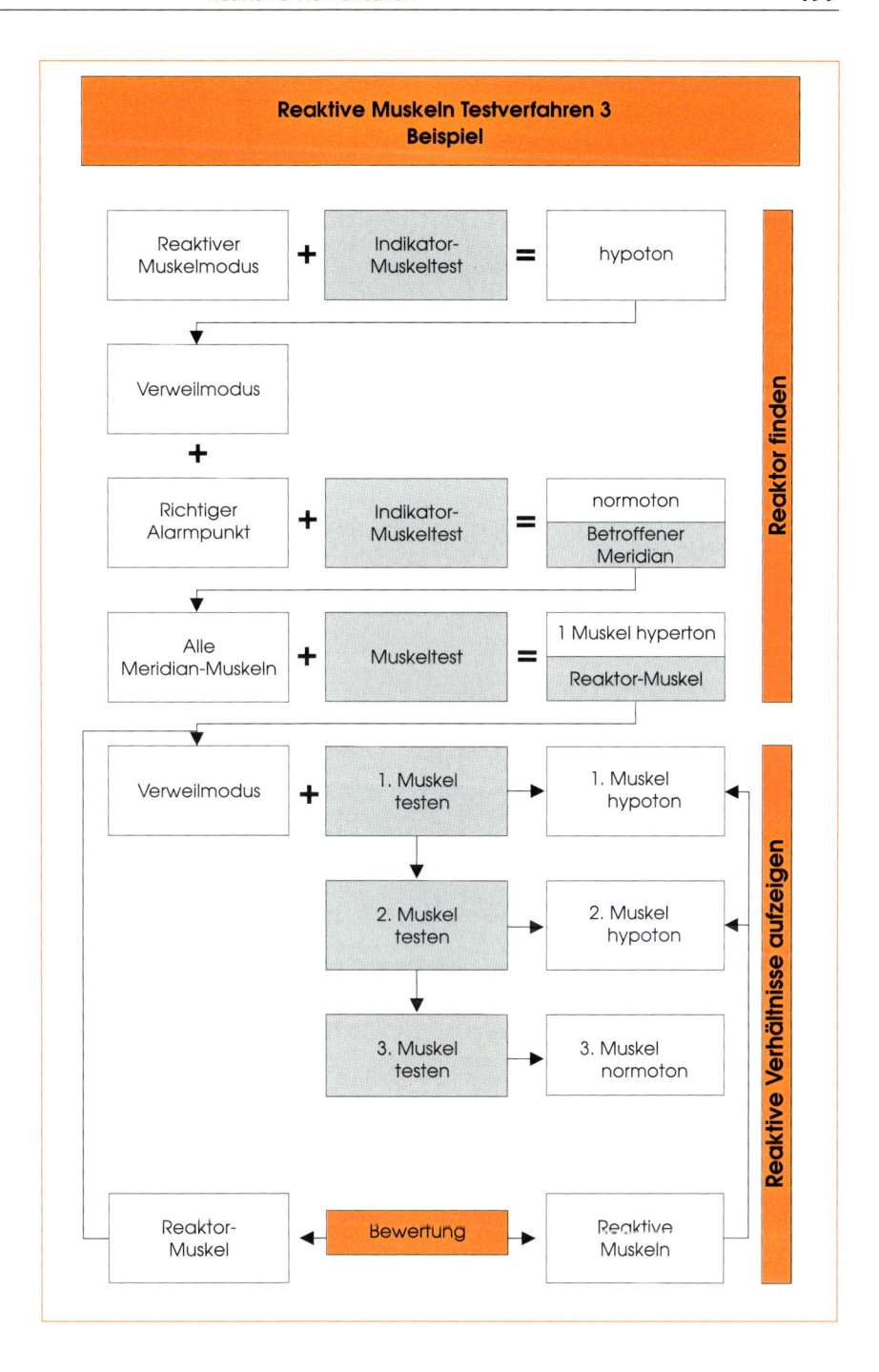

```
Reaktiver Muskelmodus + Indikator-Muskeltest = hypoton
        ↓
Verweilmodus
        +
Richtiger Alarmpunkt + Indikator-Muskeltest = normoton / Betroffener Meridian
        ↓
Alle Meridian-Muskeln + Muskeltest = 1 Muskel hyperton / Reaktor-Muskel
        ↓
Verweilmodus + 1. Muskel testen → 1. Muskel hypoton
                ↓
              2. Muskel testen → 2. Muskel hypoton
                ↓
              3. Muskel testen → 3. Muskel normoton

Reaktor-Muskel ← Bewertung ← Reaktive Muskeln
```

(Reaktor finden | Reaktive Verhältnisse aufzeigen)

Abb. 7-143: Das Ablaufschema III zur Korrektur reaktiver Muskeln.

Korrektur eines Reaktors

Nach oben beschriebener Identifizierung eines Reaktors werden alle Informationen aus dem Verweil-Modus durch Schließen der Beine gelöscht. Auch hier kann die Muskelspindeltechnik als Korrekturmaßnahme eingesetzt werden. Es müssen wieder mehrere tieferwirkende massageähnliche **Kompressionen** im Faserverlauf durchgeführt werden, wobei der Therapeut mit beiden Daumen gegeneinander tief in den Muskelbauch hineingreift.

Die Korrekturüberprüfung

Nach Durchführung dieses Korrekturverfahrens wird der Reaktor-Muskel sofort wieder getestet. Als Ergebnis bei richtig durchgeführter Korrektur muss der Muskel jetzt eine hypotone Testreaktion aufweisen.

Dies wird sofort wieder in den Verweil-Modus gespeichert. Nun werden alle vorher reaktiv reagierenden Muskeln nachkontrolliert und müssen jetzt einen normotonen Muskelzustand aufweisen. Damit ist diese einzelne vorliegende Muskel-Disharmonie beseitigt und man sucht nach weiteren möglichen Reaktoren durch die nochmalige Überprüfung des reaktiven Muskelmodus. Je nach Ergebnis ist entweder die Korrektur abgeschlossen oder das 3. Testverfahren wird wiederholt, und zwar so lange, bis der Modus nicht mehr anzeigt.

7.5.2 Reaktive Chakren

Auch hier herrscht ein Missverhältnis zwischen zwei Chakren, wobei das eine Chakra zu mächtig (Reaktor) und das andere Chakra unterdrückt (reaktiv) wird.

Der reaktive Chakra-Modus: Eine Hand wird über den Kopf des Patienten gehalten, wobei die Finger 3 bis 5 ausgestreckt aneinander liegen und die Zeigefingerspitze auf dem Daumennagel liegt.

Testablauf (Abb. 7-144):
- Verändert sich der Indikatormuskel (IM) bei der Testung mit dem reaktiven Chakra-Modus, so wird

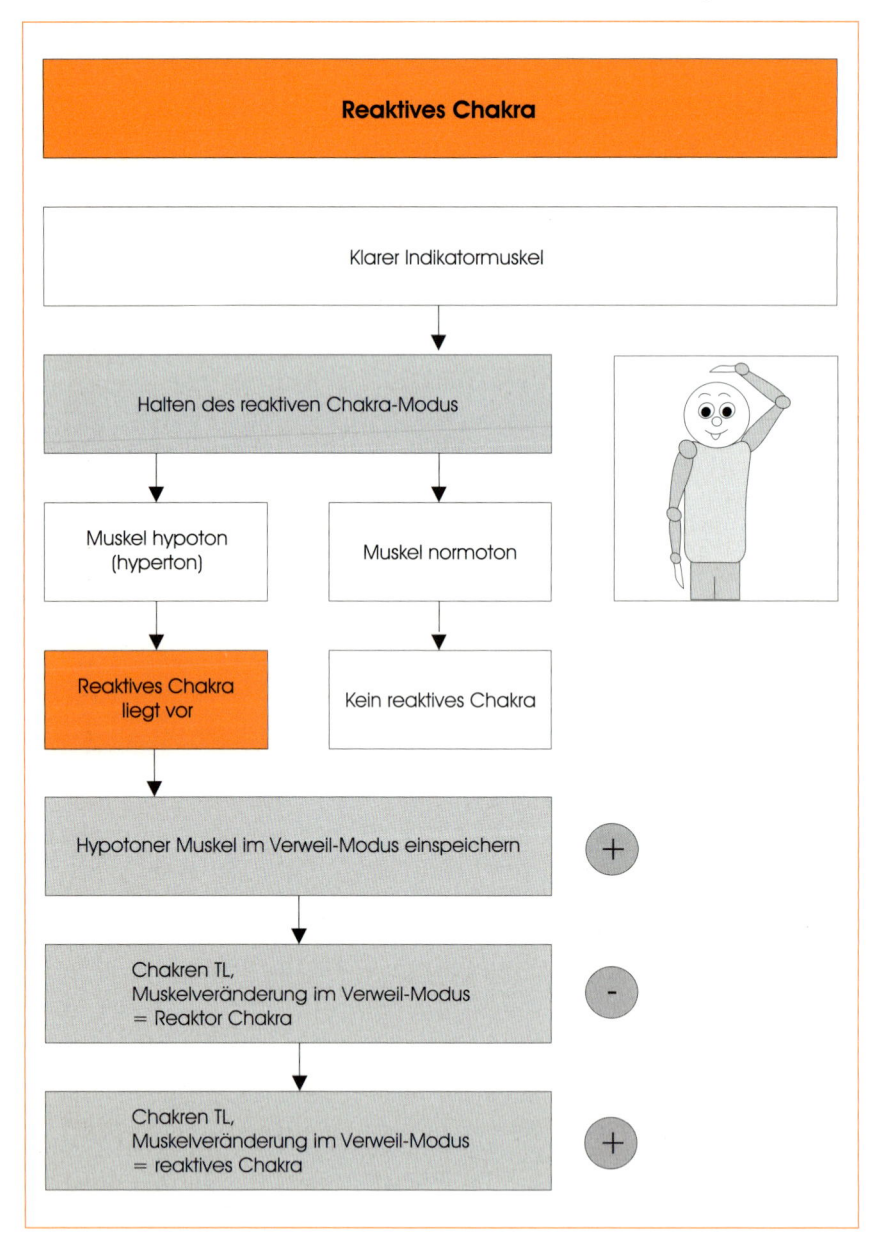

Abb. 7-144: Testablauf reaktive Chakren.

dieses Testergebnis sofort in den Verweilmodus eingegeben. Dadurch zeigt sich nun der IM hypoton.
- Jetzt werden die Chakren nacheinander therapielokalisiert (TL), um herauszufinden, welches den IM stärkt. Dies ist das starke Reaktor-Chakra.
- Das starke Reator-Chakra wird in den Verweilmodus gebracht. Dadurch wird der IM wieder normoton.
- Nun werden die anderen Chakren TL, um herauszufinden, welche reaktiv auf den Reaktor einwirken. Das reaktive Chakra zeigt wieder einen hypotonen IM.
- Wenn sich mehrere Chakren reaktiv zeigen, wird mit dem Prioritätsmodus das richtige Chakra gefunden.
- Die Emotion und die passende Farbe werden danach gesucht.

Korrektur (Abb. 7-145):
1. Starkes Reaktor-Chakra aus dem Verweilmodus nehmen.
2. Finger becherförmig auf beide Chakras (das schwache und das starke) gleichzeitig ausrichten, bis eine deutliche Beruhigung des Energieflusses wahrnehmbar ist.
3. Das ursprünglich starke Reaktor-Chakra wird nun erneut getestet und in den Verweilmodus gebracht.
4. Die nachfolgende Testung der reaktiven Chakren zeigt nun keine IM-Veränderung mehr an.

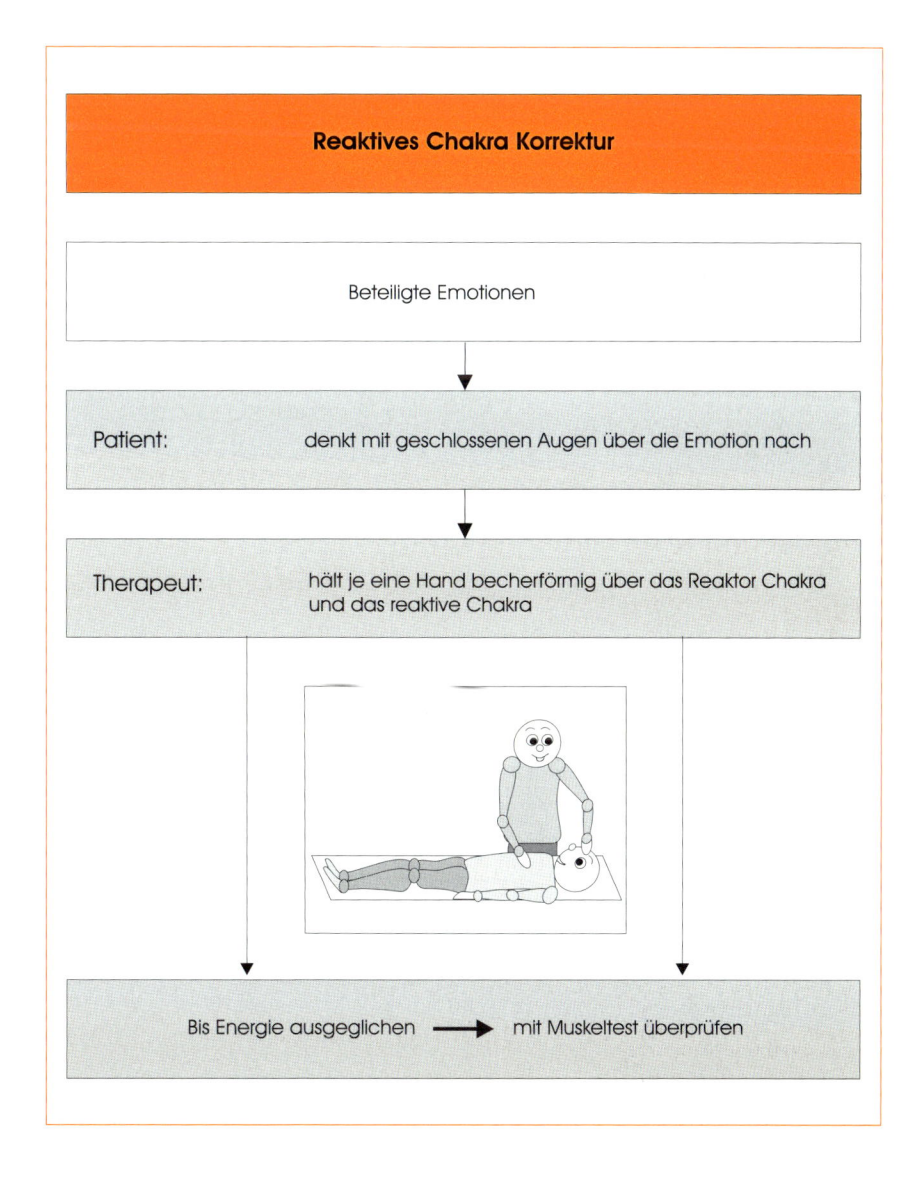

Reaktives Chakra Korrektur

Beteiligte Emotionen

Patient: denkt mit geschlossenen Augen über die Emotion nach

Therapeut: hält je eine Hand becherförmig über das Reaktor Chakra und das reaktive Chakra

Bis Energie ausgeglichen → mit Muskeltest überprüfen

Abb. 7-145: Korrektur des reaktiven Chakra.

8 Spezielle kinesiologische Muskelarbeit mit Korrekturen

Neurolymphatische Punkte	204
Neurovaskuläre Punkte	205
Stärkende Akupunkturpunkte	205
Meridian ausstreichen	206
Anfangs-/Endpunkte	206
Ansatz/Ursprung	206
Nährstoffe	206
Wirbelsäulenreflexe	208

8.1 Korrekturmöglichkeiten für hypotone Muskeln

Im Kapitel 3.1.4 wurden bereits die zwei wichtigsten Möglichkeiten der Korrektur (neurolymphatische und neurovaskuläre Punkte) vorgestellt. Aufbauend darauf sollen jetzt in diesem Kapitelabschnitt auch noch weitere Möglichkeiten der Muskelstärkung besprochen werden.

8.1.1 Die neurolymphatischen Punkte und Zonen

Die neurolymphatischen Punkte sind zu Beginn des 20. Jahrhunderts von dem Amerikaner Frank Chapmann, Doktor der Osteopathie, erarbeitet worden (Abb. 8-1 und 8-2). Diese Punkte sind Reflexpunkte oder „Schalter", die den Lymphfluss in den dazugehörenden Organen, Meridianen und Muskeln aktivieren.

Zeigt sich durch die Therapielokalisation, dass die neurolymphatischen Punkte durch reine Berührung zur Stärkung des hypotonen Muskels führen, so werden diese Punkte (z. B. beim M. deltoideus anterior im 3. und 4. Interkostalraum) ca. **30 Sekunden mittelstark kreisend massiert**.

Wenn die Korrektur erfolgreich durchgeführt wurde, zeigt sich der Muskel beim Nachtesten positiv, d. h. er ist in einen normotonen Zustand überführt worden.

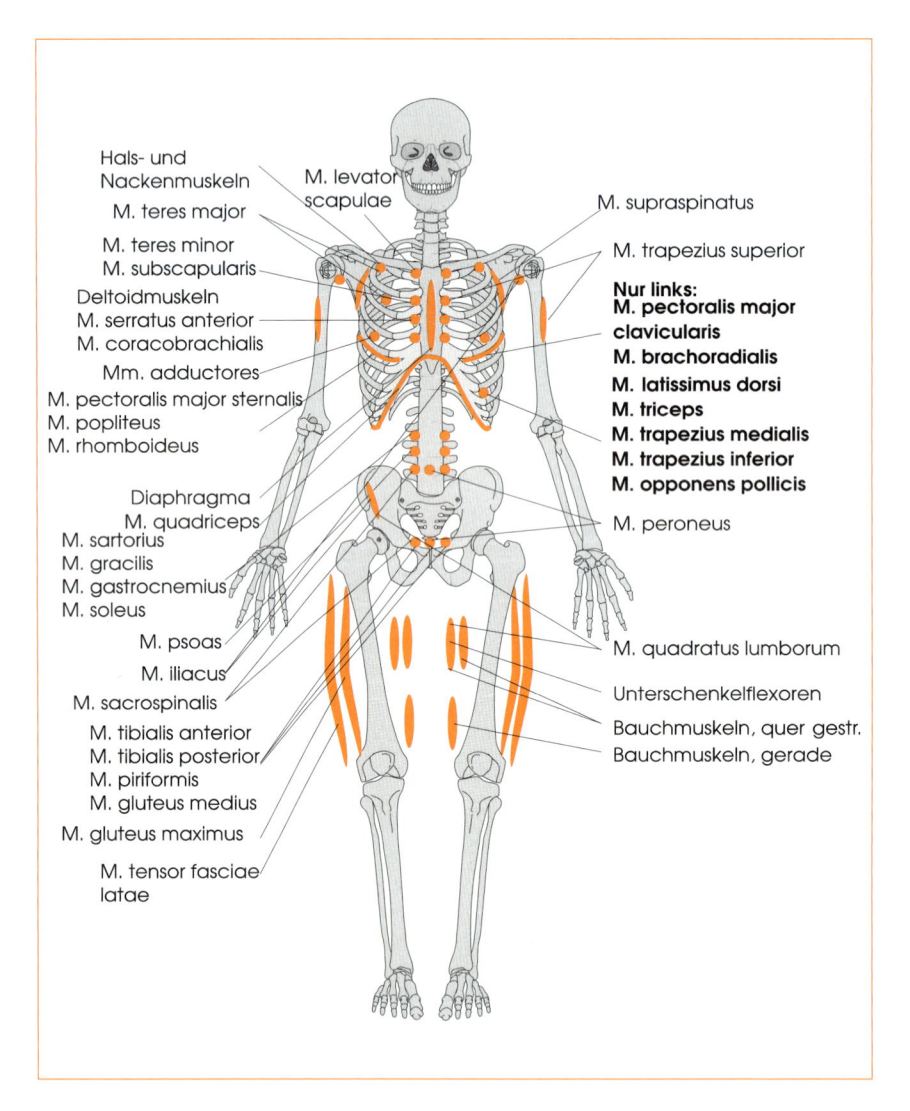

Abb. 8-1: Übersicht aller neurolymphatischen Punkte auf der Körpervorderseite.

Korrekturmöglichkeiten für hypotone Muskeln   205

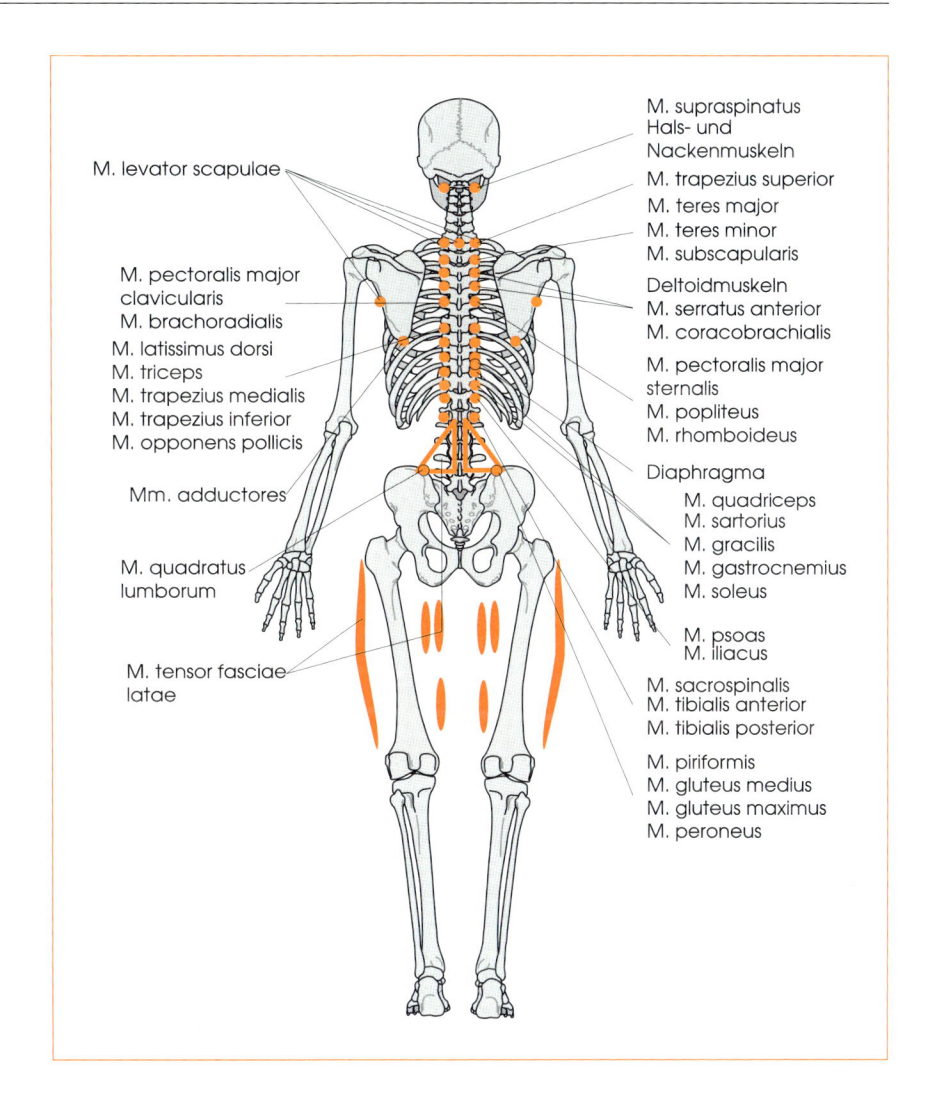

Abb. 8-2: Übersicht aller neurolymphatischen Punkte auf der Körperrückseite.

M. levator scapulae

M. pectoralis major clavicularis
M. brachoradialis
M. latissimus dorsi
M. triceps
M. trapezius medialis
M. trapezius inferior
M. opponens pollicis

Mm. adductores

M. quadratus lumborum

M. tensor fasciae latae

M. supraspinatus
Hals- und Nackenmuskeln
M. trapezius superior
M. teres major
M. teres minor
M. subscapularis
Deltoidmuskeln
M. serratus anterior
M. coracobrachialis
M. pectoralis major sternalis
M. popliteus
M. rhomboideus
Diaphragma
M. quadriceps
M. sartorius
M. gracilis
M. gastrocnemius
M. soleus
M. psoas
M. iliacus
M. sacrospinalis
M. tibialis anterior
M. tibialis posterior
M. piriformis
M. gluteus medius
M. gluteus maximus
M. peroneus

8.1.2 Die neurovaskulären Punkte

Diese Körperkontaktstellen wurden in den 30er-Jahren von Terence Bennet, Doktor der Chiropraktik, USA, entdeckt. Die neurovaskulären Punkte beleben die Nervenfunktion, den Energiefluss in den Meridianen und regen die Durchblutung in den spezifischen Muskeln und dem zugehörigen Organ an.

Die neurovaskulären Punkte, die sich fast immer am Schädel befinden (Abb. 8-3 und 8-4), werden für ca. 30 Sekunden sanft berührt. Oft setzt an den neurovaskulären Punkten eine gut fühlbare Pulsation ein. Wird diese Korrektur erfolgreich durchgeführt, zeigt sich, dass der Muskel auch hier beim Nachtesten wieder einen normotonen Zustand eingenommen hat.

8.1.3 Die stärkenden Akupunkturpunkte

Nach den Grundlagen der Chinesischen Medizin, insbesondere der Kenntnis des Energieflusses der Fünf Elemente werden zum Energieausgleich spezielle Akupunkturpunkte verwendet. Diese Kenntnisse sind auch in die kinesiologische Muskelarbeit eingeflossen.

> Es werden immer zwei Akupunkturpunkte auf einer Körperseite gleichzeitig, mit je zwei Fingern pro Punkt, ca. 30 Sekunden berührt.

Dabei muss zuerst die 1. Kombination, und dann die 2. Punktkombination auf einer Körperhälfte, und anschließend auf der anderen Körperseite, gehalten werden.

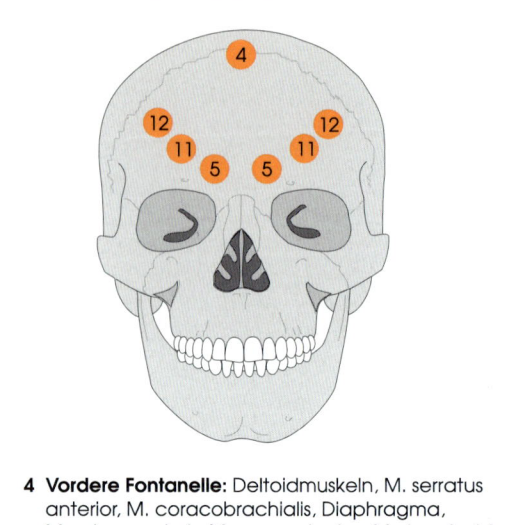

4 Vordere Fontanelle: Deltoidmuskeln, M. serratus anterior, M. coracobrachialis, Diaphragma, M. subscapularis, M. supraspinatus, M. rhomboideus
5 Glabella: M. peroneus
11 Stirnbeinhöcker: M. pectoralis major clavicularis, M. brachioradialis, M. levator scapulae, M. supraspinatus, M. peroneus, M. tibialis, M. sacrospinalis
12 M. pectoralis major sternalis

Abb. 8-3: Alle neurovaskulären Punkte auf der Vorderseite des Kopfes.

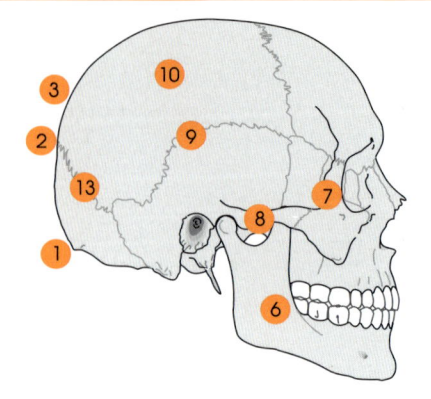

1 Hinterhauptschuppe: M. psoas
2 Hintere Fontanelle: M. sartorius, M. gracilis, M. soleus, M. gastrocnemius, Unterschenkelflexoren, M. quadratus lumborum
3 M. trapezius, M. opponens pollicis
6 Unterkieferwinkel: Hals- und Nackenmuskulatur
7 M. trapezius
8 M. teres minor, M. teres major
9 M. latissimus dorsi, M. triceps
10 Scheitelbeinhöcker: Abdominalmuskeln, M. quadriceps femoris, M. gluteus medius, M. tensor fasciae latae, Mm. adductores, M. piriformis, M. illiacus
13 Lambda-Naht: Mm. adductores, M. gluteus maximus

Abb. 8-4: Alle neurovaskulären Punkte seitlich und am Hinterkopf.

Wenn die Korrektur erfolgreich durchgeführt wurde, zeigt sich der Muskel beim Nachtesten positiv, d.h. er ist in einen normotonen Zustand überführt worden.

8.1.4 Das Ausstreichen von Meridianen

Da jeder der nachfolgenden Muskeln einem Meridian zugeordnet ist (Tab. 8-1), kann das Ausstreichen des Meridians, vom Anfangspunkt bis zum Endpunkt, als weitere Stärkungsmethode zum Einsatz kommen.

Wenn die Korrektur erfolgreich durchgeführt wurde, zeigt sich der Muskel beim Nachtesten positiv, d.h. er ist in einen normotonen Zustand überführt worden.

8.1.5 Die Anfangs- und Endpunkte des Meridians

Eine Alternative zum Ausstreichen von Meridianen stellt das gleichzeitige Berühren (mit je zwei Fingern pro Punkt) der Anfangs- und Endpunkte der Meridiane dar. Die Punkte werden dabei so lange gehalten, bis eine deutliche Pulsation zu spüren ist. Wenn die Korrektur erfolgreich durchgeführt wurde, zeigt sich der Muskel beim Nachtesten positiv, d. h. er ist in einen normotonen Zustand überführt worden.

8.1.6 Die Ansatz-/Ursprung-Technik

Dieses Verfahren geht wieder auf Goodheart zurück. Er entdeckte, dass ein schwacher, hypotoner Muskel sofort wieder Kraft und Energie entwickelt, wenn man die Fasern des Muskels zuerst am Ursprung und dann am Ansatz quer zur Muskelfaserung massiert. Bei dieser Korrektur zeigt sich besonders deutlich beim Nachtesten, dass der Muskel dem Testdruck besser standhalten kann.

8.1.7 Nährstoffe zur Muskelstärkung

Ein weiteres interessantes Forschungsergebnis aus dem Gebiet der angewandten Kinesiologie beschäftigt sich mit dem Zusammenhang von Nährstoffen und Muskelfunktion. Es kann nämlich notwendig

Tab. 8-1: Muskel-Meridian-Zuordnung.

Meridian	Muskeln
Zentralgefäß	M. supraspinatus
Gouverneursgefäß	M. teres major
Magenmeridian	M. pectoralis major clavicularis M. levator scapulae Mm. suboccipitales M. brachioradialis
Milz-Pankres-Meridian	M. latissimus dorsi M. trapezius medialis M. opponens pollicis M. triceps M. trapezius inferior
Herzmeridian	M. subscapularis
Dünndarmmeridian	M. quadriceps M. abdominalis
Blasenmeridian	M. peroneus M. sacrospinalis M. tibialis anterior M. tibialis posterior
Nierenmeridian	M. psoas M. trapezius superior M. iliacus
Kreislauf-Sexus-Meridian	M. gluteus medius Mm. adductores M. piriformis M. gluteus maximus
Dreifacher Erwärmer-Meridian	M. teres minor M. sartorius M. gracilis M. soleus M. gastrocnemius
Gallenblasenmeridian	M. deltoideus anterior M. popliteus
Lebermeridian	M. pectoralis major sternalis M. rhomboideus
Lungenmeridian	M. serratus anterior M. coracobrachialis M. deltoideus Diaphragma
Dickdarmmeridian	M. tensor fasciae latae Unterschenkelflexoren M. quadratus lumborum

werden, dem Körper bestimmte, nicht ausreichend vorhandene Nährstoffe zuzuführen. Daher sind bei der Besprechung der wichtigsten Muskeln auch die zugehörigen Nährstoffe, Lebens- und Nahrungsmittel, die diese enthalten, aufgeführt. Bei Bedarf sollte der Patient die muskelspezifischen Stoffe in seinem Ernährungsplan vermehrt berücksichtigen.

8.1.8 Die Wirbelsäulenreflexe

Wirbelsäulenreflexe dienen der unkomplizierten Stärkung von doppelseitigen Muskelschwächen. Sie wurden von Dr. John Thie in die kinesiologische Arbeit eingebracht. Zur Korrektur dieser doppelseitigen Schwäche wird in dem speziellen Wirbelsegment die Faszie über dem Dornfortsatz mit Daumen und zwei Fingern im Wirbelsäulenverlauf kräftig von oben nach unten massiert.

Wenn die Korrektur erfolgreich durchgeführt wurde, zeigt sich der Muskel beim Nachtesten positiv, d. h. er ist in einen normotonen Zustand überführt worden.

Zur Wirbelkörper-Muskel-Zuordnung siehe Tabelle 8-2.

Tab. 8-2: Wirbelkörper-Muskel-Zuordnung.

Wirbel	Wirbelsäulenreflexe, Muskel
C_{1-2}	M. supraspinatus
C_2	Nackenextensoren / M. gluteus max.
C_4	M. opponens pollicis
C_5	M. levator scapulae (oder T_8)
C_7	M. trapezius superior
T_1	M. triceps
T_2	M. teres major / M. teres minor M. subscapularis / M. coracobrachialis
T_{3-4}	M. serratus anterior / M. deltoideus
T_4	M. deltoideus anterior
T_5	M. pectoralis major clavicularis / sternalis / M. rhomboideus
T_{5-6}	M. trapezius medialis
T_6	M. trapezius inferior / M. abdominalis
T_7	M. latissimus dorsi
T_8	M. levator scapulae (oder C_5)
T_{10}	M. quadriceps
T_{11}	M. illiacus / M. sartorius
T_{11-12}	M. psoas / M. brachioradialis M. soleus / M. gastrocnemius
T_{12}	M. peroneus / M. sacrospinalis M. gracilis / M. popliteus / Diaphragma
L_1	Mm. adductores
L_2	M. tensor fasciae latae
L_{4-5}	Unterschenkelflexoren / M. quadr. lumborum
L_5	M. gluteus medius / M. tibialis posterior
S_1	M. pririformis / M. tibialis anterior

8.2 Die wichtigsten Muskeln in der Kinesiologie

Diaphragma (Zwerchfell) 210

M. adductor magnus
(Anzieher des Oberschenkels) 212

M. brachioradialis
(Oberarmspeichenmuskel) 214

M. coracobrachialis
(Rabenschnabel-Oberarmmuskel) 216

M. deltoideus (Deltamuskel),
vorderer Anteil 218

M. deltoideus (Deltamuskel),
mittlerer Anteil 220

M. gastrocnemius
(Zwillingswadenmuskel) 222

M. gluteus maximus
(Gesäßmuskel, großer) 224

M. gluteus medius
(Gesäßmuskel, mittlerer) 226

M. gracilis (schlanker Muskel) 228

M. iliacus (Darmbeinmuskel) 230

M. latissimus dorsi
(breiter Rückenmuskel) 232

M. levator scapulae
(Schulterblattheber) 234

M. obliquus externus abdominis
(äußerer schräger Bauchmuskel) 236

M. opponens pollicis
(Daumengegensteller) 238

M. pectoralis major clavicularis
(großer Brustmuskel, Schlüsselbeinanteil) 240

M. pectoralis major sternalis (großer Brustmuskel, Brustbeinanteil) 242

M. peroneus (Wadenbeinmuskel) 244

M. piriformis (birnenförm. Muskel) 246

M. popliteus (Kniekehlenmuskel) 248

M. psoas (Lendenmuskel) 250

M. quadratus lumborum
(viereckiger Lendenmuskel) 252

M. quadriceps femoris
(vierköpfiger Schenkelstrecker) 254

M. rectus abdominis
(gerade Bauchmuskeln) 256

M. rhomboideus (Rautenmuskel) 258

M. sacrospinalis (Rückenstrecker) 260

M. sartorius (Schneidermuskel) 262

M. serratus anterior
(vorderer Sägemuskel) 264

M. soleus (Schollenmuskel) 266

M. sternocleidomastoideus
(Kopfwender) 268

M. subscapularis
(Unterschulterblattmuskel) 270

M. supraspinatus
(Obergrätenmuskel) 272

M. tensor fasciae latae
(Spanner der Oberschenkelbinde) 274

M. teres major (großer Rundmuskel) ... 276

M. teres minor (kleiner Rundmuskel) ... 278

M. tibialis anterior
(vorderer Schienbeinmuskel) 280

M. tibialis posterior
(hinterer Schienbeinmuskel) 282

M. trapezius superior
(Kapuzenmuskel, oberer Anteil) 284

M. trapezius inferior
(Kapuzenmuskel, unterer Anteil) 286

M. trapezius medialis
(Kapuzenmuskel, mittlerer Anteil) 288

M. triceps brachii (dreiköpfiger
Armstrecker) 290

Nackenextensoren (Nackenmuskeln) ... 292

Unterschenkelflexoren 294

Diaphragma (Zwerchfell)

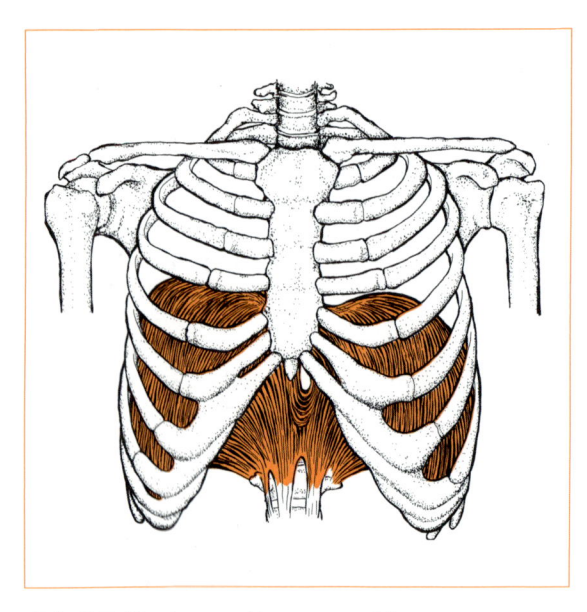

Abb. 8-5: Diaphragma Ursprung und Ansatz.

Muskel

Das Zwerchfell trennt die Brusthöhle von der Bauchhöhle und ist der wichtigste Atemmuskel.

Ursprung und Ansatz liegen an der Innenseite des Rippenbogens (Abb. 8-5).

Test

Im Liegen oder Stehen: Nach tiefer Einatmung sollte der Atem mindestens 40 Sekunden gehalten werden können. Nach der Behandlung kann sich die Zeit um ein Drittel bis um die Hälfte steigern.

Neurolymphatische Punkte

Vordere neurolymphatische Punkte: Entlang der gesamten Oberfläche des Brustbeins.
Hintere neurolymphatische Punkte: Auf der rechten Seite neben der Wirbelsäule, an der Stelle, wo sich 10. Brustwirbel und 10. Rippe verbinden (Abb. 8-6).

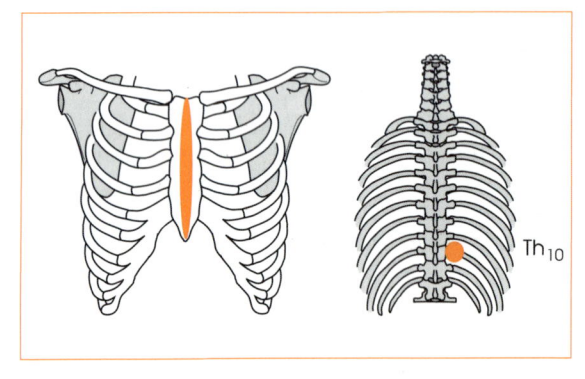

Abb. 8-6: Die neurolymphatischen Punkte des Diaphragma.

Diaphragma (Zwerchfell)

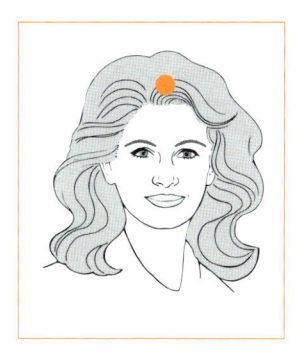

Abb. 8-7: Neurovaskulärer Kontaktpunkt des Diaphragma.

Neurovaskuläre Kontaktpunkte

Die vordere Fontanelle, eine Stelle auf der Mitte des Schädeldaches, die bei kleinen Kindern noch ganz weich ist (Abb. 8-7).

Meridian

Lungenmeridian
Meridian-Maximalzeit 3.00–5.00 Uhr
Anfangspunkt (Lu 1): Eine Daumenbreite unterhalb des Schlüsselbeins neben dem Rabenschnabelfortsatz.
Endpunkt (Lu 11): Medialer Nagelfalzwinkel des Daumens (Abb. 8-8).

Stärkende Akupunkturpunkte

- **MP 3:** Lateral am Kopf des ersten Mittelfußknochens.
- **Lu 9:** Auf der Handgelenksfalte im Gelenkspalt zwischen Handwurzelknochen und Griffelfortsatz.
- **Lu 10:** In der Mitte des 1. Mittelhandknochens.
- **He 8:** Auf der Handfläche zwischen dem 4. und 5. Mittelhandknochen. Nach dem Faustschluss liegt der Punkt unter der Spitze des kleinen Fingers.

Erst MP 3 und Lu 9, dann Lu 10 und He 8 gleichzeitig 30 Sekunden lang berühren (Abb. 8-9).

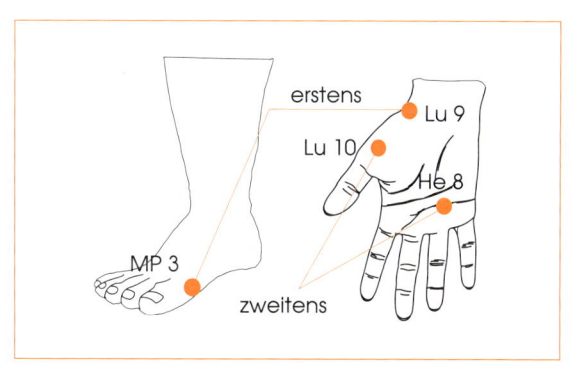

Abb. 8-9: Die stärkenden Akupunkturpunkte für das Diaphragma.

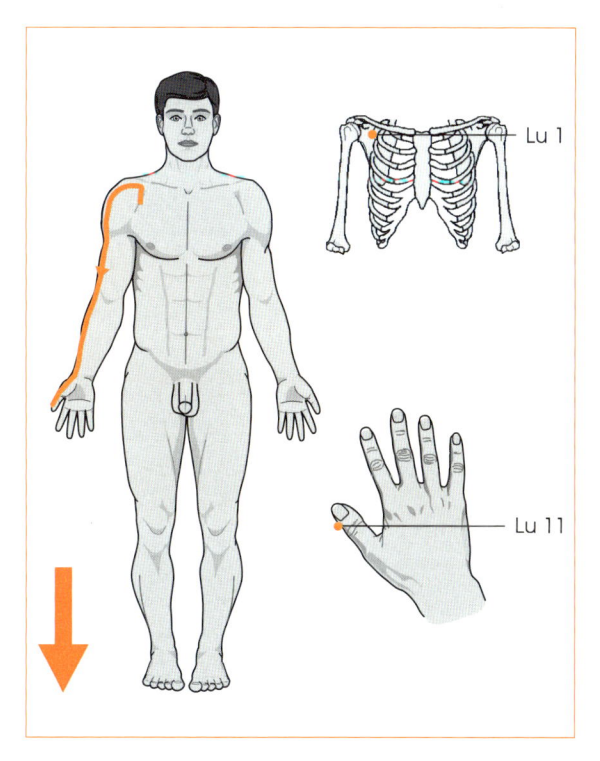

Abb. 8-8: Der Lungen-Meridian mit Anfangs- und Endpunkt.

Muskelnährstoffe

Vitamin C: Dorschleberöl, Hagebutte, Stachelbeere, schwarze Johannisbeere, Paprikaschoten, Petersilie, Sanddorn.

212 M. adductor magnus (Anzieher des Oberschenkels)

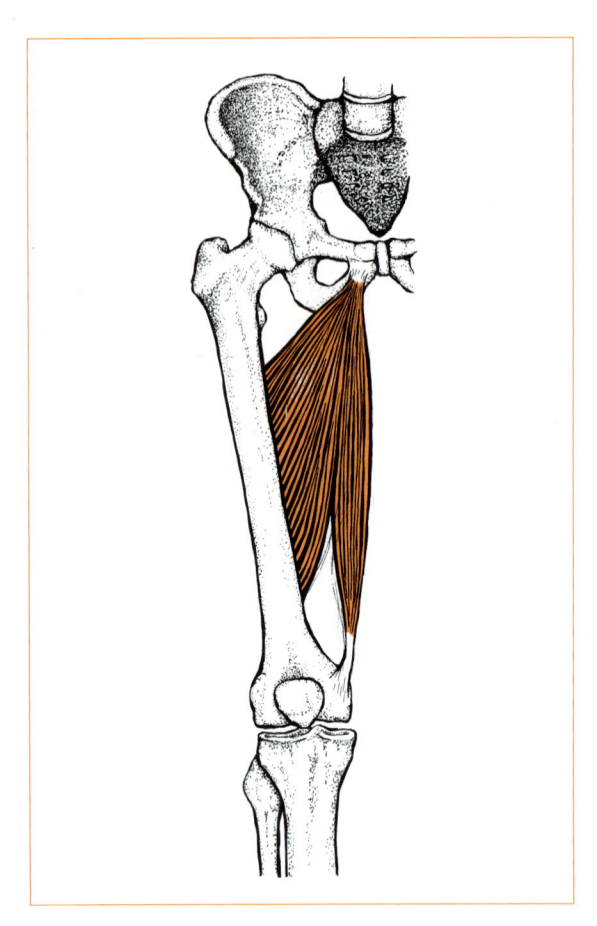

Abb. 8-10: Ursprung und Ansatz des M. adductor magnus.

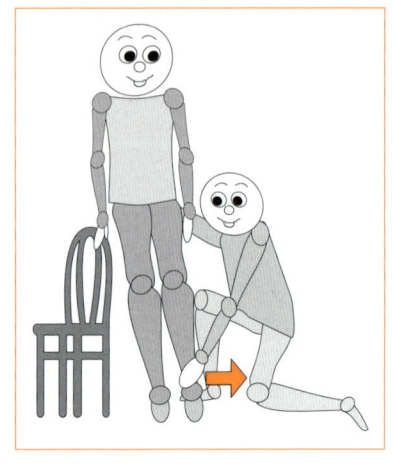

Abb. 8-11: Muskeltest M. adductor magnus im Stehen.

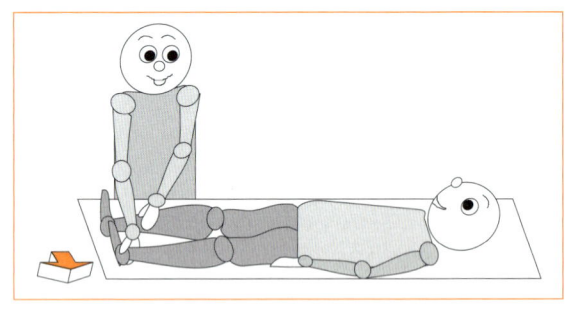

Abb. 8-12: Muskeltest M. adductor magnus im Liegen.

Muskel

Ursprung: Schambein.
Ansatz: Innenseite des Oberschenkelknochens entlang, bis zum inneren Gelenkknorren an der Innenseite des Knies (Abb. 8-10).

Test

Im Stehen (Abb. 8-11): Auf einem Bein stehend, sich auf einen Stuhl stützend werden beide Beine gestreckt zusammengebracht. Druck wird gegen den inneren Knöchel des entlasteten Bein ausgeübt, um das Bein zur Seite zu bewegen. Der Patient wird mit der anderen Hand an der Hüfte stabilisiert.
Im Liegen (Abb. 8-12): Auf dem Rücken liegend werden die beiden gestreckten Beine zusammengebracht. Druck wird gegen den inneren Knöchel ausgeübt, um das Bein zur Seite zu bewegen. Das andere Bein wird mit der anderen Hand am Unterschenkel stabilisiert.

Neurolymphatische Punkte

Vordere neurolymphatische Punkte: Neben den Brustwarzen, unterhalb der Brustmuskel, im 4. Interkostalraum.
Hintere neurolymphatische Punkte: Direkt unterhalb des unteren Schulterblattwinkels, beidseitig im 7. Interkostalraum (Abb. 8-13).

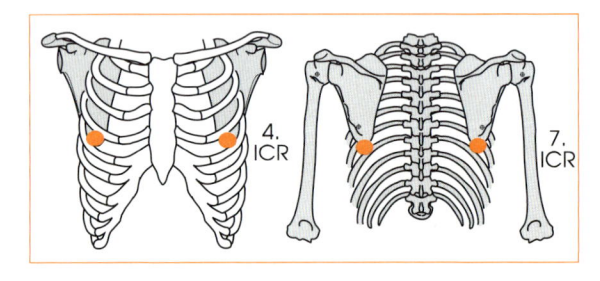

Abb. 8-13: Die neurolymphatischen Punkte des M. adductor magnus.

M. adductor magnus (Anzieher des Oberschenkels)

Neurovaskuläre Kontaktpunkte

Die beiden Scheitelbeinhöcker, zwei Erhebungen links und rechts am Schädel, die etwa in der Mitte zwischen Ohr und höchster Stelle des Kopfes tastbar sind und jeweils ein Punkt in der Mitte der Lambdanaht zu beiden Seiten des Hinterhaupts hinter den Ohren, wo sich der Schädel verengt (Abb. 8-14).

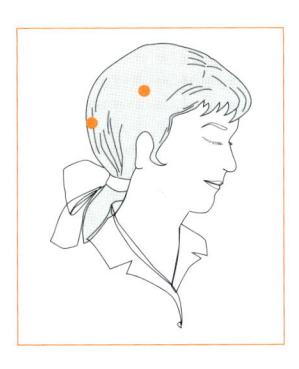

Abb. 8-14: Neurovaskulärer Kontaktpunkt des M. adductor magnus

Stärkende Akupunkturpunkte

- **Ni 10:** Zwischen den Sehnen des M. semitendinosus und des M. semimembranosus, auf der Falte der gebeugten Kniekehle, innen.
- **KS 3:** In der Mitte der Ellenbogenfalte auf der ellenseitigen Bizepssehne (Kleinfingerseite).
- **Le 1:** Distaler Nagelfalzwinkel der großen Zehe.
- **KS 9:** Daumenseitiger Nagelwinkel des Mittelfingers Im Zentrum der Mittelfingerspitze.

Erst Le 1 und KS 9, dann Ni 10 und KS 3 gleichzeitig 30 Sekunden lang berühren (Abb. 8-16).

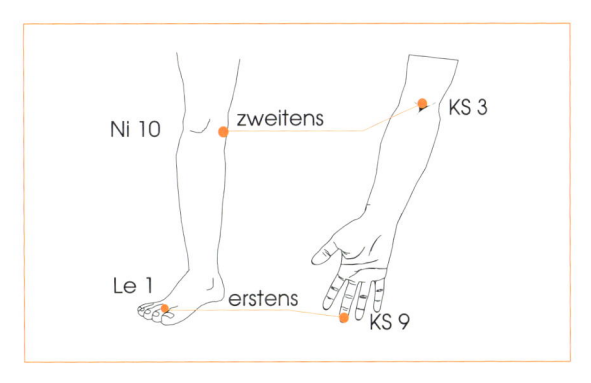

Abb. 8-16: Die stärkenden Akupunkturpunkte für den M. adductor magnus.

Meridian

Kreislauf-Sexus-Meridian
Meridian-Maximalzeit 19.00–21.00 Uhr
Anfangspunkt (KS 1): 2 Querfinger lateral der Brustwarze.
Endpunkt (KS 9): Daumenseitiger Nagelwinkel des Mittelfingers (Abb. 8-15).

Muskelnährstoffe

Vitamin E: Distelöl, Haselnuss, Maiskeimöl, süße Mandeln, Walnuss, Weizenkeime.

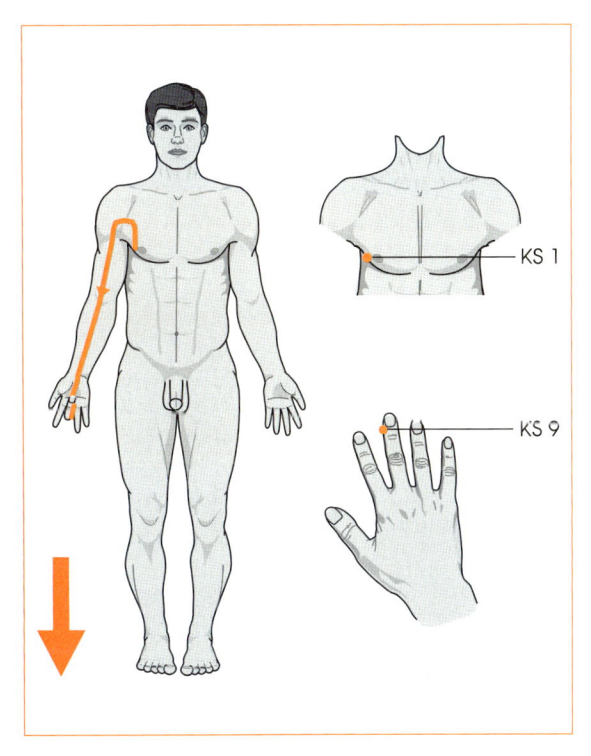

Abb. 8-15: Der Kreislauf-Sexus-Meridian mit Anfangs- und Endpunkt.

M. brachioradialis (Oberarmspeichenmuskel)

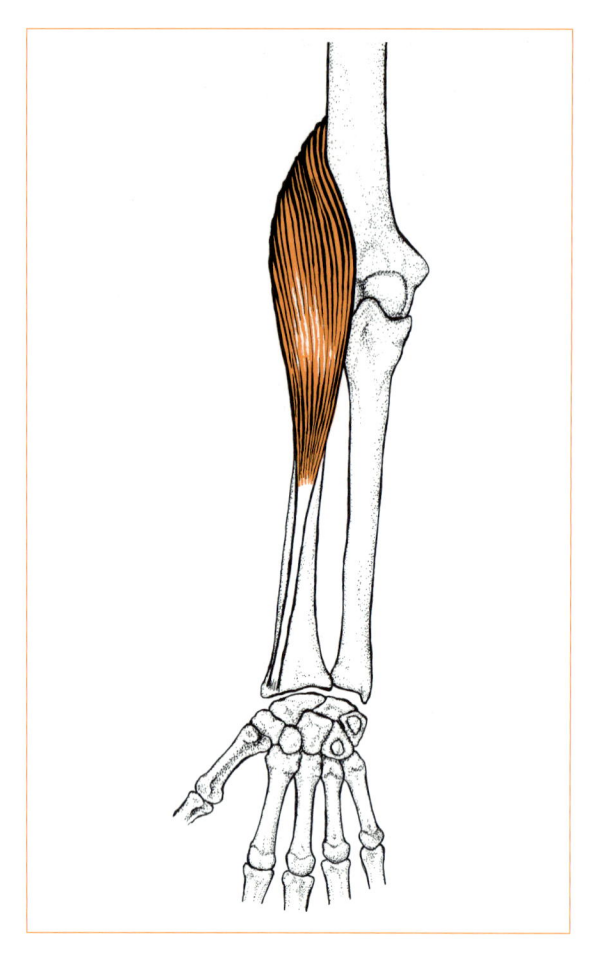

Abb. 8-17: Ursprung und Ansatz des M. brachioradialis.

Muskel

Ursprung: Seitliche Kante des Oberarmknochens an seinem unteren Drittel.
Ansatz: Nahe des Handgelenks am unteren Ende der Speiche (des daumenseitigen Unterarmknochens; Abb. 8-17).

Test

Im Stehen (Abb. 8-18) **und im Liegen** (Abb. 8-19): Der Arm wird in einem Winkel größer als 90° gebeugt, während der Daumen zur Schulter weist. Druck wird daumenseitig gegen den Unterarm in Nähe des Handgelenks ausgeübt, weg von der Schulter, während eine Hand den Arm des Patienten am Ellenbogen stabilisiert.

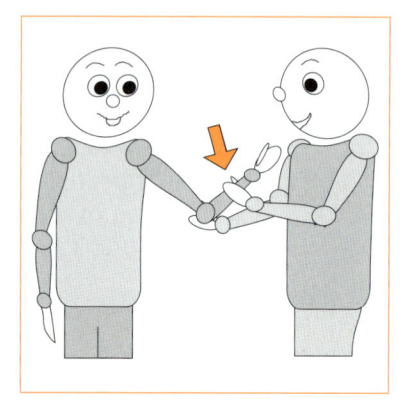

Abb. 8-18: Muskeltest „M. brachioradialis" im Stehen.

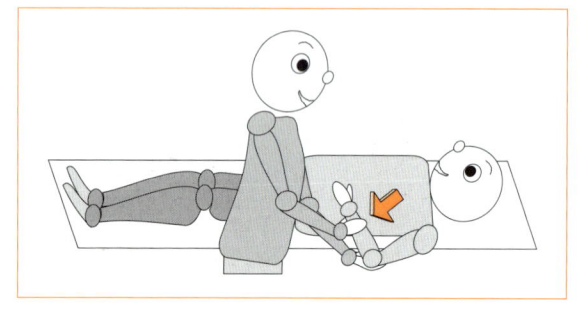

Abb. 8-19: Muskeltest „M. brachioradialis" im Liegen.

Neurolymphatische Punkte

Vordere neurolymphatische Punkte: 5. Interkostalraum links, von unterhalb der Brustwarze bis zum Brustbein.
Hintere neurolymphatische Punkte: 2 bis 3 cm links und rechts der Wirbelsäule in Höhe des Zwischenraums des 5. und 6. Brustwirbels (Abb. 8-20).

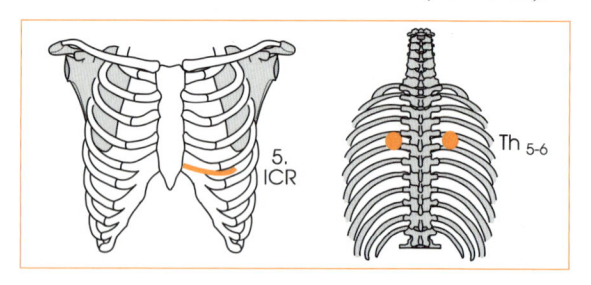

Abb. 8-20: Die neurolymphatischen Punkte des M. brachioradialis.

M. brachioradialis (Oberarmspeichenmuskel)

Neurovaskuläre Kontaktpunkte

Die beiden Stirnbeinhöcker, zwei Punkte, die etwa in der Mitte einer gedachten Linie zwischen Augenbrauenmitte und Haaransatz liegen (Abb. 8-21).

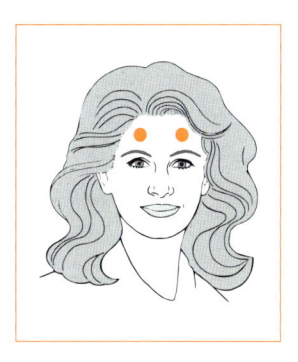

Abb. 8-21: Die neurovaskulären Kontaktpunkte des M. brachioradialis.

Stärkende Akupunkturpunkte

- **Ma 41:** Im oberen Sprunggelenksspalt, zwischen den Sehnen des M. tibialis anterior und des M. extensor hallucis longus.
- **Dü 5:** Auf der Kleinfingerseite des Handgelenks zwischen Griffelfortsatz und Dreieckbein.
- **Gb 41:** In der Vertiefung vor der Verbindung des 4. und 5. Mittelfußknochens.
- **Ma 43:** In der Vertiefung am Fußrücken zwischen dem 2. und 3. Mittelfußknochen.

Erst Ma 41 und Dü 5, dann Gb 41 und Ma 43 gleichzeitig 30 Sekunden lang berühren (Abb. 8-23).

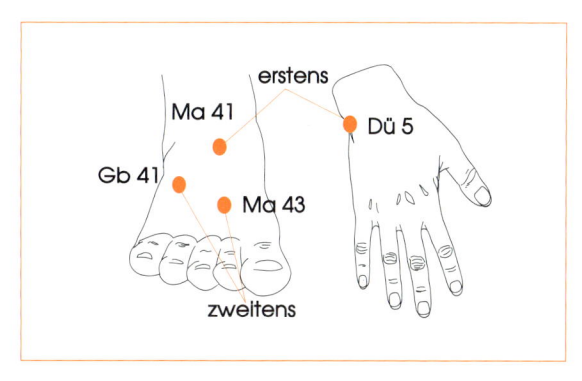

Abb. 8-23: Die stärkenden Akupunkturpunkte des M. brachioradialis.

Meridian

Magenmeridian
Meridian-Maximalzeit 7.00–9.00 Uhr
Anfangspunkt (Ma 1): An der unteren Orbitakante genau in der Mitte.
Endpunkt (Ma 45): Äußerer Nagelwinkel der 2. Zehe (Abb. 8-22).

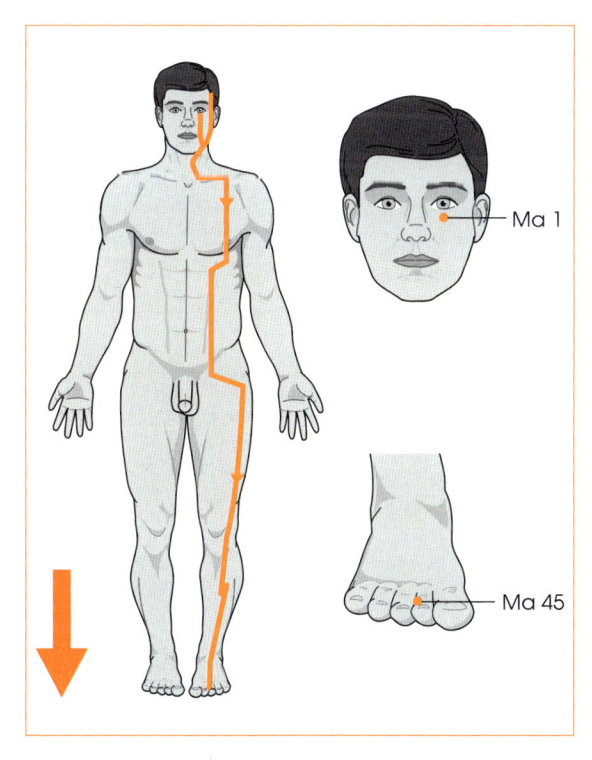

Abb. 8-22: Der Magen-Meridian mit Anfangs- und Endpunkt.

Muskelnährstoffe

Vitamin-B-Komplex: Leber, Bierhefe, Haselnuss, Magermilchpulver, Sojaprodukte, Sonnenblumenkerne, Weizenkeime.

Nahrungsmittel gut kauen, Zucker und Süßigkeiten vermeiden.

M. coracobrachialis (Rabenschnabel-Oberarmmuskel)

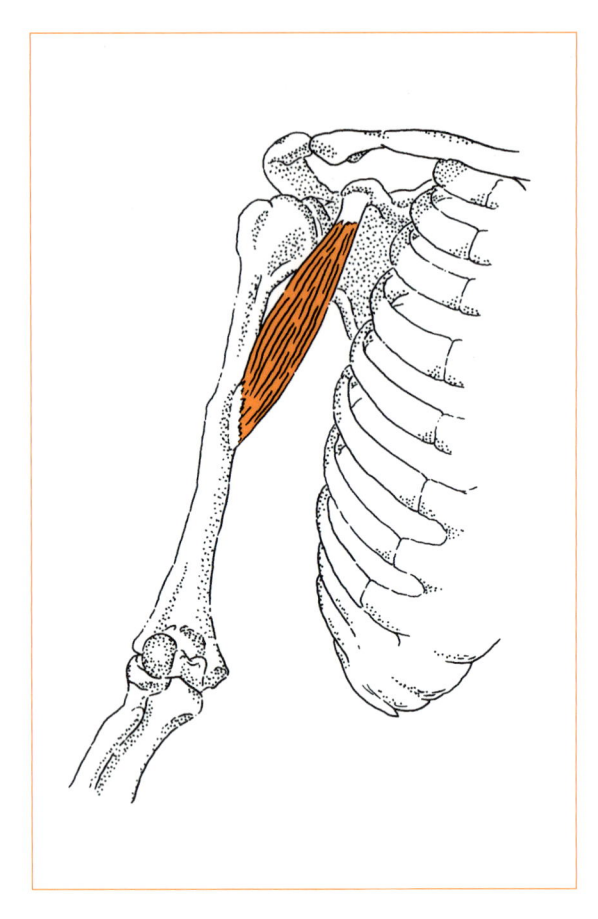

Abb. 8-24: Ursprung und Ansatz des M. coracobrachialis.

Muskel

Ursprung: An der Spitze des Rabenschnabelfortsatzes und an der Vorderseite des Schulterblatts direkt neben dem Schultergelenk.
Ansatz: An der Innenseite des Oberarmknochens (Abb. 8-24).

Test

Im Stehen (Abb. 8-25) **und im Liegen** (Abb. 8-26): Der Ellbogen wird so weit wie möglich gebeugt, die Handfläche weist zur Schulter. Der Arm wird 45° nach vorne abgewinkelt. Druck wird gegen den Bizeps in der Mitte des Oberarms in Richtung seitlichen Brustkorb ausgeübt.

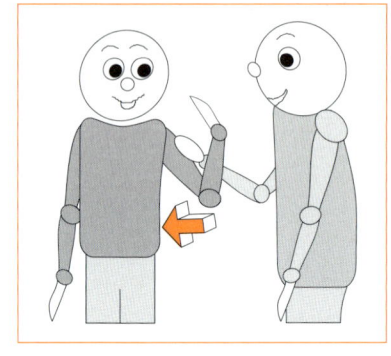

Abb. 8-25: Muskeltest „M. coracobrachialis" im Stehen.

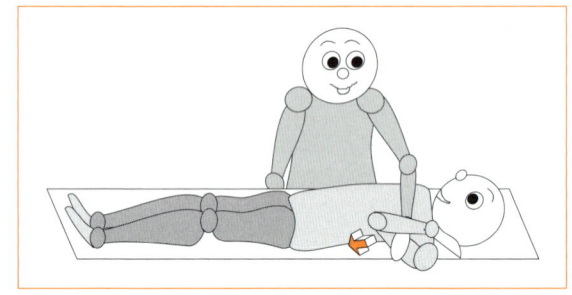

Abb. 8-26: Muskeltest „M. coracobrachialis" im Liegen.

Neurolymphatische Punkte

Vordere neurolymphatische Punkte: 3. und 4. Interkostalraum nahe dem Brustbein, links und rechts.
Hintere neurolymphatische Punkte: Neben dem 4. und 5. Brustwirbel, ca. 2 bis 3 cm links und rechts der Wirbelsäule (Abb. 8-27).

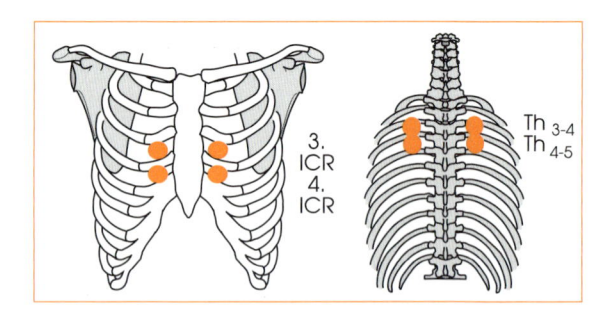

Abb. 8-27: Die neurolymphatischen Punkte des M. coracobrachialis.

M. coracobrachialis (Rabenschnabel-Oberarmmuskel)

Neurovaskuläre Kontaktpunkte

Die vordere Fontanelle, eine Stelle auf der Mitte des Schädeldachs, die bei kleinen Kindern noch ganz weich ist (Abb. 8-28).

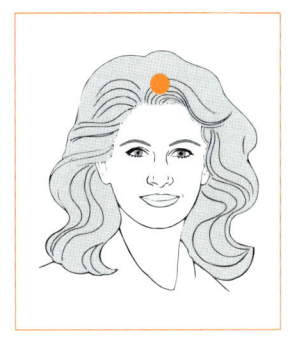

Abb. 8-28: Die neurovaskulären Kontaktpunkte des M. coracobrachialis.

Meridian

Lungenmeridian
Meridian-Maximalzeit 3.00–5.00 Uhr
Anfangspunkt (Lu 1): Eine Daumenbreite unterhalb des Schlüsselbeins neben dem Rabenschnabelfortsatz.
Endpunkt (Lu 11): Medialer Nagelfalzwinkel des Daumens (Abb. 8-29).

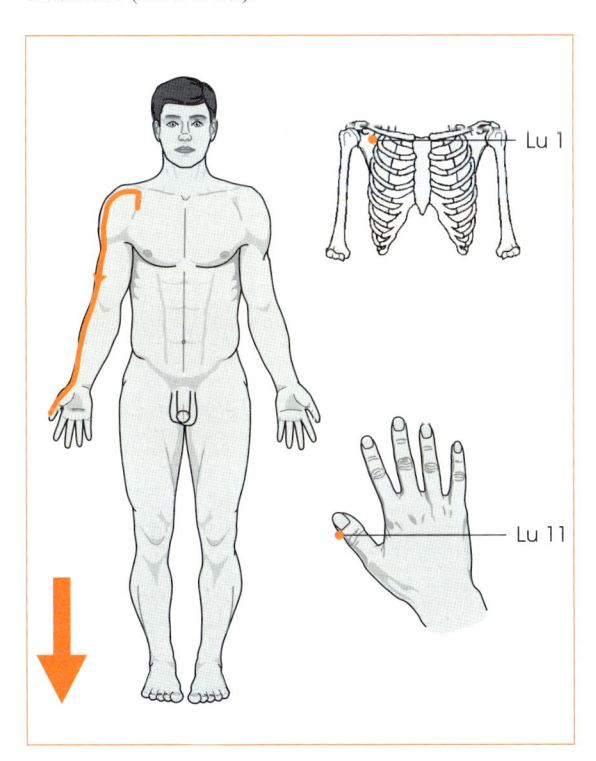

Abb. 8-29: Der Lungen-Meridian mit Anfangs- und Endpunkt.

Stärkende Akupunkturpunkte

- **MP 3:** Unterhalb und hinter dem Kopf des ersten Mittelfußknochens.
- **Lu 9:** Auf der Handgelenksfalte im Gelenkspalt zwischen Handwurzelknochen und Griffelfortsatz.
- **Lu 10:** In der Mitte des 1. Mittelhandknochens.
- **He 8:** Auf der Handfläche zwischen dem 4. und 5. Mittelhandknochen. Nach dem Faustschluss liegt der Punkt unter der Spitze des kleinen Fingers.

Erst MP 3 und Lu 9, dann Lu 10 und He 8 gleichzeitig 30 Sekunden lang berühren (Abb. 8-30).

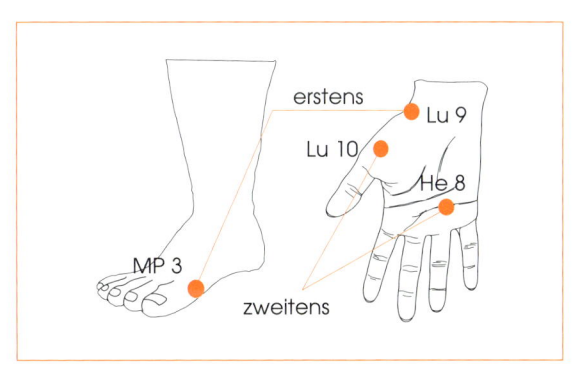

Abb. 8-30: Die stärkenden Akupunkturpunkte des M. coracobrachialis.

Muskelnährstoffe

Vitamin C: Dorschleberöl, Hagebutte, Stachelbeere, schwarze Johannisbeere, Paprikaschoten, Petersilie, Sandorn.

M. deltoideus (Deltamuskel) – vorderer Anteil

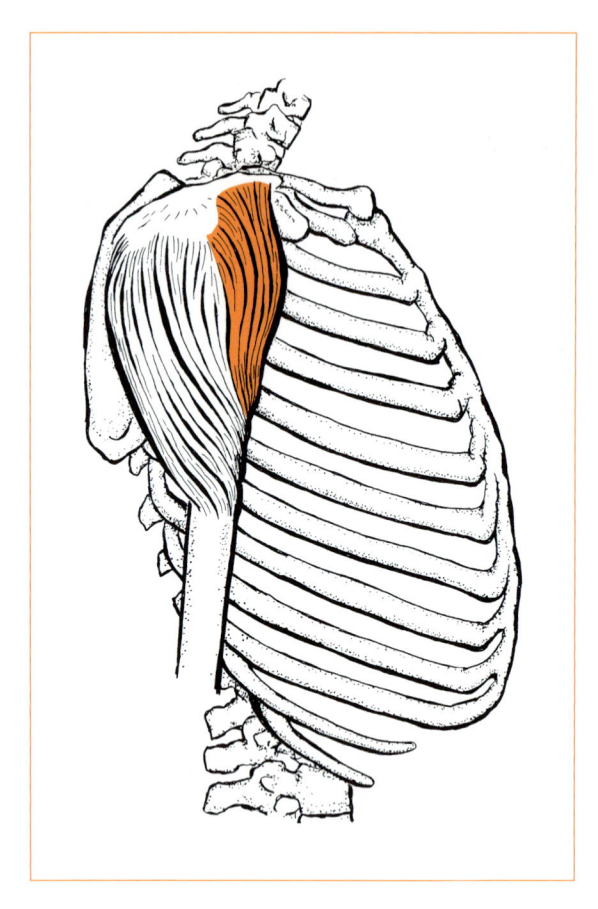

Abb. 8-31: Ursprung und Ansatz des M. deltoideus (vorderer Anteil).

Muskel

Ursprung: Am vorderen seitlichen Drittel des Schlüsselbeins.
Ansatz: Im obersten Drittel der äußeren Oberarmknochenpartie (Abb. 8-31).

Test

Im Stehen (Abb. 8-32) **und im Liegen** (Abb. 8-33): Es wird der Arm mit nach unten weisender Handfläche gestreckt und etwa 45° gerade nach oben erhoben. Druck wird auf den Unterarm nahe des Handgelenks ausgeübt, um den Arm nach unten zu bewegen.

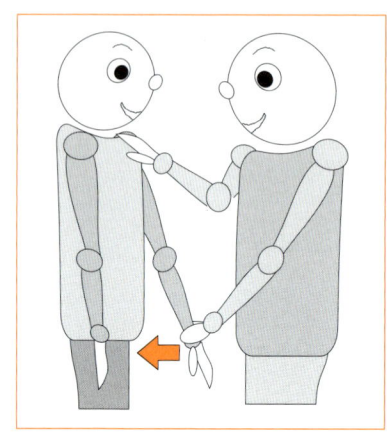

Abb. 8-32: Muskeltest „M. deltoideus (vorderer Anteil)" im Stehen.

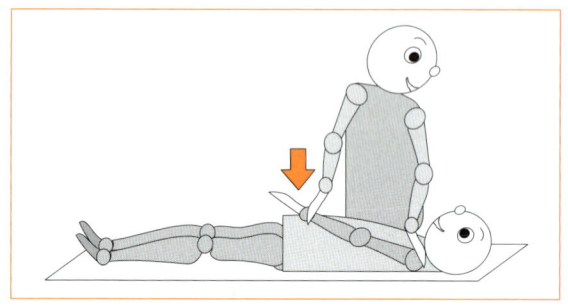

Abb. 8-33: Muskeltest „M. deltoideus (vorderer Anteil)" im Liegen.

Neurolymphatische Punkte

Vordere neurolymphatische Punkte: Zwischen 3. und 4. Interkostalraum links und rechts direkt neben dem Brustbein.
Hintere neurolymphatische Punkte: Zwischen 3. und 4. und 4. und 5. Brustwirbel, ca. 2 bis 3 cm links und rechts der Wirbelsäule (Abb. 8-34).

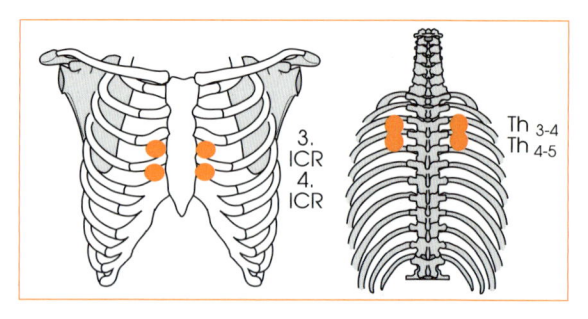

Abb. 8-34: Die neurolymphatischen Punkte des M. deltoideus anterior.

M. deltoideus (Deltamuskel) – vorderer Anteil

Neurovaskuläre Kontaktpunkte

Die vordere Fontanelle, eine Stelle auf der Mitte des Schädeldachs, die bei kleinen Kindern noch ganz weich ist (Abb. 8-35).

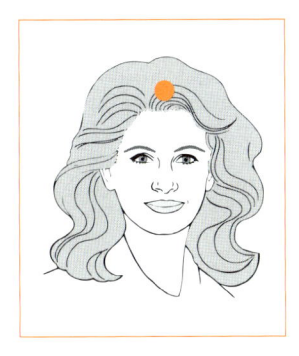

Abb. 8-35: Der neurovaskuläre Kontaktpunkt des M. deltoideus anterior.

Stärkende Akupunkturpunkte

- **Bl 66:** Kleinzehenaußenseite distal des Grundgelenks.
- **Gb 43:** Am Fußrücken, zwischen den Grundgelenken der 4. und 5. Zehe.
- **Gb 44:** Am lateralen Nagelfalzwinkel der 4. Zehe.
- **Di 1:** Daumenseitiger Nagelfalzwinkel des Zeigefingers.

Erst Bl 66 und Gb 43, dann Gb 44 und Di 1 gleichzeitig 30 Sekunden lang berühren (Abb. 8-37).

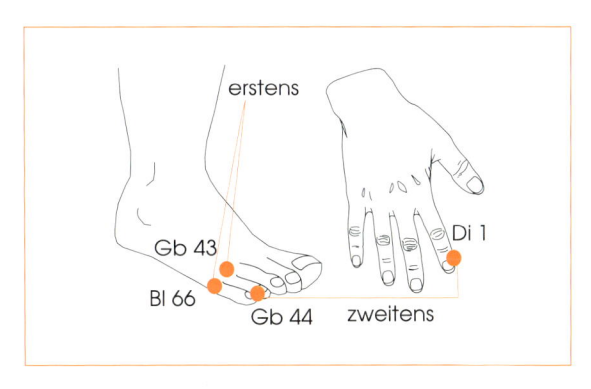

Abb. 8-37: Die stärkenden Akupunkturpunkte des M. deltoideus (vorderer Anteil).

Meridian

Gallenblasenmeridian
Meridian-Maximalzeit 23.00–1.00 Uhr
Anfangspunkt (Gb 1): Etwas seitlich des äußeren knöchernen Augenhöhlenwinkels.
Endpunkt (Gb 44): Am lateralen Nagelfalzwinkel der 4. Zehe (Abb. 8-36).

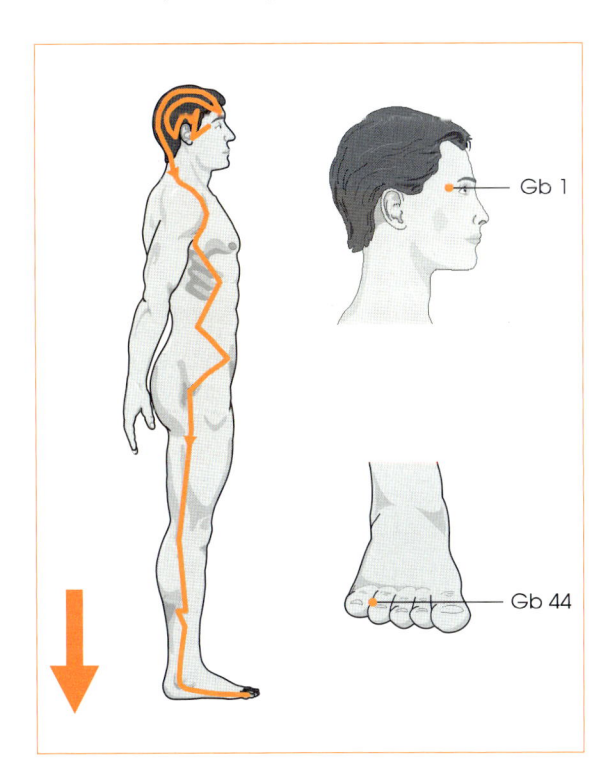

Abb. 8-36: Der Gallenblasen-Meridian mit Anfangs- und Endpunkt.

Muskelnährstoffe

Vitamin A: Getrocknete Aprikosen, Feldsalat, Gartenkresse, Gartenkerbel, Grünkohl, Hagebutte, Leber, Karotten, Löwenzahnblätter, Mangold, Petersilie, Schnittlauch, Spinat.
Vitamin C: Dorschleberöl, Hagebutte, Stachelbeere, schwarze Johannisbeere, Paprikaschoten, Petersilie, Sanddorn.

Fettes und Frittiertes sowie Gegrilltes meiden.

M. deltoideus (Deltamuskel) – mittlerer Anteil

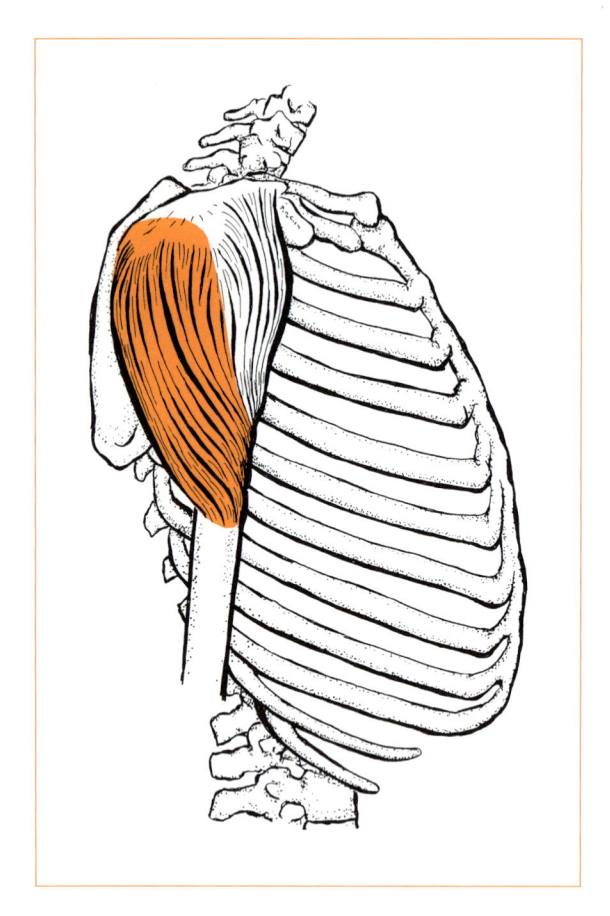

Abb. 8-38: Ursprung und Ansatz des M. deltoideus (mittlerer Anteil).

Muskel

Ursprung: Am oberen Rand des Schulterblatts, entlang der Schulterhöhe und dem äußeren Drittel des Schlüsselbeins und der Schulterblattgräte.
Ansatz: An der äußeren Seite des Oberarmknochens in seinem ersten Drittel (Abb. 8-38).

Test

Im Stehen (Abb. 8-39) **und im Liegen** (Abb. 8-40): Es wird der Arm seitlich in Schulterhöhe ausgestreckt und im Ellbogen um 90° abgewinkelt. Druck wird auf den Ellbogen ausgeübt in Richtung Beine.

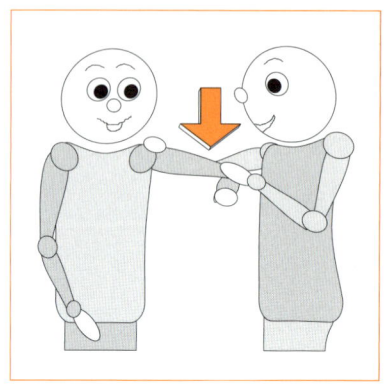

Abb. 8-39: Muskeltest „M. deltoideus (mittlerer Anteil)" im Stehen.

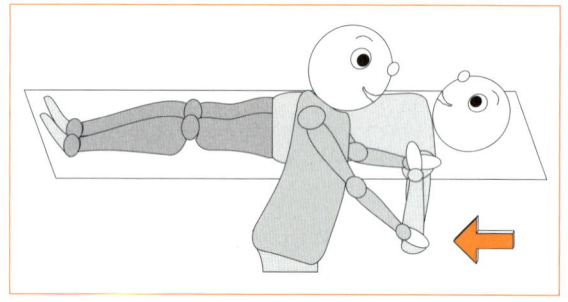

Abb. 8-40: Muskeltest „M. deltoideus (mittlerer Anteil)" im Liegen.

Neurolymphatische Punkte

Vordere neurolymphatische Punkte: 3. und 4. Interkostalraum nahe dem Brustbein, links und rechts.
Hintere neurolymphatische Punkte: Zwischen 3. und 4., 4. und 5. Brustwirbel, ca. 2 bis 3 cm links und rechts der Wirbelsäule (Abb. 8-41).

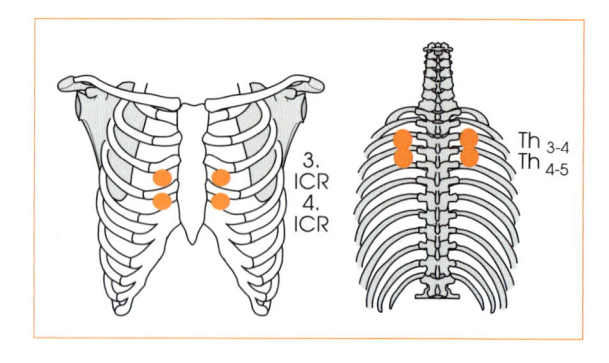

Abb. 8-41: Die neurolymphatischen Punkte des M. deltoideus medialis.

M. deltoideus (Deltamuskel) – mittlerer Anteil

Neurovaskuläre Kontaktpunkte

Die vordere Fontanelle, eine Stelle auf der Mitte des Schädeldachs, die bei kleinen Kindern noch ganz weich ist (Abb. 8-42).

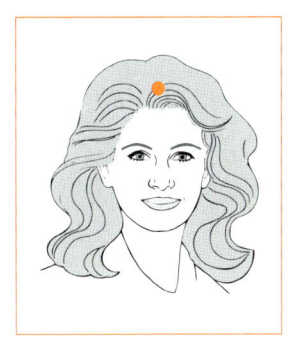

Abb. 8-42: Der neurovaskuläre Kontaktpunkt des M. deltoideus medialis.

Stärkende Akupunkturpunkte

- **MP 3:** Proximal und hinter dem Kopf des ersten Mittelfußknochens.
- **Lu 9:** Auf der Handgelenksfalte im Gelenkspalt zwischen Handwurzelknochen und Griffelfortsatz.
- **Lu 10:** In der Mitte des 1. Mittelhandknochens.
- **He 8:** Auf der Handfläche zwischen dem 4. und 5. Mittelhandknochen. Nach dem Faustschluss liegt der Punkt unter der Spitze des kleinen Fingers.

Erst MP 3 und Lu 9, dann Lu 10 und He 8 gleichzeitig 30 Sekunden lang berühren (Abb. 8-44).

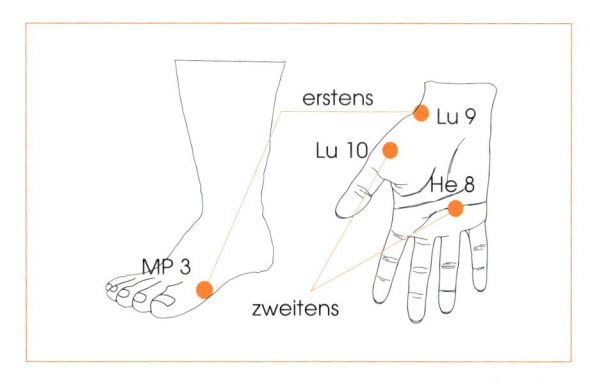

Abb. 8-44: Die stärkenden Akupunkturpunkte des M. deltoideus medialis.

Meridian

Lungenmeridian
Meridian-Maximalzeit 3.00–5.00 Uhr
Anfangspunkt (Lu 1): Eine Daumenbreite unterhalb des Schlüsselbeins neben dem Rabenschnabelfortsatz.
Endpunkt (Lu 11): Medialer Nagelfalzwinkel des Daumens (Abb. 8-43).

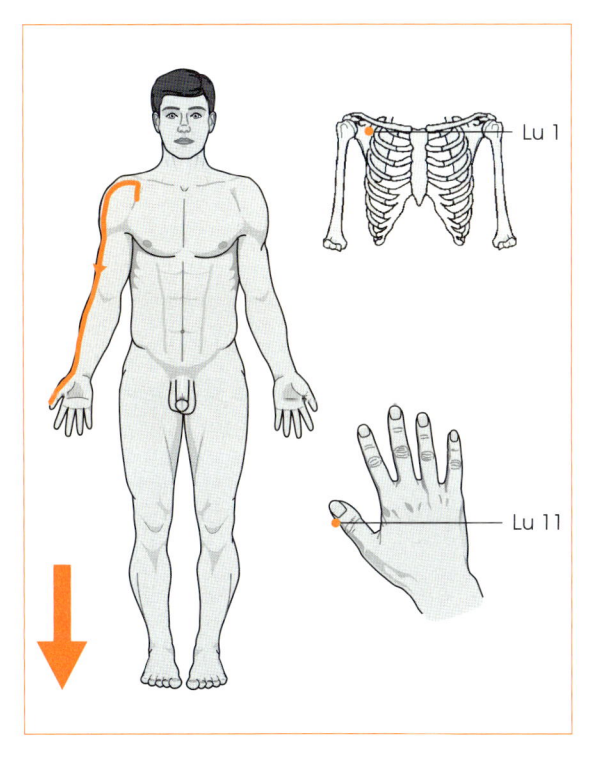

Abb. 8-43: Der Lungenmeridian mit Anfangs- und Endpunkt.

Muskelnährstoffe

Vitamin C: Dorschleberöl, Hagebutte, Stachelbeere, schwarze Johannisbeere, Paprikaschoten, Petersilie, Sanddorn.

M. gastrocnemius (Zwillingswadenmuskel)

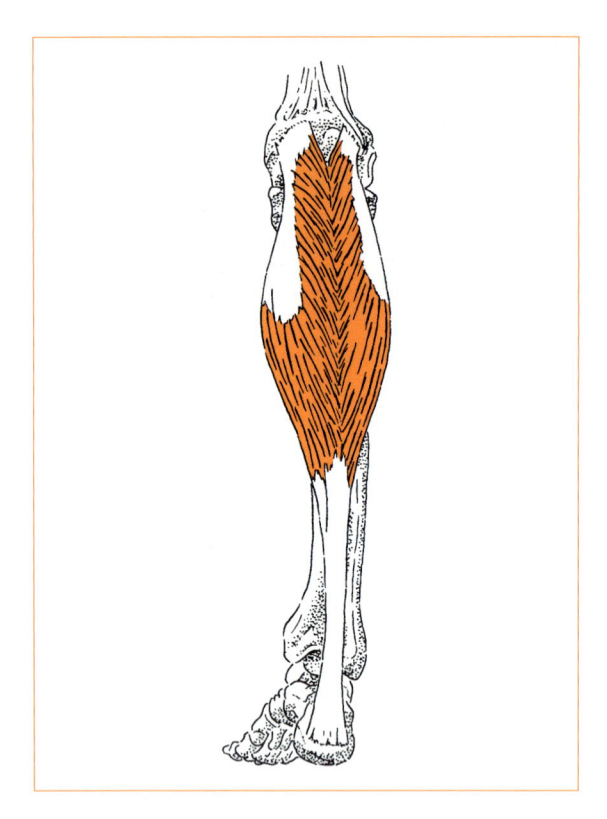

Abb. 8-45: Ursprung und Ansatz des M. gastrocnemius.

Muskel

Ursprung: Am inneren und äußeren Oberschenkelknorren an der Rückseite.
Ansatz: An der Rückseite des Fersenbeins (Abb. 8-45).

Test

Im Stehen (Abb. 8-46): Der Patient stellt sich auf ein Bein und hebt sich auf die Zehen. Nun wird auf beide Schultern nach unten gedrückt.

Im Liegen (Abb. 8-47): Bei durchgedrücktem Knie wird der Fuß ganz überstreckt. Druck wird auf die Fußsohle ausgeübt, um den Fuß in seine normale Position zu bringen.

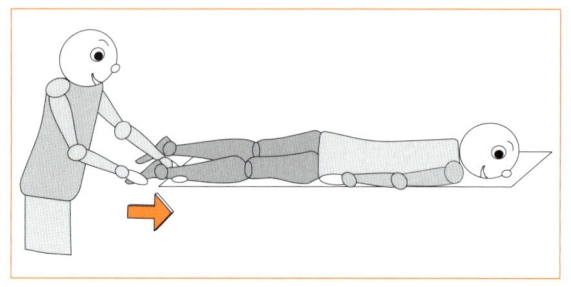

Abb. 8-47: Muskeltest „M. gastrocnemius" im Liegen.

Neurolymphatische Punkte

Vordere neurolymphatische Punkte: Zwei Daumenbreiten oberhalb und einen Daumenbreit zu beiden Seiten des Bauchnabels.
Hintere neurolymphatische Punkte: 10. und 11. Brustwirbel, ca. 2 bis 3 cm links und rechts der Wirbelsäule in Höhe der letzten Rippen (Abb. 8-48).

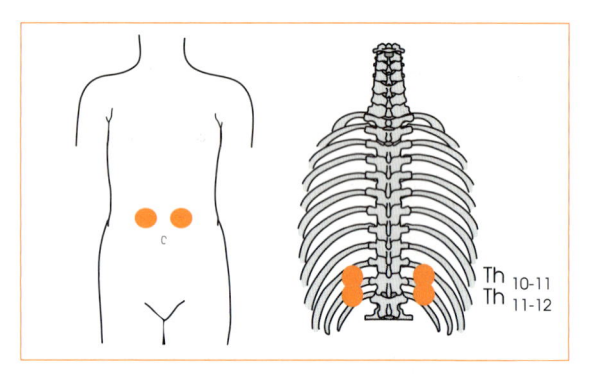

Abb. 8-48: Die neurolymphatischen Punkte des M. gastrocnemius.

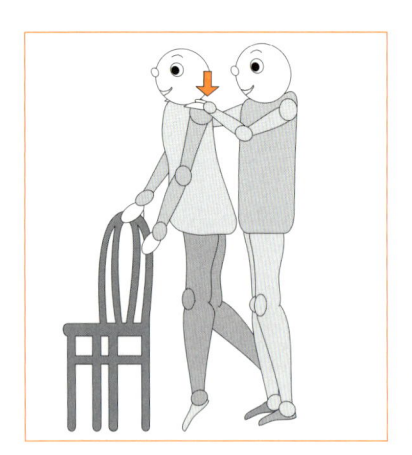

Abb. 8-46: Muskeltest „M. gastrocnemius" im Stehen.

M. gastrocnemius (Zwillingswadenmuskel)

Neurovaskuläre Kontaktpunkte

Die hintere Fontanelle im Schnittpunkt von Pfeil- und Lambdanaht (Abb. 8-49).

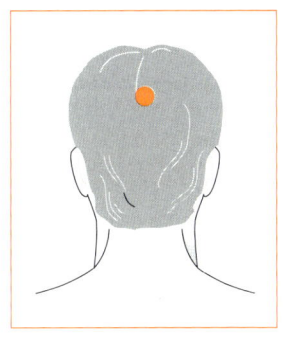

Abb. 8-49: Der neurovaskuläre Kontaktpunkt des M. gastrocnemius.

Meridian

Dreifacher Erwärmer-Meridian
Meridian-Maximalzeit 21.00–23.00 Uhr
Anfangspunkt (3E 1): Lateraler (kleinfingerseitiger) Nagelfalzwinkel des Ringfingers.
Endpunkt (3E 23): Laterales Ende der Augenbraue (Abb. 8-50).

Stärkende Akupunkturpunkte

- **Gb 41:** In der Vertiefung vor der Verbindung des 4. und 5. Mittelfußknochens.
- **3E 3:** In der Vertiefung zwischen dem 4. und 5. Finger hinter dem Grundgelenk.
- **Bl 66:** Kleinzehenaußenseite distal des Grundgelenks.
- **3E 2:** Hinter der Schwimmhaut zwischen dem 4. und 5. Finger vor dem Grundgelenk.

Erst Gb 41 und 3E 3, dann Bl 66 und 3E 2 gleichzeitig 30 Sekunden lang berühren (Abb. 8-51).

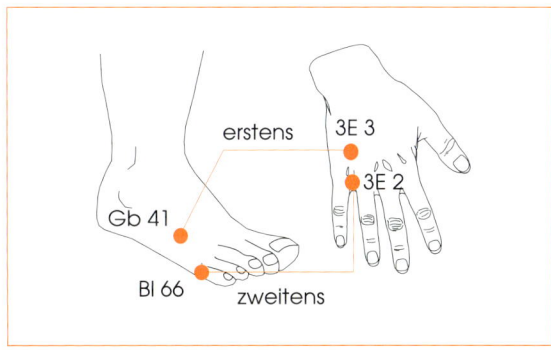

Abb. 8-51: Die stärkenden Akupunkturpunkte des M. gastrocnemius.

Muskelnährstoffe

Vitamin C: Dorschleberöl, Hagebutte, Stachelbeere, schwarze Johannisbeere, Paprikaschoten, Petersilie, Sanddorn.

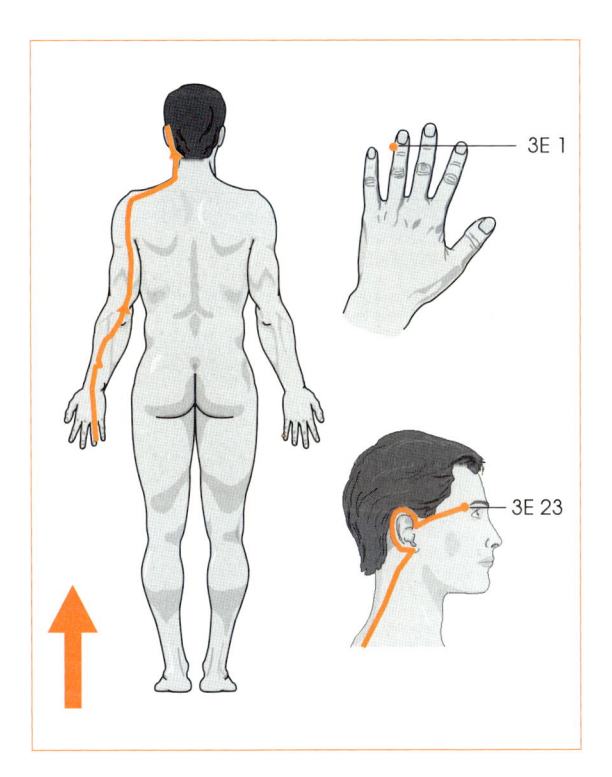

Abb. 8-50: Der Dreifache Erwärmer-Meridian mit Anfangs- und Endpunkt.

M. gluteus maximus (Gesäßmuskel, großer)

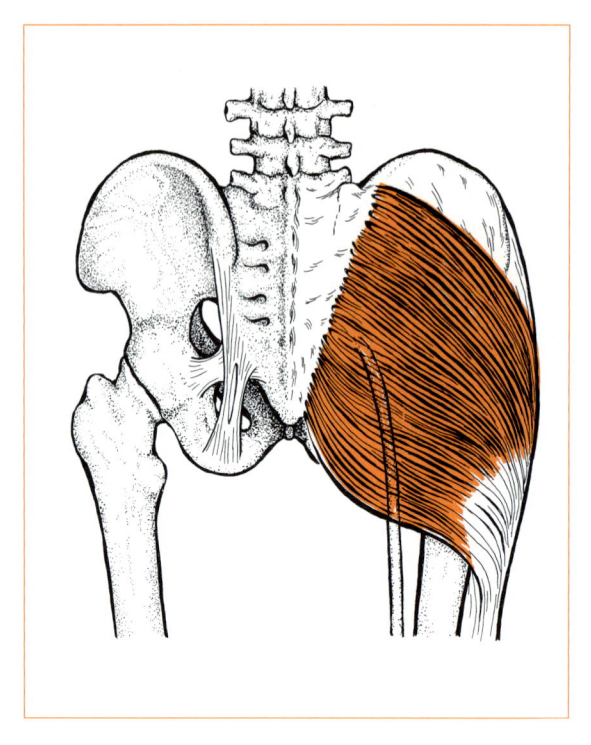

Abb. 8-52: Ursprung und Ansatz des M. gluteus maximus.

Muskel

Ursprung: Hinterer Teil des Darmbein-(Hüftbein)kamms und Kreuzbein und Steißbein.
Ansatz: Am hinteren und äußeren Rand des Oberschenkelknochens, vom großen Rollhügel ab, etwa 8 cm nach unten und an der Fascia lata (Abb. 8-52).

Test

Im Stehen (Abb. 8-53): Es wird der Unterschenkel in einem rechten Winkel nach oben gebeugt und der Oberschenkel etwas nach hinten geschoben. Druck wird auf den Oberschenkel ausgeübt, um ihn nach vorne zu drücken, während die andere Hand an der Hüfte stabilisiert.

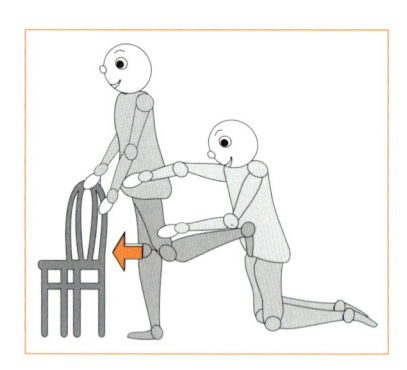

Abb. 8-53: Muskeltest „M. gluteus maximus" im Stehen.

Im Liegen (Abb. 8-54): In Bauchlage wird der Unterschenkel senkrecht nach oben gebeugt und der Oberschenkel durch Hochheben des Fußes angehoben. Druck wird auf den Oberschenkel ausgeübt, um ihn nach unten zu drücken, während das Knie gebeugt bleibt.

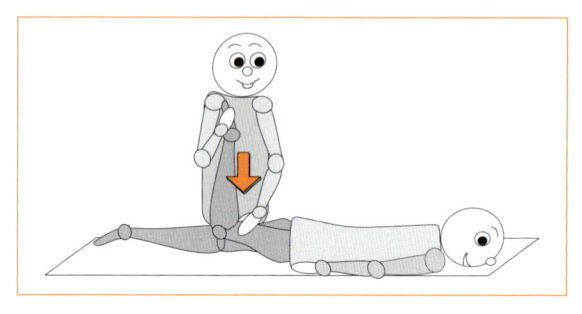

Abb. 8-54: Muskeltest „M. gluteus maximus" im Liegen.

Neurolymphatische Punkte

Vordere neurolymphatische Punkte: Entlang der vorderen Außenseite des Oberschenkels, vom Hüftgelenk bis kurz oberhalb des Knies.
Hintere neurolymphatische Punkte: Hinterer oberer Darmbeinstachel links und rechts der Wirbelsäule (Abb. 8-55).

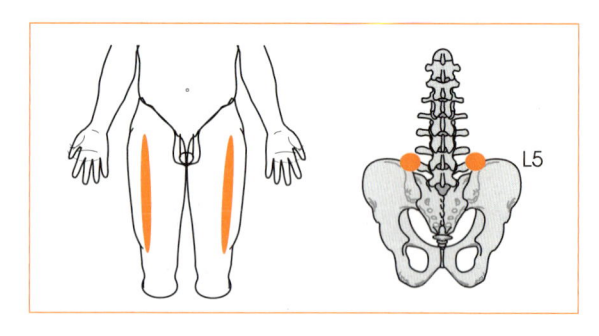

Abb. 8-55: Die neurolymphatischen Punkte des M. gluteus maximus.

M. gluteus maximus (Gesäßmuskel, großer)

Neurovaskuläre Kontaktpunkte

Jeweils ein Punkt auf der Mitte der Lambdanaht zu beiden Seiten des Hinterhaupts hinter den Ohren, wo sich der Schädel verengt (Abb. 8-56).

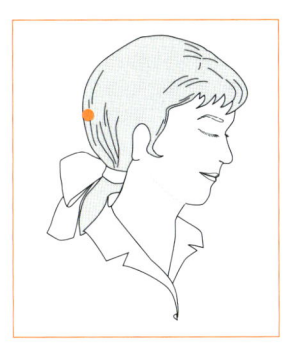

Abb. 8-56: Die neurovaskulären Kontaktpunkte des M. gluteus maximus.

Stärkende Akupunkturpunkte

- **Ni 10:** Zwischen den Sehnen des M. semitendinosus und des M. semimembranosus, auf der Falte der gebeugten Kniekehle, innen.
- **KS 3:** In der Mitte der Ellenbogenfalte auf der ellenseitigen Bizepssehne (Kleinfingerseite).
- **Le 1:** Distaler Nagelfalzwinkel der großen Zehe.
- **KS 9:** Daumenseitiger Nagelwinkel des Mittelfingers.

Erst Le 1 und KS 9, dann Ni 10 und KS 3 gleichzeitig 30 Sekunden lang berühren (Abb. 8-58).

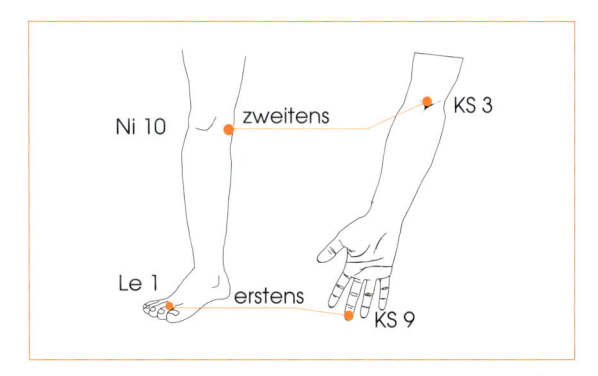

Abb. 8-58: Die stärkenden Akupunkturpunkte des M. gluteus maximus.

Meridian

Kreislauf-Sexus-Meridian
Meridian-Maximalzeit 19.00–21.00 Uhr
Anfangspunkt (KS 1): Zwei Querfinger lateral der Brustwarze.
Endpunkt (KS 9): Daumenseitiger Nagelwinkel des Mittelfingers (Abb. 8-57).

Muskelnährstoffe

Vitamin E: Distelöl, Haselnuss, Maiskeimöl, süße Mandeln, Walnuss, Weizenkeime.

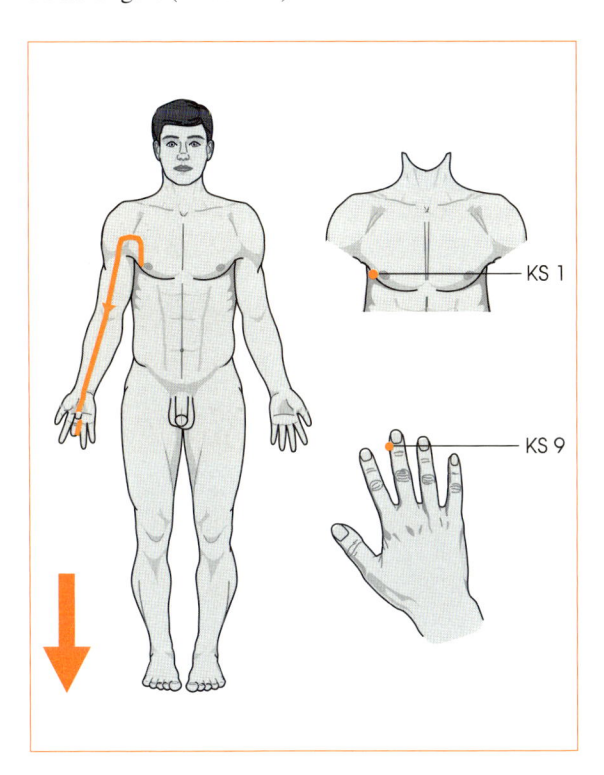

Abb. 8-57: Der Kreislauf-Sexus-Meridian mit Anfangs- und Endpunkt.

M. gluteus medius (Gesäßmuskel, mittlerer)

Im Liegen (Abb. 8-61): Auf dem Rücken liegend wird das gestreckte Bein 30° zur Seite abgespreizt. Der Fuß sollte dabei nicht verdreht sein, sondern gerade nach oben weisen. Druck wird auf den Knöchel ausgeübt, um das Bein in Richtung Mitte zu bewegen, während das andere Bein stabilisiert wird.

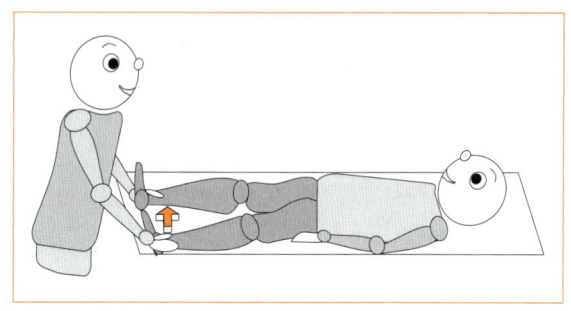

Abb. 8-61: Muskeltest „M. gluteus medius" im Liegen.

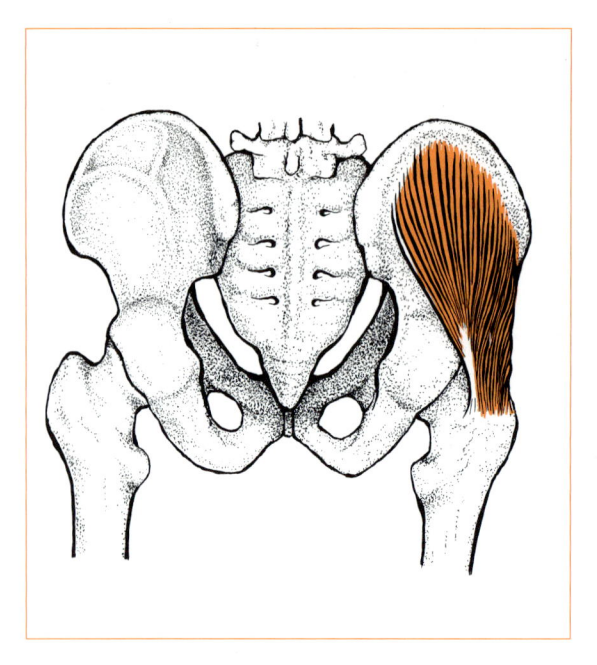

Abb. 8-59: Ursprung und Ansatz des M. gluteus medius.

Muskel

Ursprung: Außenseite der Darmbeinschaufel.
Ansatz: Am großen Rollhügel, an der Außenseite des Oberschenkelknochens nahe des Hüftgelenks (Abb. 8-59).

Test

Im Stehen (Abb. 8-60): wird das gestreckte Bein 30° zur Seite abgespreizt. Der Fuß sollte dabei nicht verdreht sein, sondern gerade nach oben weisen. Druck wird auf den Knöchel ausgeübt, um das Bein in Richtung Mitte zu bewegen, während an der gegenüberliegenden Hüfte stabilisiert wird.

Neurolymphatische Punkte

Vordere neurolymphatische Punkte: Der gesamte obere Schambeinrand.
Hintere neurolymphatische Punkte: Zwischen den beiden hervorstehenden Knochen in Höhe des 5. Lendenwirbels links und rechts der Wirbelsäule (hinterer oberer Darmbeinstachel) und dem Dornfortsatz des 5. Lendenwirbels (Abb. 8-62).

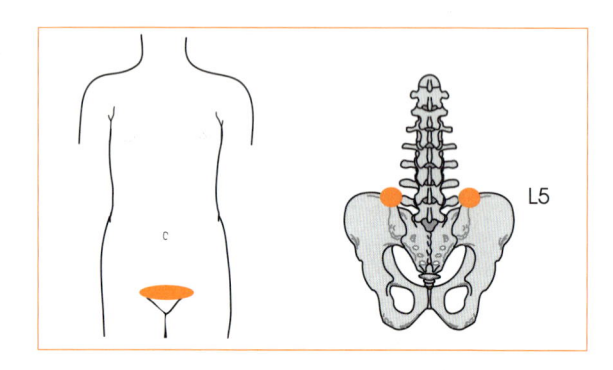

Abb. 8-62: Die neurolymphatischen Punkte des M. gluteus medius.

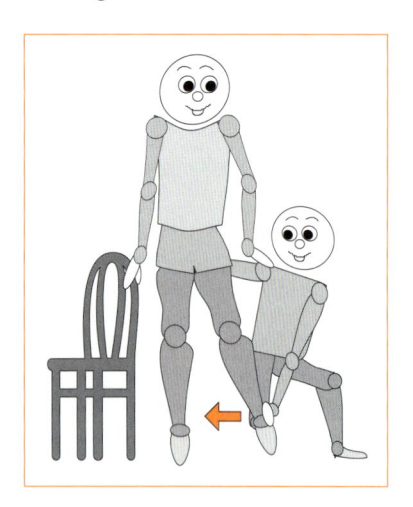

Abb. 8-60: Muskeltest „M. gluteus medius" im Stehen.

M. gluteus medius (Gesäßmuskel, mittlerer)

Neurovaskuläre Kontaktpunkte

Die beiden Scheitelbeinhöcker, zwei Erhebungen, links und rechts am Schädel, die etwa in der Mitte zwischen Ohr und höchster Stelle des Kopfes tastbar sind (Abb. 8-63).

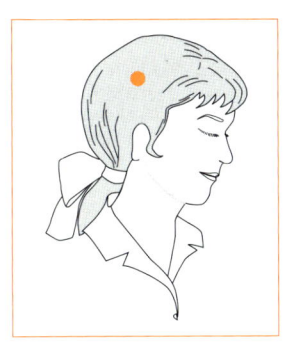

Abb. 8-63: Die neurovaskulären Kontaktpunkte des M. gluteus medius.

Stärkende Akupunkturpunkte

- **Ni 10:** Zwischen den Sehnen des M. semitendinosus und des M. semimembranosus, auf der Falte der gebeugten Kniekehle, innen.
- **KS 3:** In der Mitte der Ellenbogenfalte auf der ellenseitigen Bizepssehne (Kleinfingerseite).
- **Le 1:** Distaler Nagelfalzwinkel der großen Zehe.
- **KS 9:** Daumenseitiger Nagelwinkel des Mittelfingers.

Erst Le 1 und KS 9, dann Ni 10 und KS 3 gleichzeitig 30 Sekunden lang berühren (Abb. 8-65).

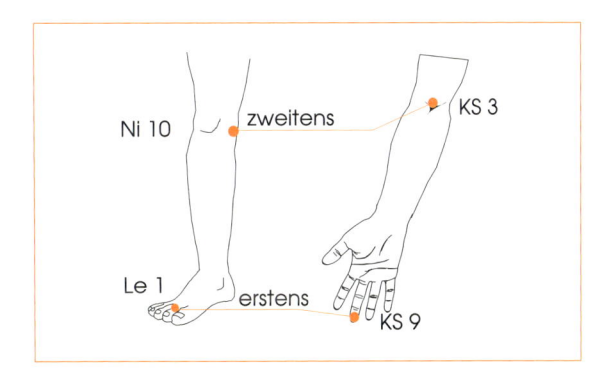

Abb. 8-65: Die stärkenden Akupunkturpunkte des M. gluteus medius.

Meridian

Kreislauf-Sexus-Meridian
Meridian-Maximalzeit 19.00–21.00 Uhr
Anfangspunkt (KS 1): 2 Querfinger lateral der Brustwarze.
Endpunkt (KS 9): Daumenseitiger Nagelwinkel des Mittelfingers (Abb. 8-64).

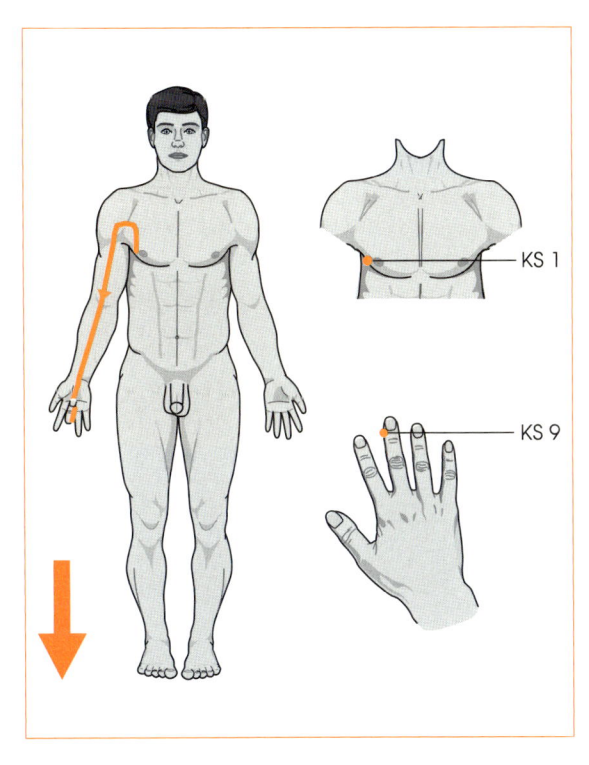

Abb. 8-64: Der Kreislauf-Sexus-Meridian mit Anfangs- und Endpunkt.

Muskelnährstoffe

Vitamin E: Distelöl, Haselnuss, Maiskeimöl, süße Mandeln, Walnuss, Weizenkeime.

M. gracilis (schlanker Muskel)

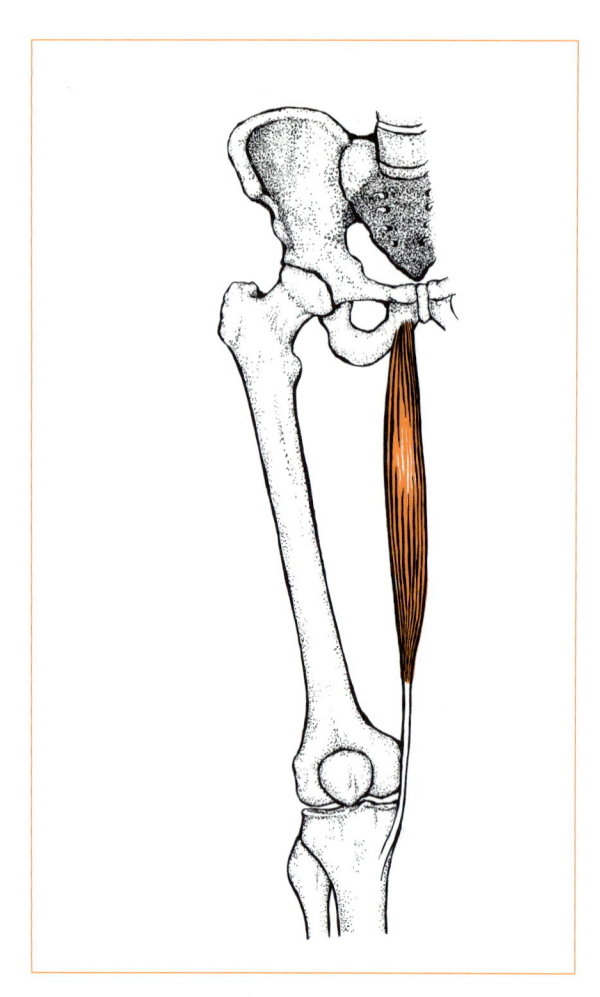

Abb. 8-66: Ursprung und Ansatz des M. gracilis.

Test

Im Stehen (Abb. 8-67) **und Liegen** (Abb. 8-68): Der Unterschenkel wird 45° senkrecht nach oben gebeugt. Während das Knie stabilisiert wird, übt man Druck auf den inneren Knöchel aus, um den Fuß nach außen zu bewegen.

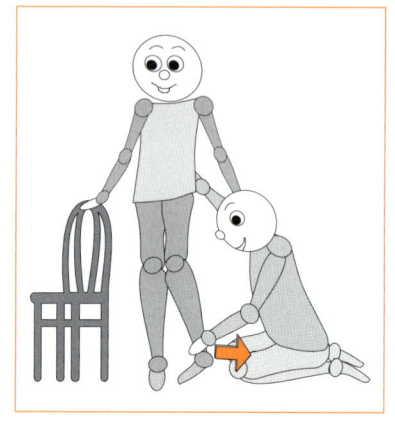

Abb. 8-67: Muskeltest „M. gracilis" im Stehen.

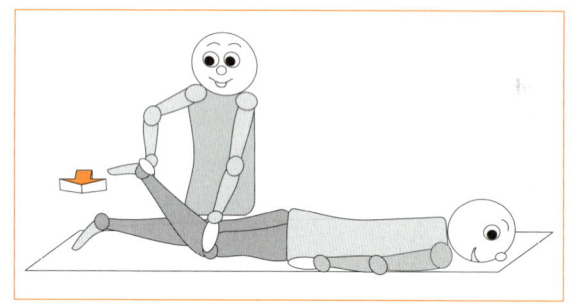

Abb. 8-68: Muskeltest „M. gracilis" im Liegen.

Muskel

Ursprung: Unterer Schambeinast.
Ansatz: An der Innenseite des Schienbeins unmittelbar unterhalb des Kniegelenks (Abb. 8-66).

Neurolymphatische Punkte

Vordere neurolymphatische Punkte: Zwei Daumenbreiten oberhalb und einen Daumenbreit zu beiden Seiten des Bauchnabels.
Hintere neurolymphatische Punkte: 10. und 11. Brustwirbel, ca. 2 bis 3 cm links und rechts der Wirbelsäule in Höhe der letzten Rippen (Abb. 8-69).

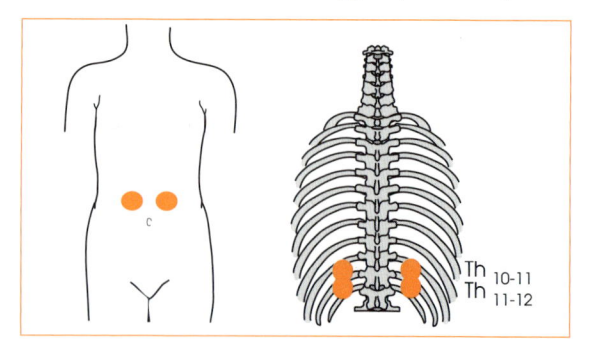

Abb. 8-69: Die neurolymphatischen Punkte des M. gracilis.

M. gracilis (schlanker Muskel)

Neurovaskulärer Kontaktpunkt

Die hintere Fontanelle im Schnittpunkt von Pfeil- und Lambdanaht (Abb. 8-70).

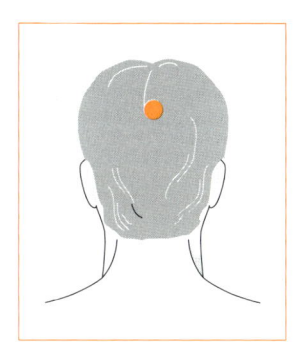

Abb. 8-70: Der neurovaskuläre Kontaktpunkt des M. gracilis.

Stärkende Akupunkturpunkte

- **Gb 41:** In der Vertiefung vor der Verbindung des 4. und 5. Mittelfußknochens.
- **3E 3:** In der Vertiefung zwischen dem 4. und 5. Finger hinter dem Grundgelenk.
- **Bl 66:** Kleinzehenaußenseite distal des Grundgelenks.
- **3E 2:** Hinter der Schwimmhaut zwischen dem 4. und 5. Finger vor dem Grundgelenk.

Erst Gb 41 und 3E 3, dann Bl 66 und 3E 2 gleichzeitig 30 Sekunden lang berühren (Abb. 8-72).

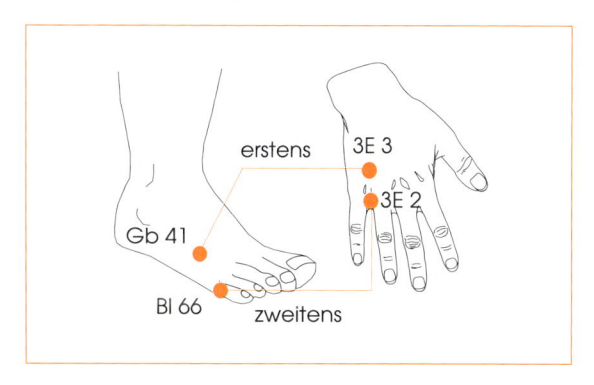

Abb. 8-72: Die stärkenden Akupunkturpunkte des M. gracilis.

Meridian

Dreifacher Erwärmer-Meridian
Meridian-Maximalzeit 21.00–23.00 Uhr
Anfangspunkt (3E 1): Lateraler (kleinfingerseitiger) Nagelfalzwinkel des Ringfingers.
Endpunkt (3E 23): Laterales Ende der Augenbraue (Abb. 8-71).

Muskelnährstoffe

Vitamin C: Dorschleberöl, Hagebutte, Stachelbeere, schwarze Johannisbeere, Paprikaschoten, Petersilie, Sanddorn.

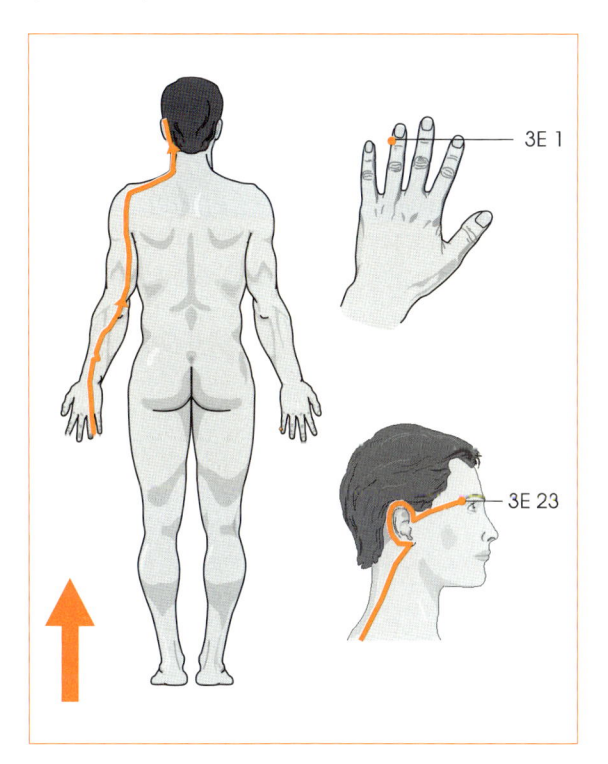

Abb. 8-71: Der Dreifache Erwärmer-Meridian mit Anfangs- und Endpunkt.

M. iliacus (Darmbeinmuskel)

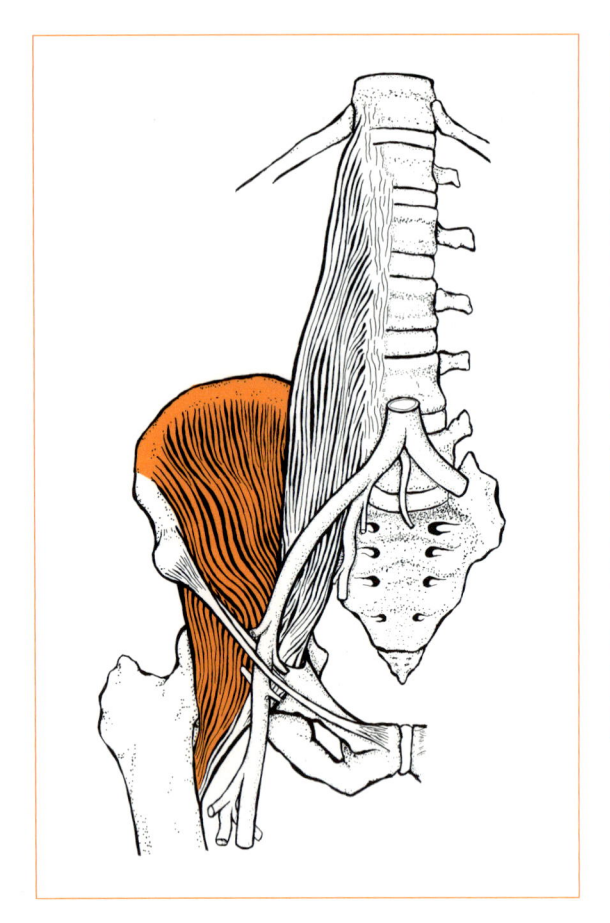

Abb. 8-73: Ursprung und Ansatz des M. iliacus.

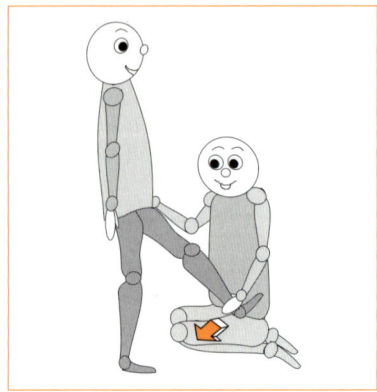

Abb. 8-74: Muskeltest „M. iliacus" im Stehen.

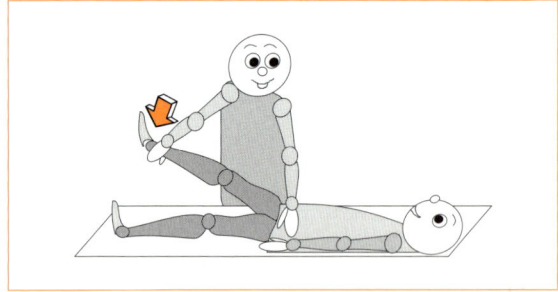

Abb. 8-75: Muskeltest „M. iliacus" im Liegen.

Muskel

Ursprung: Entlang der oberen Innenfläche des Darm-(Hüft-)beins bis zum Kreuzbein.
Ansatz: Obere Innenseite des Oberschenkelknochens am kleinen Rollhügel (Abb. 8-73).

Test

Im Stehen: Das Bein wird 45° nach vorn und leicht zur Seite angehoben und der Fuß nach außen gedreht. Druck wird gegen die Innenseite des Knöchels ausgeübt, um das Bein nach hinten und außen zu drücken. Die andere Hand stabilisiert an der gleichseitigen Hüfte (Abb. 8-74).
Im Liegen: Auf dem Rücken liegend wird das Bein 45° nach oben und leicht zur Seite angehoben und der Fuß nach außen gedreht. Druck wird gegen die Innenseite des Knöchels ausgeübt, um das Bein nach unten und außen zu drücken. Die andere Hand stabilisiert an der gegenüber liegenden Hüfte (Abb. 8-75).

Neurolymphatische Punkte

Vordere neurolymphatische Punkte: Über der Vorderseite des Schultergelenks und an der Innenseite des oberen vorderen Darmbeinstachels.
Hintere neurolymphatische Punkte: Zwischen 12. Brust- und 1. Lendenwirbel, ca. 2 bis 3 cm links und rechts der Wirbelsäule in Höhe der letzten Rippen (Abb. 8-76).

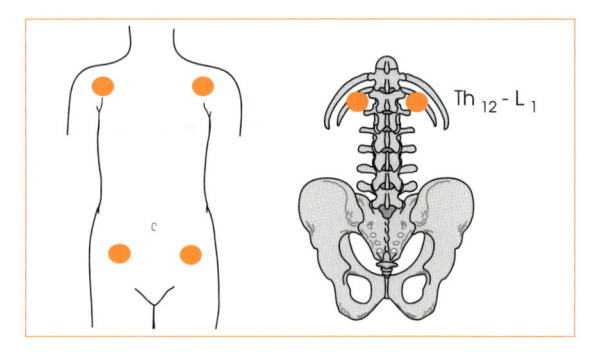

Abb. 8-76: Die neurolymphatischen Punkte des M. iliacus.

M. iliacus (Darmbeinmuskel)

Neurovaskuläre Kontaktpunkte

Die beiden Scheitelbeinhöcker, zwei Erhebungen links und rechts am Schädel, die etwa in der Mitte zwischen Ohr und höchster Stelle des Schädels tastbar sind (Abb. 8-77).

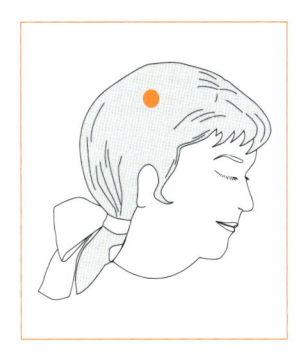

Abb. 8-77: Die neurovaskulären Kontaktpunkte des M. iliacus.

Stärkende Akupunkturpunkte

- **Ni 7:** Knapp drei Fingerbreit oberhalb des inneren Knöchels am Vorderrand der Achillessehne.
- **Lu 8:** Eine Daumenbreite proximal der Handgelenksfalte in der Vertiefung zwischen dem Griffelfortsatz der Speiche und der Arterie.
- **MP 3:** Proximal und hinter dem Kopf des ersten Mittelfußknochens.
- **Ni 3:** In der Vertiefung zwischen dem inneren Knöchel und der Achillessehne auf gleicher Höhe wie die Spitze des Knöchels.

Erst Ni 7 und Lu 8, dann MP 3 und Ni 3 gleichzeitig 30 Sekunden lang berühren (Abb. 8-79).

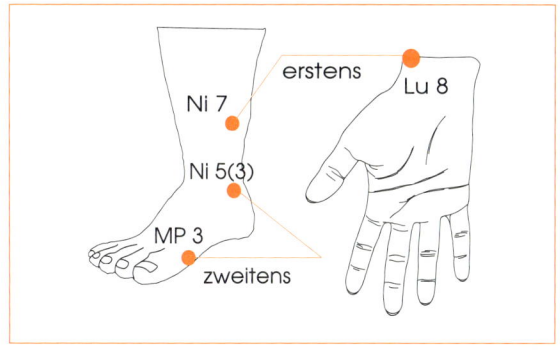

Abb. 8-79: Die stärkenden Akupunkturpunkte des M. iliacus.

Meridian

Nierenmeridian
Meridian-Maximalzeit 17.00–19.00 Uhr
Anfangspunkt (Ni 1): In der Vertiefung der Fußballens.
Endpunkt (Ni 27): An der Verbindung zwischen Sternum und Schlüsselbeingelenk (Abb. 8-78).

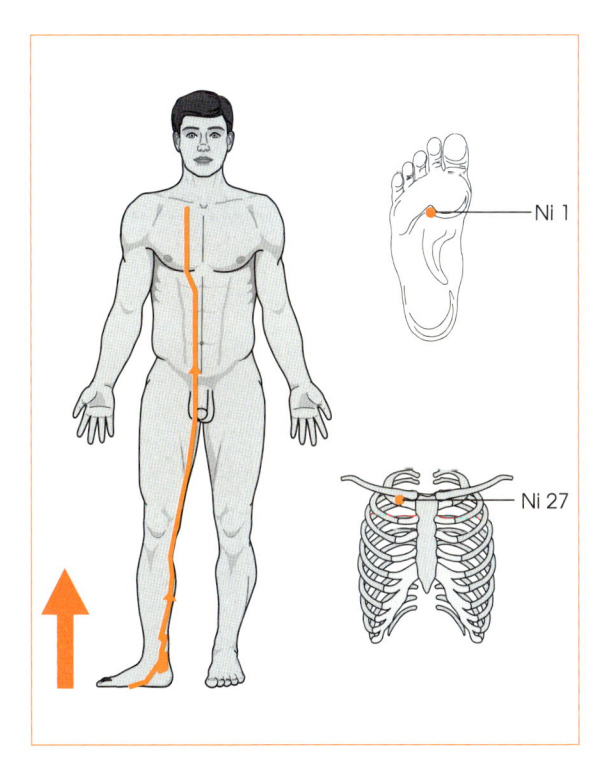

Abb. 8-78: Der Nieren-Meridian mit Anfangs- und Endpunkt (Ni 1 bis Ni 27).

Muskelnährstoffe

Vitamin A: Getrocknete Aprikosen, Feldsalat, Gartenkresse, Gartenkerbel, Grünkohl, Hagebutte, Leber, Karotten, Löwenzahnblätter, Mangold, Petersilie, Schnittlauch, Spinat.
Vitamin E: Distelöl, Haselnuss, Maiskeimöl, süße Mandeln, Walnuss, Weizenkeime.
   Sauermilchprodukte, Chlorophyllextrakte.

M. latissimus dorsi (breiter Rückenmuskel)

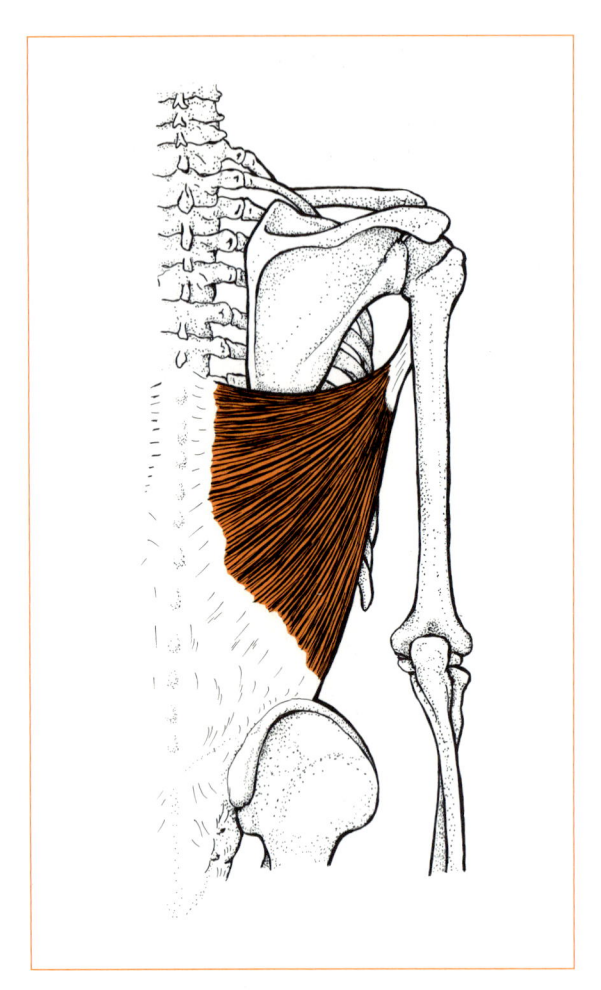

Abb. 8-80: Ursprung und Ansatz des M. latissimus dorsi.

Test

Im Stehen (Abb. 8-81) **und Liegen** (Abb. 8-82): Der Arm liegt seitlich dem Rumpf an und ist so gedreht, dass die Handfläche nach außen weist, der Ellenbogen ist durchgedrückt. Druck wird gegen den Unterarm nahe des Handgelenks ausgeübt, in seitlicher Richtung, weg vom Körper.

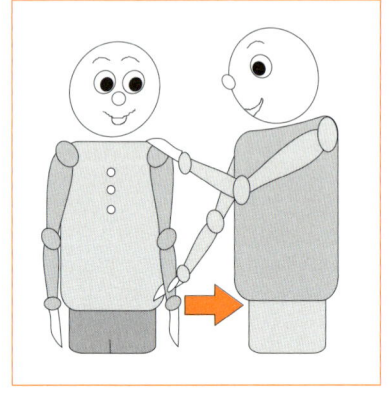

Abb. 8-81: Muskeltest „M. latissimus dorsi" im Stehen.

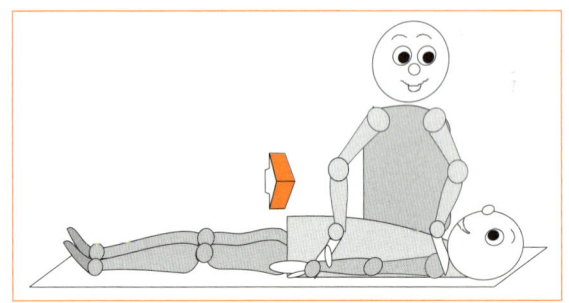

Abb. 8-82: Muskeltest „M. latissimus dorsi" im Liegen.

Muskel

Ursprung: Der breite Rückenmuskel entspringt mit einer breiten, kräftigen Sehnenplatte von den Dornfortsätzen der sechs unteren Brust- sowie der Lenden- und Kreuzbeinwirbel, am hinteren Darmbeinkamm (hinterer oberer Rand des „Hüftknochens") und den untersten drei Rippen.
Ansatz: Kleinhöckerleiste des Oberarmknochens (an der Arminnenseite, etwas unterhalb des Schultergelenks) (Abb. 8-80).

Neurolymphatische Punkte

Vordere neurolymphatische Punkte: Im 7. Interkostalraum auf der linken Seite. Oft ist dort eine Vertiefung tastbar.
Hintere neurolymphatische Punkte: Zwischen dem 7. und 8. Brustwirbel, ca. 2 bis 3 cm links und rechts der Wirbelsäule (Abb. 8-83).

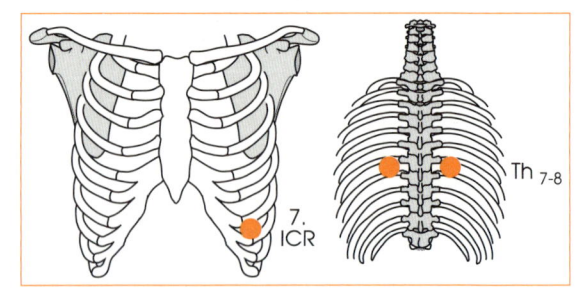

Abb. 8-83: Die neurolymphatischen Punkte des M. latissimus dorsi.

M. latissimus dorsi (breiter Rückenmuskel)

Neurovaskuläre Kontaktpunkte

Auf dem Scheitelbein etwas über dem Ohr (Abb. 8-84).

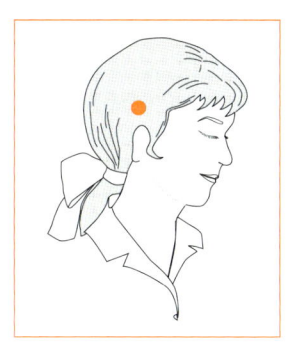

Abb. 8-84: Die neurovaskulären Kontaktpunkte des M. latissimus dorsi.

Meridian

Milz-Pankreas-Meridian
Meridian-Maximalzeit 9.00–11.00 Uhr
Anfangspunkt (MP 1): Medialer Nagelfalzwinkel der großen Zehe.
Endpunkt (MP 21): Laterale Thoraxseite, auf der mittleren Axillarlinie in Höhe der 6. Rippe (Abb. 8-85).

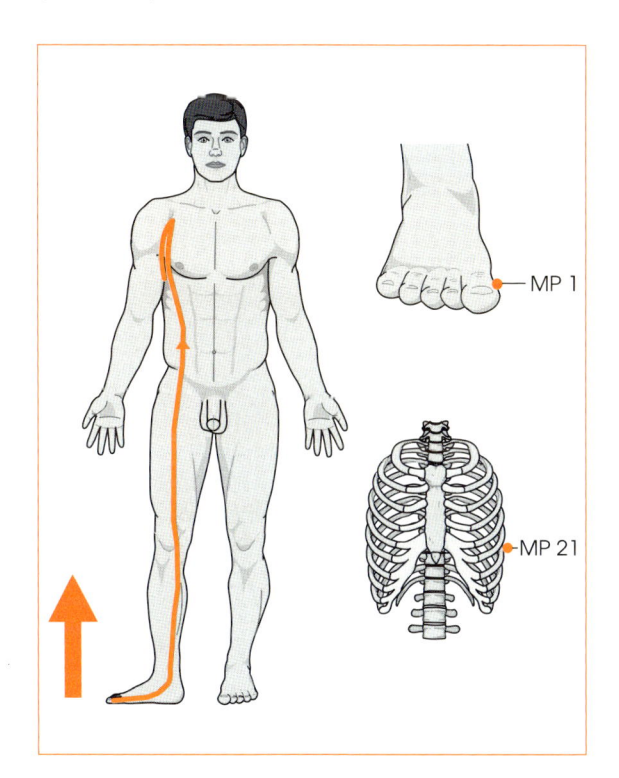

Abb. 8-85: Der Milz-Pankreas-Meridian mit Anfangs- und Endpunkt.

Stärkende Akupunkturpunkte

- **MP 2:** Mediale Seite der großen Zehe, distal des Grundgelenks.
- **He 8:** Auf der Handfläche zwischen dem 4. und 5. Mittelhandknochen. Nach dem Faustschluß liegt der Punkt unter der Spitze des kleinen Fingers.
- **Le 1:** Lateraler Nagelfalzwinkel der großen Zehe.
- **MP 1:** Medialer Nagelfalzwinkel der großen Zehe.

Erst MP 2 und He 8, dann Le 1 und MP 1 gleichzeitig 30 Sekunden lang berühren (Abb. 8-86).

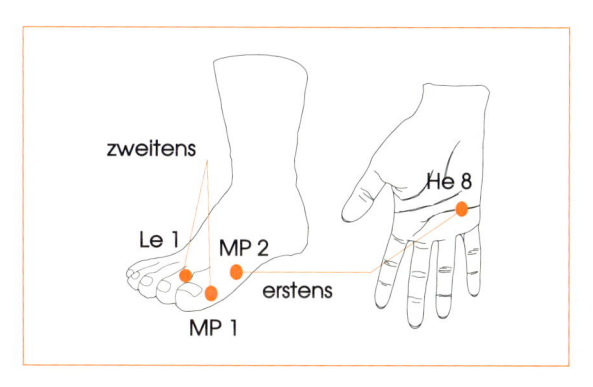

Abb. 8-86: Die stärkenden Akupunkturpunkte des M. latissimus dorsi.

Muskelnährstoffe

Vitamin A: Getrocknete Aprikosen, Feldsalat, Gartenkresse, Gartenkerbel, Grünkohl, Hagebutte, Leber, Karotten, Löwenzahnblätter, Mangold, Petersilie, Schnittlauch, Spinat.
Vitamin F: Erdnussöl, Maiskeimöl, Sonnenblumenöl, Walnuss.

M. levator scapulae (Schulterblattheber)

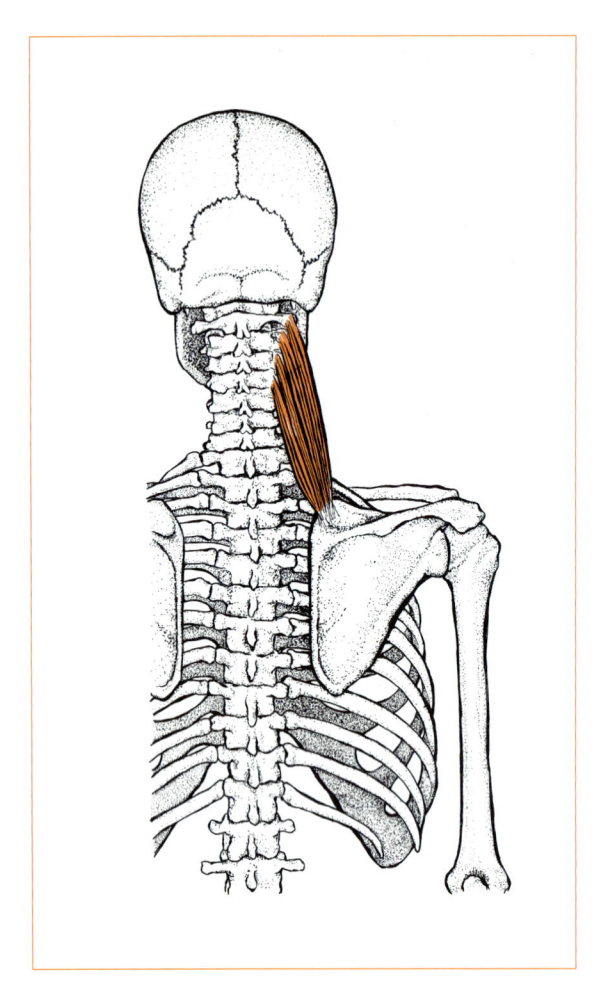

Abb. 8-87: Ursprung und Ansatz des M. levator scapulae.

Muskel

Ursprung: Die Querfortsätze der ersten vier Halswirbel.
Ansatz: Am oberen Schulterblattwinkel (Abb. 8-87).

Test

Im Stehen (Abb. 8-88) **und Liegen** (Abb. 8-89): Der Ellbogen liegt angewinkelt bei seitlich gebeugtem Oberkörper an der Hüfte, der andere Arm wird angewinkelt über den Kopf gehalten. Druck wird gegen die Innenseite des Oberarms knapp oberhalb des Ellenbogens ausgeübt, um den Arm vom Körper seitlich wegzuziehen.

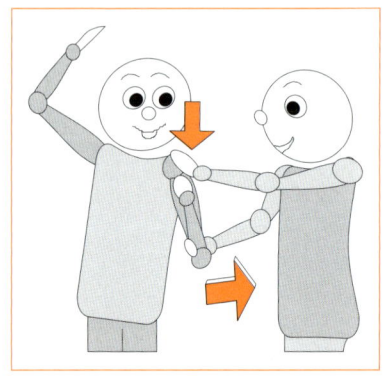

Abb. 8-88: Muskeltest „M. levator scapulae" im Stehen.

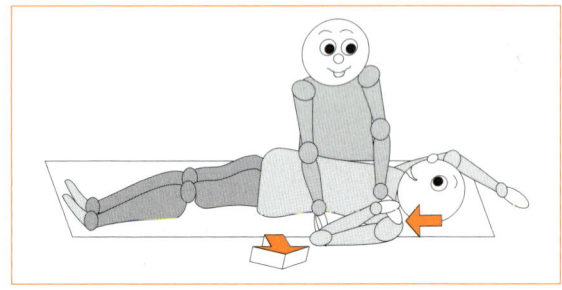

Abb. 8-89: Muskeltest „M. levator scapulae" im Liegen.

Neurolymphatische Punkte

Vordere neurolymphatische Punkte: Zwischen Schlüsselbein und 1. Rippe, unmittelbar links und rechts vom Brustbein.
Hintere neurolymphatische Punkte: Zwischen dem 7. Halswirbel und dem 1. Brustwirbel, 2 bis 3 cm links und rechts der Wirbelsäule.
Außerdem: Fester Druck in den Muskelbauch des M. teres minor und den verspannten M. levator scapulae (Abb. 8-90).

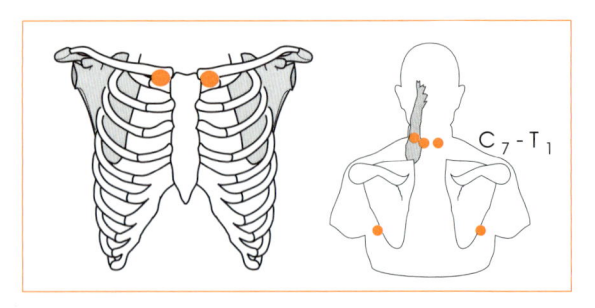

Abb. 8-90: Die neurolymphatischen Punkte des M. levator scapulae.

M. levator scapulae (Schulterblattheber)

Neurovaskuläre Kontaktpunkte

Die beiden Stirnbeinhöcker, in der Mitte zwischen Augenbrauen und Haaransatz (Abb. 8-91).

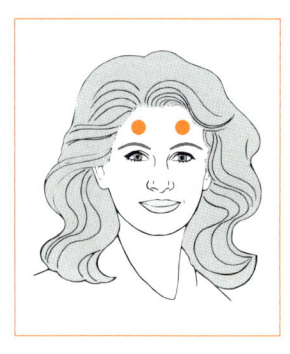

Abb. 8-91: Die neurovaskulären Kontaktpunkte des M. levator scapulae.

Meridian

Magenmeridian
Meridian-Maximalzeit 7.00–9.00 Uhr
Anfangspunkt (Ma 1): An der unteren Orbitakante genau in der Mitte.
Endpunkt (Ma 45): Äußerer Nagelwinkel der 2. Zehe (Abb. 8-92).

Stärkende Akupunkturpunkte

- **Ma 41:** Im oberen Sprunggelenksspalt, zwischen den Sehnen des M. tibialis anterior und des M. extensor hallucis longus.
- **Dü 5:** Auf der Kleinfingerseite des Handgelenks zwischen Griffelfortsatz und Dreieckbein.
- **Gb 41:** In der Vertiefung vor der Verbindung von 4. und 5. Mittelfußknochen.
- **Ma 43:** In der Vertiefung am Fußrücken zwischen dem 2. und 3. Mittelfußknochen.

Erst Ma 41 und Dü 5, dann Gb 41 und Ma 43 gleichzeitig 30 Sekunden lang berühren (Abb. 8-93).

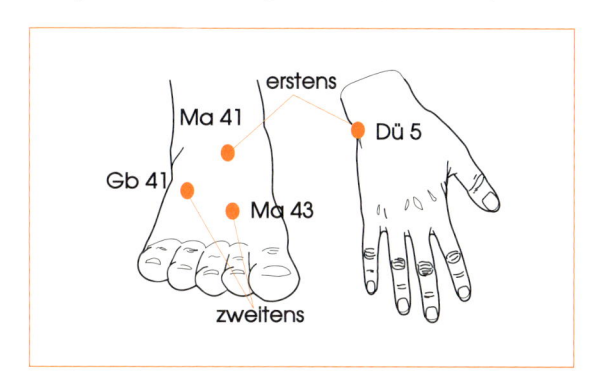

Abb. 8-93: Die stärkenden Akupunkturpunkte des M. levator scapulae.

Muskelnährstoffe

Vitamin-B-Komplex: Leber, Bierhefe, Haselnuss, Magermilchpulver, Sojaprodukte, Sonnenblumenkerne, Weizenkeime.

Nahrungsmittel gut kauen, Zucker und Süßigkeiten vermeiden.

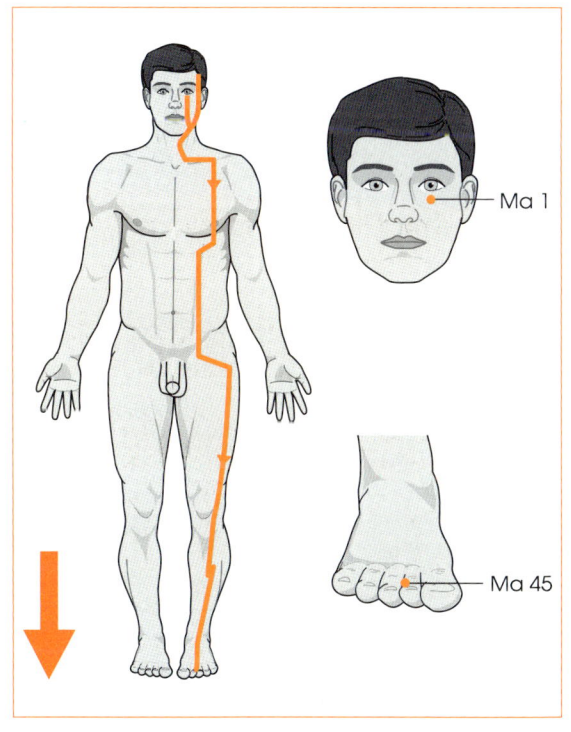

Abb. 8-92: Der Magen-Meridian mit Anfangs- und Endpunkt.

M. obliquus externus abdominis
(äußerer schräger Bauchmuskel)

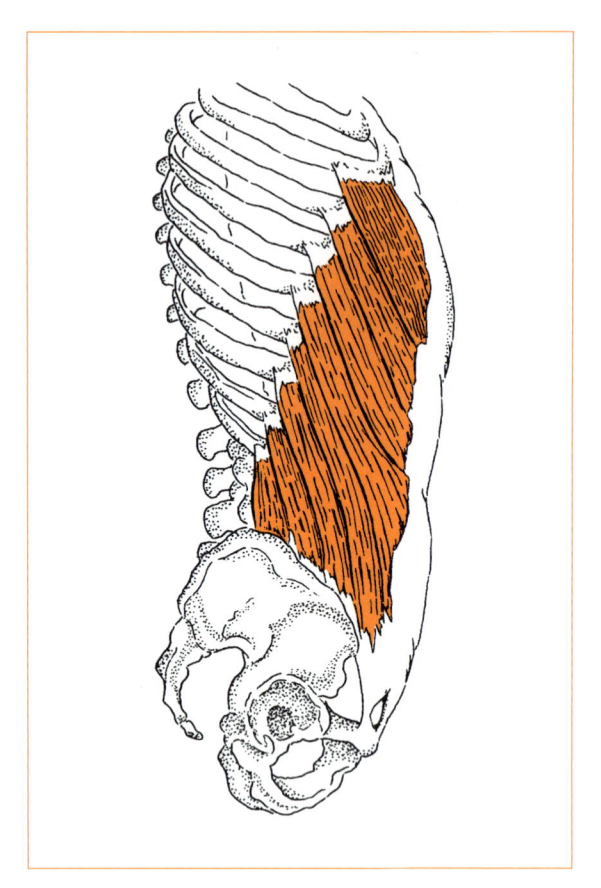

Abb. 8-94: Ursprung und Ansatz des M. obliquus externus abdominis.

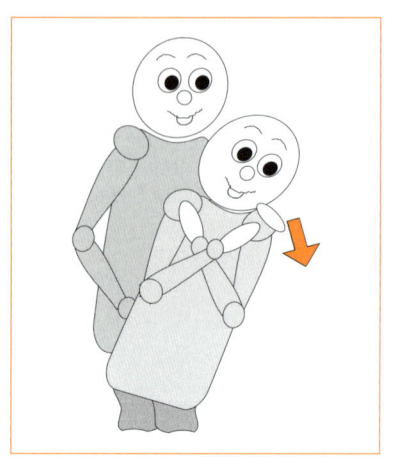

Abb. 8-95: Muskeltest „M. obliquus externus abdominis" im Stehen.

Muskel

Ursprung: Innenseite der Knorpel der 7. bis 12. Rippe an den vorderen zwei Dritteln des Darmbeinkamms und dem seitlichen Drittel des Leistenbandes.
Ansatz: Entlang der Linea alba in der Bauchmitte vom Brustbein bis zum Schambein (Abb. 8-94).

Test

Im Stehen (Abb. 8-95): Der Oberkörper wird 45° nach vorne gebeugt und eine Schulter zuerst auf der einen und dann auf der anderen Seite nach vorne geschoben, die Hände liegen jeweils auf der gegenüberliegenden Schulter. Druck wird jeweils auf die nach hinten verschobene Schulter ausgeübt, während das Becken mit der anderen Hand stabilisiert wird.

Im Sitzen (Abb. 8-96): Die schräg verlaufenden Bauchmuskeln werden in der gleichen Ausgangsposition getestet wie die geraden, jedoch werden die Schultern soweit wie möglich zur Seite gedreht. Der Druck wird auf die Schulteraußenseite in Richtung der anderen Schulter ausgeübt.

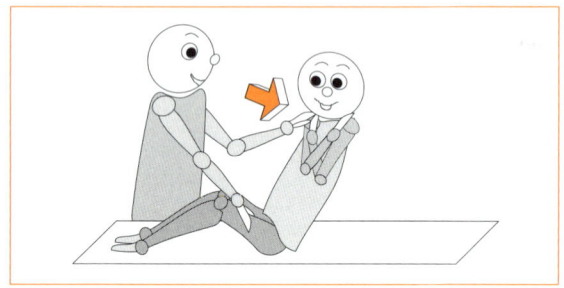

Abb. 8-96: Muskeltest „M. obliquus externus abdominis" im Sitzen.

Neurolymphatische Punkte

Vordere neurolymphatische Punkte: Obere Hälfte der Oberschenkelinnenseite, drei Streifen entlang der hinteren, mittleren und vorderen Seite der Oberschenkelinnenseite.
Hintere neurolymphatische Punkte: Die hinteren oberen Darmbeinstachel in Höhe des 5. Lendenwirbels (Abb. 8-97).

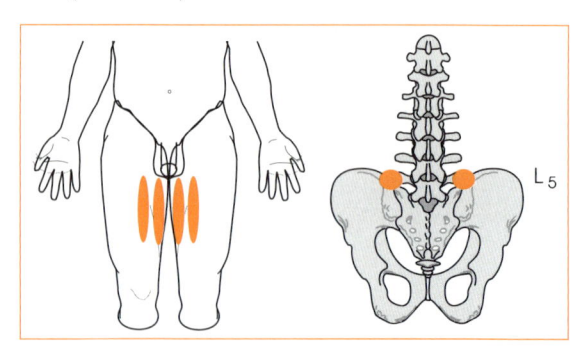

Abb. 8-97: Die neurolymphatischen Punkte des M. obliquus ext. abdominis.

M. obliquus externus abdominis
(äußerer schräger Bauchmuskel)

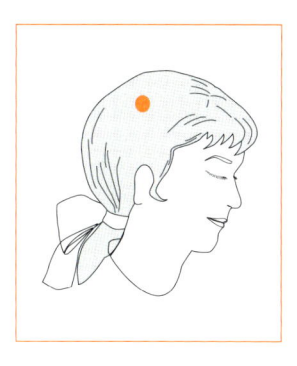

Abb. 8-98: Die neurovaskulären Kontaktpunkte des M. obliquus externus abdominis.

Neurovaskuläre Kontaktpunkte

Die beiden Scheitelbeinhöcker, zwei Erhebungen links und rechts am Schädel, die etwa in der Mitte zwischen Ohr und höchster Stelle des Kopfes tastbar sind (Abb. 8-98).

Meridian

Dünndarmmeridian
Meridian-Maximalzeit 13.00–15.00 Uhr
Anfangspunkt (Dü 1): Äußerer Nagelfalzwinkel des kleinen Fingers.
Endpunkt (Dü 19): Zwischen Tragusmitte und Kiefergelenk vor dem Ohr (Abb. 8-99).

Stärkende Akupunkturpunkte

- **Gb 41:** In der Vertiefung vor der Verbindung des 4. und 5. Mittelfußknochens.
- **Dü 3:** Außenseite des kleinen Fingers proximal des Grundgelenks.
- **Bl 66:** Kleinzehenaußenseite distal des Grundgelenks.
- **Dü 2:** Außenseite des kleinen Fingers distal des Grundgelenks.

Erst Gb 41 und Dü 3, dann Bl 66 und Dü 2 gleichzeitig 30 Sekunden lang berühren (s. Abb. 8-100).

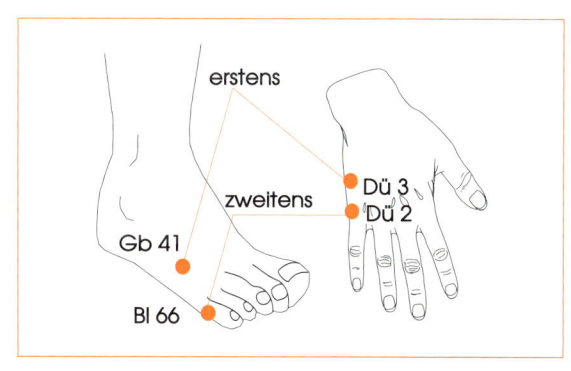

Abb. 8-100: Die stärkenden Akupunkturpunkte des M. obliquus externus abdominis.

Muskelnährstoffe

Vitamin E: Distelöl, Haselnuss, Maiskeimöl, süße Mandeln, Walnuss, Weizenkeime.

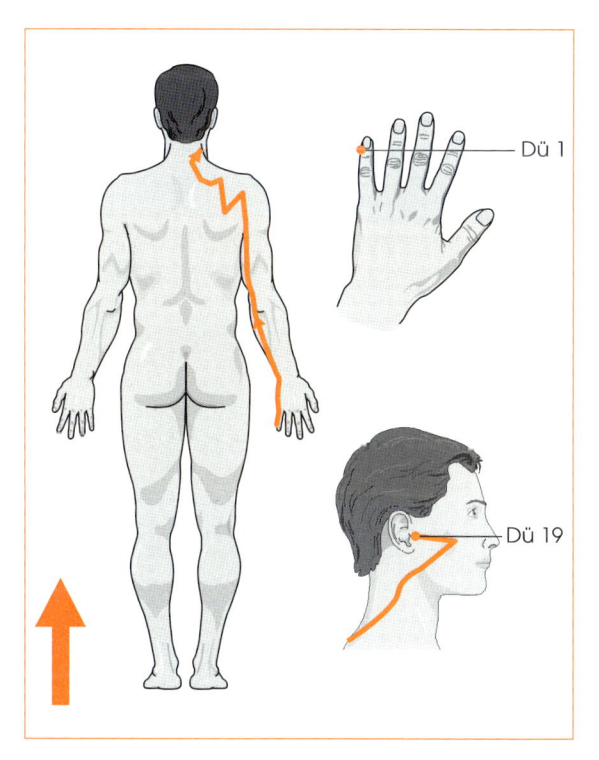

Abb. 8-99: Der Dünndarm-Meridian mit Anfangs- und Endpunkt.

M. opponens pollicis (Daumengegensteller)

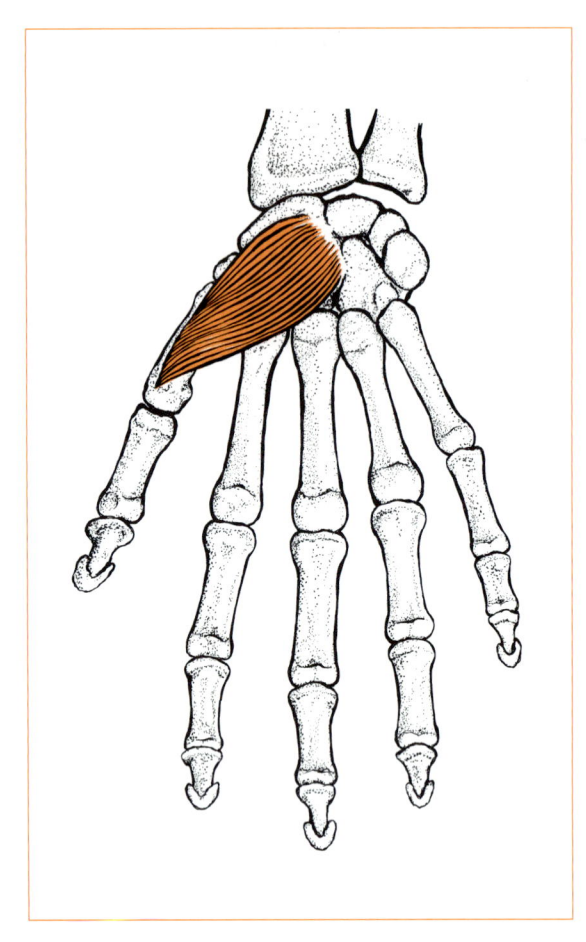

Abb. 8-101: Ursprung und Ansatz des M. opponens pollicis.

Muskel

Ursprung: Am großen Vieleckbein, dem Handwurzelknochen, der unmittelbar an der Daumenbasis liegt.
Ansatz: Am Mittelhandknochen des Daumens an der Innenseite (Abb. 8-101).

Test

Im Stehen und Liegen (Abb. 8-102): Die Fingerspitze des Daumens und des kleinen Fingers werden so zusammengebracht, dass die beiden Finger einen Ring bilden. Getestet wird, indem mit den Zeigefingern versucht wird, Daumen und Kleinfinger der Testperson auseinanderzuziehen. Dabei ist es normal, wenn die beiden Finger beim Testen ein wenig auseinandergehen. Es muss darauf geachtet werden, ob der Muskel einklinkt, nachdem er sich etwas geöffnet hat. Wenn das der Fall ist, kann er als stark bewertet werden.

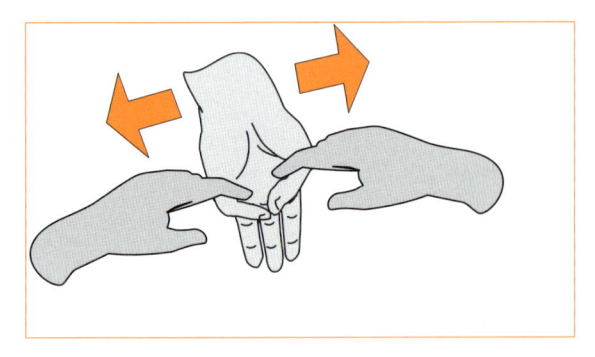

Abb. 8-102: Muskeltest „M. opponens pollicis".

Neurolymphatische Punkte

Vordere neurolymphatische Punkte: 7. Interkostalraum auf der linken Seite. Der Punkt liegt oberhalb des Rippenbogens, ca. in der mittleren Schlüsselbeinlinie. Oft ist dort eine Vertiefung tastbar.
Hintere neurolymphatische Punkte: Zwischen dem 7. und 8. Brustwirbel, ca. 2 bis 3 cm links und rechts der Wirbelsäule (Abb. 8-103).

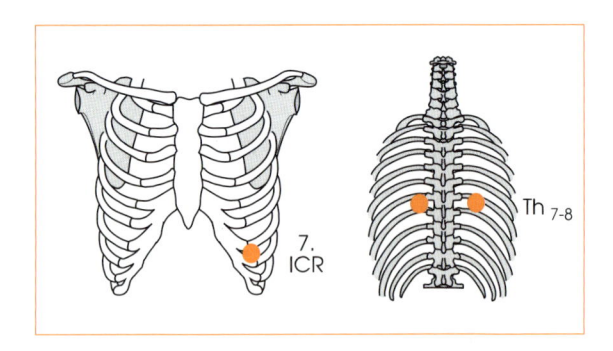

Abb. 8-103: Die neurolymphatischen Punkte des M. opponens pollicis.

M. opponens pollicis (Daumengegensteller)

Neurovaskuläre Kontaktpunkte

Ein Punkt, ca. 1,5 cm oberhalb der hinteren Fontanelle (Abb. 8-104).

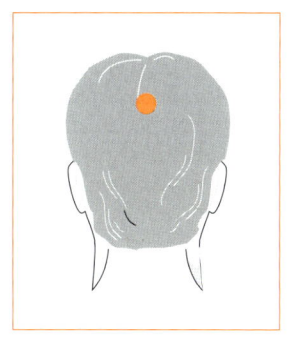

Abb. 8-104: Der neurovaskuläre Kontaktpunkt des M. opponens pollicis.

Meridian

Milz-Pankreas-Meridian
Meridian-Maximalzeit 9.00–11.00 Uhr
Anfangspunkt (MP 1): Medialer Nagelfalzwinkel der großen Zehe.
Endpunkt (MP 21): Laterale Thoraxseite, auf der mittleren Axillarlinie in Höhe der 6. Rippe (Abb. 8-105).

Stärkende Akupunkturpunkte

- **MP 2:** Mediale Seite der großen Zehe, distal des Grundgelenks.
- **He 8:** Auf der Handfläche zwischen dem 4. und 5. Mittelhandknochen. Nach dem Faustschluss liegt der Punkt unter der Spitze des kleinen Fingers.
- **Le 1:** Lateraler Nagelfalzwinkel der großen Zehe.
- **MP 1:** Medialer Nagelfalzwinkel der großen Zehe.

Erst MP 2 und He 8, dann Le 1 und MP 1 gleichzeitig 30 Sekunden lang berühren (Abb. 8-106).

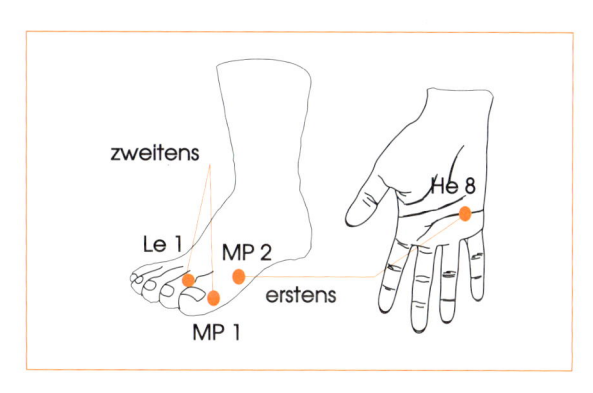

Abb. 8-106: Die stärkenden Akupunkturpunkte des M. opponens pollicis.

Muskelnährstoffe

Vitamin A: Getrocknete Aprikosen, Feldsalat, Gartenkresse, Gartenkerbel, Grünkohl, Hagebutte, Leber, Karotten, Löwenzahnblätter, Mangold, Petersilie, Schnittlauch, Spinat.
Vitamin F: Erdnussöl, Maiskeimöl, Sonnenblumenöl, Walnuss.

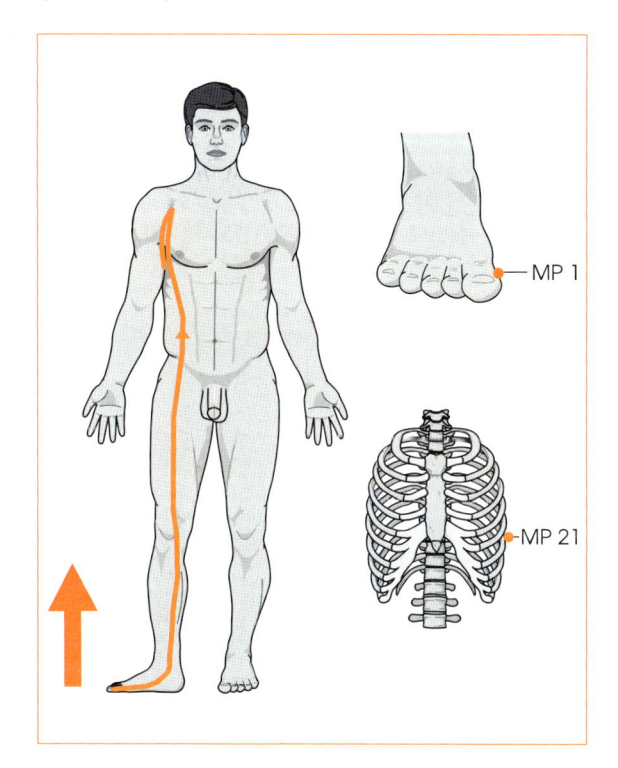

Abb. 8-105: Der Milz-Pankreas-Meridian mit Anfangs- und Endpunkt.

M. pectoralis major clavicularis
(großer Brustmuskel, Schlüsselbeinanteil)

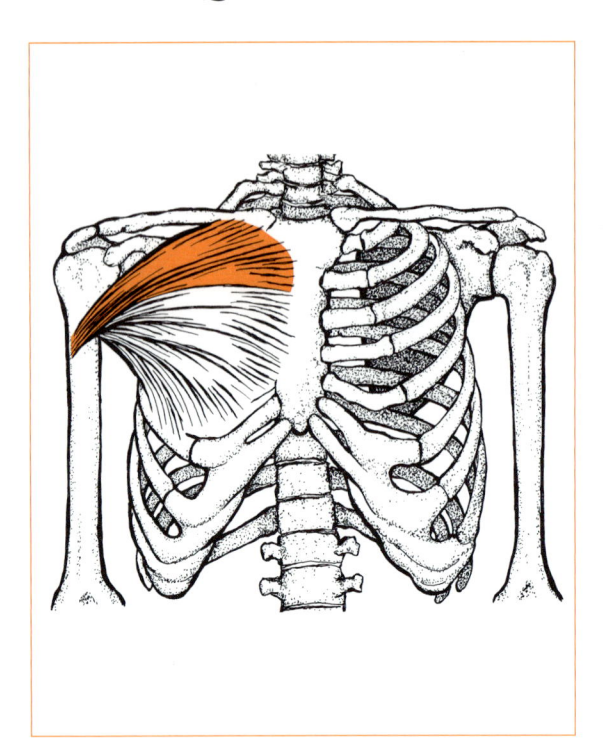

Abb. 8-107: Ursprung und Ansatz des M. pectoralis major clavicularis.

Muskel

Ursprung: Entlang der inneren Hälfte des Schlüsselbeins.
Ansatz: An der Großhöckerleiste des Oberarmknochens (eine Stelle knapp unterhalb des Schultergelenks am Oberarm außen) (Abb. 8-107).

Test

Im Stehen (Abb. 8-108) **und Liegen** (Abb. 8-109): Der Arm wird in Schulterhöhe nach vorne (rechtwinklig zum Rumpf) ausgestreckt, die Handfläche weist nach außen und der Daumen in Fußrichtung. Druck wird in Richtung Füße und ca. 45° vom Rumpf weg ausgeübt.

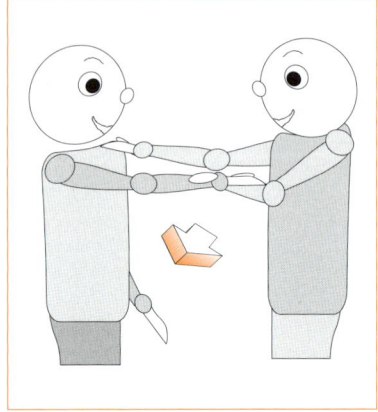

Abb. 8-108: Muskeltest „M. pectoralis major clavicularis" im Stehen.

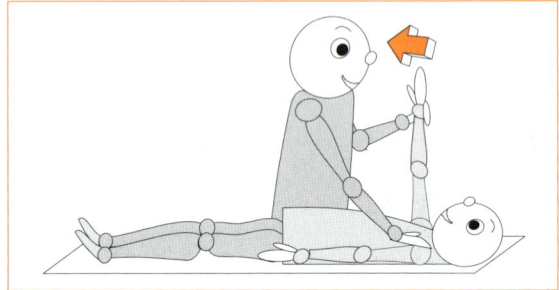

Abb. 8-109: Muskeltest „M. pectoralis major clavicularis" im Liegen.

Neurolymphatische Punkte

Vordere neurolymphatische Punkte: Auf der linken Seite zwischen 5. und 6. Rippe, unterhalb der Brustwarze bis zum Brustbein.
Hintere neurolymphatische Punkte: Zwischen dem 5. und 6. Brustwirbel, ca. 2 bis 3 cm links und rechts der Wirbelsäule (Abb. 8-110).

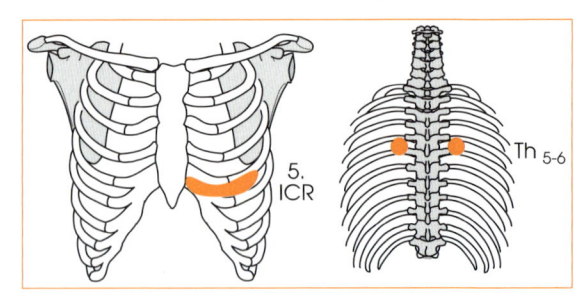

Abb. 8-110: Die neurolymphatischen Punkte des M. pectoralis major clavicularis.

M. pectoralis major clavicularis
(großer Brustmuskel, Schlüsselbeinanteil)

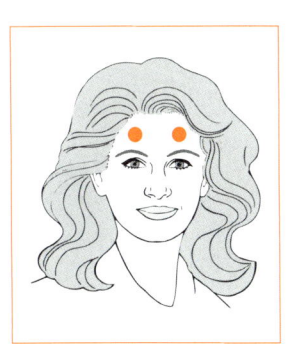

Abb. 8-111: Die neurovaskulären Kontaktpunkte des M. pectoralis major clavicularis.

Neurovaskuläre Kontaktpunkte

Die beiden Stirnbeinhöcker, zwei Punkte, die etwa in der Mitte einer gedachten Linie zwischen Augenbrauenmitte und Haaransatz liegen. Sie werden beim Vorliegen von emotionalem Stress so lange berührt, bis der Muskel nicht mehr beeinflusst wird, wenn an das Problem gedacht wird (Abb. 8-111).

Stärkende Akupunkturpunkte

- **Ma 41:** Im oberen Sprunggelenksspalt zwischen Griffelfortsatz und Dreieckbein.
- **Dü 5:** Auf der Kleinfingerseite des Handgelenks zwischen Griffelfortsatz und Dreieckbein.
- **Gb 41:** In der Vertiefung vor der Verbindung des 4. und 5. Mittelfußknochens.
- **Ma 43:** In der Vertiefung am Fußrücken zwischen dem 2. und 3. Mittelfußknochen.

Erst Ma 41 und Dü 5, dann Gb 41 und Ma 43 gleichzeitig 30 Sekunden lang berühren (Abb. 8-113)

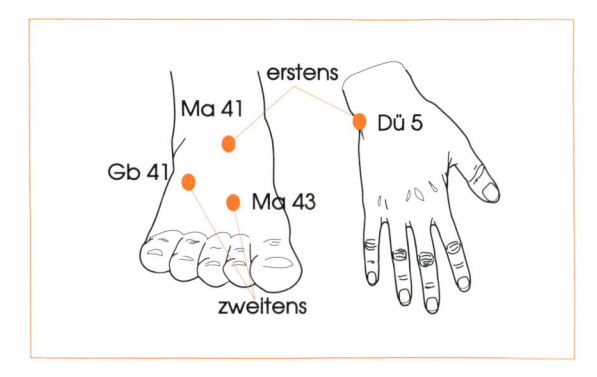

Abb. 8-113: Die stärkenden Akupunkturpunkte des M. pectoralis major clavicularis.

Meridian

Magenmeridian
Meridian-Maximalzeit 7.00–9.00 Uhr
Anfangspunkt (Ma 1): An der unteren Orbitakante genau in der Mitte.
Endpunkt (Ma 45): Äußerer Nagelwinkel der 2. Zehe (Abb. 8-112).

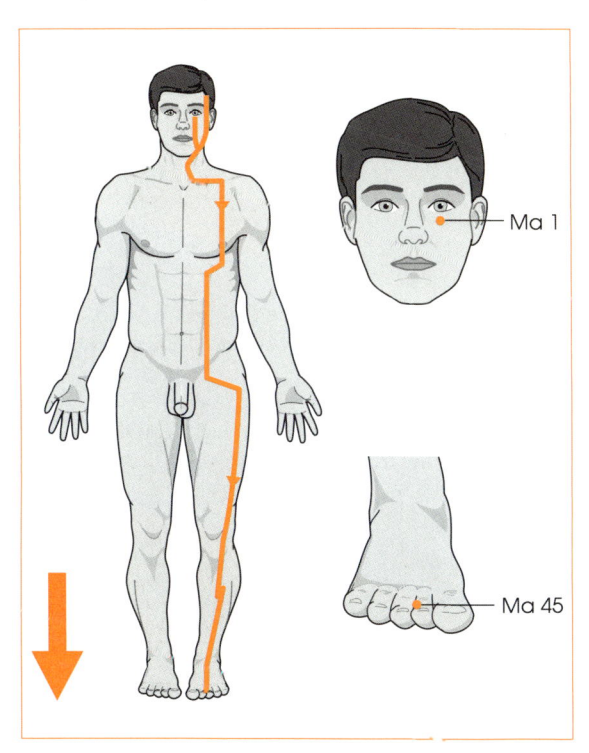

Abb. 8-112: Der Magen-Meridian mit Anfangs- und Endpunkt.

Muskelnährstoffe

Vitamin-B-Komplex: Leber, Bierhefe, Haselnuss, Magermilchpulver, Sojaprodukte, Sonnenblumenkerne, Weizenkeime.

Nahrungsmittel gut kauen, Zucker und Süßigkeiten vermeiden.

M. pectoralis major sternalis
(großer Brustmuskel, Brustbeinanteil)

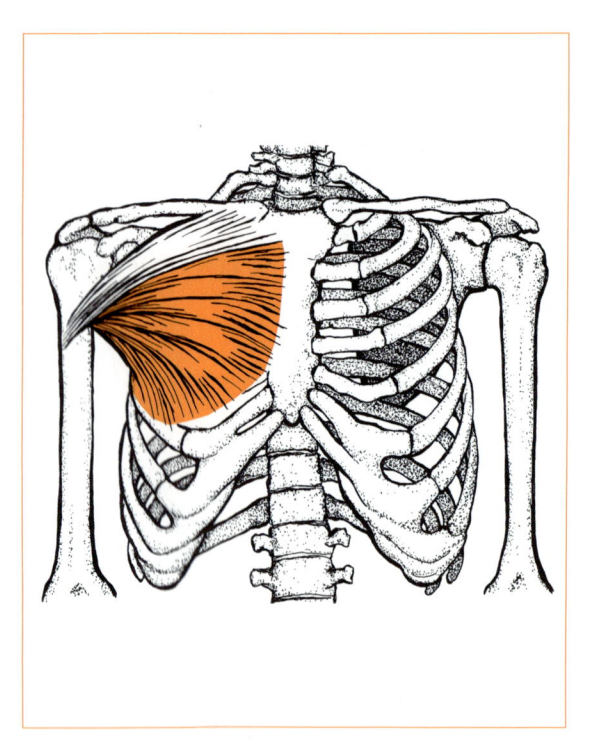

Abb. 8-114: Ursprung und Ansatz des M. pectoralis major sternalis.

Muskel

Ursprung: Entlang dem Brustbein bis zur 7. Rippe.
Ansatz: An der Großhöckerleiste des Oberarmknochens, eine Stelle knapp unterhalb des Schultergelenks am Oberarm seitlich vorne (Abb. 8-114).

Test

Im Stehen (Abb. 8-115) **und Liegen** (Abb. 8-116): Der Arm wird in Schulterhöhe leicht seitlich nach vorne gestreckt, die Handfläche weist nach außen und der Daumen in Richtung Fuß. Druck wird auf den Unterarm in Richtung Kopf und etwa 45° nach außen ausgeübt.

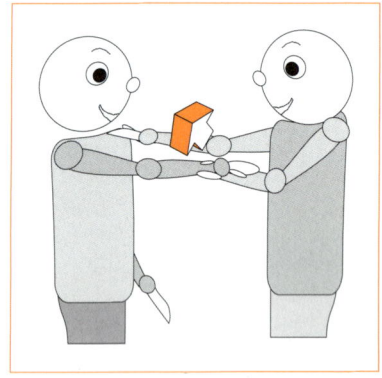

Abb. 8-115: Muskeltest „M. pectoralis major sternalis" im Stehen.

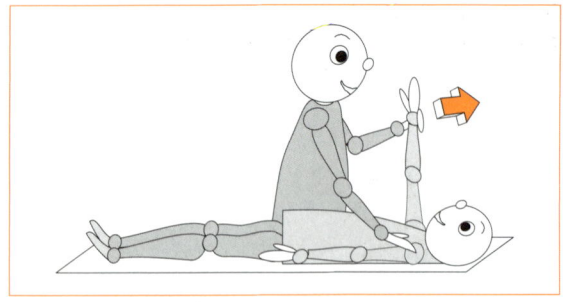

Abb. 8-116: Muskeltest „M. pectoralis major sternalis" im Liegen.

Neurolymphatische Punkte

Vordere neurolymphatische Punkte: Auf der rechten Seite im 5. Interkostalraum von der Brustwarze bis zum Brustbein.
Hintere neurolymphatische Punkte: Zwischen 5. und 6. Brustwirbel auf der rechten Seite, ca. 2 bis 3 cm seitlich der Wirbelsäule (Abb. 8-117).

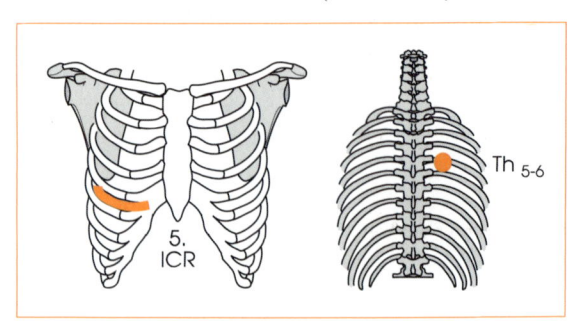

Abb. 8-117: Die neurolymphatischen Punkte des M. pectoralis major sternalis.

M. pectoralis major sternalis
(großer Brustmuskel, Brustbeinanteil)

Neurovaskuläre Kontaktpunkte

Auf der Stirn, an der natürlichen Haarlinie, senkrecht über den äußeren Augenlidwinkeln (Abb. 8-118).

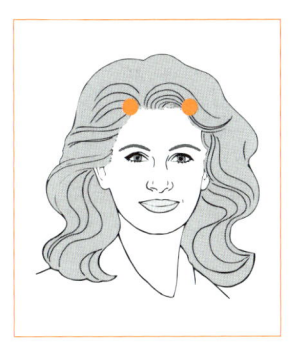

Abb. 8-118: Die neurovaskulären Kontaktpunkte des M. pectoralis major sternalis.

Stärkende Akupunkturpunkte

- **Le 8:** Bei gebeugtem Knie am Ende der medialen Kniegelenksfalte in einer Vertiefung.
- **Ni 10:** Zwischen den Sehnen des M. semitendinosus und des M. semimembranosus in der Innenfalte der gebeugten Kniekehle.
- **Le 4:** Am medialen Knöchel zwischen den Sehnen des M. extensor hallucis longus und des M. tibialis anterior.
- **Lu 8:** Eine Daumenbreite lateral der Handgelenksfalte in der Vertiefung zwischen dem Griffelfortsatz der Speiche und der Arterie.

Erst Le 8 und Ni 10, dann Le 4 und Lu 8 gleichzeitig 30 Sekunden lang berühren (Abb. 8-120).

Meridian

Lebermeridian
Meridian-Maximalzeit 1.00–3.00 Uhr
Anfangspunkt (Le 1): Lateraler Nagelfalzwinkel der großen Zehe.
Endpunkt (Le 14): Medioklavikulär in Höhe des 6. Interkostalraums (Abb. 8-119).

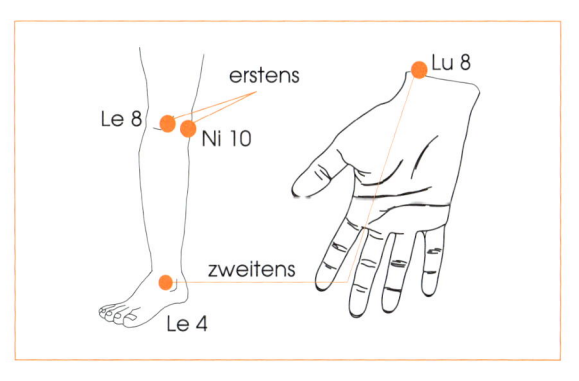

Abb. 8-120: Die stärkenden Akupunkturpunkte des M. pectoralis major sternalis.

Muskelnährstoffe

Vitamin A: Getrocknete Aprikosen, Feldsalat, Gartenkresse, Gartenkerbel, Grünkohl, Hagebutte, Leber, Karotten, Löwenzahnblätter, Mangold, Petersilie, Schnittlauch, Spinat.

Fettes, Gegrilltes und Frittiertes vermeiden.

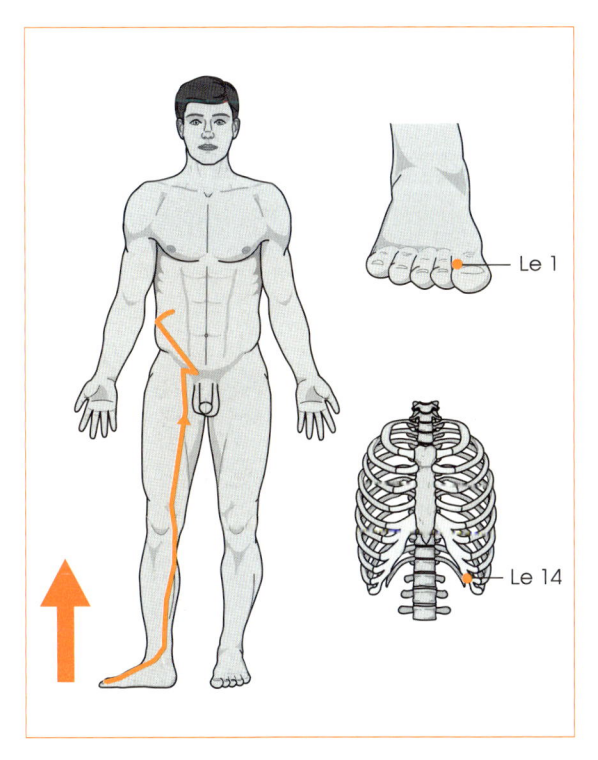

Abb. 8-119: Der Leber-Meridian mit Anfangs- und Endpunkt.

M. peroneus (Wadenbeinmuskel)

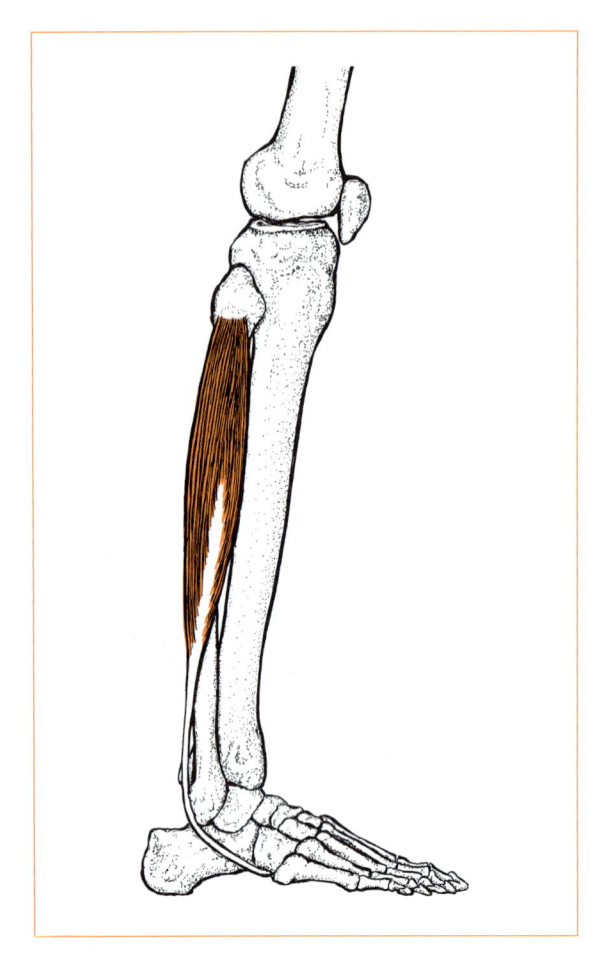

Abb. 8-121: Ursprung und Ansatz des M. peroneus.

Muskel

Ursprung: Direkt unterhalb des Knies am oberen Teil des Schien- und Wadenbeins.
Ansatz: An der Außenseite des Fußes, am 1. Mittelfußknochen und 1. Keilbein (Abb. 8-121).

Test

Im Stehen (Abb. 8-122) **und Liegen** (Abb. 8-123): Der Fuß wird nach außen gedreht und der Fußrücken Richtung Kopf angehoben. Die Ferse liegt in einer Hand, um den Fuß zu stabilisieren, mit der anderen Hand wird der Fuß unterhalb der Zehen nach unten und innen gedreht.

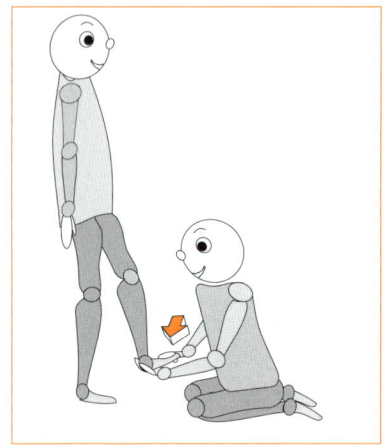

Abb. 8-122: Muskeltest „M. peroneus" im Stehen.

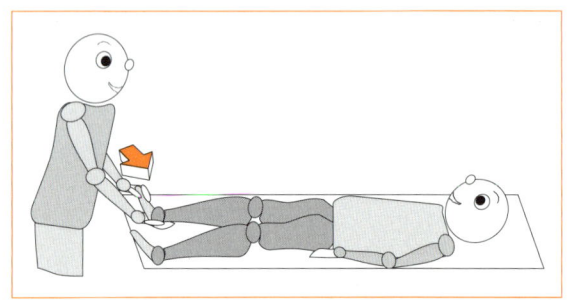

Abb. 8-123: Muskeltest „M. peroneus" im Liegen.

Neurolymphatische Punkte

Vordere neurolymphatische Punkte: Eine Daumenbreite links und rechts vom Bauchnabel und der gesamte obere Rand des Schambeins.
Hintere neurolymphatische Punkte: An der Innenseite der beiden vorstehenden Knochen des Darm-(Hüft-)beins in Höhe des 5. Lendenwirbels (Abb. 8-124).

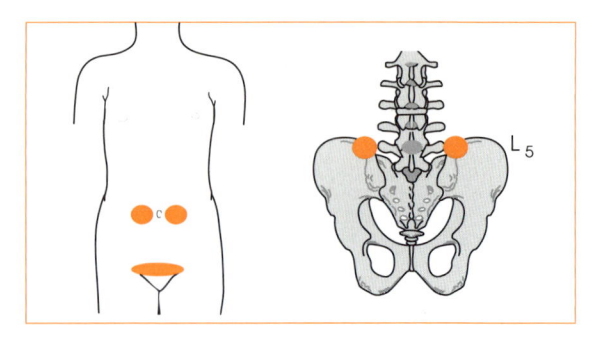

Abb. 8-124: Die neurolymphatischen Punkte des M. peroneus.

M. peroneus (Wadenbeinmuskel)

Neurovaskuläre Kontaktpunkte

Die beiden Stirnbeinhöcker in der Mitte zwischen Augenbrauen und Haaransatz und an der Glabella, der unbehaarten Stelle über der Nasenwurzel zwischen den Augenbrauen (Abb. 8-125).

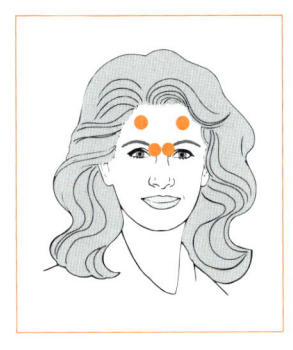

Abb. 8-125: Die neurovaskulären Kontaktpunkte des M. peroneus.

Stärkende Akupunkturpunkte

- **Bl 67:** Lateraler Nagelfalzwinkel der kleinen Zehe.
- **Di 1:** Medialer Nagelfalzwinkel des Zeigefingers.
- **Bl 54:** Vertiefung in der Mitte der Kniekehlenfalte.
- **Ma 36:** Vier Fingerbreit unterhalb des lateralen Kniegelenkspalts und ein Fingerbreit seitlich der vorderen Schienbeinkante.

Erst Bl 67 und Di 1, dann Bl 54 und Ma 36 gleichzeitig 30 Sekunden lang berühren (Abb. 8-127).

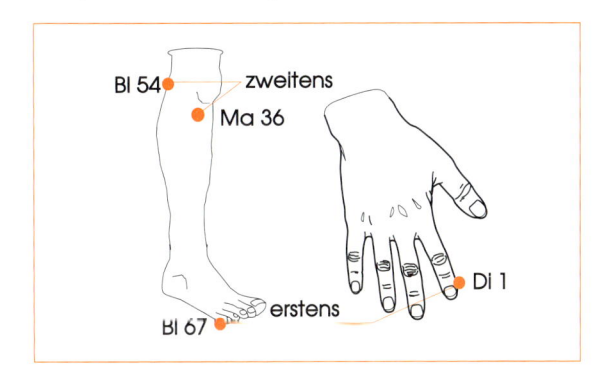

Abb. 8-127: Die stärkenden Akupunkturpunkte des M. peroneus.

Meridian

Blasenmeridian
Meridian-Maximalzeit 15.00–17.00 Uhr
Anfangspunkt (Bl 1): In Höhe der Nasenwurzel dicht am Augeninnenwinkel
Endpunkt (Bl 67): Lateraler Nagelfalzwinkel der kleinen Zehe (Abb. 8-126).

Anfangspunkt: Bl 1
Im Winkel zwischen Augenhöhle und Nasenwurzel

Endpunkt: Bl 67
Äußerer Nagelwinkel der Kleinzehe

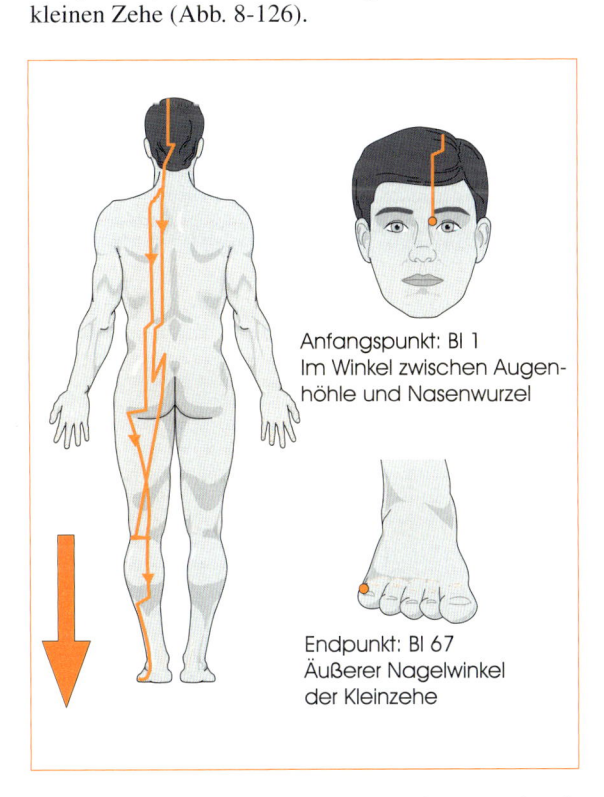

Abb. 8-126: Der Blasen-Meridian mit Anfangs- und Endpunkt.

Muskelnährstoffe

Vitamin-B-Komplex: Leber, Bierhefe, Haselnuss, Magermilchpulver, Sojaprodukte, Sonnenblumenkerne, Weizenkeime.
Kalzium: Käse, Magermilchpulver, Sprotten, Brennessel.
Vermeiden von oxalsäurehaltigen Nahrungsmitteln: Kaffee, Petersilie, Rhabarber, Spargel, Spinat, Kakao.

M. piriformis (birnenförmiger Muskel)

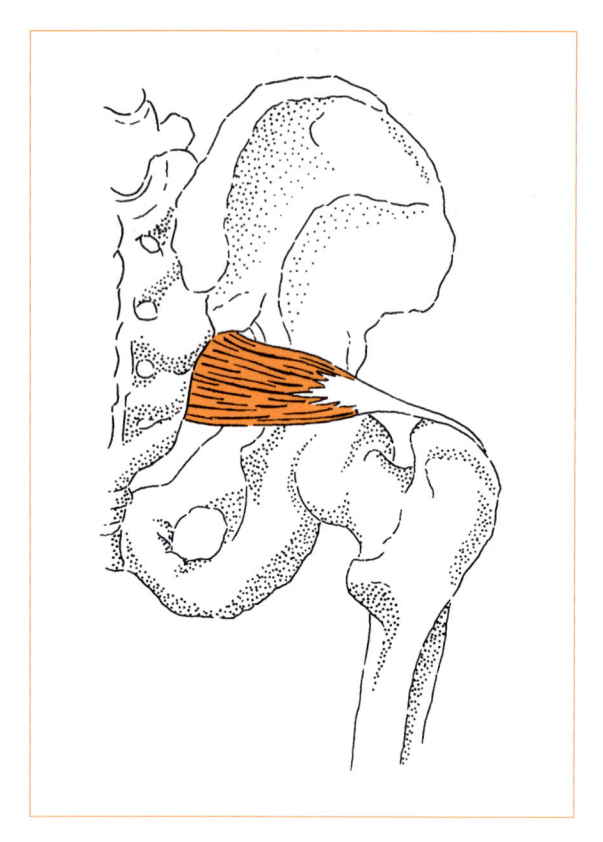

Abb. 8-128: Ursprung und Ansatz des M. piriformis.

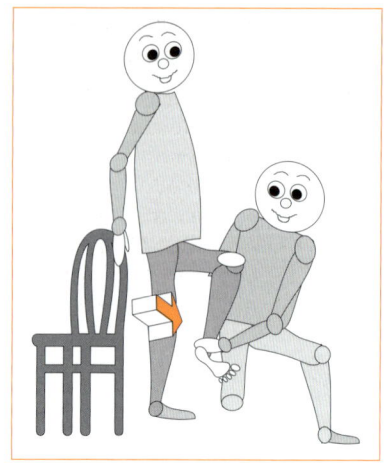

Abb. 8-129: Muskeltest „M. piriformis" im Stehen.

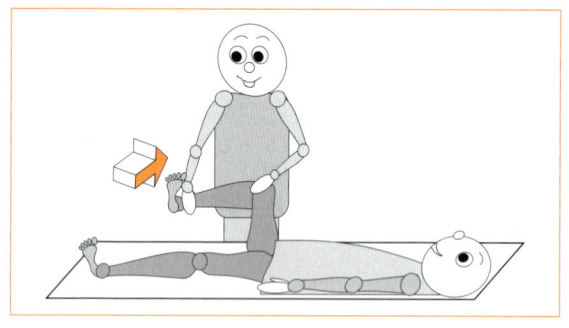

Abb. 8-130: Muskeltest „M. piriformis" im Liegen.

Muskel

Ursprung: Seitliche innere Oberfläche des Kreuzbeins.
Ansatz: Oberer Rand des großen Rollhügels, die höchste Stelle des Oberschenkelknochens (Abb. 8-128).

Test

Im Stehen (Abb. 8-129): Das Bein wird im Knie und Hüftgelenk jeweils rechtwinklig abgebeugt, dann wird der Fuß soweit, wie es der natürliche Spielraum zulässt, über das andere Bein nach innen gedreht. Die Ferse sollte in Kniehöhe sein. Druck wird gegen den inneren Knöchel ausgeübt, um den Unterschenkel nach lateral zu drehen, während am Knie stabilisiert wird.

Im Liegen (Abb. 8-130): In Rückenlage wird das Bein im Knie und Hüftgelenk jeweils rechtwinklig abgebeugt, dann wird der Fuß soweit, wie es der natürliche Spielraum zulässt, über das andere Bein nach innen gedreht. Die Ferse sollte in Kniehöhe sein. Druck wird gegen den inneren Knöchel ausgeübt, um den Unterschenkel nach lateral zu drehen, während am Knie stabilisiert wird.

Neurolymphatische Punkte

Vordere neurolymphatische Punkte: Der gesamte obere Rand des Schambeins.
Hintere neurolymphatische Punkte: Hinterer oberer Darmbeinstachel in Höhe des 5. Lendenwirbels links und rechts der Wirbelsäule (Abb. 8-131).

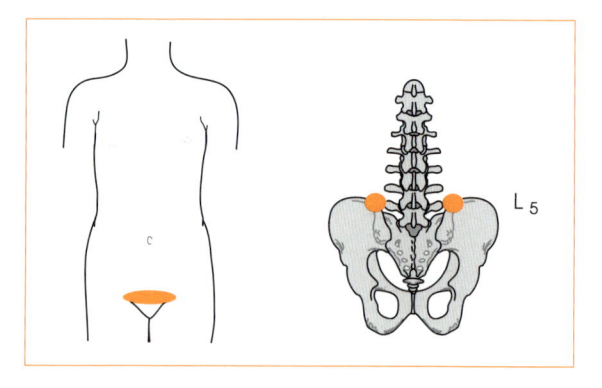

Abb. 8-131: Die neurolymphatischen Punkte des M. piriformis.

M. piriformis (birnenförmiger Muskel)

Neurovaskuläre Kontaktpunkte

Die beiden Scheitelbeinhöcker, zwei Erhebungen links und rechts am Schädel, die etwa in der Mitte zwischen Ohrspitze und höchster Stelle der Kopfes tastbar sind (Abb. 8-132).

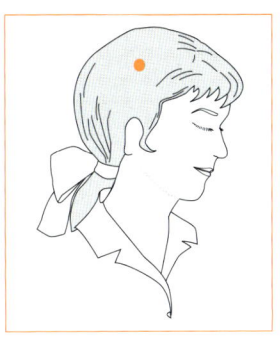

Abb. 8-132: Die neurovaskulären Kontaktpunkte des M. piriformis.

Meridian

Kreislauf-Sexus-Meridian
Meridian-Maximalzeit 19.00–21.00 Uhr
Anfangspunkt (KS 1): 2 Querfinger lateral der Brustwarze.
Endpunkt (KS 9): Daumenseitiger Nagelwinkel des Mittelfingers (Abb. 8-133).

Stärkende Akupunkturpunkte

- **Ni 10:** Zwischen den Sehnen des M. semitendinosus und des M. semimembranosus, innen auf der Falte der gebeugten Kniekehle.
- **KS 3:** In der Mitte der Ellenbogenfalte auf der ellenseitigen Bizepssehne (Kleinfingerseite).
- **Le 1:** Distaler Nagelfalzwinkel der großen Zehe.
- **KS 9:** Daumenseitiger Nagelwinkel des Mittelfingers.

Erst Le 1 und KS 9, dann Ni 10 und KS 3 gleichzeitig 30 Sekunden lang berühren (Abb. 8-134)

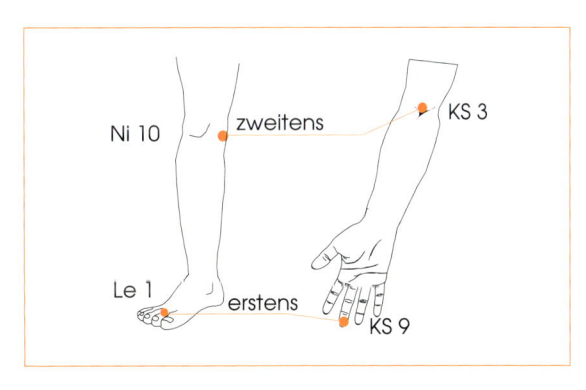

Abb. 8-134: Die stärkenden Akupunkturpunkte des M. piriformis.

Muskelnährstoffe

Vitamin E: Distelöl, Haselnuss, Maiskeimöl, süße Mandeln, Walnuss, Weizenkeime.
Vitamin A: Getrocknete Aprikosen, Feldsalat, Gartenkresse, Gartenkerbel, Grünkohl, Hagebutte, Leber, Karotten, Löwenzahnblätter, Mangold, Petersilie, Schnittlauch, Spinat.

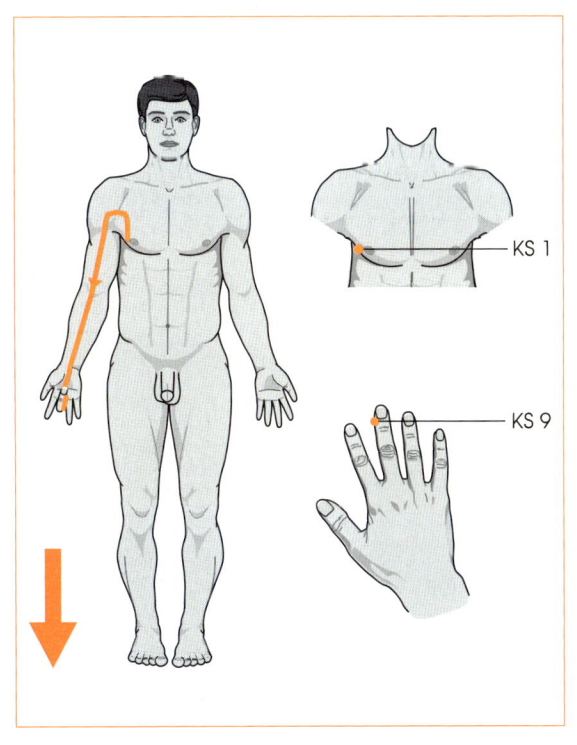

Abb. 8-133: Der Kreislauf-Sexus-Meridian mit Anfangs- und Endpunkt.

M. popliteus (Kniekehlenmuskel)

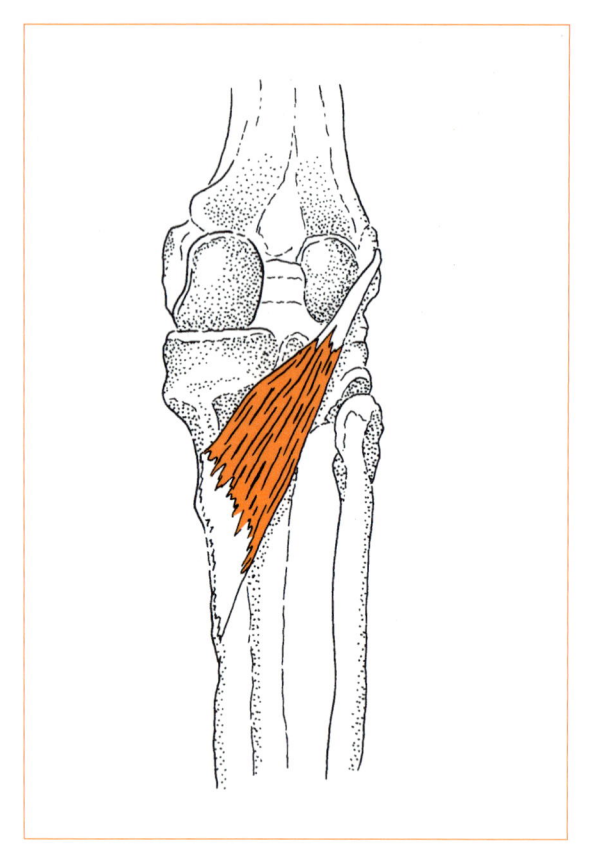

Abb. 8-135: Ursprung und Ansatz des M. popliteus.

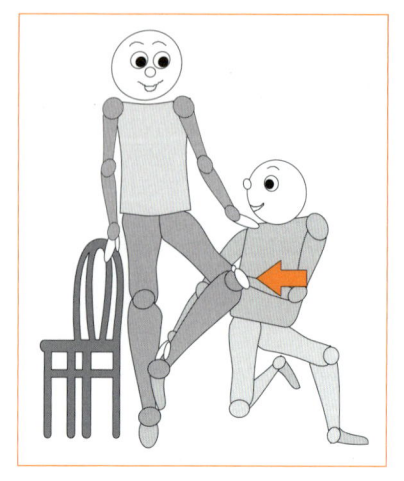

Abb. 8-136: Muskeltest „M. popliteus" im Stehen.

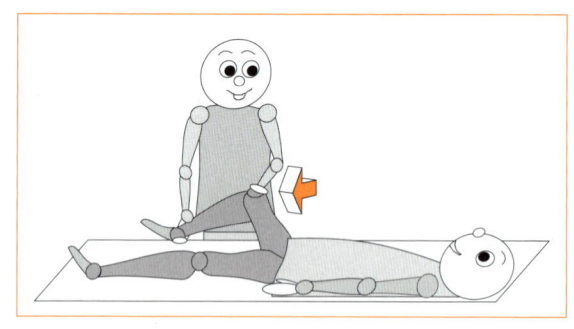

Abb. 8-137: Muskeltest „M. popliteus" im Liegen.

Muskel

Ursprung: Am äußeren Gelenkknorren des Oberschenkelknochens direkt oberhalb des Kniegelenks außen.
Ansatz: Unterhalb der Innenseite des Kniegelenks an der Hinterseite des Schienbeins (Abb. 8-135).

Test

Im Stehen (Abb. 8-136): Das Bein wird am Knöchel angehoben. Druck wird auf die Außenseite des Knies ausgeübt, um den Unterschenkel relativ zum Oberschenkel zu drehen (Abb. 8-136).
Im Liegen (Abb. 8-137): Auf dem Rücken liegend wird das Knie gebeugt und nach außen fallengelassen. Das Bein wird am Knöchel angehoben. Druck wird auf die Außenseite des Knies ausgeübt, um den Unterschenkel relativ zum Oberschenkel zu drehen. Wenn der M. popliteus stark ist, ist diese Drehung in der Hüfte zu spüren (Abb. 8-137).

Neurolymphatische Punkte

Vordere neurolymphatische Punkte: 5. Interkostalraum in Höhe der Brustwarze bis zum Brustbein, nur auf der rechten Seite.
Hintere neurolymphatische Punkte: Auf der rechten Seite zwischen dem 5. und 6. Brustwirbel ca. 2 bis 3 cm seitlich der Wirbelsäule (Abb. 8-138).

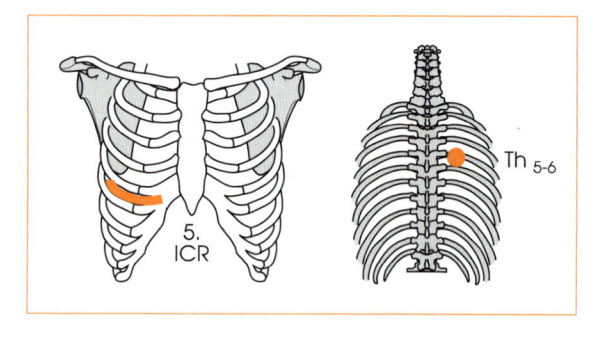

Abb. 8-138: Die neurolymphatischen Punkte des M. popliteus.

M. popliteus (Kniekehlenmuskel)

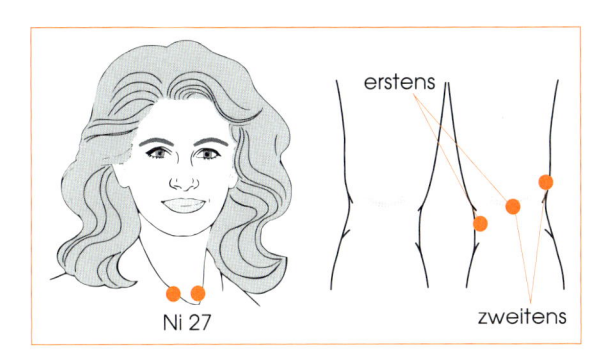

Abb. 8-139: Die neurovaskulären Kontaktpunkte des M. popliteus.

Neurovaskuläre Kontaktpunkte

Ein Punkt in der Mitte der Kniekehle, ein Punkt am Ansatz des Muskels, ein Punkt in der Mitte des Ursprungs des Muskels und ein Punkt direkt unterhalb des Schlüsselbein-Brustbein-Gelenks (Akupunkturpunkt Ni 27) (Abb. 8-139).

Meridian

Gallenblasenmeridian
Meridian-Maximalzeit 23.00–1.00 Uhr
Anfangspunkt (Gb 1): Am lateralen Ende der Lidspalte.
Endpunkt (Gb 44): Am lateralen Nagelfalzwinkel der 4. Zehe (Abb. 8-140).

Stärkende Akupunkturpunkte

- **Bl 66:** Kleinzehenaußenseite distal des Grundgelenks.
- **Gb 43:** Am Fußrücken, zwischen den Grundgelenken der 4. und 5. Zehe.
- **Gb 44:** Am lateralen Nagelfalzwinkel der 4. Zehe.
- **Di 1:** Daumenseitiger Nagelfalzwinkel des Zeigefingers.

Erst Bl 66 und Gb 43, dann Gb 44 und Di 1 gleichzeitig 30 Sekunden lang berühren (Abb. 8-141).

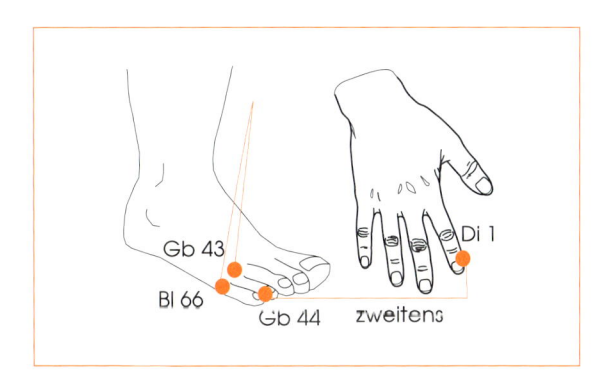

Abb. 8-141: Die stärkenden Akupunkturpunkte des M. popliteus.

Muskelnährstoffe

Vitamin A: Getrocknete Aprikosen, Feldsalat, Gartenkresse, Gartenkerbel, Grünkohl, Hagebutte, Leber, Karotten, Löwenzahnblätter, Mangold, Petersilie, Schnittlauch, Spinat.

Fettes, Gegrilltes und Frittiertes vermeiden.

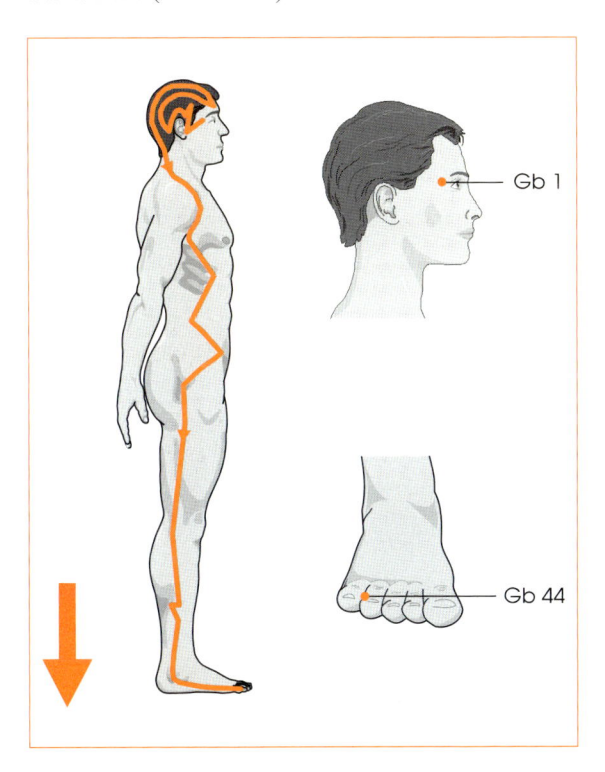

Abb. 8-140: Der Gallenblasen-Meridian mit Anfangs- und Endpunkt.

M. psoas (Lendenmuskel)

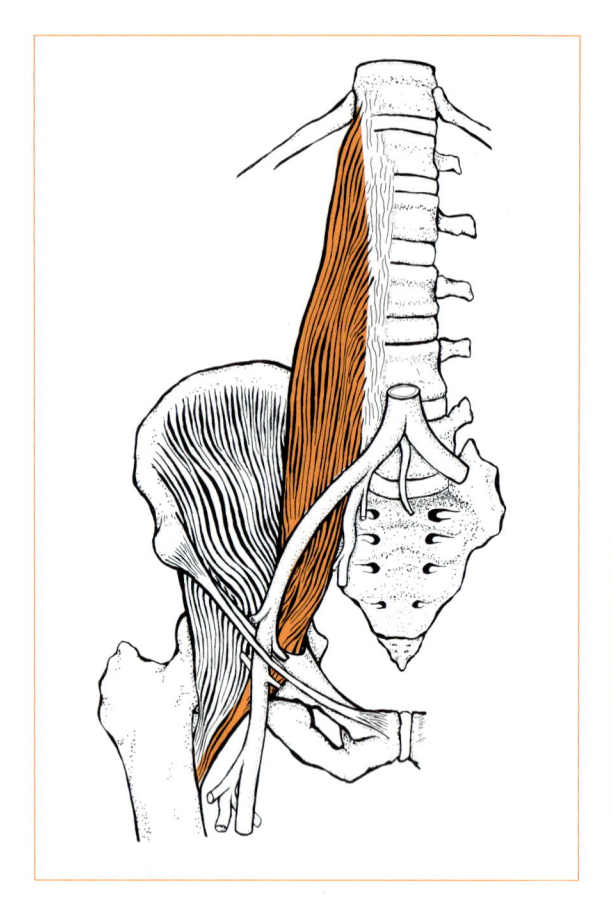

Abb. 8-142: Ursprung und Ansatz des M. psoas.

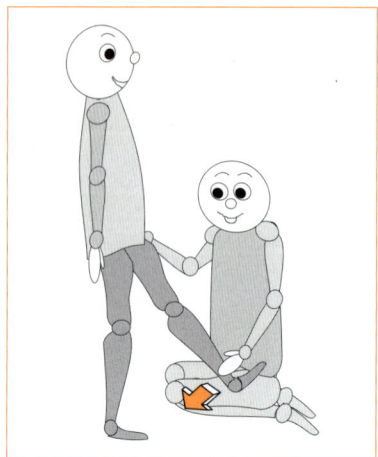

Abb. 8-143: Muskeltest „M. psoas" im Stehen.

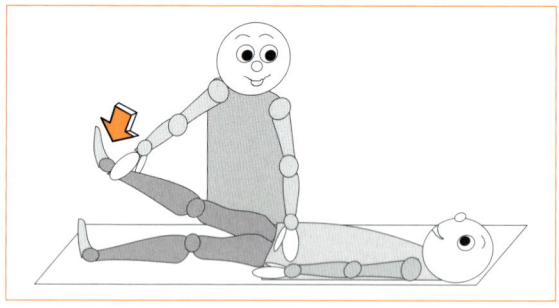

Abb. 8-144: Muskeltest „M. psoas" im Liegen.

Muskel

Ursprung: An der Wirbelsäuleninnenseite vom 12. Brustwirbel in Höhe der letzten Rippen entlang der Lendenwirbel.
Ansatz: Auf Höhe des Schambeins an der Innenseite des Oberschenkelknochens (Abb. 8-142).

Test

Im Stehen: Das Bein wird 30° nach vorn und leicht zur Seite angehoben und der Fuß nach außen gedreht. Druck wird gegen die Innenseite des Knöchels ausgeübt, um das Bein nach hinten und außen zu drücken. Die andere Hand stabilisiert an der gleichseitigen Hüfte (Abb. 8-143).
Im Liegen: Auf dem Rücken liegend wird das Bein 30° nach oben und leicht zur Seite angehoben und der Fuß nach außen gedreht. Druck wird gegen die Innenseite des Knöchels ausgeübt, um das Bein nach unten und außen zu drücken. Die andere Hand stabilisiert an der gegenüber liegenden Hüfte (Abb. 8-144).

Neurolymphatische Punkte

Vordere neurolymphatische Punkte: Eine Daumenbreite oberhalb und links und rechts des Bauchnabels.
Hintere neurolymphatische Punkte: Zwischen 12. Brustwirbel und 1. Lendenwirbel, direkt in Höhe der letzten Rippe, je 2 bis 3 cm links und rechts der Wirbelsäule (Abb. 8-145).

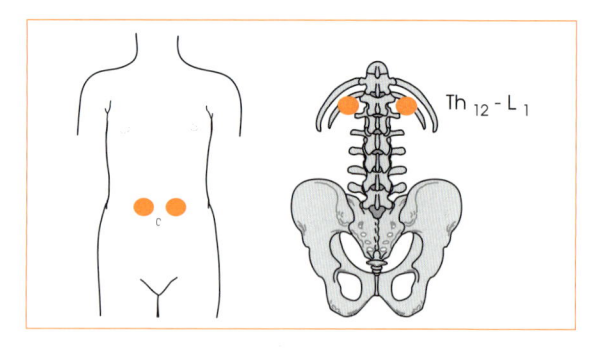

Abb. 8-145: Die neurolymphatischen Punkte des M. psoas.

M. psoas (Lendenmuskel)

Neurovaskuläre Kontaktpunkte

Circa 3 cm links und rechts vom äußeren Höcker des Hinterhauptbeins an der Schädelbasis (Abb. 8-146).

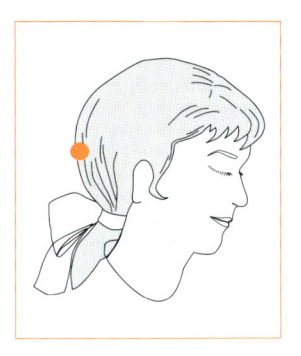

Abb. 8-146: Die neurovaskulären Kontaktpunkte des M. psoas.

Meridian

Nierenmeridian
Meridian-Maximalzeit 17.00–19.00 Uhr
Anfangspunkt (Ni 1): In der Vertiefung des Fußballens.
Endpunkt (Ni 27): Unterhalb des Sternum-Schlüsselbeingelenks (Abb. 8-147).

Stärkende Akupunkturpunkte

- **Ni 7:** Knapp drei Fingerbreit proximal des inneren Knöchels am Vorderrand der Achillessehne.
- **Lu 8:** Eine Daumenbreite proximal der Handgelenksfalte in der Vertiefung zwischen dem Griffelfortsatz der Speiche und der Arterie.
- **MP 3:** Proximal und hinter dem Kopf des ersten Mittelfußknochens.
- **Ni 3:** In der Vertiefung zwischen dem inneren Knöchel und der Achillessehne auf gleicher Höhe wie die Spitze des Knöchels.

Erst Ni 7 und Lu 8, dann MP 3 und Ni 3 gleichzeitig 30 Sekunden lang berühren (Abb. 8-148).

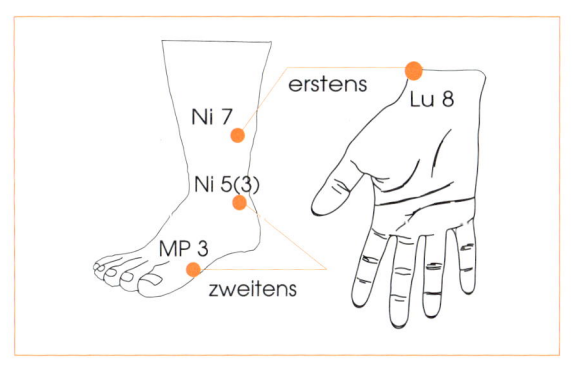

Abb. 8-148: Die stärkenden Akupunkturpunkte des M. psoas.

Muskelnährstoffe

Vitamin A: Getrocknete Aprikosen, Feldsalat, Gartenkresse, Gartenkerbel, Grünkohl, Hagebutte, Leber, Karotten, Löwenzahnblätter, Mangold, Petersilie, Schnittlauch, Spinat.
Vitamin E: Distelöl, Haselnuss, Maiskeimöl, Sonnenblumenöl, Walnuss.
  Viel Wasser, Vermeiden von Kaffee.

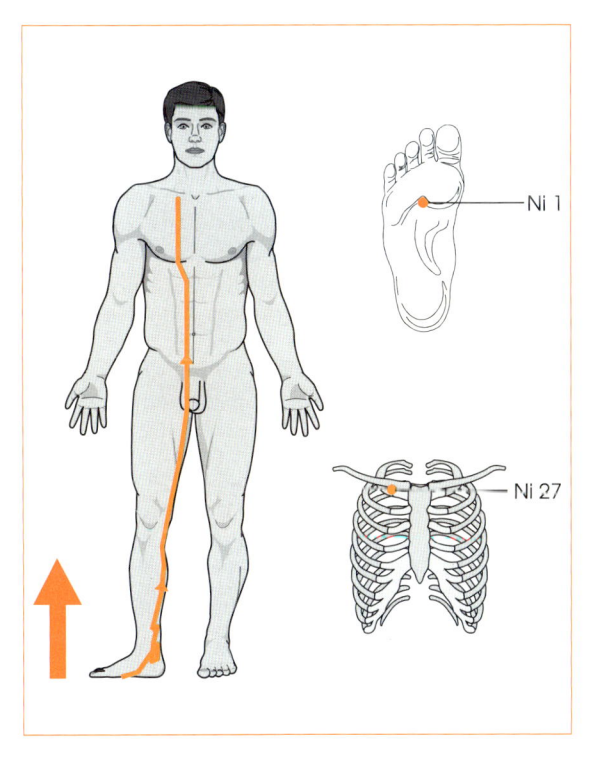

Abb. 8-147: Der Nieren-Meridian mit Anfangs- und Endpunkt.

M. quadratus lumborum (viereckiger Lendenmuskel)

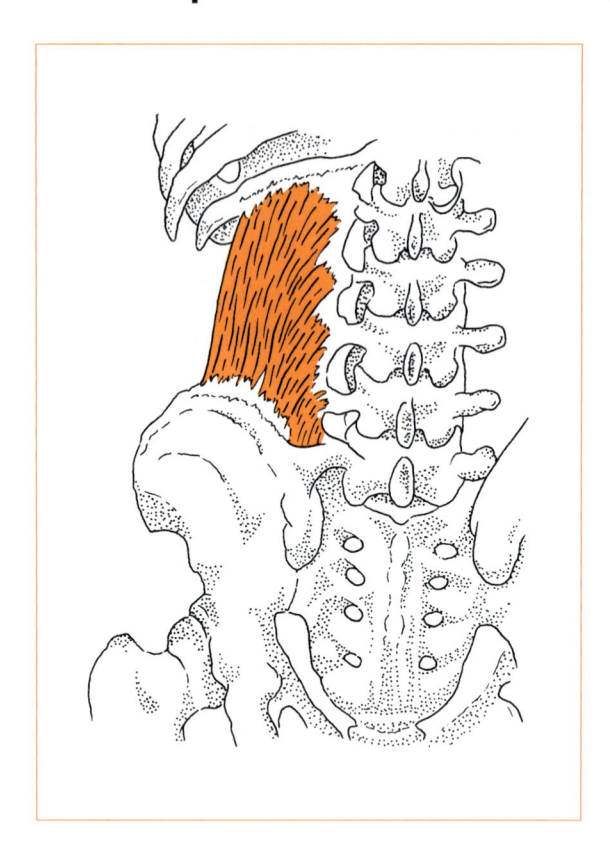

Abb. 8-149: Ursprung und Ansatz des M. quadratus lumborum.

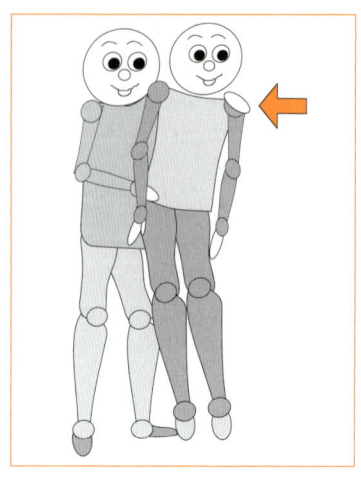

Abb. 8-150: Muskeltest „M. quadratus lumborum" im Stehen.

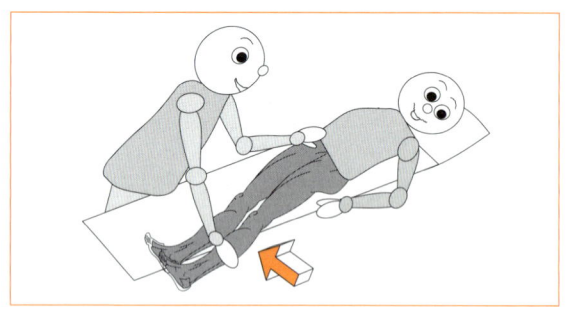

Abb. 8-151: Muskeltest „M. quadratus lumborum" im Liegen.

Muskel

Ursprung: Entlang des oberen Randes des Darmbeinkamms und des Ligamentum iliolumbale.
Ansatz: Querfortsätze der drei oberen Lendenwirbel und an der Unterkante der 12. Rippe (Abb. 8-149).

Test

Im Stehen (Abb. 8-150): Der Oberkörper wird auf eine Seite abgewinkelt und die gegenüberliegende Hüfte wird stabilisiert. Druck wird auf die Außenseite der Schulter ausgeübt, um den Oberkörper wieder in Mittelstellung zu bringen.
Im Liegen (Abb. 8-151): In Rücken- oder Bauchlage hält sich die Testperson an der Liege fest. Dann werden beide Beine auf eine Seite abgewinkelt und die gegenüberliegende Hüfte wird stabilisiert. Druck wird auf die Außenseite des Unterschenkels ausgeübt, um beide Beine nach innen zu bewegen.

Neurolymphatische Punkte

Vordere neurolymphatische Punkte: An der Innenseite des vorderen oberen Darmbeinstachels und auf der Innenseite der oberen Hälfte des Oberschenkels, neben dem medialen Anteil des Quadrizeps.
Hintere neurolymphatische Punkte: Neben dem hinteren oberen Darmbeinstachel in Höhe des 5. Lendenwirbels (Abb. 8-152).

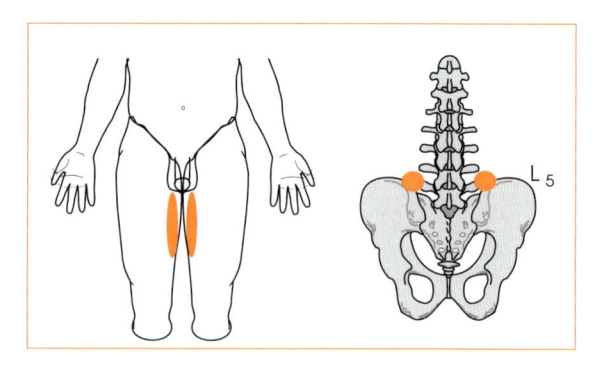

Abb. 8-152: Die neurolymphatischen Punkte des M. quadratus lumborum.

M. quadratus lumborum (viereckiger Lendenmuskel) 253

Neurovaskuläre Kontaktpunkte

Die beiden Scheitelbeinhöcker, zwei Erhebungen links und rechts am Schädel, die etwa in der Mitte zwischen Ohr und höchster Stelle des Kopfes tastbar sind (Abb. 8-153)

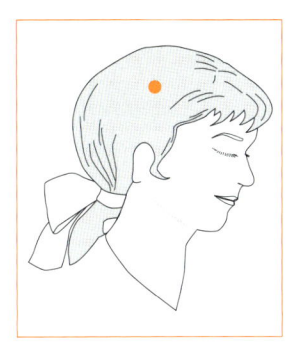

Abb. 8-153: Die neurovaskulären Kontaktpunkte des M. quadratus lumborum.

Stärkende Akupunkturpunkte

- **Ma 36:** Vier Fingerbreit unterhalb des Kniegelenkspalts und einen Fingerbreit seitlich der vorderen Schienbeinkante.
- **Di 11:** Am lateralen Ende der Ellenbogengelenksfalte.
- **Dü 5:** Auf der lateralen Seite des Handgelenks zwischen Griffelfortsatz und Dreieckbein.
- **Di 5:** Daumenseitiges Handgelenk in der Vertiefung zwischen den Sehnen des M. extensor pollicis und des M. abductor pollicis.

Erst Ma 36 und Di 11, dann Dü 5 und Di 5 gleichzeitig 30 Sekunden lang berühren (Abb. 8-155).

Meridian

Dickdarmmeridian
Meridian-Maximalzeit 5.00–7.00 Uhr
Anfangspunkt (Di 1): Medialer Nagelfalzwinkel des Zeigefingers.
Endpunkt (Di 20): Neben der Nasenspitze, auf der nasolabialen Falte (Abb. 8-154).

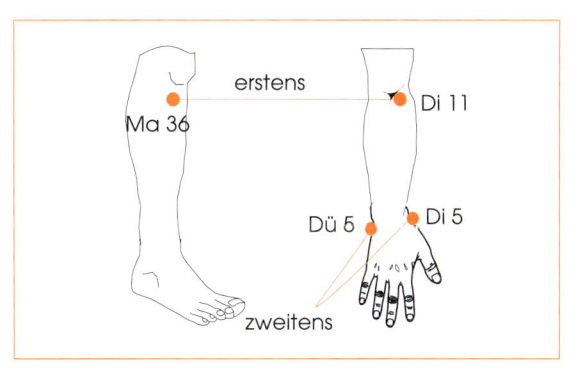

Abb. 8 155: Die stärkenden Akupunkturpunkte des M. quadratus lumborum.

Muskelnährstoffe

Vitamin A: Getrocknete Aprikosen, Feldsalat, Gartenkresse, Gartenkerbel, Grünkohl, Hagebutte, Leber, Karotten, Löwenzahnblätter, Mangold, Petersilie, Schnittlauch, Spinat.
Vitamin C: Dorschleberöl, Hagebutte, Stachelbeere, schwarze Johannisbeere, Paprikaschoten, Petersilie, Sanddorn.
Vitamin E: Distelöl, Haselnuss, Maiskeimöl, süße Mandeln, Walnuss, Weizenkeime.

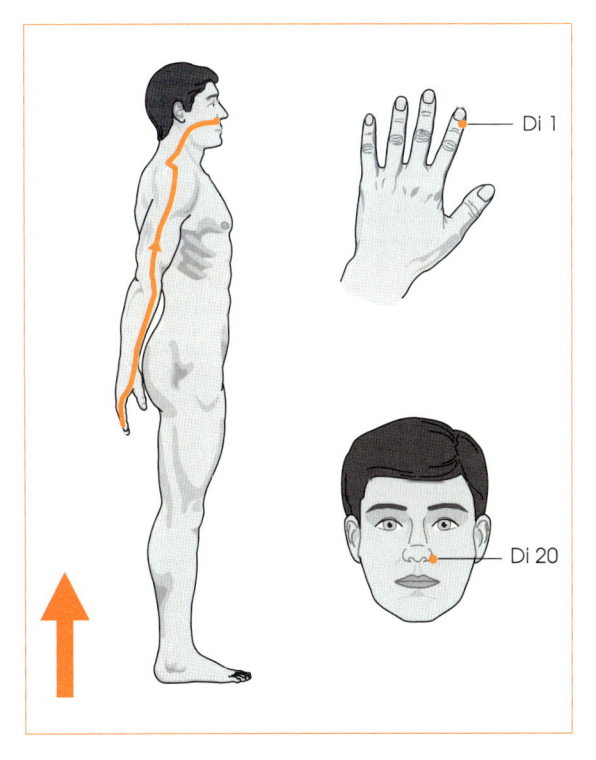

Abb. 8-154: Der Dickdarm-Meridian mit Anfangs- und Endpunkt.

M. quadriceps femoris
(vierköpfiger Schenkelstrecker)

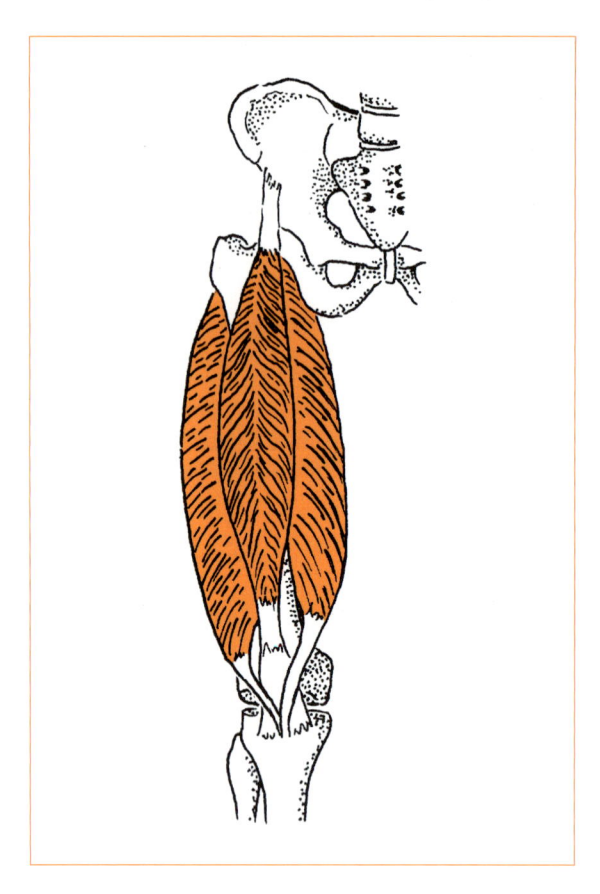

Abb. 8-156: Ursprung und Ansatz des M. quadriceps femoris.

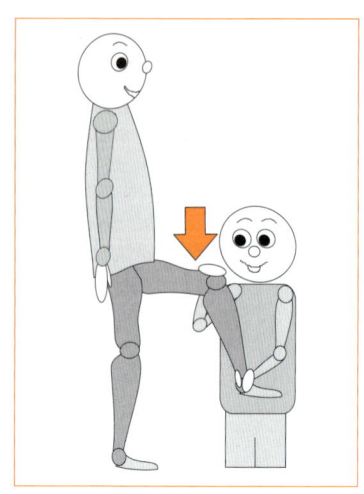

Abb. 8-157: Muskeltest „M. quadriceps femoris" im Stehen.

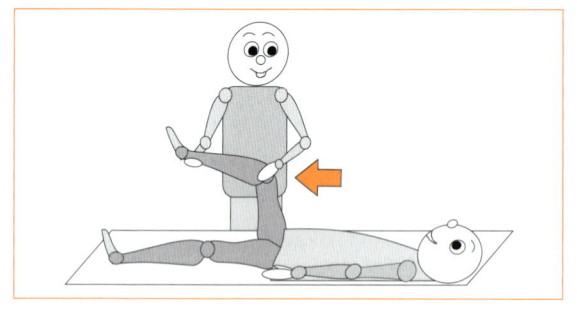

Abb. 8-158: Muskeltest „M. quadriceps femoris" im Liegen.

Muskel

Ursprung: An der Seite des Hüftknochens, nahe dem Hüftgelenk (am vorderen, unteren Darmbeinstachel), am oberen Rand der Hüftgelenkpfanne und am großen Rollhügel des Oberschenkelknochens.
Ansatz: An der vorderen Schienbeinkante, direkt unterhalb des Kniegelenks (Abb. 8-156).

Test

Im Stehen (Abb. 8-157): Der Oberschenkel wird 90° angewinkelt und das Knie leicht gebeugt. Der Druck wird gegen den Oberschenkel nahe dem Knie ausgeübt, um das Bein zu strecken. Dabei wird mit der anderen Hand der Patient gehalten.
Im Liegen (Abb. 8-158): In Rückenlage wird der Oberschenkel 90° angewinkelt und das Knie leicht gebeugt. Der Druck wird gegen den Oberschenkel nahe dem Knie ausgeübt, um das Bein zu strecken. Dabei wird mit der anderen Hand der Unterschenkel nahe des Fußgelenks gehalten.

Neurolymphatische Punkte

Vordere neurolymphatische Punkte: Entlang der knorpeligen Verbindung von 8. bis 11. Rippe des Rippenbogens am unteren Rand des Brustkorbs.
Hintere neurolymphatische Punkte: Zwischen 8. und 11. Brustwirbel, ca. 2 bis 3 cm links und rechts der Wirbelsäule (Abb. 8-159).

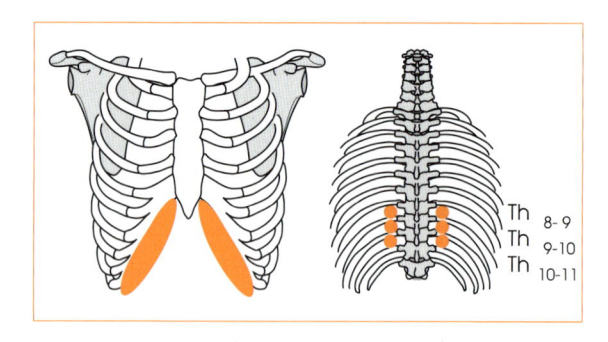

Abb. 8-159: Die neurolymphatischen Punkte des M. quadriceps femoris.

M. quadriceps femoris
(vierköpfiger Schenkelstrecker)

Neurovaskuläre Kontaktpunkte

Die beiden Scheitelbeinhöcker, zwei Erhebungen, links und rechts am Schädel, die etwa in der Mitte zwischen Ohr und höchster Stelle des Kopfes tastbar sind (Abb. 8-160).

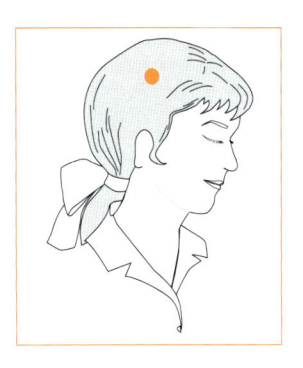

Abb. 8-160: Die neurovaskulären Kontaktpunkte des M. quadriceps femoris.

Meridian

Dünndarmmeridian
Meridian-Maximalzeit 13.00–15.00 Uhr
Anfangspunkt (Dü 1): Äußerer Nagelfalzwinkel des kleinen Fingers.
Endpunkt (Dü 19): Zwischen Tragusmitte und Kiefergelenk vor dem Ohr (Abb. 8-161).

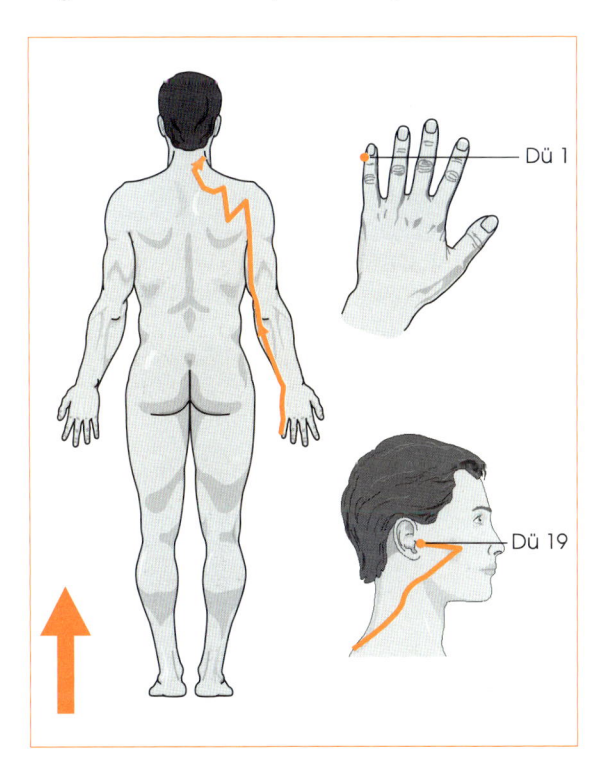

Abb. 8-161: Der Dünndarm-Meridian mit Anfangs- und Endpunkt.

Stärkende Akupunkturpunkte

- **Gb 41:** In der Vertiefung vor der Verbindung des 4. und 5. Mittelfußknochens.
- **Dü 3:** Außenseite des kleinen Fingers proximal des Grundgelenks.
- **Bl 66:** Kleinzehenaußenseite distal des Grundgelenks.
- **Dü 2:** Außenseite des kleinen Fingers distal des Grundgelenks.

Erst Gb 41 und Dü 3, dann Bl 66 und Dü 2 gleichzeitig 30 Sekunden lang berühren (Abb. 8-162).

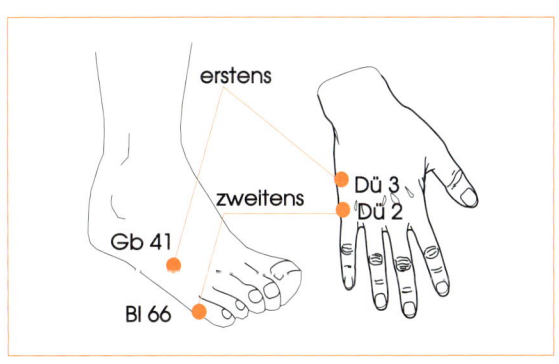

Abb. 8-162: Die stärkenden Akupunkturpunkte des M. quadriceps femoris.

Muskelnährstoffe

Vitamin-B-Komplex: Leber, Bierhefe, Haselnuss, Magermilchpulver, Sojaprodukte, Sonnenblumenkerne, Weizenkeime.
Vitamin D: Aal, Heilbuttleberöl, Lachs.

M. rectus abdominis (gerade Bauchmuskeln)

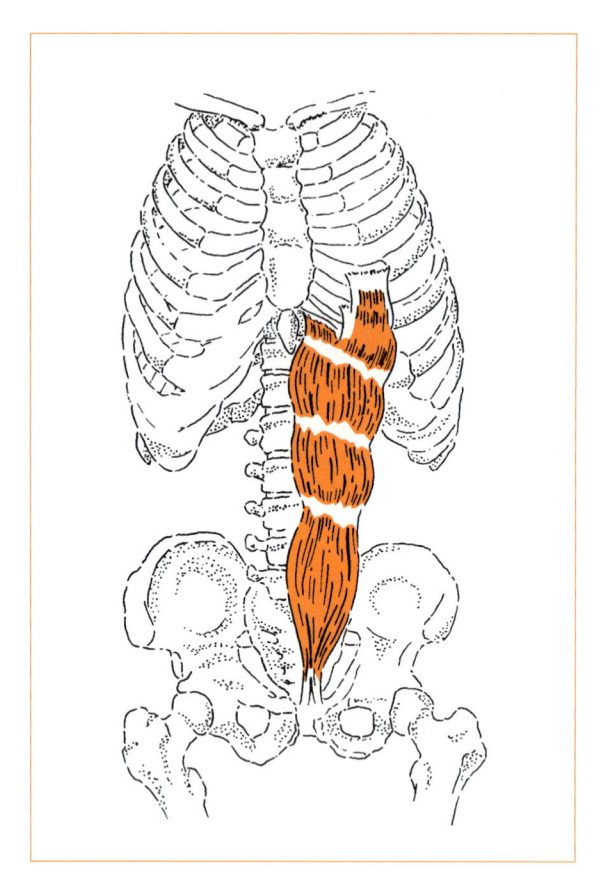

Abb. 8-163: M. rectus abdominis Ursprung und Ansatz.

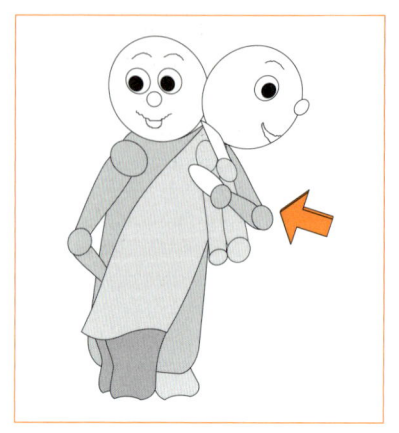

Abb. 8-164: Muskeltest „M. rectus abdominis" im Stehen.

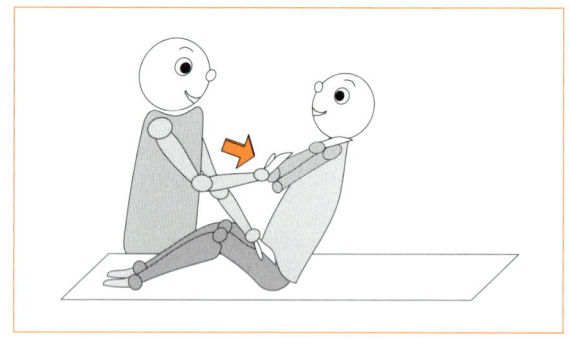

Abb. 8-165: Muskeltest „M. rectus abdominis" im Sitzen.

Muskel

Ursprung: Außenfläche des 5. bis 7. Rippenknorpels und Schwertfortsatz des Brustbeins (Processus xiphoideus).
Ansatz: Schambein (Abb. 8-163).

Test

Im Stehen (Abb. 8-164): Der Oberkörpörper wird 45° nach vorne gebeugt, die Hände liegen jeweils auf der gegenüberliegenden Schulter. Druck wird gerade nach hinten an der Kreuzungsstelle der Unterarme ausgeübt, während das Kreuzbein mit der anderen Hand stabilisiert wird.

Im Sitzen (Abb. 8-165): Die Knie werden angewinkelt und zusammengebracht, die Hände liegen jeweils auf der gegenüberliegenden Schulter, der Rumpf wird 45° nach hinten gelehnt. Druck wird an der Kreuzungsstelle der Unterarme ausgeübt, während die Oberschenkel stabilisiert werden, um den Körper nach hinten zu drücken.

Neurolymphatische Punkte

Vordere neurolymphatische Punkte: Untere Hälfte der Oberschenkelinnenseite.
Hintere neurolymphatische Punkte: Hinterer oberer Darmbeinstachel, in Höhe des 5. Lendenwirbels (Abb. 8-166).

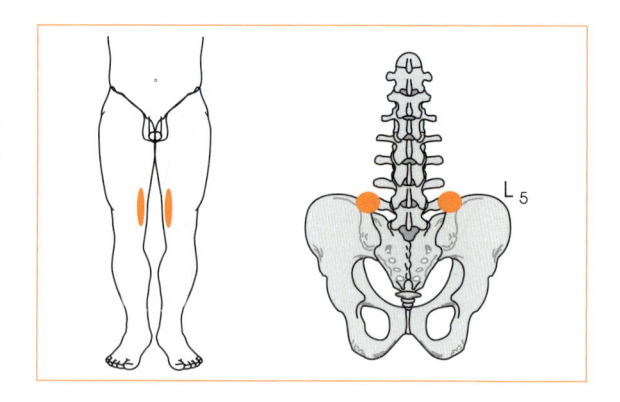

Abb. 8-166: Die neurolymphatischen Punkte des M. rectus abdominis.

M. rectus abdominis (gerade Bauchmuskeln)

Neurovaskuläre Kontaktpunkte

Die beiden Scheitelbeinhöcker, zwei Erhebungen links und rechts am Schädel, die etwa in der Mitte zwischen Ohr und höchster Stelle des Kopfes tastbar sind (Abb. 8-167).

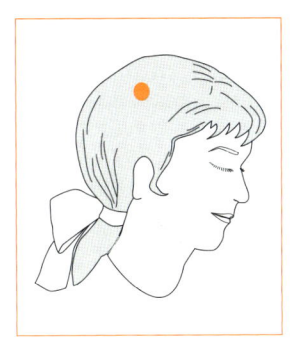

Abb. 8-167: Die neurovaskulären Kontaktpunkte des M. rectus abdominis.

Meridian

Dünndarmmeridian
Meridian-Maximalzeit 13.00–15.00 Uhr
Anfangspunkt (Dü 1): Äußerer Nagelfalzwinkel des kleinen Fingers.
Endpunkt (Dü 19): Zwischen Tragusmitte und Kiefergelenk vor dem Ohr (Abb. 8-168).

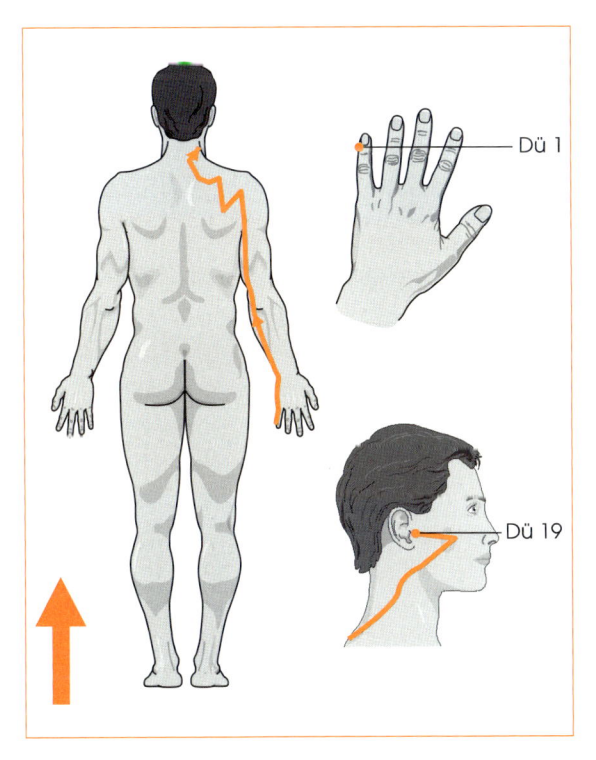

Abb. 8-168: Der Dünndarm-Meridian mit Anfangs- und Endpunkt.

Stärkende Akupunkturpunkte

- **Gb 41:** In der Vertiefung vor der Verbindung des 4. und 5. Mittelfußknochens.
- **Dü 3:** Außenseite des kleinen Fingers proximal des Grundgelenks.
- **Bl 66:** Kleinzehenaußenseite distal des Grundgelenks.
- **Dü 2:** Außenseite des kleinen Fingers distal des Grundgelenks.

Erst Gb 41 und Dü 3, dann Bl 66 und Dü 2 gleichzeitig 30 Sekunden lang berühren (Abb. 8-169).

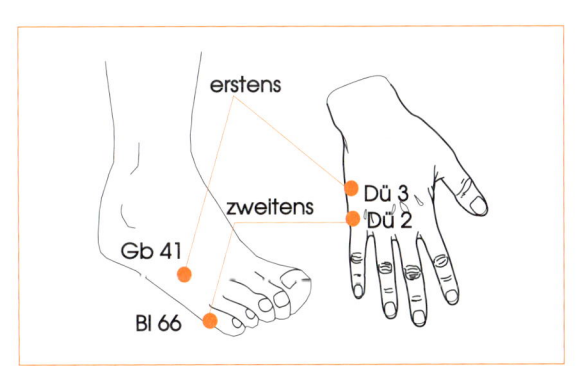

Abb. 8-169: Die stärkenden Akupunkturpunkte des M. rectus abdominis.

Muskelnährstoffe

Vitamin E: Distelöl, Haselnuss, Maiskeimöl, süße Mandeln, Walnuss, Weizenkeime.

M. rhomboideus (Rautenmuskel)

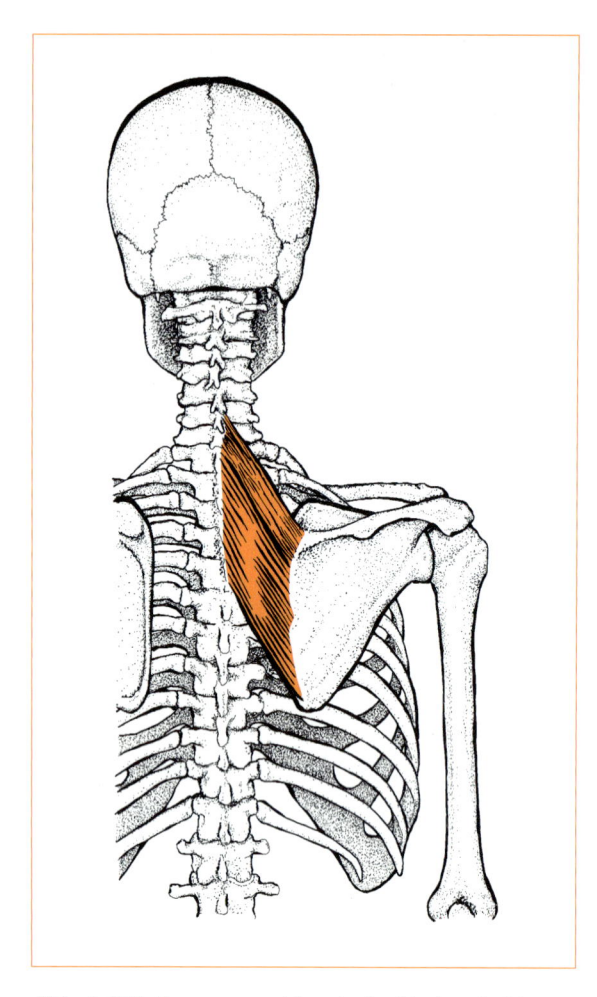

Abb. 8-170: Ursprung und Ansatz des M. rhomboideus.

Muskel

Ursprung: An den Dornfortsätzen des 7. Halswirbels und der ersten 5 Brustwirbel.
Ansatz: Entlang des wirbelsäulennahen Randes des Schulterblatts (Abb. 8-170).

Test

Im Stehen (Abb. 8-171) **und Liegen** (Abb. 8-172): Der Ellenbogen wird gebeugt und an die seitliche Brustkorbpartie gebracht. Druck wird auf die Innenseite des Ellenbogens ausgeübt, um den Arm seitlich nach außen zu bewegen, während die Schulter stabilisiert wird. Der gegenüberliegende Arm wird während des Tests angewinkelt über den Kopf erhoben.

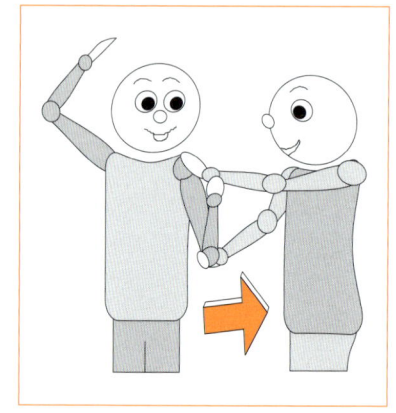

Abb. 8-171: Muskeltest „M. rhomboideus" im Stehen.

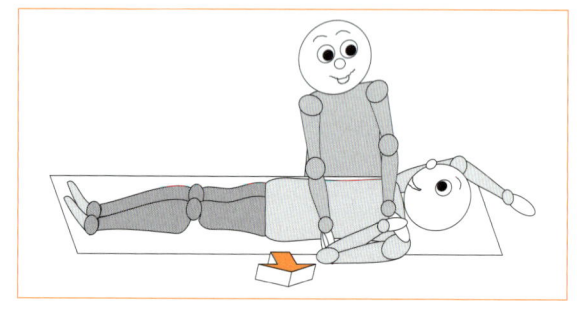

Abb. 8-172: Muskeltest „M. rhomboideus" im Liegen.

Neurolymphatische Punkte

Vordere neurolymphatische Punkte: Auf der rechten Seite im 5. Interkostalraum von unterhalb der Brustwarze bis zum Brustbein.
Hintere neurolymphatische Punkte: Zwischen 5. und 6. Brustwirbel auf der rechten Seite, ca. 2 bis 3 cm seitlich der Wirbelsäule (Abb. 8-173).

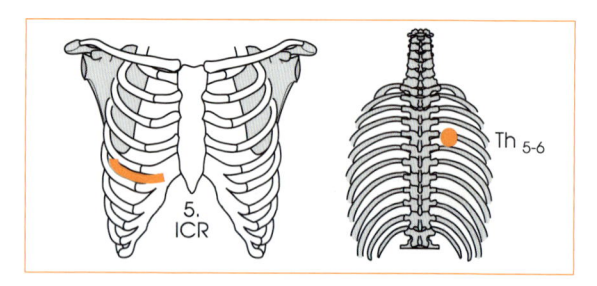

Abb. 8-173: Die neurolymphatischen Punkte des M. rhomboideus.

M. rhomboideus (Rautenmuskel)

Neurovaskuläre Kontaktpunkte

Die vordere Fontanelle, eine Stelle auf der Mitte des Schädeldaches, die bei kleinen Kindern noch weich ist (Abb. 8-174).

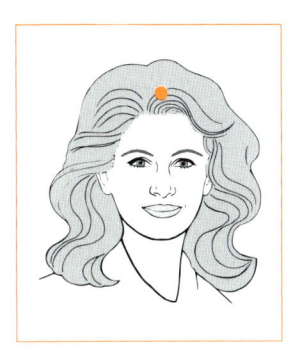

Abb. 8-174: Der neurovaskuläre Kontaktpunkt des M. rhomboideus.

Stärkende Akupunkturpunkte

- **Le 8:** Bei gebeugtem Knie am Ende der medialen Kniegelenksfalte in einer Vertiefung.
- **Ni 10:** Zwischen den Sehnen des M. semitendinosus und des M. semimembranosus in der Innenfalte der gebeugten Kniekehle.
- **Le 4:** Am medialen Knöchel zwischen den Sehnen des M. extensor hallucis longus und des M. tibialis anterior.
- **Lu 8:** Eine Daumenbreite lateral der Handgelenksfalte in der Vertiefung zwischen dem Griffelfortsatz der Speiche und der Arterie.

Erst Le 8 und Ni 10, dann Le 4 und Lu 8 gleichzeitig 30 Sekunden lang berühren (Abb. 8-176).

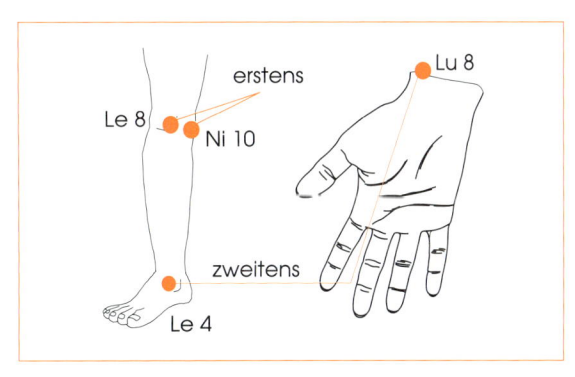

Abb. 8-176: Die stärkenden Akupunkturpunkte des M. rhomboideus.

Meridian

Lebermeridian
Meridian-Maximalzeit 1.00–3.00 Uhr
Anfangspunkt (Le 1): Lateraler Nagelfalzwinkel der großen Zehe.
Endpunkt (Le 14): Medioklavikulär in Höhe des 6. Interkostalraumes (Abb. 8-175).

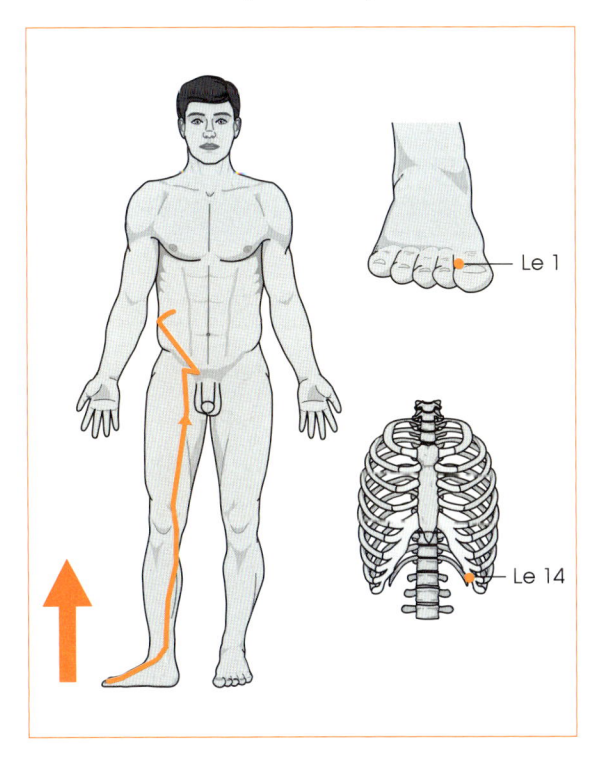

Abb. 8-175: Der Leber-Meridian mit Anfangs- und Endpunkt.

Muskelnährstoffe

Vitamin A: Getrocknete Aprikosen, Feldsalat, Gartenkresse, Gartenkerbel, Grünkohl, Hagebutte, Leber, Karotten, Löwenzahnblätter, Mangold, Petersilie, Schnittlauch, Spinat.

Fettes, Gegrilltes und Frittiertes vermeiden.

M. sacrospinalis (Rückenstrecker)

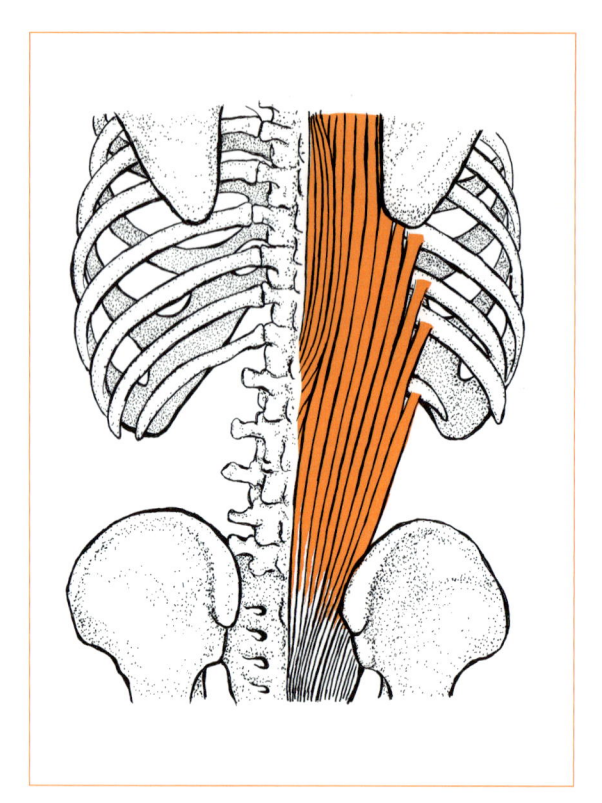

Abb. 8-177: Ursprung und Ansatz des M. sacrospinalis.

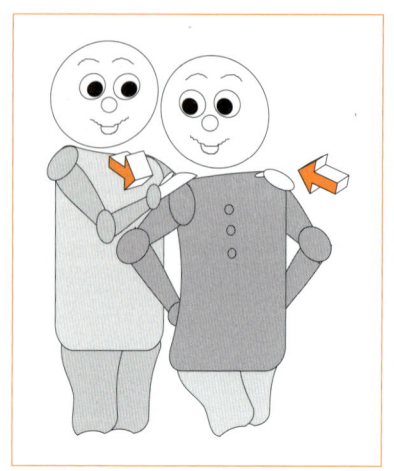

Abb. 8-178: Muskeltest „M. sacrospinalis" im Stehen.

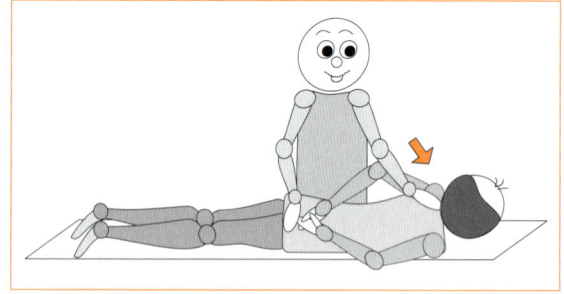

Abb. 8-179: Muskeltest „M. sacrospinalis" im Liegen.

Muskel

Ursprung: Jeweils einzelne Muskelstränge entspringen dem Kreuzbein, dem Darmbeinkamm, den Dorn- und Querfortsätzen der Wirbel und den Rippen.
Ansatz: Rippen, Dorn- und Querfortsätze der Wirbel, Schädelbasis (Abb. 8-177).

Test

Im Stehen (Abb. 8-178): Die beiden Hände des Patienten werden auf die Lendenwirbel gelegt. Der Patient bringt eine Schulter nach hinten, und dreht den Kopf zu der Schulter. Druck wird auf die hintere Schulter ausgeübt, während die vordere Schulter nach hinten gezogen wird.
Im Liegen (Abb. 8-179): Auf dem Bauch liegend werden beide Hände des Patienten auf die Lendenwirbel gelegt. Der Patient hebt eine Schulter an, und hebt und dreht den Kopf zu der Schulter. Druck wird auf die Schulter ausgeübt in Richtung Liege, während die gegenüberliegende Hüfte stabilisiert wird.

Neurolymphatische Punkte

Vordere neurolymphatische Punkte: Oberrand des Schambeins und eine Daumenbreite links und rechts des Bauchnabels.
Hintere neurolymphatische Punkte: Auf Höhe der Querfortsätze des 2. Lendenwirbels, ca. 4 cm seitlich der Wirbelsäule (Abb. 8-180).

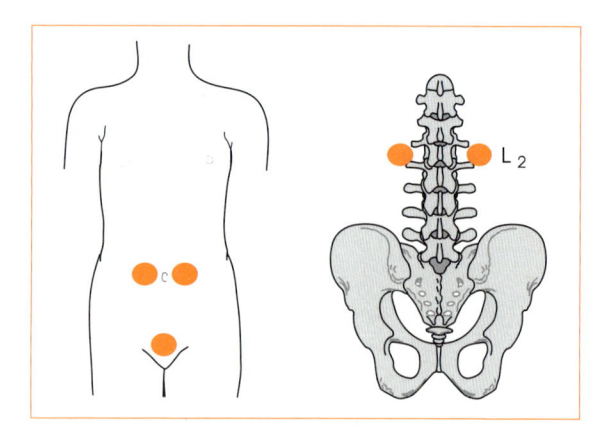

Abb. 8-180: Die neurolymphatischen Punkte des M. sacrospinalis.

M. sacrospinalis (Rückenstrecker)

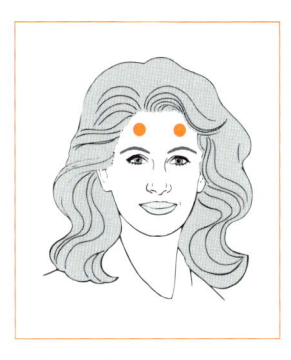

Abb. 8-181: Die neurovaskulären Kontaktpunkte des M. sacrospinalis.

Neurovaskuläre Kontaktpunkte

Zwei Punkte auf der Stirn, die beiden Stirnbeinhöcker zwischen Augenbrauen und Haaransatz (Abb. 8-181).

Meridian

Blasenmeridian
Meridian-Maximalzeit 15.00–17.00 Uhr
Anfangspunkt (Bl 1): In Höhe der Nasenwurzel dicht am Augeninnenwinkel.
Endpunkt (Bl 67): Lateraler Nagelfalzwinkel der kleinen Zehe (Abb. 8-182).

Stärkende Akupunkturpunkte

- **Bl 67:** Laterale Seite der kleinen Zehe am Nagelfalzwinkel.
- **Di 1:** Daumenseitiger Nagelfalzwinkel des Zeigefingers.
- **Bl 54:** Vertiefung in der Mitte der Kniekehlenfalte.
- **Ma 36:** Vier Fingerbreit unterhalb des Kniegelenkspalts und ein Fingerbreit seitlich der vorderen Schienbeinkante.

Erst Bl 67 und Di 1, dann Bl 54 und Ma 36 gleichzeitig 30 Sekunden lang berühren (Abb. 8-183).

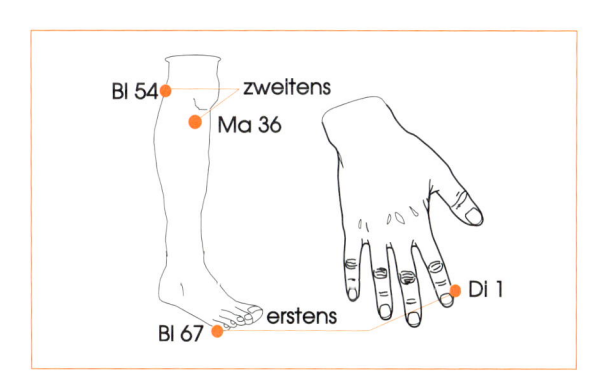

Abb. 8-183: Die stärkenden Akupunkturpunkte des M. sacrospinalis.

Muskelnährstoffe

Vitamin A: Getrocknete Aprikosen, Feldsalat, Gartenkresse, Gartenkerbel, Grünkohl, Hagebutte, Leber, Karotten, Löwenzahnblätter, Mangold, Petersilie, Schnittlauch, Spinat.
Vitamin C: Dorschleberöl, Hagebutte, Stachelbeere, schwarze Johannisbeere, Paprikaschoten, Petersilie, Sanddorn.
Vitamin E: Distelöl, Haselnuss, Maiskeimöl, süße Mandeln, Walnuss, Weizenkeime.
Kalzium: Käse, Magermilchpulver, Sprotten, Brennessel.

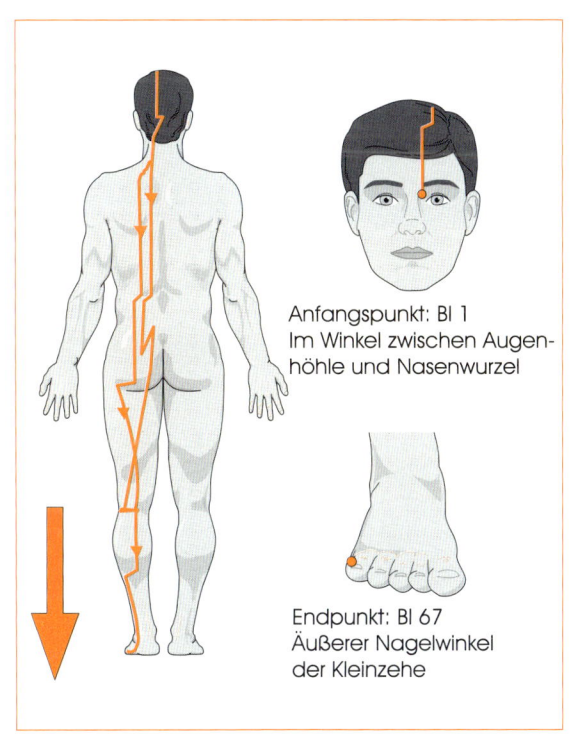

Abb. 8-182: Der Blasen-Meridian mit Anfangs- und Endpunkt.

M. sartorius (Schneidermuskel)

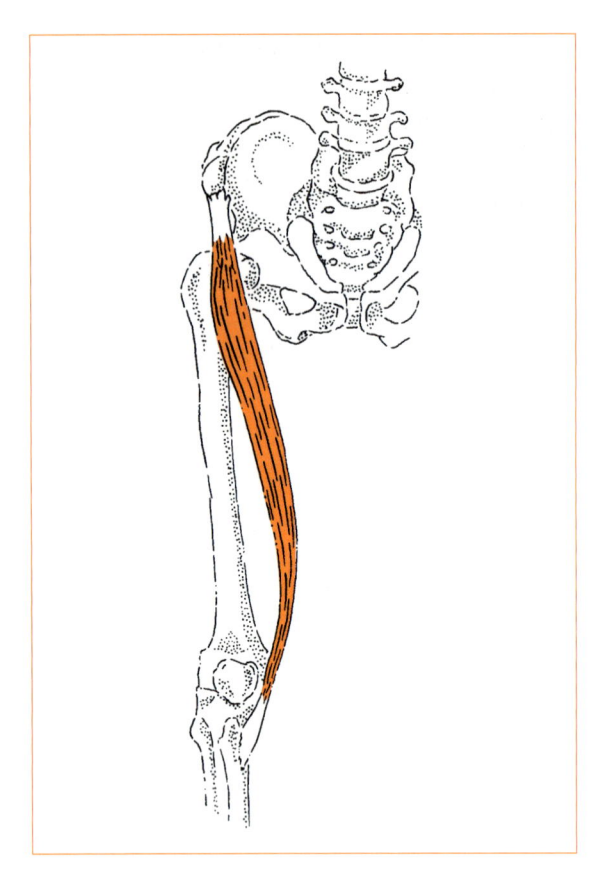

Abb. 8-184: Ursprung und Ansatz des M. sartorius.

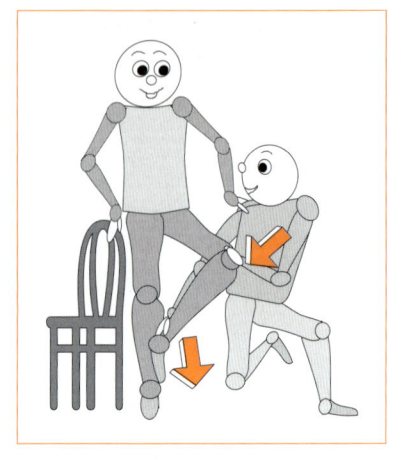

Abb. 8-185: Muskeltest „M. sartorius" im Stehen.

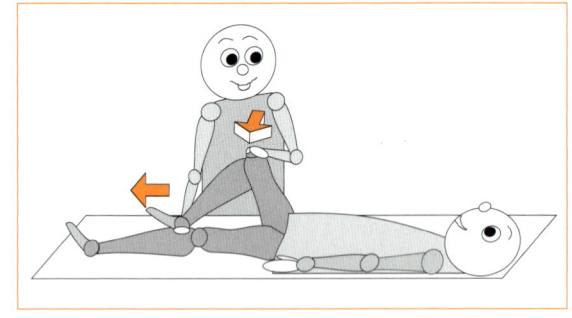

Abb. 8-186: Muskeltest „M. sartorius" im Liegen.

Muskel

Ursprung: Am vorderen oberen Darmbeinstachel.
Ansatz: An der Innenseite des Schienbeins, direkt unterhalb des Kniegelenks (Abb. 8-184).

Test

Im Stehen (Abb. 8-185): Das Bein wird nach außen gedreht, das Knie leicht gebeugt und der Fuß über das andere Bein unterhalb der Knies gebracht. Druck wird gegen die Achillessehne und das Knie ausgeübt, um den Fuß nach innen zu führen und gleichzeitig das Bein zu strecken.
Im Liegen (Abb. 8-186): In Rückenlage wird das Bein nach außen gedreht, das Knie leicht gebeugt und der Fuß über das andere Bein knapp unterhalb der Knies gebracht. Druck wird gegen die Achillessehne und das Knie ausgeübt, um das Bein zu strecken.

Neurolymphatische Punkte

Vordere neurolymphatische Punkte: Zwei Daumenbreiten über und je eine Daumenbreite links und rechts vom Bauchnabel.
Hintere neurolymphatische Punkte: Zwischen 10., 11. und 12. Brustwirbel, ca. 2 bis 3 cm links und rechts der Wirbelsäule in Höhe der letzten Rippen (Abb. 8-187).

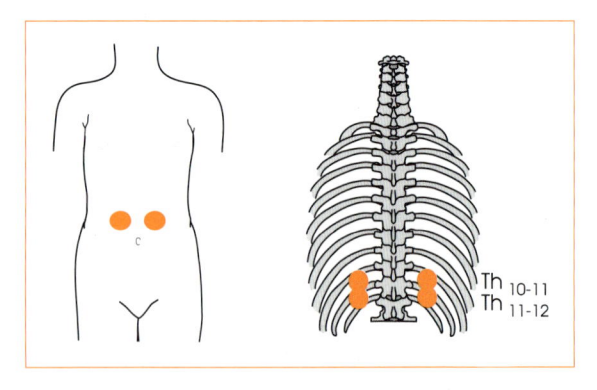

Abb. 8-187: Die neurolymphatischen Punkte des M. sartorius.

M. sartorius (Schneidermuskel)

Neurovaskuläre Kontaktpunkte

Die hintere Fontanelle, eine Stelle am Hinterkopf, die beim Kleinkind noch ganz weich ist. Es ist der Schnittpunkt von Pfeilnaht und Lambdanaht (Abb. 8-188).

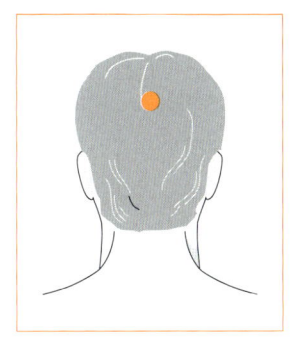

Abb. 8-188: Der neurovaskuläre Kontaktpunkt des M. sartorius.

Meridian

Dreifacher Erwärmer-Meridian
Meridian-Maximalzeit 21.00–23.00 Uhr
Anfangspunkt (3E 1): Lateraler Nagelfalzwinkel des Ringfingers.
Endpunkt (3E 23): Laterales Ende der Augenbraue (Abb. 8-189).

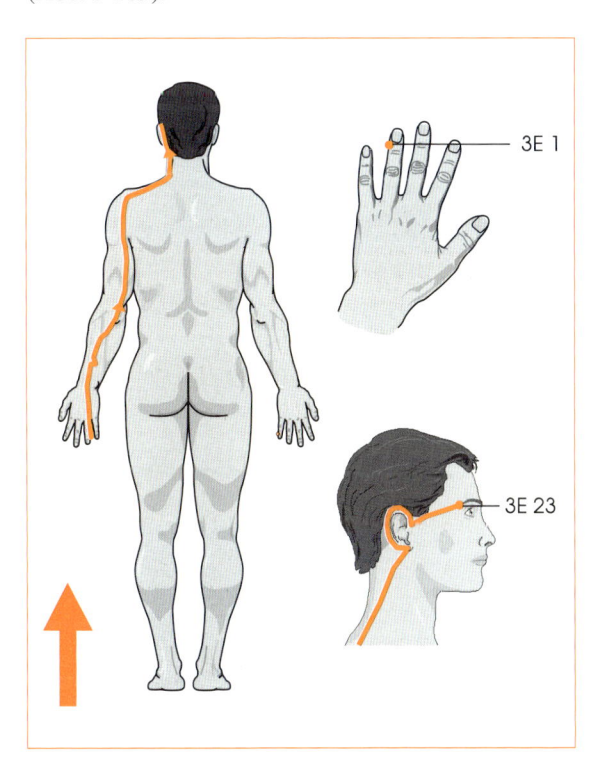

Abb. 7-189: Der Dreifache Erwärmer-Meridian mit Anfangs- und Endpunkt.

Stärkende Akupunkturpunkte

- **Gb 41:** In der Vertiefung vor der Verbindung des 4. und 5. Mittelfußknochens.
- **3E 3:** In der Vertiefung zwischen dem 4. und 5. Finger proximal des Grundgelenks.
- **Bl 66:** Kleinzehenaußenseite distal des Grundgelenks.
- **3E 2:** Hinter der Schwimmhaut zwischen dem 4. und 5. Finger distal des Grundgelenks.

Erst Gb 41 und 3E 3, dann Bl 66 und 3E 2 gleichzeitig 30 Sekunden lang berühren (Abb. 8-190).

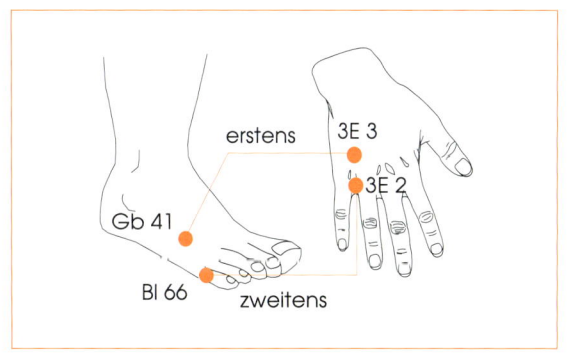

Abb. 7-190: Die stärkenden Akupunkturpunkte des M. sartorius.

Muskelnährstoffe

Vitamin A: Getrocknete Aprikosen, Feldsalat, Gartenkresse, Gartenkerbel, Grünkohl, Hagebutte, Leber, Karotten, Löwenzahnblätter, Mangold, Petersilie, Schnittlauch, Spinat.
Vitamin F: Erdnussöl, Maiskeimöl, Sonnenblumenöl, Walnuss.

M. serratus anterior (vorderer Sägemuskel)

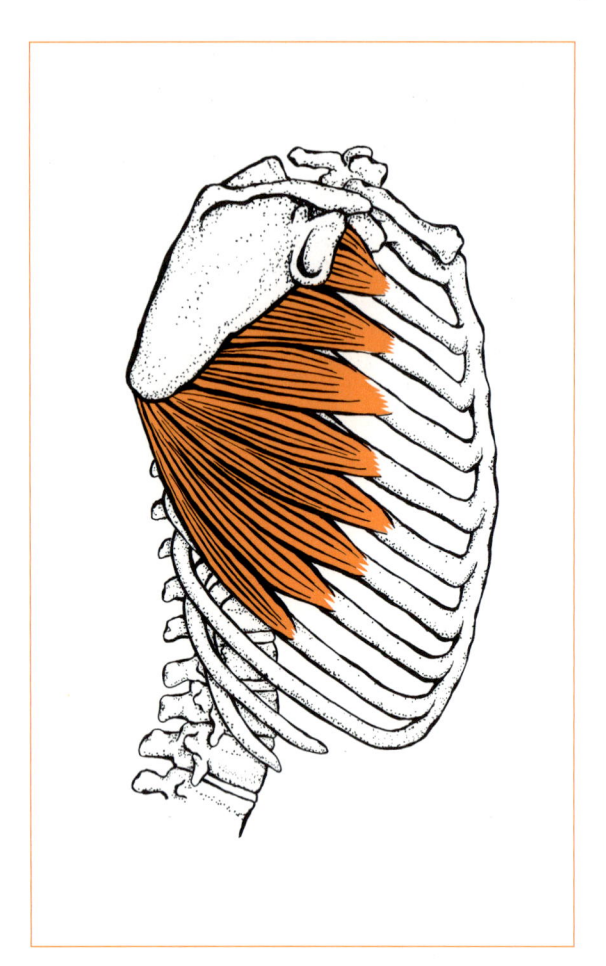

Abb. 8-191: Ursprung und Ansatz des M. serratus anterior.

Muskel

Ursprung: An der Seite des Brustkorbes entlang der oberen 9 Rippen.
Ansatz: Entlang des gesamten wirbelsäulennahen Randes des Schulterblatts an dessen Unterseite (Abb. 8-191).

Test

Im Stehen (Abb. 8-192) **oder Liegen** (Abb. 8-193): Der Arm wird über Schulterhöhe mit dem Daumen nach oben ausgestreckt. Druck wird gegen den Unterarm nach unten ausgeübt. Gleichzeitig wird die Schulterblattspitze gehalten.

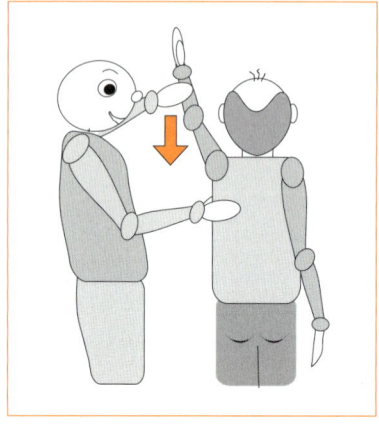

Abb. 8-192: Muskeltest „M. serratus anterior" im Stehen.

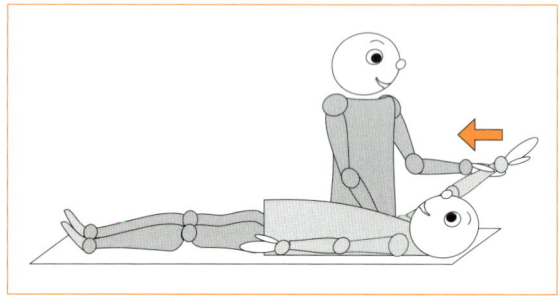

Abb. 8-193: Muskeltest „M. serratus anterior" im Liegen.

Neurolymphatische Punkte

Vordere neurolymphatische Punkte: Im 3. und 4. Interkostalraum nahe dem Brustbein, links und rechts.
Hintere neurolymphatische Punkte: Zwischen 3. und 4. und sowie 4. und 5. Brustwirbel, ca. 2 bis 3 cm links und rechts der Wirbelsäule (Abb. 8-194).

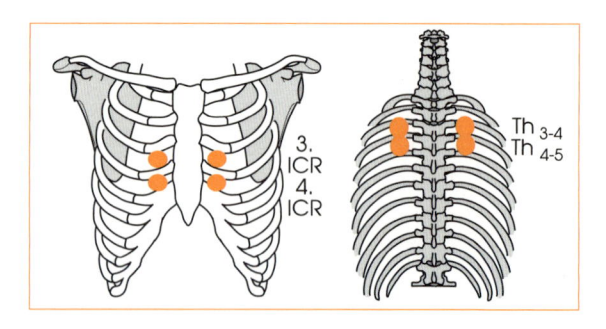

Abb. 8-194: Die neurolymphatischen Punkte des M. serratus anterior.

M. serratus anterior (vorderer Sägemuskel)

Neurovaskuläre Kontaktpunkte

Die vordere Fontanelle, eine Stelle auf der Mitte des Schädeldaches, die bei kleinen Kindern noch ganz weich ist (Abb. 8-195).

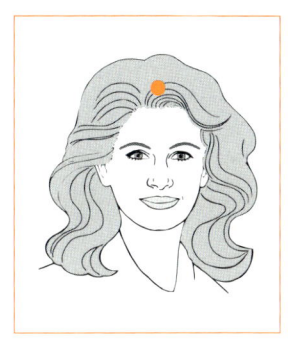

Abb. 8-195: Der neurovaskuläre Kontaktpunkt des M. serratus anterior.

Meridian

Lungenmeridian
Meridian-Maximalzeit 3.00–5.00 Uhr
Anfangspunkt (Lu 1): Eine Daumenbreite unterhalb des Schlüsselbeins neben dem Rabenschnabelfortsatz.
Endpunkt (Lu 11): Medialer Nagelfalzwinkel des Daumens (Abb. 8-196).

Stärkende Akupunkturpunkte

- **MP 3:** Lateral am Kopf des ersten Mittelfußknochens.
- **Lu 9:** Auf der Handgelenksfalte im Gelenkspalt zwischen Handwurzelknochen und Griffelfortsatz.
- **Lu 10:** In der Mitte des 1. Mittelhandknochens.
- **He 8:** Auf der Handfläche zwischen dem 4. und 5. Mittelhandknochen. Bei Faustschluss liegt der Punkt unter der Spitze des kleinen Fingers.

Erst MP 3 und Lu 9, dann Lu 10 und H 8 gleichzeitig 30 Sekunden lang berühren (Abb. 8-197).

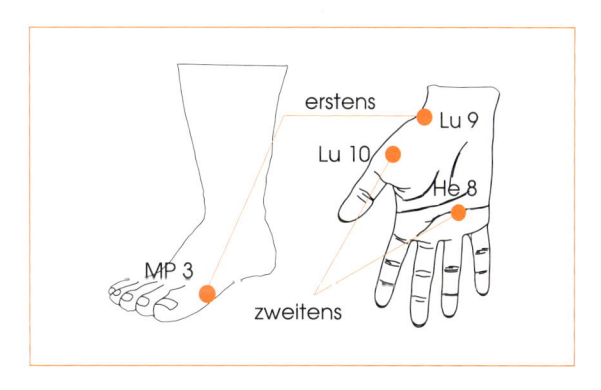

Abb. 8-197: Die stärkenden Akupunkturpunkte des M. serratus anterior.

Muskelnährstoffe

Vitamin C: Dorschleberöl, Hagebutte, Stachelbeere, schwarze Johannisbeere, Paprikaschoten, Petersilie, Sanddorn.

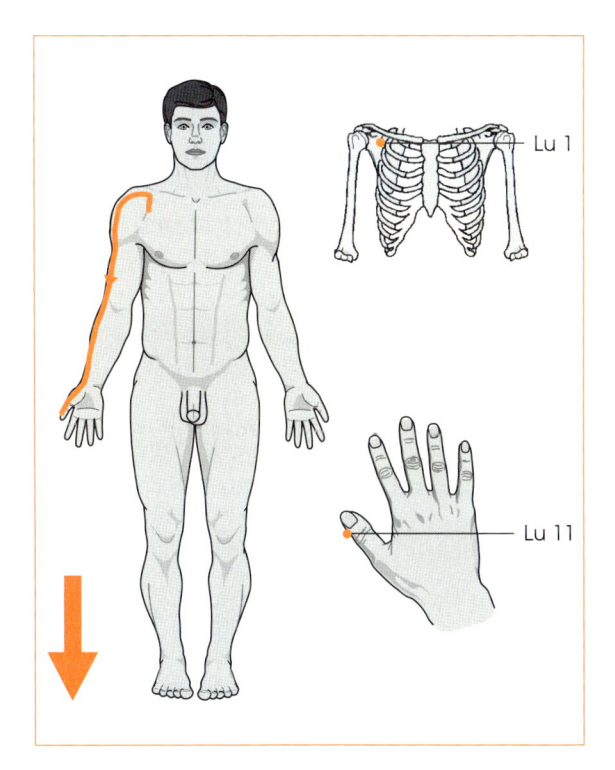

Abb. 8-196: Der Lungen-Meridian mit Anfangs- und Endpunkt.

M. soleus (Schollenmuskel)

Test

Im Stehen (Abb. 8-199) **oder in Bauchlage** (Abb. 8-200): Das Knie wird 90° angewinkelt und der Fuß ganz überstreckt. Druck wird auf die Ferse und die Fußsohle ausgeübt, um den Fuß in seine normale Position zu bringen.

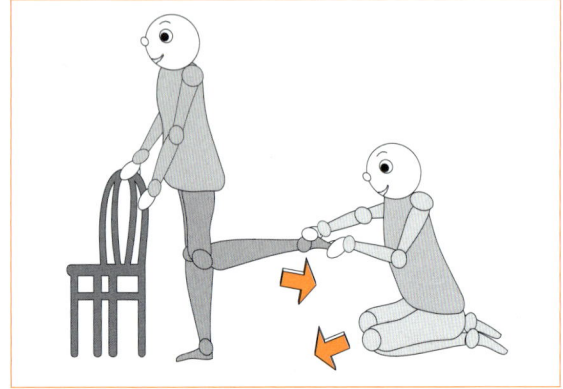

Abb. 8-199: Muskeltest „M. soleus" im Stehen.

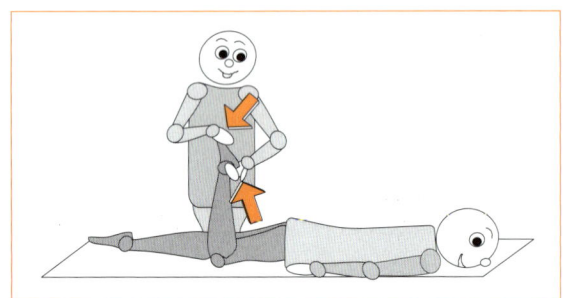

Abb. 8-200: Muskeltest „M. soleus" im Liegen.

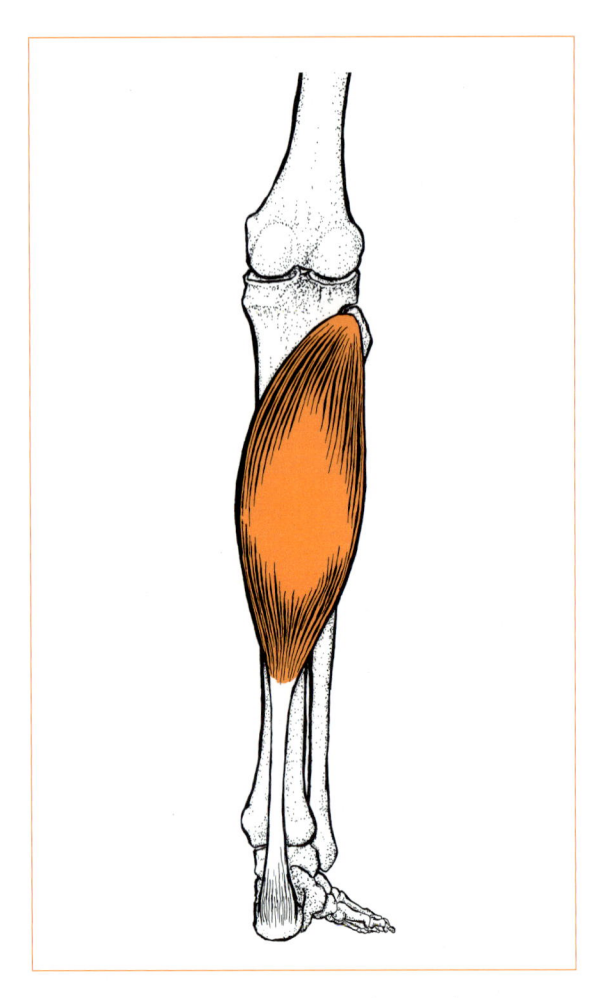

Abb. 8-198: Ursprung und Ansatz des M. soleus.

Muskel

Ursprung: Hintere Seite von Schien- und Wadenbein unterhalb des Kniegelenks.
Ansatz: An der Rückseite des Fersenbeins (Abb. 8-198).

Neurolymphatische Punkte

Vordere neurolymphatische Punkte: Zwei Daumenbreiten über und je eine Daumenbreite links und rechts vom Bauchnabel.
Hintere neurolymphatische Punkte: Zwischen 10., 11. und 12. Brustwirbel ca. 2 bis 3 cm links und rechts der Wirbelsäule (Abb. 8-201).

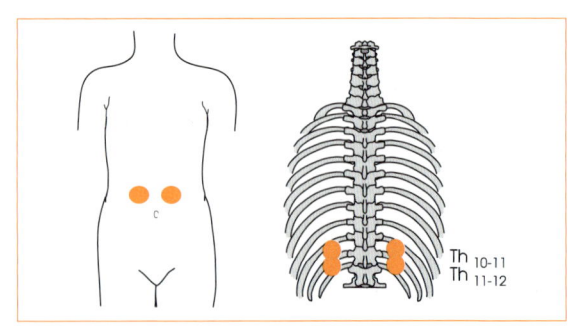

Abb. 8-201: Die neurolymphatischen Punkte des M. soleus.

M. soleus (Schollenmuskel)

Neurovaskuläre Kontaktpunkte

Hintere Fontanelle am Schnittpunkt von Pfeil- und Lambdanaht (Abb. 8-202).

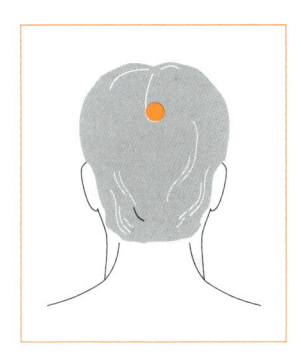

Abb. 8-202: Der neurovaskuläre Kontaktpunkt des M. soleus.

Stärkende Akupunkturpunkte

- **Gb 41:** In der Vertiefung vor der Verbindung des 4. und 5. Mittelfußknochens.
- **3E 3:** In der Vertiefung zwischen dem 4. und 5. Finger proximal des Grundgelenks.
- **Bl 66:** Kleinzehenaußenseite distal des Grundgelenks.
- **3E 2:** Hinter der Schwimmhaut zwischen dem 4. und 5. Finger distal des Grundgelenks.

Erst Gb 41 und 3E 3, dann Bl 66 und 3E 2 gleichzeitig 30 Sekunden lang berühren (Abb. 8-204).

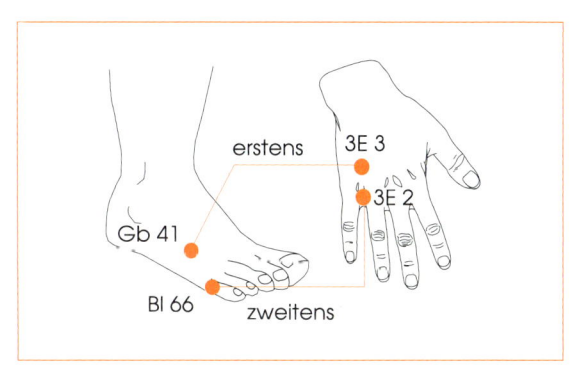

Abb. 8-204: Die stärkenden Akupunkturpunkte des M. soleus.

Meridian

Dreifacher Erwärmer-Meridian
Meridian-Maximalzeit 21.00–23.00 Uhr
Anfangspunkt (3E 1): Lateraler Nagelfalzwinkel des Ringfingers.
Endpunkt (3E 23): Laterales Ende der Augenbraue (Abb. 8-203).

Muskelnährstoffe

Vitamin C: Dorschleberöl, Hagebutte, Stachelbeere, schwarze Johannisbeere, Paprikaschoten, Petersilie, Sanddorn

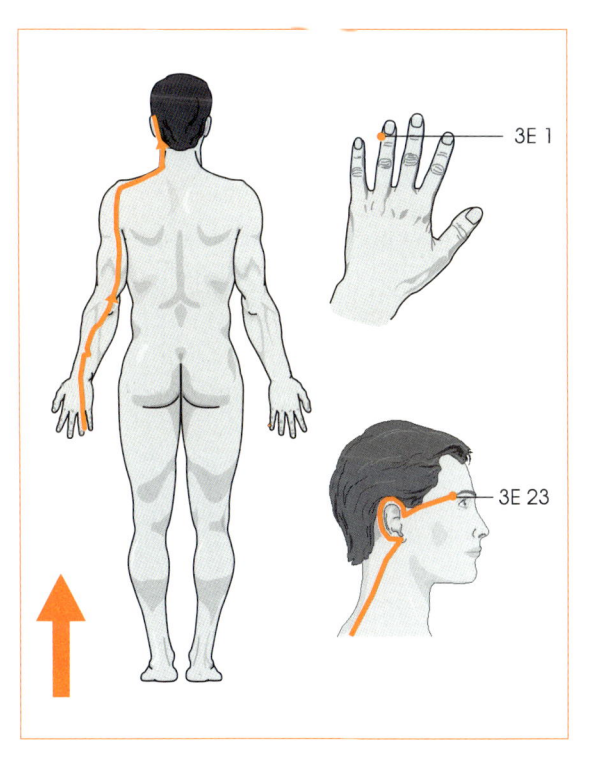

Abb. 8-203: Der Dreifache Erwärmer-Meridian mit Anfangs- und Endpunkt.

M. sternocleidomastoideus (Kopfwender)

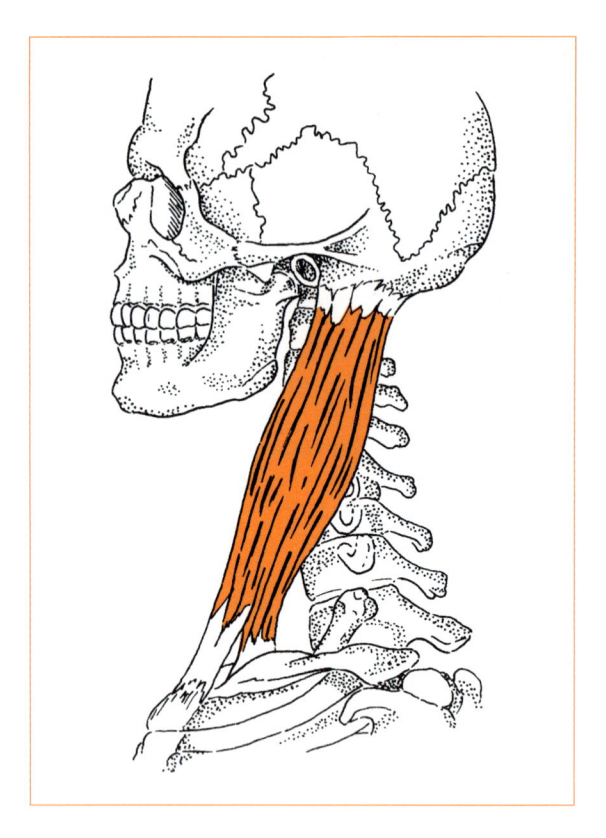

Abb. 8-205: Ursprung und Ansatz des M. sternocleidomastoideus.

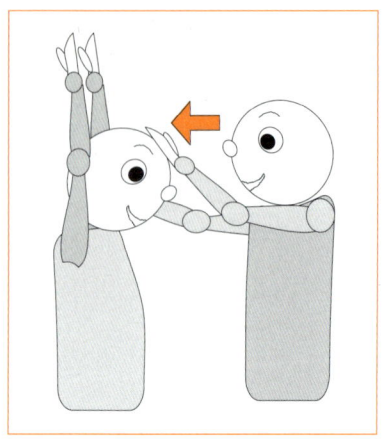

Abb. 8-206: Muskeltest „M. sternocleidomastoideus" im Stehen.

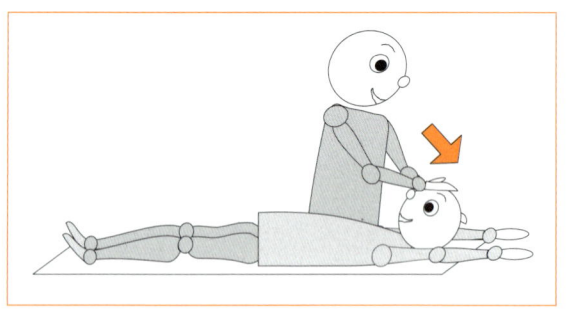

Abb. 8-207: Muskeltest „M. sternocleidomastoideus" im Liegen.

Muskel

Ursprung: Oberrand des Brustbeins und inneres Drittel des Schlüsselbeins.
Ansatz: Am Warzenfortsatz (Processus mastoideus), dem knöchernen Vorsprung unmittelbar hinter dem Ohrläppchen (Abb. 8-205).

Test

Im Stehen (Abb. 8-206): Aufrecht stehend werden die Arme über den Kopf nach hinten gelegt und der Kopf nach vorne gebeugt. Druck wird gegen die Stirn ausgeübt, um den Kopf nach unten zu drücken, wobei die andere Hand den Hinterkopf absichert. Getestet wird außerdem noch mit dem Kopf jeweils 10° und 45° zur Seite gedreht, wobei der Druck jeweils auf die höchste Stelle der Stirn ausgeübt wird.
Im Liegen (Abb. 8-207): Auf dem Rücken liegend werden die Arme über den Kopf nach hinten gelegt und der Kopf nach vorne gebeugt. Druck wird gegen die Stirn ausgeübt, um den Kopf nach unten zu drücken, wobei die andere Hand den Hinterkopf absichert. Getestet wird außerdem noch mit dem Kopf jeweils 10° und 45° zur Seite gedreht, wobei der Druck jeweils auf die höchste Stelle der Stirn ausgeübt wird.

Neurolymphatische Punkte

Vordere neurolymphatische Punkte: 2. Interkostalraum medioklavikulär.
Hintere neurolymphatische Punkte: Circa 2 cm links und rechts von der Halswirbelsäulenmitte in Höhe des 2. Halswirbels (Abb. 8-208).

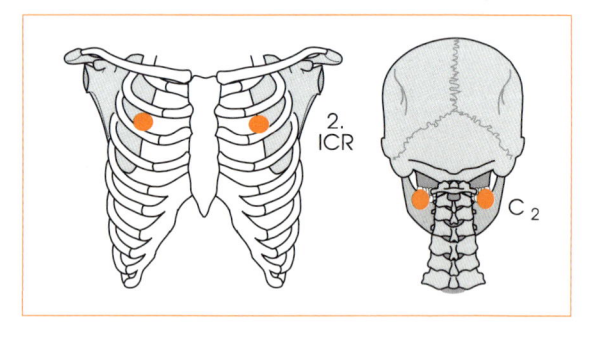

Abb. 8-208: Die neurolymphatischen Punkte des M. sternocleidomastoideus.

M. sternocleidomastoideus (Kopfwender)

Neurovaskuläre Kontaktpunkte

Etwas über dem Kieferwinkel in Höhe des Mundwinkels (Abb. 8-209).

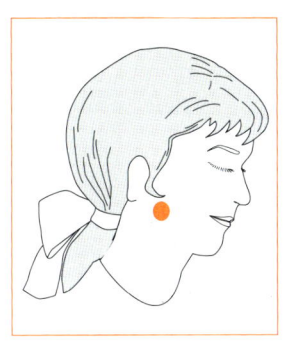

Abb. 8-209: Neurovaskulärer Kontaktpunkt des M. sternocleidomastoideus.

Stärkende Akupunkturpunkte

- **Ma 41:** Im oberen Sprunggelenksspalt, zwischen den Sehnen des M. tibialis anterior und des M. extensor hallucis longus.
- **Dü 5:** Auf der Kleinfingerseite des Handgelenks zwischen Griffelfortsatz und Dreieckbein.
- **Gb 41:** In der Vertiefung vor der Verbindung des 4. und 5. Mittelfußknochens.
- **Ma 43:** In der Vertiefung am Fußrücken zwischen dem 2. und 3. Mittelfußknochen.

Erst Ma 41 und Dü 5, dann Gb 41 und Ma 43 gleichzeitig 30 Sekunden lang berühren (Abb. 8-211).

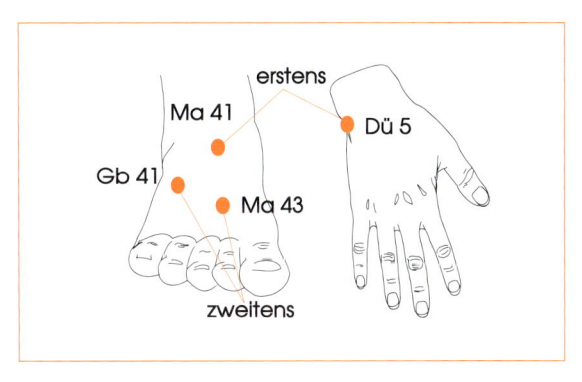

Abb. 8-211: Die stärkenden Akupunkturpunkte des M. sternocleidomastoideus.

Meridian

Magenmeridian
Meridian-Maximalzeit 7.00–9.00 Uhr
Anfangspunkt (Ma 1): An der unteren Orbitakante genau in der Mitte.
Endpunkt (Ma 45): Äußerer Nagelwinkel der 2. Zehe (Abb. 8-210).

Muskelnährstoffe

Vitamin B6: Avocado, Banane, Eigelb, Butter, Gerste, Hafer, Leber, Bierhefe, Kleie, Johannisbeere, Linsen, Lachs, Makrele, Weizen.
Niacinamide
Organisch gebundenes Jod: Bei gleichzeitig vorhandener Nasennebenhöhlenentzündung.

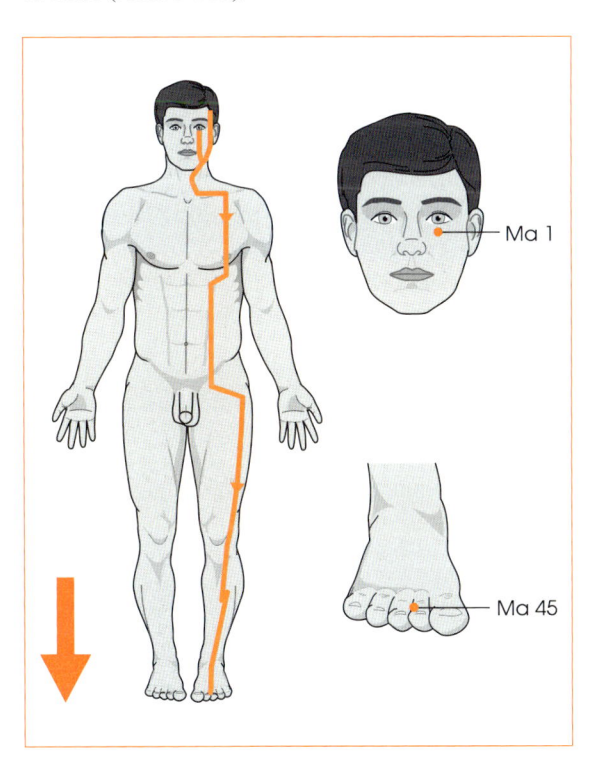

Abb. 8-210: Der Magen-Meridian mit Anfangs- und Endpunkt.

M. subscapularis (Unterschulterblattmuskel)

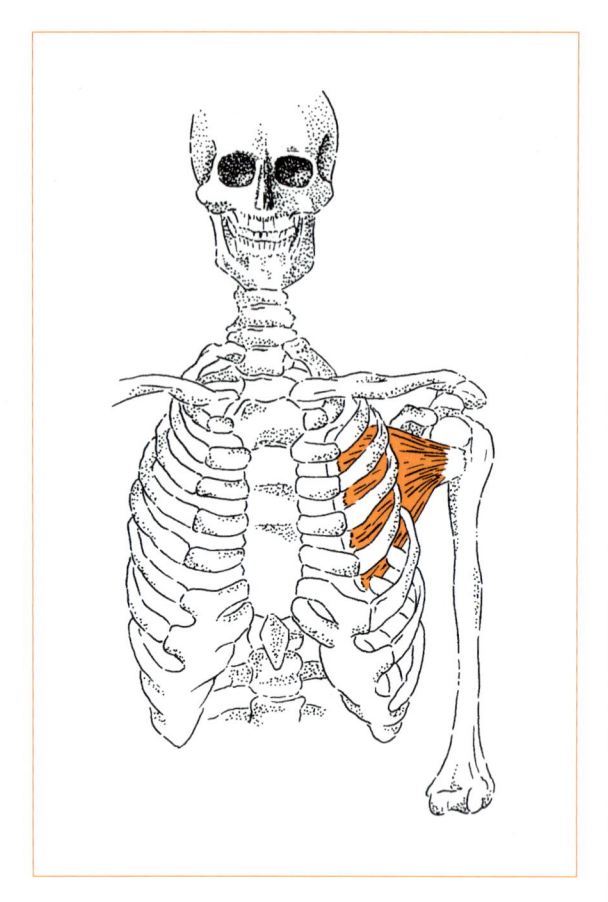

Abb. 8-212: Ursprung und Ansatz des M. subscapularis.

Muskel

Ursprung: Die dem Brustkorb zugewandte Unterfläche des Schulterblatts.
Ansatz: Am kleinen Höcker des Oberarmknochens unmittelbar vor und unterhalb des Schultergelenks (Abb. 8-212).

Test

Im Stehen (Abb. 8-213) **und im Liegen** (Abb. 8-214): Der Oberarm wird auf Schulterhöhe gebracht, der Unterarm wird im Ellbogen 90° abgewinkelt und verläuft parallel zum Rumpf, die Handfläche weist nach hinten. Druck wird auf den Unterarm nahe des Handgelenks ausgeübt, um den Unterarm in Richtung Kopf zu bewegen. Eine Hand stabilisiert dabei den Oberarm am Ellbogen.

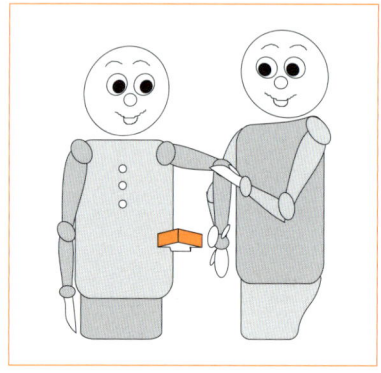

Abb. 8-213: Muskeltest „M. subscapularis" im Stehen.

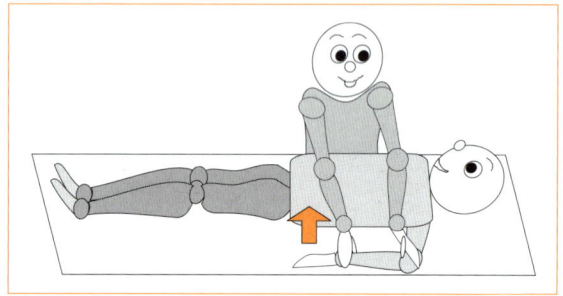

Abb. 8-214: Muskeltest „M. subscapularis" im Liegen.

Neurolymphatische Punkte

Vordere neurolymphatische Punkte: Im 2. Interkostalraum unmittelbar links und rechts neben dem Brustbein.
Hintere neurolymphatische Punkte: Zwischen dem 2. und 3. Brustwirbel, ca. 2 bis 3 cm links und rechts der Wirbelsäule (Abb. 8-215).

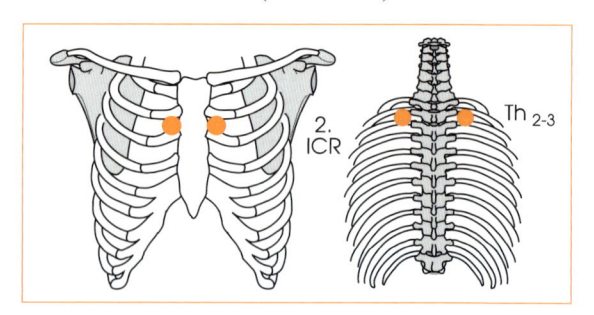

Abb. 8-215: Die neurolymphatischen Punkte des M. subscapularis.

M. subscapularis (Unterschulterblattmuskel)

Neurovaskuläre Kontaktpunkte

Die vordere Fontanelle, eine Stelle auf der Mitte des Schädeldaches, die bei kleinen Kindern noch ganz weich ist (Abb. 8-216).

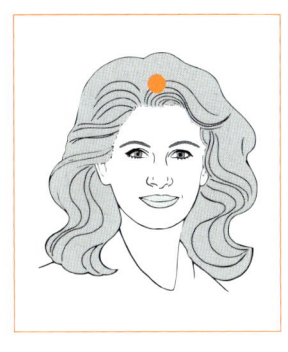

Abb. 8-216: Der neurovaskuläre Kontaktpunkt des M. subscapularis.

Meridian

Herzmeridian
Meridian-Maximalzeit 11.00–13.00 Uhr
Anfangspunkt (He 1): Mittelpunkt der Achselhöhle.
Endpunkt (He 9): Medialer Nagelfalzwinkel des kleinen Fingers (Abb. 8-217).

Stärkende Akupunkturpunkte

- **Le 1:** Zwischen der seitlichen Großzehennagelecke und dem Großzehenendgelenk.
- **He 9:** Innenseite des Endgliedes des Kleinfingers.
- **Ni 10:** Zwischen den Sehnen des M. semitendinosus und des M. semimembranosus, innen auf der Falte der gebeugten Kniekehle.
- **He 3:** Bei angewinkeltem Unterarm am ulnaren Ende der Ellbogenfalte.

Erst Le 1 und He 9, dann Ni 10 und He 3 gleichzeitig 30 Sekunden lang berühren (Abb. 8-218).

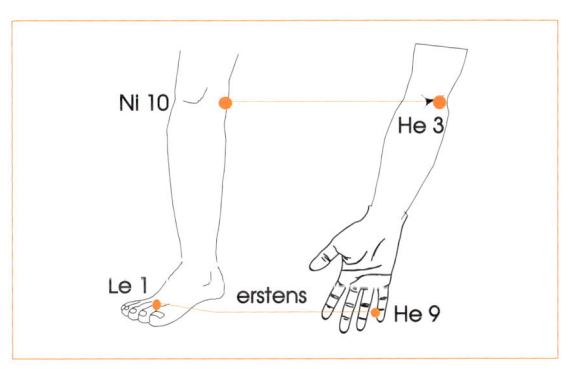

Abb. 8-218: Die stärkenden Akupunkturpunkte des M. subscapularis.

Muskelnährstoffe

Vitamin-B-Komplex: Leber, Bierhefe, Haselnuss, Magermilchpulver, Sojaprodukte, Sonnenblumenkerne, Weizenkeime.
Vitamin C: Dorschleberöl, Hagebutte, Stachelbeere, schwarze Johannisbeere, Paprikaschoten, Petersilie, Sanddorn.
Vitamin E: Distelöl, Haselnuss, Maiskeimöl, süße Mandeln, Walnuss, Weizenkeime.

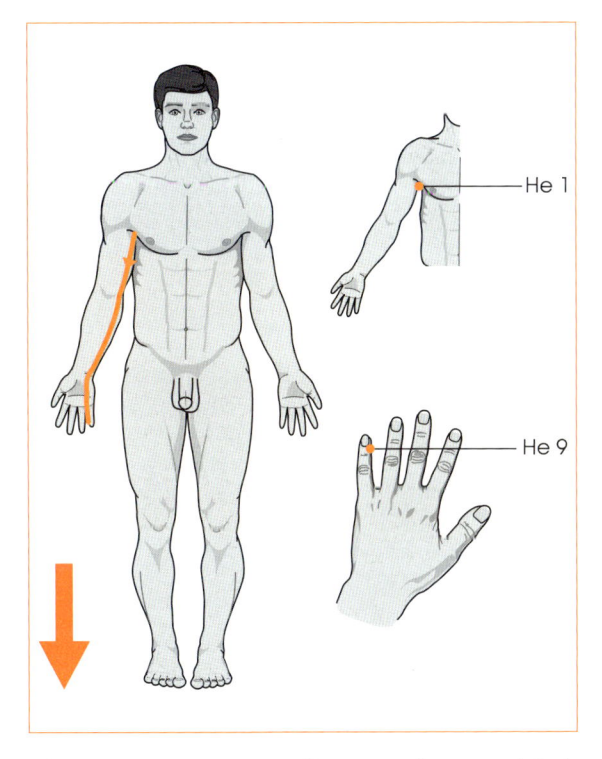

Abb. 8-217: Der Herz-Meridian mit Anfangs- und Endpunkt.

M. supraspinatus (Obergrätenmuskel)

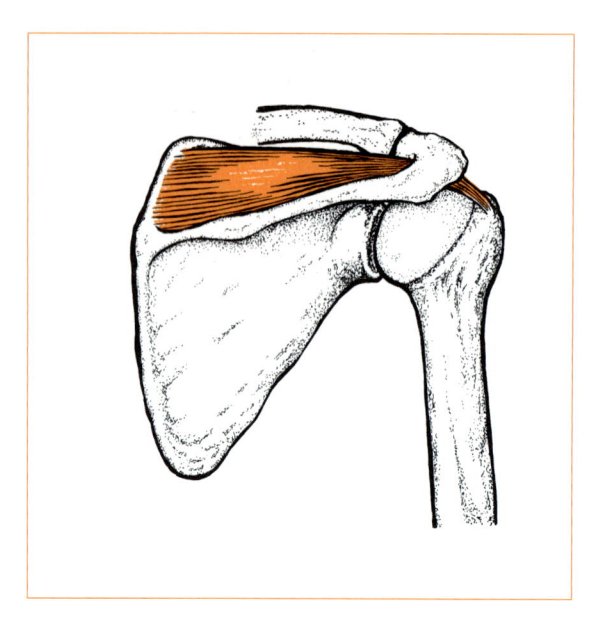

Abb. 8-219: Ursprung und Ansatz des M. supraspinatus.

Muskel

Ursprung: Die inneren zwei Drittel der Obergrätengrube des Schulterblatts.
Ansatz: Am großen Höcker des Oberarmknochens (in Höhe des Schultergelenks am Oberarm außen) und an der Schultergelenkkapsel (Abb. 8-219).

Test

Im Stehen (Abb. 8-220) **oder im Liegen** (Abb. 8-221): Der Arm wird mit durchgestrecktem Ellenbogen leicht seitlich und in einem Winkel von ca. 15° vom Körper weggehalten. Der Druck wird gegen den Unterarm nahe des Handgelenks in Richtung Leiste ausgeübt.

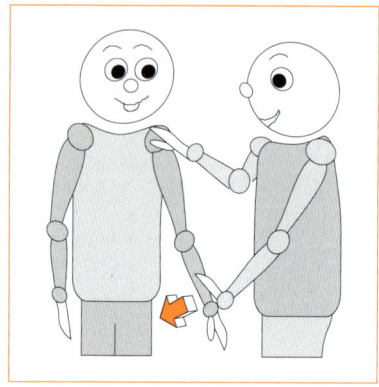

Abb. 8-220: Muskeltest „M. supraspinatus" im Stehen.

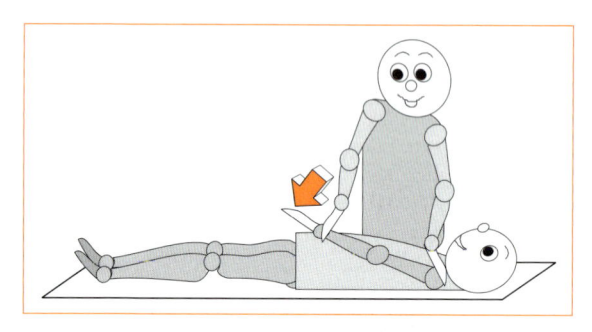

Abb. 8-221: Muskeltest „M. supraspinatus" im Liegen.

Neurolymphatische Punkte

Vordere neurolymphatische Punkte: Von dem Rabenschnabelfortsatz vor dem Schultergelenk, ca. 8 bis 10 cm entlang der Außenseite des Brustkorbs.
Hintere neurolymphatische Punkte: Direkt unter dem Hinterhauptknochen, ca. 3 bis 4 cm links und rechts der Mittellinie der Halswirbelsäule über den Querfortsätzen des Atlas (1. Halswirbel) (Abb. 8-222).

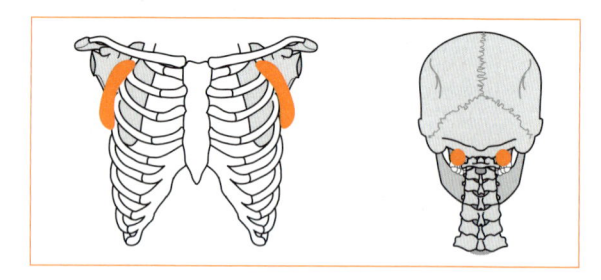

Abb. 8-222: Die neurolymphatischen Punkte des M. supraspinatus.

M. supraspinatus (Obergrätenmuskel)

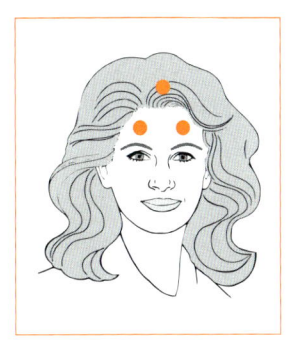

Abb. 8-223: Die neurovaskulären Kontaktpunkte des M. supraspinatus.

Neurovaskuläre Kontaktpunkte

Auf den beiden Stirnbeinhöckern, ungefähr in der Mitte der Verbindungslinie Augenbrauenmitte–Haaransatz und auf der vorderen Fontanelle, eine Stelle auf der Mitte des Schädeldachs, die bei kleinen Kindern noch ganz weich ist.

Bei emotionalen Problemen sollten insbesondere die beiden Stirnbeinhöcker so lange berührt werden, bis der Muskel beim Durchgehen des Problems nicht mehr geschwächt wird (Abb. 8-223).

Stärkende Akupunkturpunkte

Für diese Muskeln sind keine stärkenden Akupunkturpunkte bekannt.

Meridian

Zentralgefäß
Für diesen Meridian gibt es keine Maximalzeit.
Anfangspunkt (ZG 1): In der Mitte des Damms.
Endpunkt (ZG 24): Unterhalb der Unterlippe auf der Körpermittellinie (Abb. 8-224).

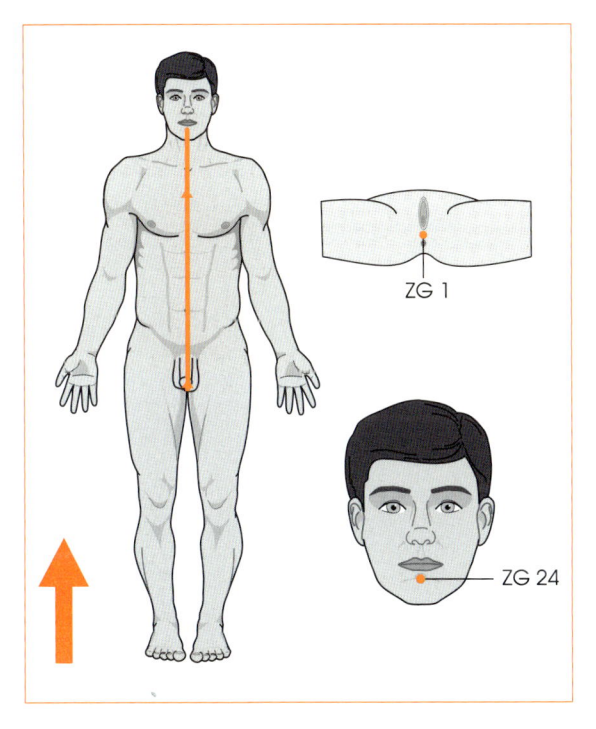

Abb. 8-224: Das Zentralgefäß mit Anfangs- und Endpunkt.

M. tensor fasciae latae
(Spanner der Oberschenkelbinde)

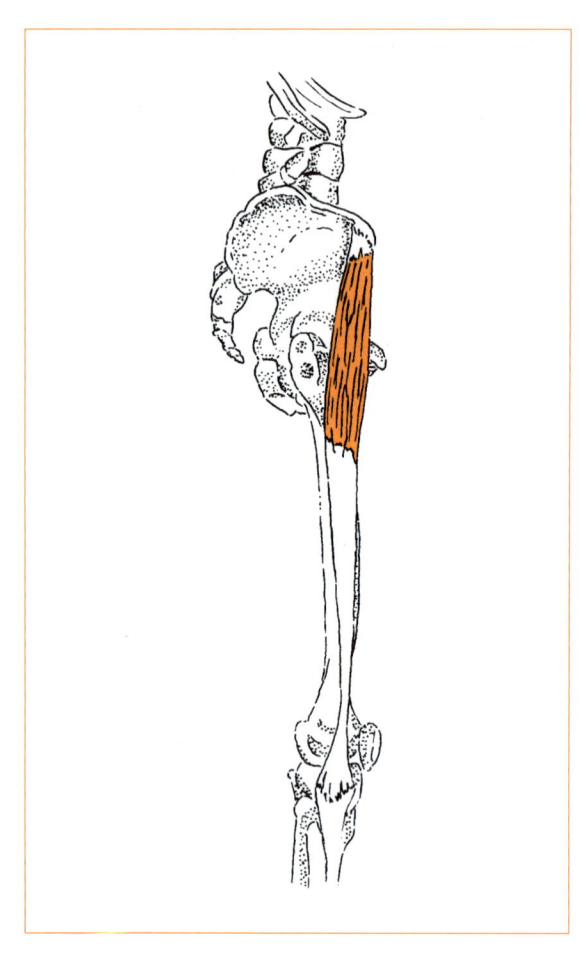

Abb. 8-225: Ursprung und Ansatz des M. tensor fasciae latae.

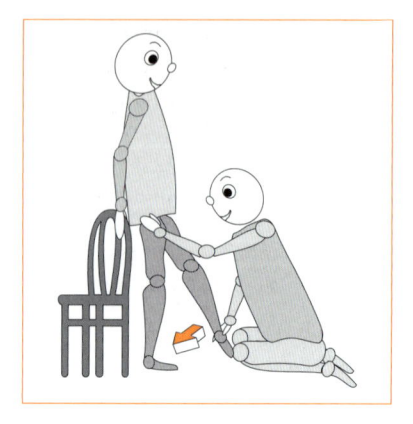

Abb. 8-226: Muskeltest „M. tensor fasciae latae" im Stehen.

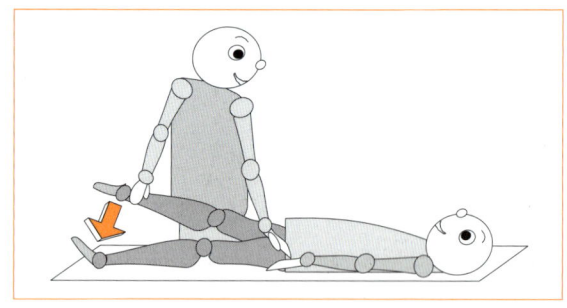

Abb. 8-227: Muskeltest „M. tensor fasciae latae" im Liegen.

Muskel

Ursprung: Am vorderen oberen Darmbeinstachel.
Ansatz: Am Schienbein seitlich, unterhalb des Kniegelenks (Abb. 8-225).

Test

Im Stehen (Abb. 8-226): Das Bein wird gestreckt, ca. 45° zur Seite und etwas nach vorne gebracht. Während der Fuß nach innen gedreht ist, wird Druck gegen den äußeren Knöchel in Richtung des anderen Fußes ausgeübt. Die gegenüberliegende Hüfte wird gleichzeitig stabilisiert.
Im Liegen (Abb. 8-227): Auf dem Rücken liegend wird das Bein gestreckt, ca. 45° erhoben und etwas seitlich nach außen gebracht. Während der Fuß nach innen gedreht ist, wird Druck gegen den äußeren Knöchel in Richtung innen und unten ausgeübt. Die andere Hand stabilisiert an der Hüfte.

Neurolymphatische Punkte

Vordere neurolymphatische Punkte: Entlang der äußeren Seite des Oberschenkels von der Hüfte bis knapp unterhalb des Knies. Vor allem die empfindlichen Stellen sollten massiert werden.
Hintere neurolymphatische Punkte: Ein dreieckiges Gebiet zwischen 2. und 4. Lendenwirbel und der höchsten Stelle des Darmbeinkamms links und rechts der Wirbelsäule (Abb. 8-228).

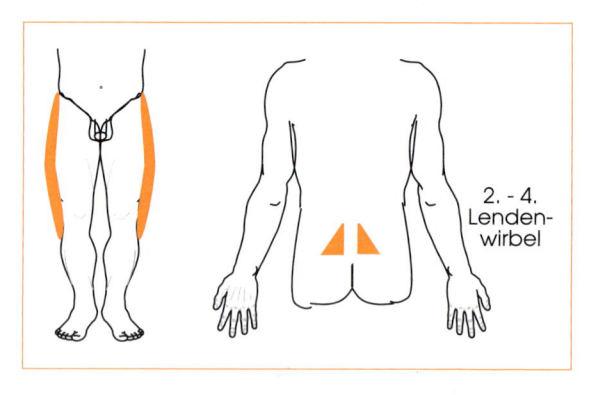

Abb. 8-228: Die neurolymphatischen Punkte des M. tensor fasciae latae.

M. tensor fasciae latae
(Spanner der Oberschenkelbinde)

Neurovaskuläre Kontaktpunkte

Die beiden Scheitelbeinhöcker, zwei Erhebungen links und rechts am Schädel, die etwa in der Mitte zwischen Ohr und höchster Stelle des Kopfes tastbar sind (Abb. 8-229).

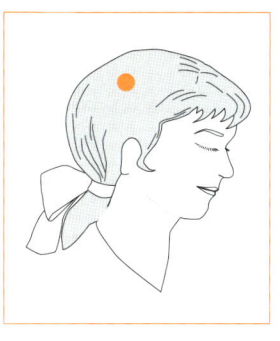

Abb. 8-229: Die neurovaskulären Kontaktpunkte des M. tensor fasciae latae.

Meridian

Dickdarmmeridian
Meridian-Maximalzeit 5.00–7.00 Uhr
Anfangspunkt (Di 1): Medialer Nagelfalzwinkel des Zeigefingers.
Endpunkt (Di 20): Neben der Nasenspitze in der Mitte der nasolabialen Falte (Abb. 8-230).

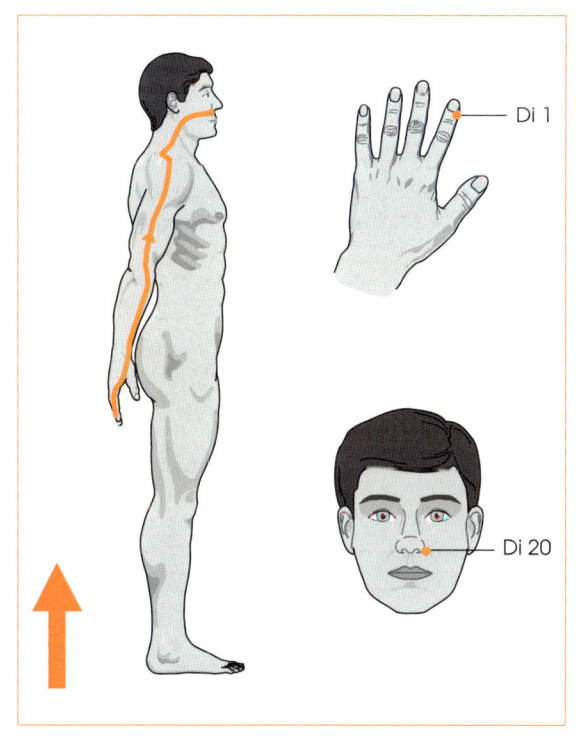

Abb. 8-230: Der Dickdarm-Meridian mit Anfangs- und Endpunkt.

Stärkende Akupunkturpunkte

- **Ma 36:** Vier Fingerbreit unterhalb des Kniegelenkspalts und einen Fingerbreit seitlich der vorderen Schienbeinkante.
- **Di 11:** Zwischen dem lateralen Ende der Ellenbogengelenksfalte.
- **Dü 5:** Auf der lateralen Seite des Handgelenks zwischen Griffelfortsatz und Dreieckbein.
- **Di 5:** Am daumenseitigen Handgelenk in der Vertiefung zwischen den Sehnen des M. extensor pollicis und des M. abductor pollicis.

Erst Ma 36 und Di 11, dann Dü 5 und Di 5 gleichzeitig 30 Sekunden lang berühren (Abb. 8-231).

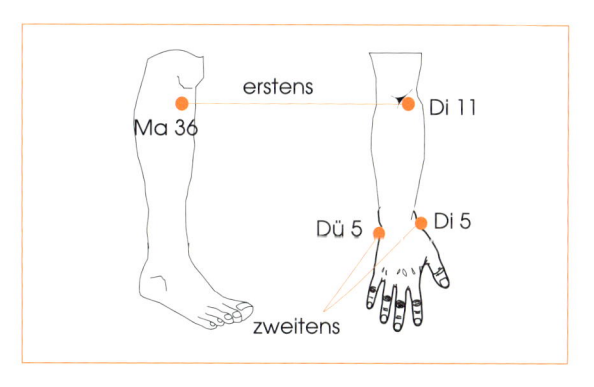

Abb. 8-231: Die stärkenden Akupunkturpunkte des M. tensor fasciae latae.

Muskelnährstoffe

Acidophilus-Bakterien: Bioghurt.
Vitamin D: Aal, Heilbuttleberöl, Lachs.
Eisen (bei beidseitiger Schwäche): Feldsalat, Leber, Bucheckern, Hefe, Apfelwein, scharzer Pfeffer, Sesam, Sojamehl.

M. teres major (großer Rundmuskel)

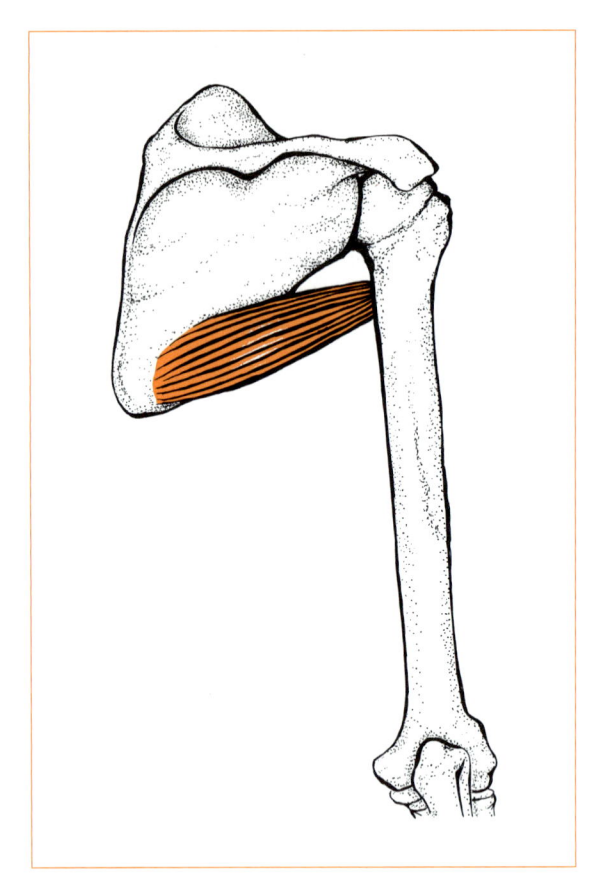

Abb. 8-232: Ursprung und Ansatz des M. teres major.

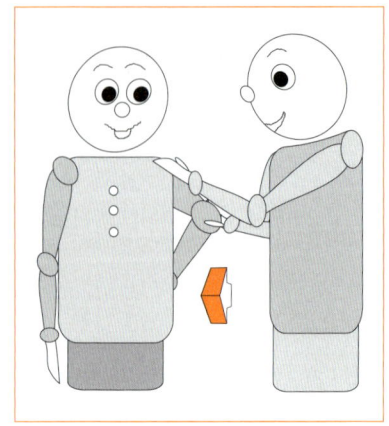

Abb. 8-233: Muskeltest „M. teres major" im Stehen.

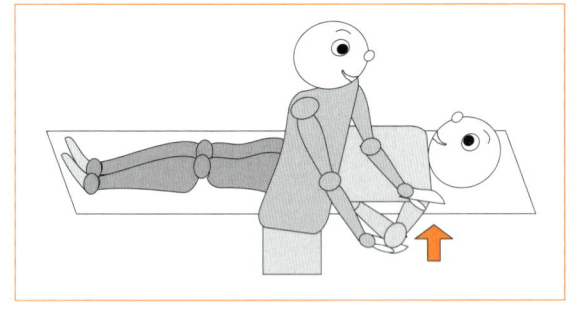

Abb. 8-234: Muskeltest „M. teres major" im Liegen.

Muskel

Ursprung: Hintere äußere Oberfläche des unteren Schulterblattwinkels.
Ansatz: Knochenkamm unterhalb des kleinen Höckers am Oberarmknochen, auf der Vorderseite des Oberarms direkt unterhalb des Schultergelenks (Abb. 8-232).

Test

Im Stehen (Abb. 8-233): Der Patient legt seinen Handrücken neben die Lendenwirbel und hält den Ellenbogen nach hinten/innen. Der Druck wird gegen den Ellenbogen ausgeübt, um ihn nach vorne und vom Körper wegzudrücken, wobei die Schulter stabilisiert wird.
Im Liegen (Abb. 8-234): Der Patient liegt auf dem Rücken, sein Handrücken wird neben die Lendenwirbel gelegt und der Ellenbogen wird nach unten/innen gehalten. Der Druck wird gegen den Ellenbogen bei gleichzeitiger Stabilisierung der Schulter ausgeübt, um ihn nach oben und vom Körper wegzudrücken.

Neurolymphatische Punkte

Vordere neurolymphatische Punkte: Im 2. Interkostalraum, ca. 5 bis 7 cm links und rechts vom Brustbein.
Hintere neurolymphatische Punkte: Zwischen dem 2. und 3. Brustwirbel, ca. 2 bis 3 cm links und rechts der Wirbelsäule (Abb. 8-235).

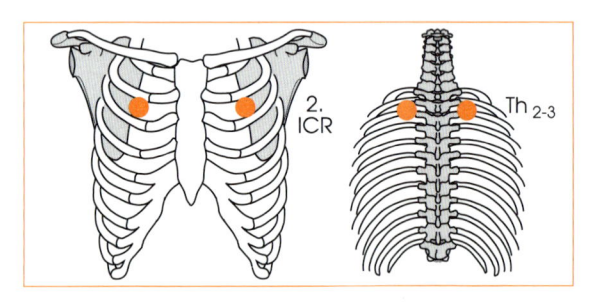

Abb. 8-235: Die neurolymphatischen Punkte des M. teres major.

M. teres major (großer Rundmuskel)

Neurovaskuläre Kontaktpunkte

An der Haarlinie der Schläfe, etwas vor dem Ohransatz und direkt über dem Kiefergelenk (Abb. 8-236).

Stärkende Akupunkturpunkte

Für diese Muskeln sind keine stärkenden Akupunkturpunkte bekannt.

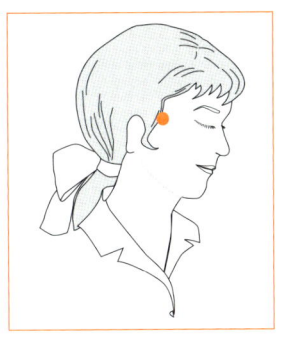

Abb. 8-236: Die neurovaskulären Kontaktpunkte des M. teres major.

Meridian

Gouverneursgefäß
Für diesen Meridian gibt es keine Maximalzeit.
Anfangspunkt (GG 1): In der Körpermittellinie am Damm.
Endpunkt (GG 28): Oberhalb der Oberlippe auf der Körpermittellinie (Abb. 8-237).

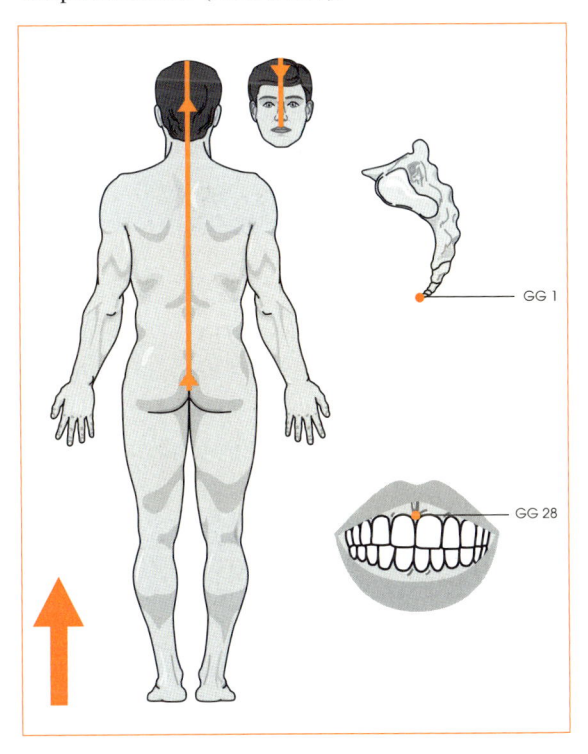

Abb. 8-237: Das Gouverneursgefäß mit Anfangs- und Endpunkt.

M. teres minor (Rundmuskel, kleiner)

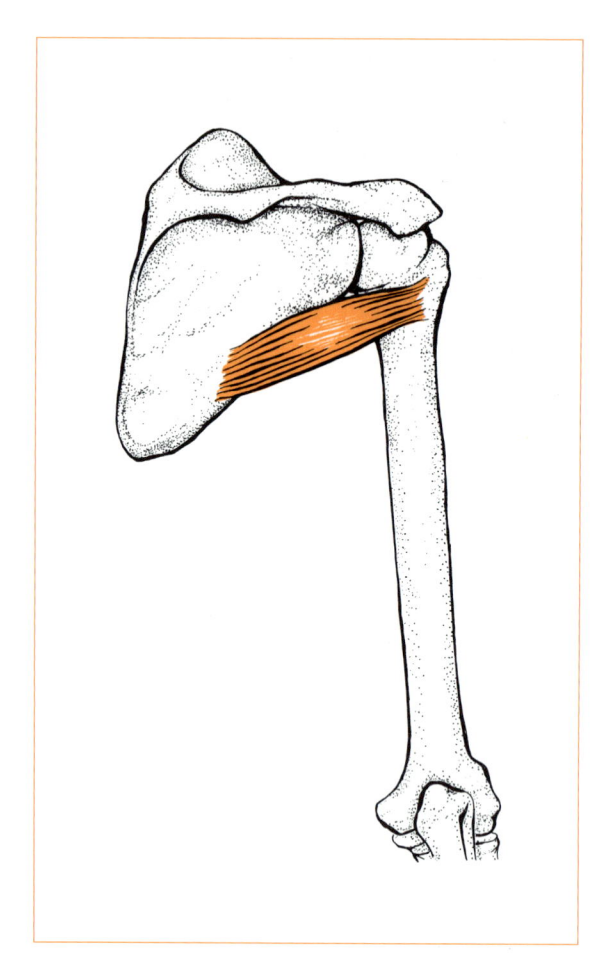

Abb. 8-238: Ursprung und Ansatz des M. teres minor.

Muskel

Ursprung: Außenfläche des seitlichen Schulterblattrandes.
Ansatz: Am großen Höcker des Oberarmknochens, unmittelbar unterhalb des Schultergelenks an der hinteren Seite des Oberarms (Abb. 8-238).

Test

Im Stehen (Abb. 8-239) **und im Liegen** (Abb. 8-240): Der Unterarm wird 90° zum Oberarm angewinkelt. Der Daumen weist in Richtung Schulter. Dann wird der Unterarm nach außen gedreht, soweit es der natürliche Spielraum zulässt. Druck wird auf den Unterarm nahe des Handgelenks ausgeübt, um den Unterarm in Richtung Brustkorb zu drehen, während eine Hand am Ellbogen stabilisiert.

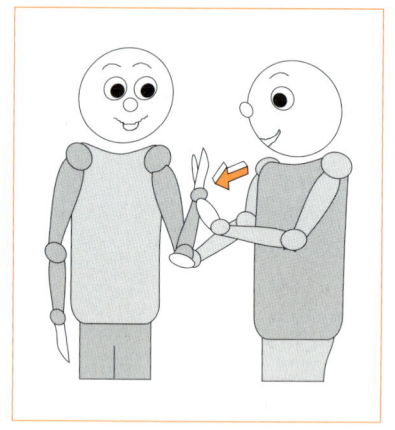

Abb. 8-239: Muskeltest „M. teres minor" im Stehen.

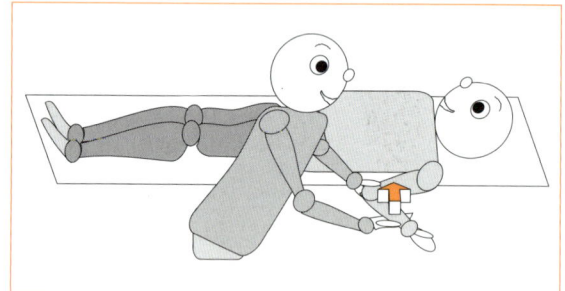

Abb. 8-240: Muskeltest „M. teres minor" im Liegen.

Neurolymphatische Punkte

Vordere neurolymphatische Punkte: Zwischen der 2. und 3. Rippe links und rechts unmittelbar neben dem Brustbein.
Hintere neurolymphatische Punkte: Zwischen dem 2. und 3. Brustwirbel, je etwa 2 bis 3 cm links und rechts der Wirbelsäule (Abb. 8-241).

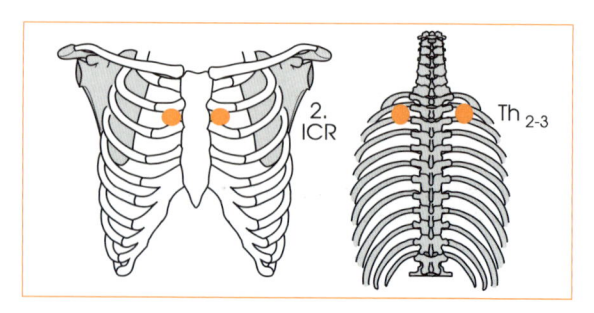

Abb. 8-241: Die neurolymphatischen Punkte des M. teres minor.

M. teres minor (Rundmuskel, kleiner)

Neurovaskuläre Kontaktpunkte

An der Haarlinie der Schläfe, etwas oberhalb und vor dem Ohransatz. Während eine Hand jeweils einen Punkt an der Schläfe berührt, werden drei Finger der anderen Hand in Form eines Dreiecks in die Grube oberhalb des Brustbeins gelegt (Abb. 8-242).

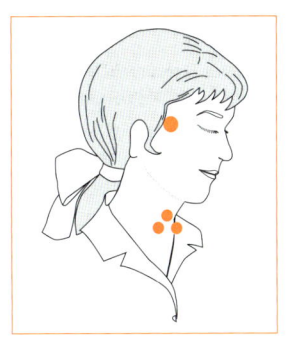

Abb. 8-242: Die neurovaskulären Kontaktpunkte des M. teres minor.

Stärkende Akupunkturpunkte

- **Gb 41:** In der Vertiefung vor der Verbindung des 4. und 5. Mittelfußknochens.
- **3E 3:** In der Vertiefung zwischen dem 4. und 5. Finger hinter dem Grundgelenk.
- **Bl 66:** Kleinzehenaußenseite distal des Grundgelenks.
- **3E 2:** Hinter der Schwimmhaut zwischen dem 4. und 5. Finger distal des Grundgelenks.

Erst Gb 41 und 3E 3, dann Bl 66 und 3E 2 gleichzeitig 30 Sekunden lang berühren (Abb. 8-244).

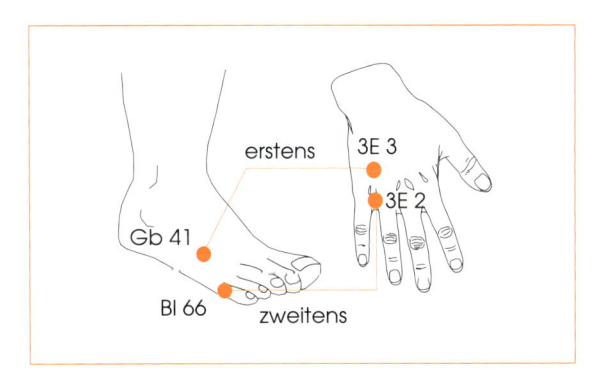

Abb. 8-244: Die stärkenden Akupunkturpunkte des M. teres minor.

Meridian

Dreifacher Erwärmer-Meridian
Meridian-Maximalzeit 21.00–23.00 Uhr
Anfangspunkt (3E 1): Lateraler Nagelfalzwinkel des Ringfingers.
Endpunkt (3E 23): Laterales Ende der Augenbraue (Abb. 8-243).

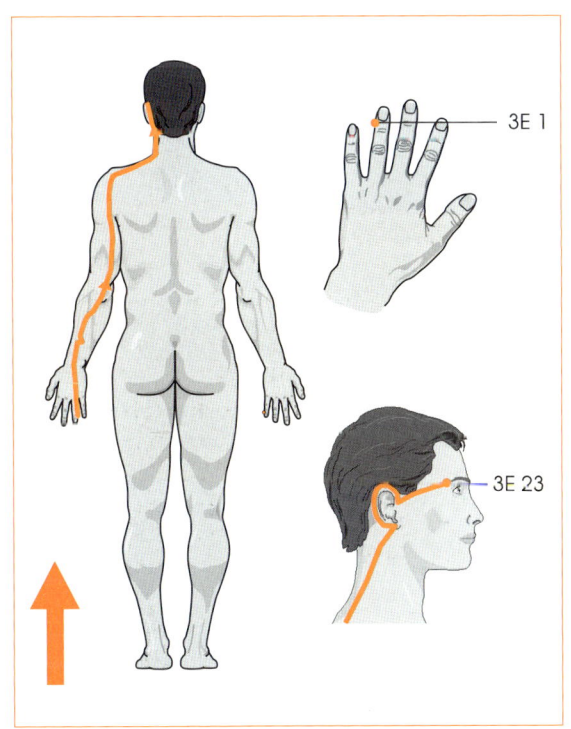

Abb. 8-243: Der Dreifache Erwärmer-Meridian mit Anfangs- und Endpunkt.

Muskelnährstoffe

Organisch gebundenes Jod: Räucheraal, Brathering, Dorsch, Garnele, Hummer, Kabeljau, Miesmuschel, Schellfisch, Seelachs, Algen.

M. tibialis anterior (vorderer Schienbeinmuskel)

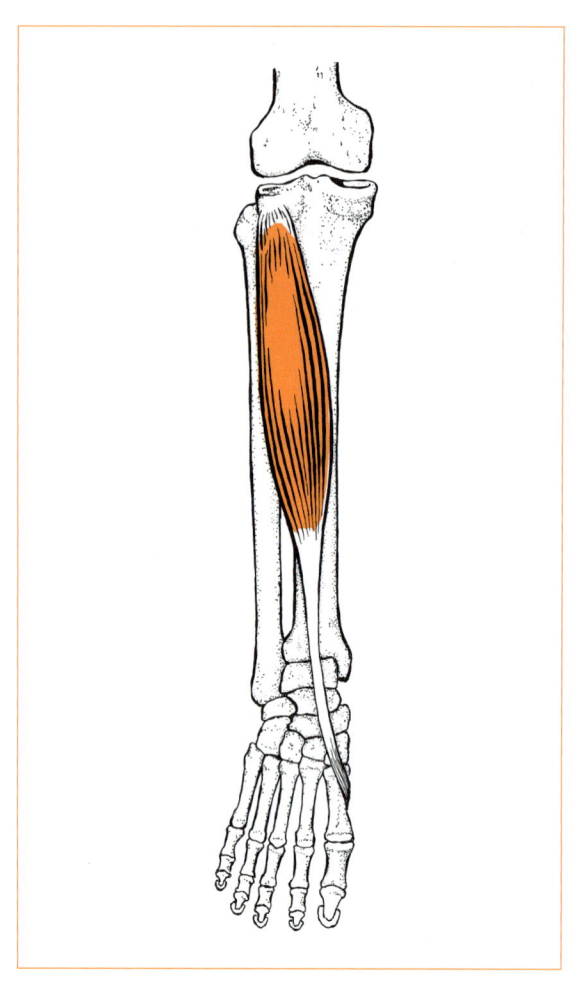

Abb. 8-245: Ursprung und Ansatz des M. tibialis anterior.

Muskel

Ursprung: An der Außenseite des Schienbeins, direkt unterhalb des Knies.
Ansatz: Am Innenrand des Fußes am 1. Keilbein und 1. Mittelfußknochen (Abb. 8-245).

Test

Im Stehen (Abb. 8-246) **und im Liegen** (Abb. 8-247): Das Bein wird gestreckt, Fußrücken und Zehen werden in Richtung Knie angezogen. Druck wird auf den Fußrücken bei der großen Zehe ausgeübt, um den Fuß nach vorne unten zu beugen.

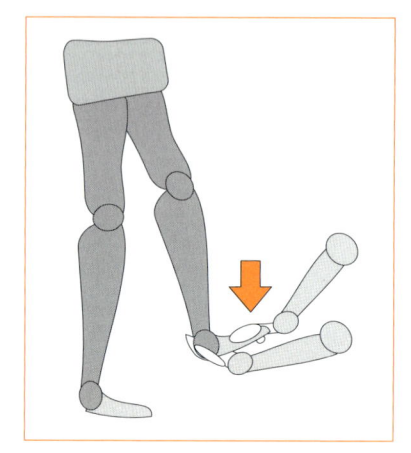

Abb. 8-246: Muskeltest „M. tibialis anterior" im Stehen.

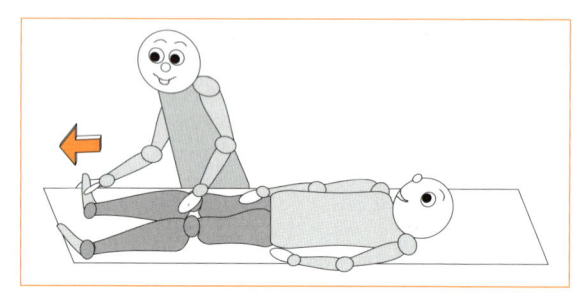

Abb. 8-247: Muskeltest „M. tibialis anterior" im Liegen.

Neurolymphatische Punkte

Vordere neurolymphatische Punkte: Oberer Rand des Schambeins und eine Daumenbreite seitlich des Bauchnabels.
Hintere neurolymphatische Punkte: Über den Querfortsätzen des zweiten Lendenwirbels, ca. 2 bis 3 cm links und rechts der Wirbelsäule (Abb. 8-248).

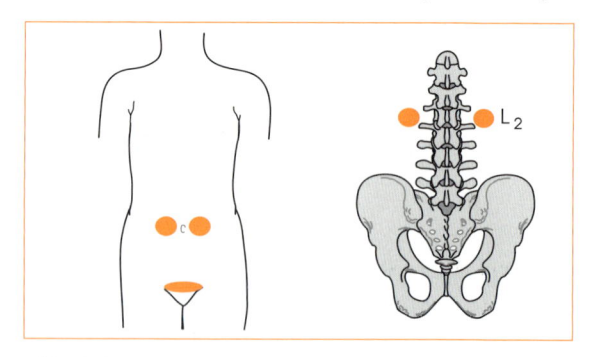

Abb. 8-248: Die neurolymphatischen Punkte des M. tibialis anterior.

M. tibialis anterior (vorderer Schienbeinmuskel)

Neurovaskuläre Kontaktpunkte

Die beiden Stirnbeinhöcker zwischen Augenbrauen und Haaransatz (Abb. 8-249).

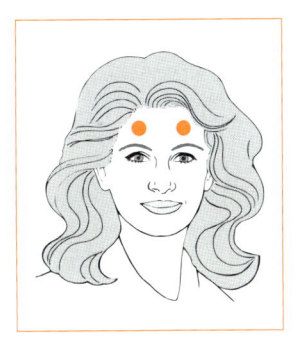

Abb. 8-249: Die neurovaskulären Kontaktpunkte des M. tibialis anterior.

Meridian

Blasenmeridian
Meridian-Maximalzeit 15.00–17.00 Uhr
Anfangspunkt (Bl 1): In Höhe der Nasenwurzel dicht am Augeninnenwinkel.
Endpunkt (Bl 67): Lateraler Nagelfalzwinkel der kleinen Zehe (Abb. 8-250).

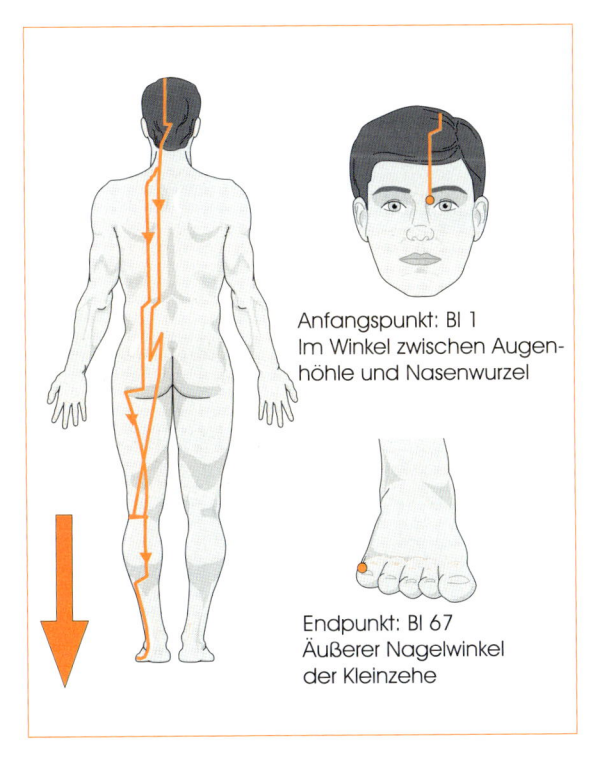

Abb. 8-250: Der Blasen-Meridian mit Anfangs- und Endpunkt.

Stärkende Akupunkturpunkte

- **Bl 67:** Lateraler Nagelfalzwinkel der kleinen Zehe.
- **Di 1:** Medialer Nagelfalwinkel des Zeigefingers.
- **Bl 54:** Vertiefung in der Mitte der Kniekehlenfalte.
- **Ma 36:** Vier Fingerbreit unterhalb des lateralen Kniegelenkspalts und ein Fingerbreit seitlich der vorderen Schienbeinkante.

Erst Bl 67 und Di 1, dann Bl 54 und Ma 36 gleichzeitig 30 Sekunden lang berühren (Abb. 8-251).

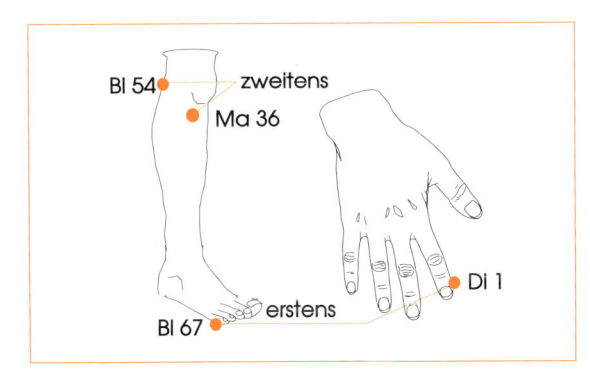

Abb. 8-251: Die stärkenden Akupunkturpunkte des M. tibialis anterior.

Muskelnährstoffe

Vitamin A: Getrocknete Aprikosen, Feldsalat, Gartenkresse, Gartenkerbel, Grünkohl, Hagebutte, Leber, Karotten, Löwenzahnblätter, Mangold, Petersilie, Schnittlauch, Spinat.
Vitamin E: Distelöl, Haselnuss, Maiskeimöl, süße Mandeln, Walnuss, Weizenkeime.

M. tibialis posterior (hinterer Schienbeinmuskel)

Test

Im Stehen (Abb. 8-253) **und im Liegen** (Abb. 8-254): Der Fuß ist soweit wie möglich nach innen und unten gedreht. Der Druck wird auf den Fußballen direkt unter der großen Zehe nach oben und außen ausgeübt.

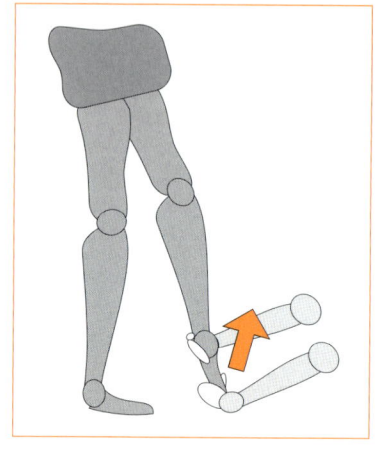

Abb. 8-253: Muskeltest „M. tibialis posterior" im Stehen.

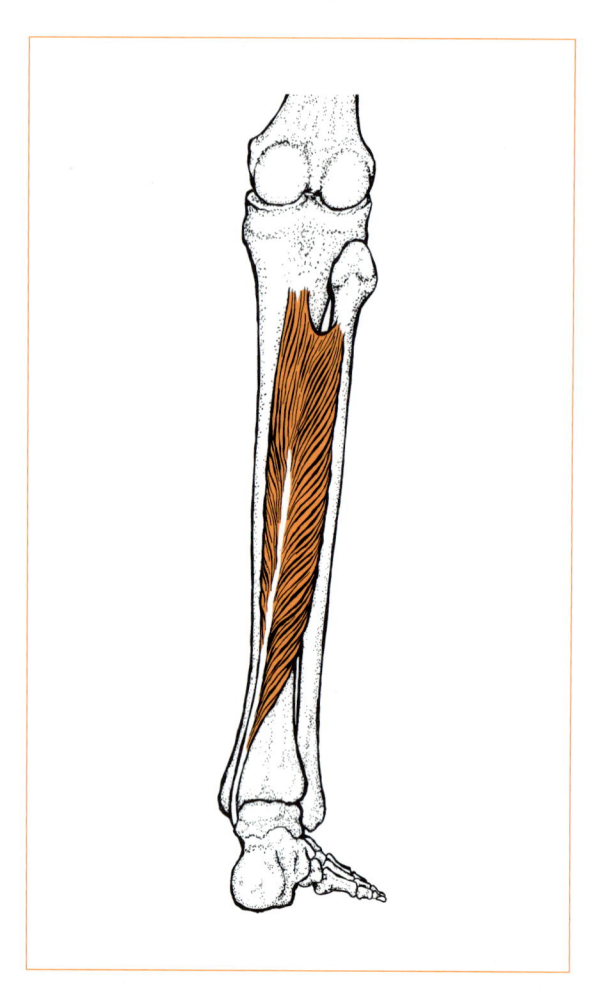

Abb. 8-252: Ursprung und Ansatz des M. tibialis posterior.

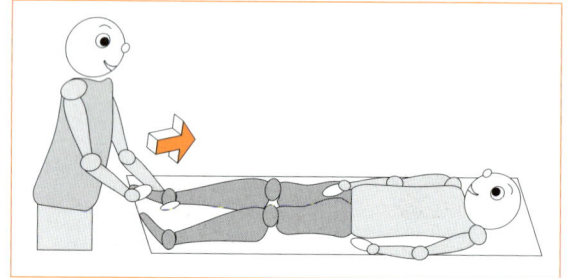

Abb. 8-254: Muskeltest „M. tibialis posterior" im Liegen.

Muskel

Ursprung: Hinterer äußerer Teil des Schienbeins, obere zwei Drittel der Wadeninnenseite.
Ansatz: An der Innenseite des Fußes, am Kahnbein und an der Fußsohle an den drei Keilbeinen (Abb. 8-252).

Neurolymphatische Punkte

Vordere neurolymphatische Punkte: Oberer Rand des Schambeins und eine Daumenbreite seitlich des Bauchnabels.
Hintere neurolymphatische Punkte: Über den Querfortsätzen des zweiten Lendenwirbels, ca. 2 bis 3 cm links und rechts der Wirbelsäule (Abb. 8-255).

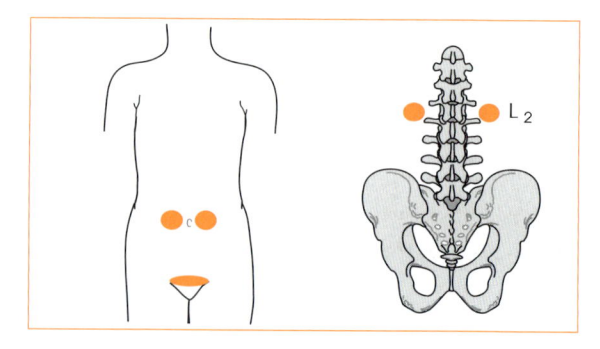

Abb. 8-255: Die neurolymphatischen Punkte des M. tibialis posterior.

M. tibialis posterior (hinterer Schienbeinmuskel)

Neurovaskuläre Kontaktpunkte

Die beiden Stirnbeinhöcker zwischen Augenbrauen und Haaransatz (Abb. 8-256).

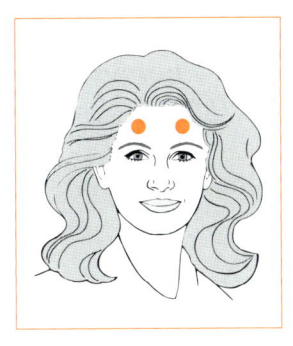

Abb. 8-256: Die neurovaskulären Kontaktpunkte des M. tibialis posterior.

Stärkende Akupunkturpunkte

- **Bl 67:** Lateraler Nagelfalzwinkel der kleinen Zehe.
- **Di 1:** Medialer Nagelfalzwinkel des Zeigefingers.
- **Bl 54:** Vertiefung in der Mitte der Kniekehlenfalte.
- **Ma 36:** Vier Fingerbreit unterhalb des lateralen Kniegelenkspalts und ein Fingerbreit seitlich der vorderen Schienbeinkante.

Erst Bl 67 und Di 1, dann Bl 54 und Ma 36 gleichzeitig 30 Sekunden lang berühren (Abb. 8-258).

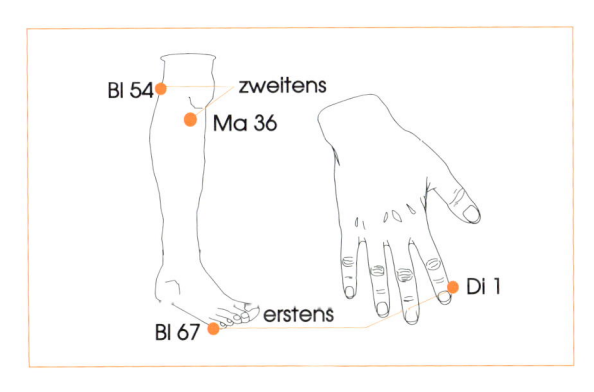

Abb. 8-258: Die stärkenden Akupunkturpunkte des M. tibialis posterior.

Meridian

Blasenmeridian
Meridian-Maximalzeit 15.00–17.00
Anfangspunkt (Bl 1): In Höhe der Nasenwurzel dicht am Augeninnenwinkel.
Endpunkt (Bl 67): Lateraler Nagelfalzwinkel der kleinen Zehe (Abb. 8-257).

Anfangspunkt: Bl 1
Im Winkel zwischen Augenhöhle und Nasenwurzel

Endpunkt: Bl 67
Äußerer Nagelwinkel der Kleinzehe

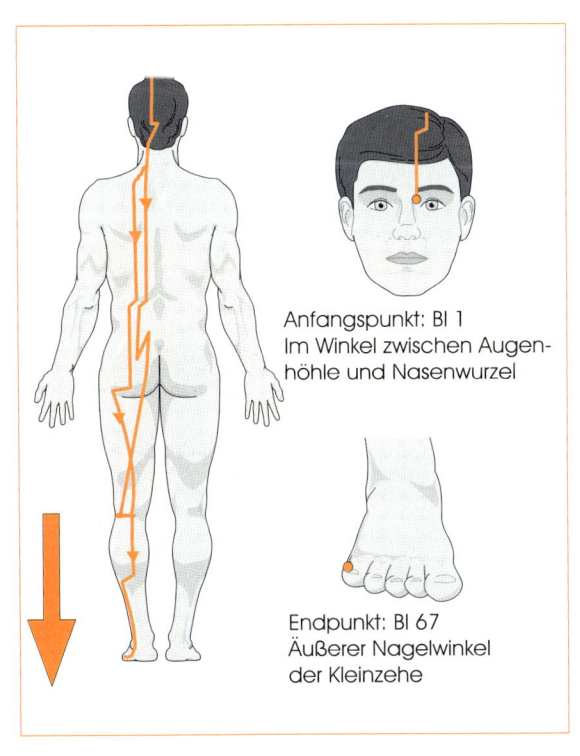

Abb. 8-257: Der Blasen-Meridian mit Anfangs- und Endpunkt.

Muskelnährstoffe

Vitamin A: Getrocknete Aprikosen, Feldsalat, Gartenkresse, Gartenkerbel, Grünkohl, Hagebutte, Leber, Karotten, Löwenzahnblätter, Mangold, Petersilie, Schnittlauch, Spinat.
Vitamin E: Distelöl, Haselnuss, Maiskeimöl, süße Mandeln, Walnuss, Weizenkeime.

M. trapezius superior
(Kapuzenmuskel, oberer Anteil)

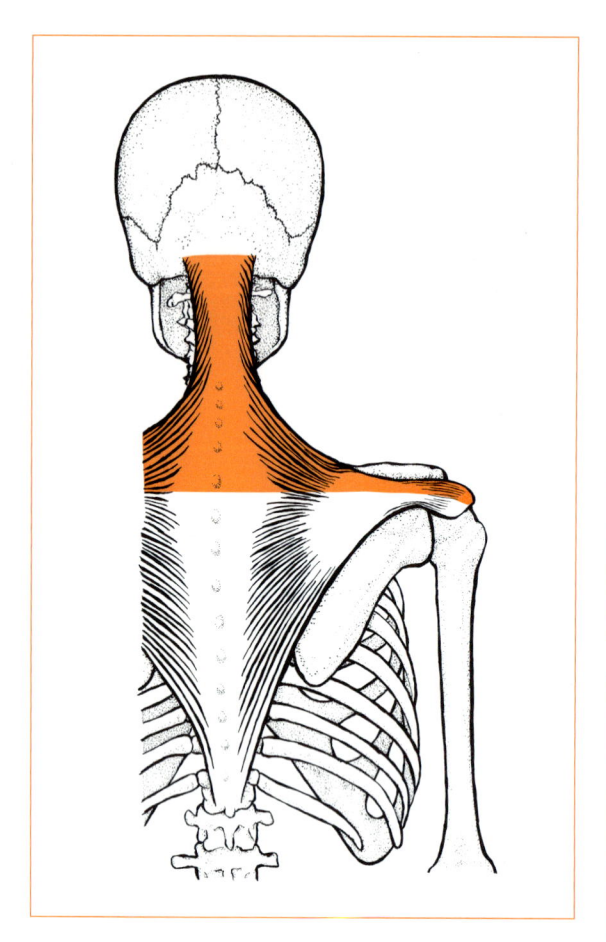

Abb. 8-259: Ursprung und Ansatz des M. trapezius superior.

Muskel

Ursprung: Von der Schädelbasis entlang der Wirbelsäule bis zum 7. Halswirbel.
Ansatz: Äußeres Drittel des Schlüsselbeins, Schulterhöhe und Schulterblattgräte (Abb. 8-259).

Test

Im Stehen (Abb. 8-260) **und im Liegen** (Abb. 8-261): Der Kopf wird zur Seite geneigt und die Schultern etwas in Richtung Kopf gezogen. Druck wird gegen Schulter und die eine Seite des Kopfes ausgeübt, um beide auseinanderzuzuziehen.

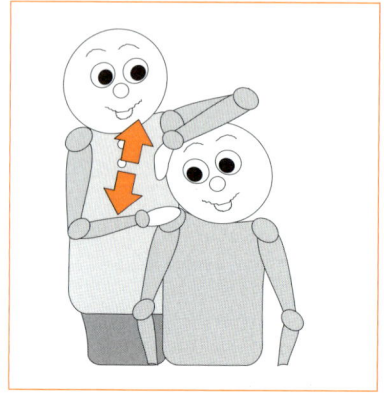

Abb. 8-260: Muskeltest „M. trapezius superior" im Stehen.

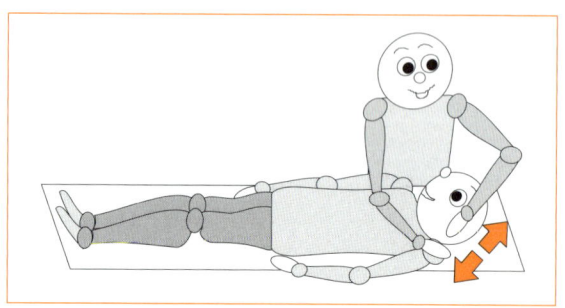

Abb. 8-261: Muskeltest „M. trapezius superior" im Liegen.

Neurolymphatische Punkte

Vordere neurolymphatische Punkte: Im 2. Interkostalraum links und rechts vom Brustbein und ein Streifen von ca. 6 bis 8 cm entlang der Vertiefung zwischen den Muskeln am Oberarm vorne.
Hintere neurolymphatische Punkte: 2 bis 3 cm links und rechts der Wirbelsäule in Höhe des 7. Halswirbels (Abb. 8-262).

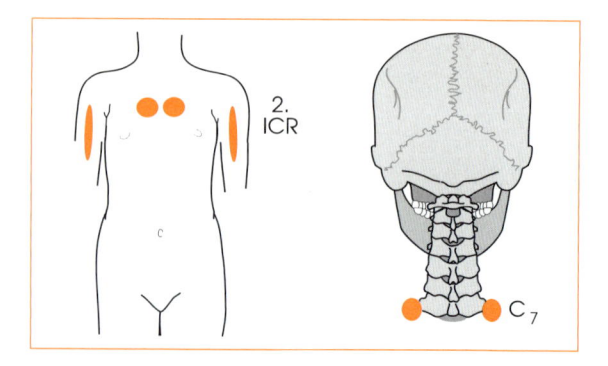

Abb. 8-262: Die neurolymphatischen Punkte des M. trapezius superior.

M. trapezius superior
(Kapuzenmuskel, oberer Anteil)

Neurovaskuläre Kontaktpunkte

Knapp über dem Jochbein, ca. 2 bis 3 cm seitlich vom äußeren Rand der Augenhöhle auf der Keilbein-Schläfenbein-Naht (Abb. 8-263).

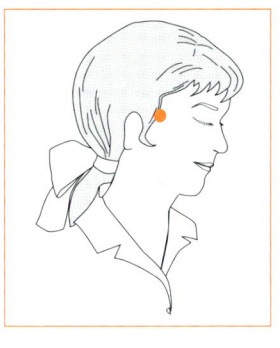

Abb. 8-263: Die neurovaskulären Kontaktpunkte des M. trapezius superior.

Meridian

Nierenmeridian
Meridian-Maximalzeit 16.00–19.00 Uhr
Anfangspunkt (Ni 1): In der Vertiefung des Fußballens.
Endpunkt (Ni 27): Unterhalb des Sternum-Schlüsselbeingelenks (Abb. 8-264).

Stärkende Akupunkturpunkte

- **Ni 7:** Knapp drei Fingerbreit proximal des inneren Knöchels am Vorderrand der Achillessehne.
- **Lu 8:** Eine Daumenbreite proximal der Handgelenksfalte in der Vertiefung zwischen dem Griffelfortsatz der Speiche und der Arterie.
- **MP 3:** Unterhalb des Kopfes des ersten Mittelfußknochens.
- **Ni 3:** In der Vertiefung zwischen dem inneren Knöchel und der Achillessehne auf gleicher Höhe wie die Spitze des Knöchels.

Erst Ni 7 und Lu 8, dann MP 3 und Ni 3 gleichzeitig 30 Sekunden lang berühren (Abb. 8-265).

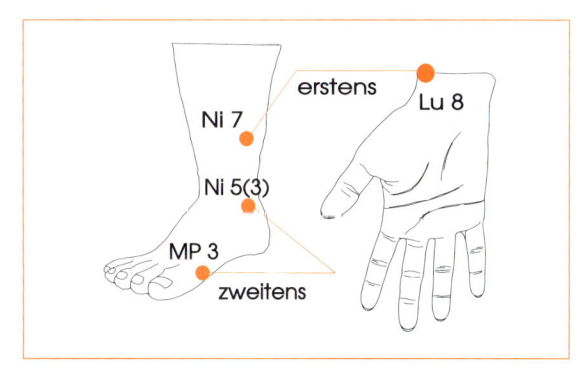

Abb. 8-265: Die stärkenden Akupunkturpunkte des M. trapezius superior.

Muskelnährstoffe

Vitamin A: Getrocknete Aprikosen, Feldsalat, Gartenkresse, Gartenkerbel, Grünkohl, Hagebutte, Leber, Karotten, Löwenzahnblätter, Mangold, Petersilie, Schnittlauch, Spinat.
Vitamin-B-Komplex: Leber, Bierhefe, Haselnuss, Magermilchpulver, Sojaprodukte, Sonnenblumenkerne, Weizenkeime.
Vitamin F: Erdnussöl, Maiskeimöl, Sonnenblumenöl, Walnuß.
Kalzium: Käse, Magermilchpulver, Sprotten, Brennessel.

Vermeiden von oxalsäurehaltigen Nahrungsmitteln.

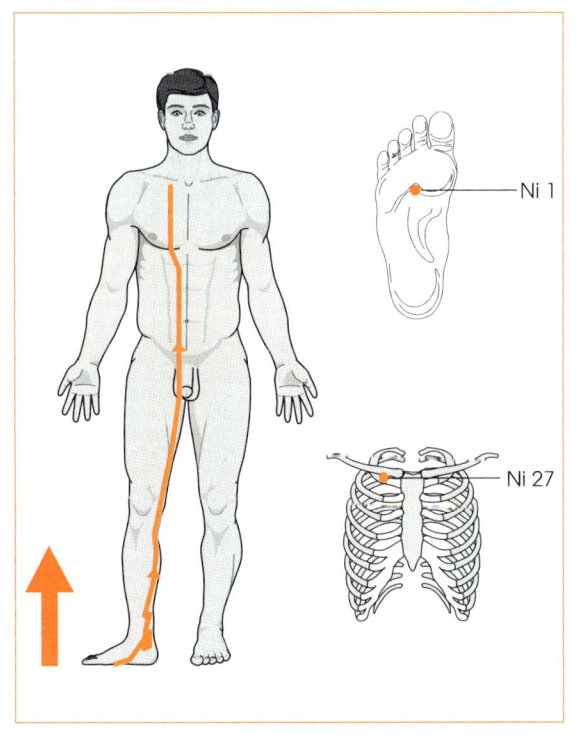

Abb. 8-264: Der Nieren-Meridian mit Anfangs- und Endpunkt.

M. trapezius inferior
(Kapuzenmuskel, unterer Anteil)

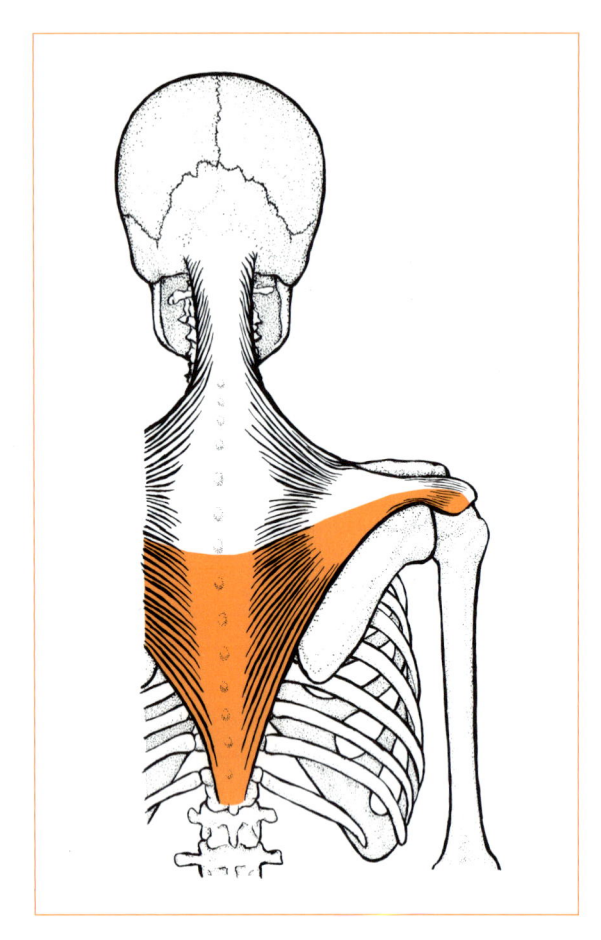

Abb. 8-266: Ursprung und Ansatz des M. trapezius inferior.

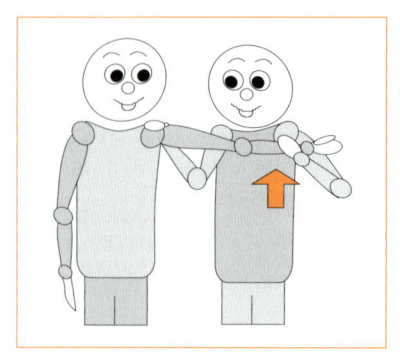

Abb. 8-267: Muskeltest „M. trapezius inferior" im Stehen.

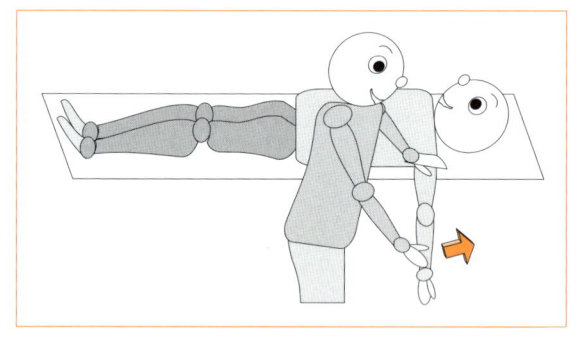

Abb. 8-268: Muskeltest „M. trapezius inferior" im Liegen.

Muskel

Ursprung: An den Dornfortsätzen des 6. bis 12. Brustwirbels.
Ansatz: Am inneren Ende der Schulterblattgräte (Abb. 8-266).

Test

Im Stehen (Abb. 8-267): Der Arm wird zur Seite ausgestreckt, wobei die Handfläche in Richtung Kopf weist. Bei gleichzeitiger Stabilisierung der Schulter wird Druck gegen den Unterarm etwas oberhalb des Handgelenks in Richtung Kopf ausgeübt.
Im Liegen (Abb. 8-268): In Bauch- oder Rückenlage wird der Arm zur Seite ausgestreckt, wobei die Handfläche in Richtung Kopf weist. Bei gleichzeitiger Stabilisierung der Schulter wird Druck gegen den Unterarm etwas oberhalb des Handgelenks in Richtung Kopf ausgeübt.

Neurolymphatische Punkte

Vordere neurolymphatische Punkte: Im 7. Interkostalraum auf der linken Seite. Oft ist dort eine Vertiefung tastbar.
Hintere neurolymphatische Punkte: Zwischen dem 7. und 8. Brustwirbel, ca. 2 bis 3 cm links und rechts der Wirbelsäule (Abb. 8-269).

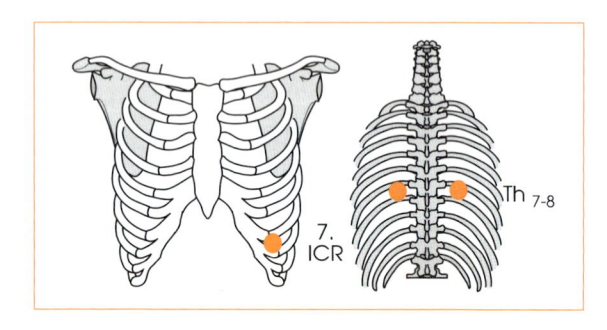

Abb. 8-269: Die neurolymphatischen Punkte des M. trapezius inferior.

M. trapezius inferior
(Kapuzenmuskel, unterer Anteil)

Neurovaskuläre Kontaktpunkte

Ein Punkt ca. 1,5 cm über der hinteren Fontanelle (Abb. 8-270).

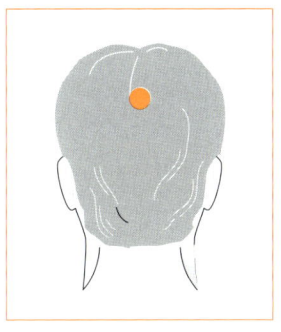

Abb. 8-270: Der neurovaskuläre Kontaktpunkt des M. trapezius inferior.

Stärkende Akupunkturpunkte

- **MP 2:** Mediale Seite der großen Zehe, distal des Grundgelenks.
- **He 8:** Auf der Handfläche zwischen dem 4. und 5. Mittelhandknochen. Nach dem Faustschluss liegt der Punkt unter der Spitze des kleinen Fingers.
- **Le 1:** Lateraler Nagelfalzwinkel der großen Zehe.
- **MP 1:** Medialer Nagelfalzwinkel der großen Zehe.

Erst MP 2 und He 8, dann Le 1 und MP 1 gleichzeitig 30 Sekunden lang berühren (Abb. 8-272).

Meridian

Milz-Pankreas-Meridian
Meridian-Maximalzeit 9.00–11.00 Uhr
Anfangspunkt (MP 1): Medialer Nagelfalzwinkel der großen Zehe.
Endpunkt (MP 21): Laterale Thoraxseite, auf der Medioaxillarlinie in Höhe der 6. Rippe (Abb. 8-271).

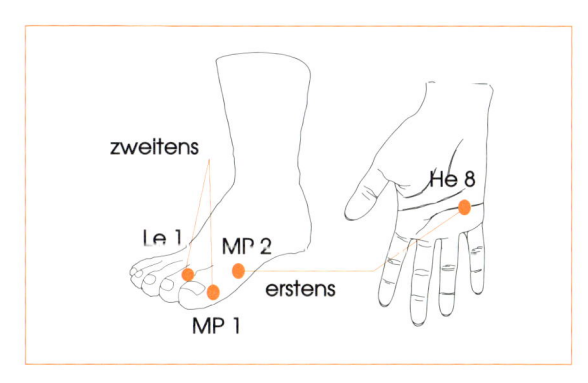

Abb. 8-272: Die stärkenden Akupunkturpunkte des M. trapezius inferior.

Muskelnährstoffe

Vitamin C: Dorschleberöl, Hagebutte, Stachelbeere, schwarze Johannisbeere, Paprikaschoten, Petersilie, Sanddorn.
Vitamin F: Erdnussöl, Maiskeimöl, Sonnenblumenöl, Walnuss.
Kalzium: Käse, Magermilchpulver, Sprotten, Brennessel.

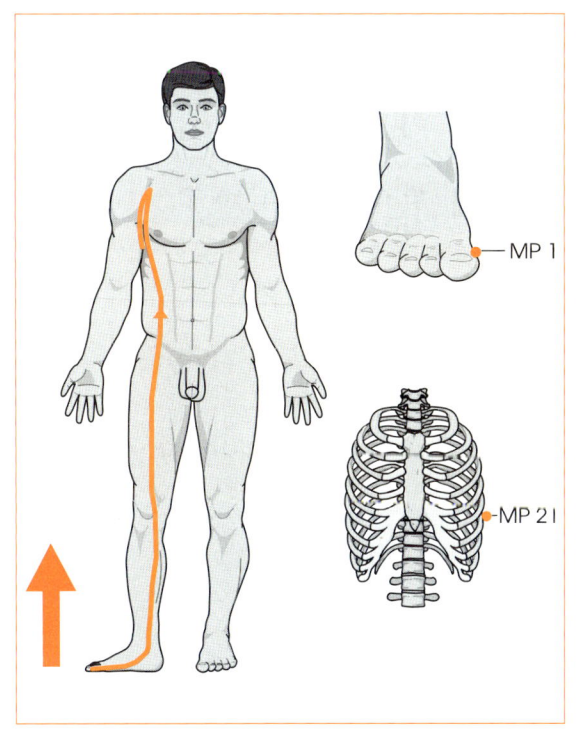

Abb. 8-271: Der Milz-Pankreas-Meridian mit Anfangs- und Endpunkt.

M. trapezius medialis
(Kapuzenmuskel, mittlerer Anteil)

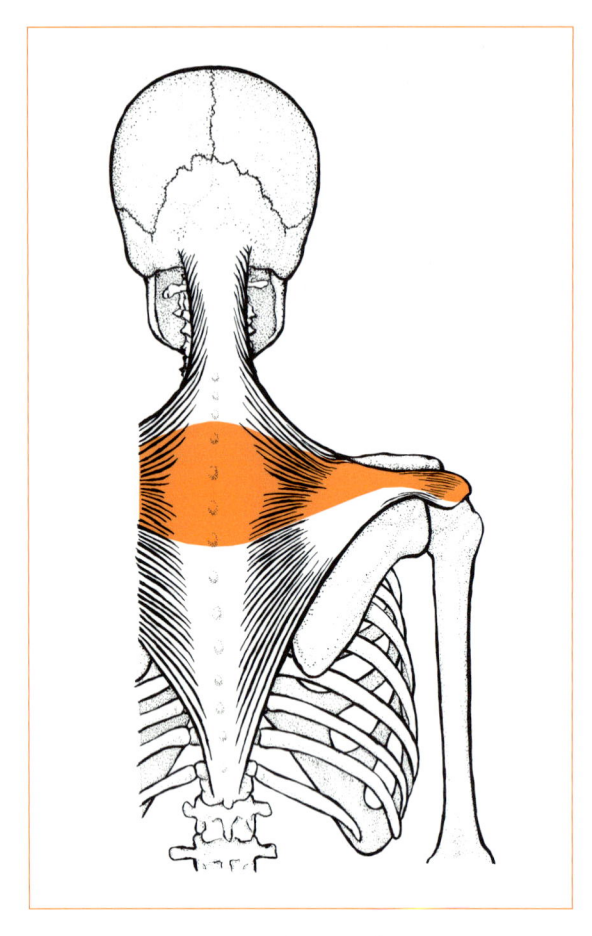

Abb. 8-273: Ursprung und Ansatz des M. trapezius medialis.

Muskel

Ursprung: An den Dornfortsätzen des 1. bis 5. Brustwirbels.
Ansatz: Er setzt vorwiegend an der Schulterhöhe (dem knöchernen „Dach" des Schultergelenks) und am oberen Rand der Schulterblattgräte an (Abb. 8-273).

Test

Im Stehen (Abb. 8-274): Der Arm wird zur Seite ausgestreckt, wobei der Daumen in Richtung Kopf weist. Druck wird gegen den Unterarm etwas oberhalb des Handgelenks nach vorne ausgeübt, wobei mit einer Hand die Schulter fixiert wird.
Im Liegen (Abb. 8-275): Auf dem Rücken liegend wird der Arm zur Seite ausgestreckt, wobei der Daumen in Richtung Kopf weist. Druck wird gegen den Unterarm etwas oberhalb des Handgelenks in Richtung Zimmerdecke ausgeübt, wobei mit einer Hand die Schulter fixiert wird.

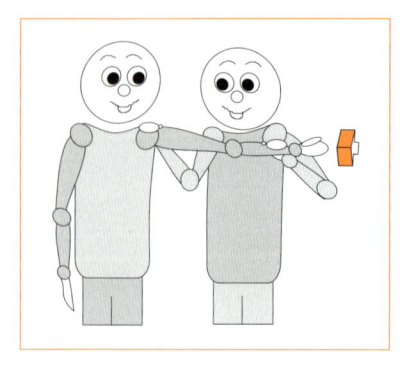

Abb. 8-274: Muskeltest „M. trapezius medialis" im Stehen.

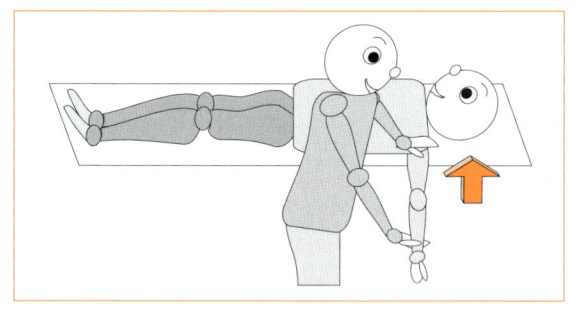

Abb. 8-275: Muskeltest „M. trapezius medialis" im Liegen.

Neurolymphatische Punkte

Vordere neurolymphatische Punkte: Interkostalraum auf der linken Seite. Der Punkt liegt oberhalb des Rippenbogens ungefähr in der mittleren Schlüsselbeinlinie. Oft ist dort eine Vertiefung tastbar.
Hintere neurolymphatische Punkte: Zwischen dem 7. und 8. Brustwirbel, ca. 2 bis 3 cm links und rechts der Wirbelsäule (Abb. 8-276).

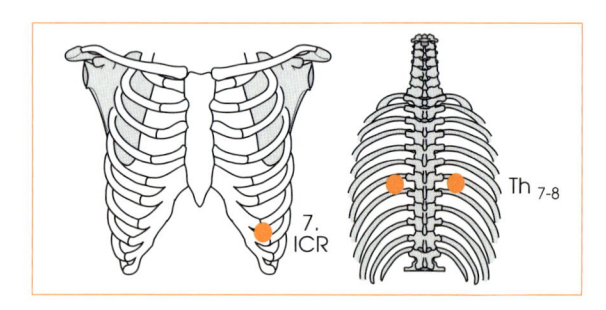

Abb. 8-276: Die neurolymphatischen Punkte des M. trapezius medialis.

M. trapezius medialis
(Kapuzenmuskel, mittlerer Anteil)

Neurovaskuläre Kontaktpunkte

Ein Punkt ca. 1,5 cm oberhalb der hinteren Fontanelle (Abb. 8-277).

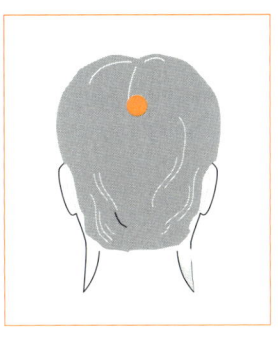

Abb. 8-277: Der neurovaskuläre Kontaktpunkt des M. trapezius medialis.

Stärkende Akupunkturpunkte

- **MP 2:** Auf der medialen Seite der großen Zehe, distal des Grundgelenks.
- **He 8:** Auf der Handfläche zwischen dem 4. und 5. Mittelhandknochen. Nach dem Faustschluss liegt der Punkt unter der Spitze des kleinen Fingers.
- **Le 1:** Lateraler Nagelfalzwinkel der großen Zehe.
- **MP 1:** Medialer Nagelfalzwinkel der großen Zehe.

Erst MP 2 und He 8, dann Le 1 und MP 1 gleichzeitig 30 Sekunden lang berühren (Abb. 8-279).

Meridian

Milz-Pankreas-Meridian
Meridian-Maximalzeit 9.00–11.00 Uhr
Anfangspunkt (MP 1): Medialer Nagelfalzwinkel der großen Zehe.
Endpunkt (MP 21): Laterale Thoraxseite, auf der Medioaxillarlinie in Höhe der 6. Rippe (Abb. 8-278).

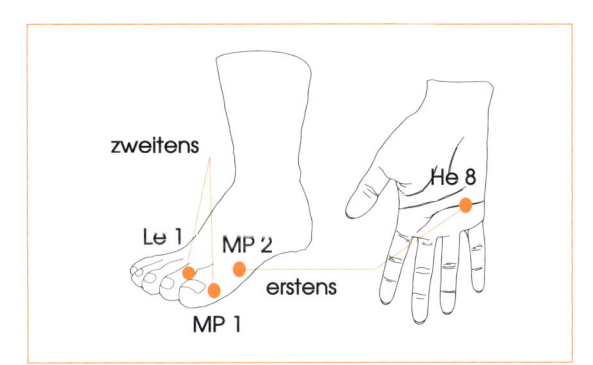

Abb. 8-279: Die stärkenden Akupunkturpunkte des M. trapezius medialis.

Muskelnährstoffe

Vitamin C: Dorschleberöl, Hagebutte, Stachelbeere, schwarze Johannisbeere, Paprikaschoten, Petersilie, Sanddorn.
Vitamin F: Erdnussöl, Maiskeimöl, Sonnenblumenöl, Walnuss.
Kalzium: Käse, Magermilchpulver, Sprotten, Brennessel.

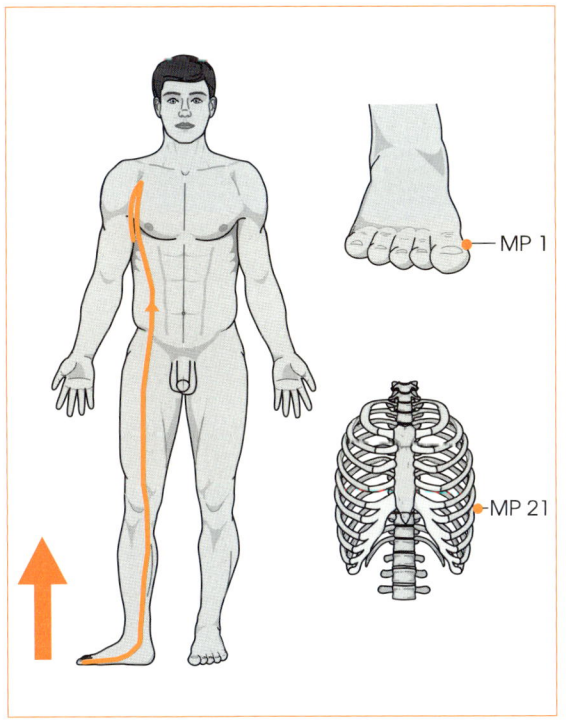

Abb. 8-278: Der Milz-Pankreas-Meridian mit Anfangs- und Endpunkt.

M. triceps brachii (dreiköpfiger Armstrecker)

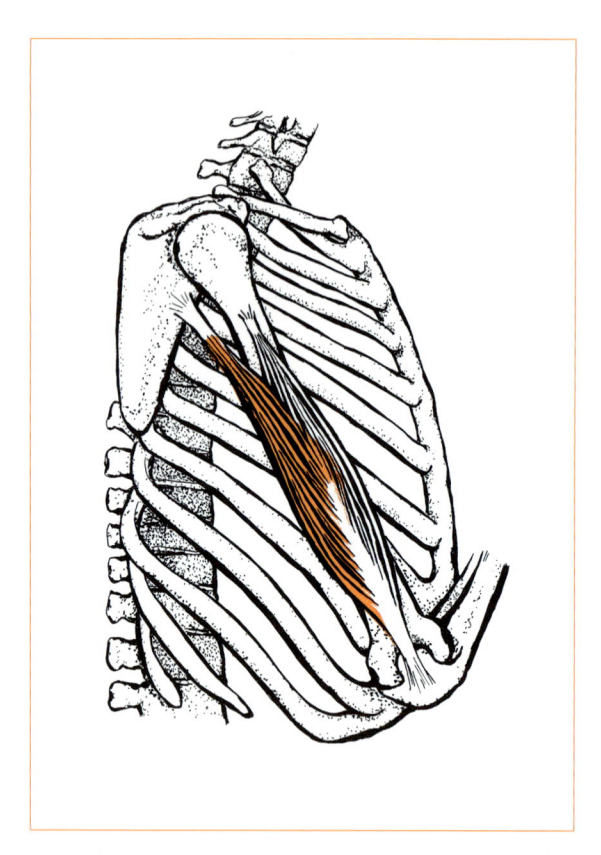

Abb. 8-280: Ursprung und Ansatz des M. triceps brachii.

Muskel

Ursprung: Auf einem Höcker des Schulterblatts oben außen, unmittelbar unter der Schultergelenkpfanne, oberhalb des Ellbogens an der Hinterfläche des Oberarmknochens oben und hinten außen.
Ansatz: An dem vorspringenden Knochen direkt unterhalb des Ellbogens am oberen Ende des Unterarms (Abb. 8-280).

Test

Im Stehen (Abb. 8-281) **und im Liegen** (Abb. 8-282): Der Arm wird leicht gebeugt, und die Handfläche weist Richtung Kopf. Druck wird in Handgelenksnähe auf den Unterarm ausgeübt, um den Arm noch weiter zu beugen, während eine Hand den Ellenbogen stabilisiert. Bei Kindern sollte der Arm fast gerade sein.

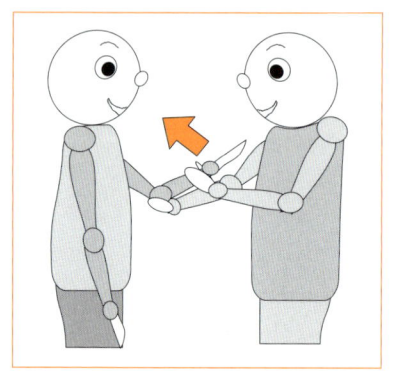

Abb. 8-281: Muskeltest „M. triceps brachii" im Stehen.

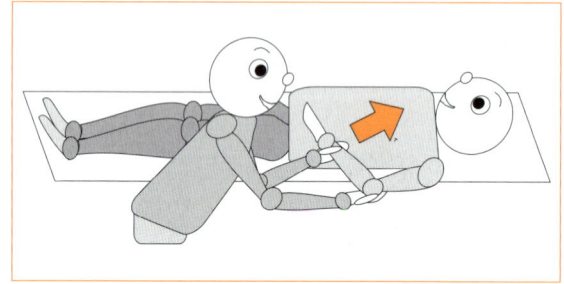

Abb. 8-282: Muskeltest „M. triceps brachii" im Liegen.

Neurolymphatische Punkte

Vordere neurolymphatische Punkte: Im 7. Interkostalraum auf der linken Seite. Oft ist dort eine Vertiefung tastbar.
Hintere neurolymphatische Punkte: Zwischen dem 7. und 8. Brustwirbel, ca. 2 bis 3 cm links und rechts der Wirbelsäule (Abb. 8-283).

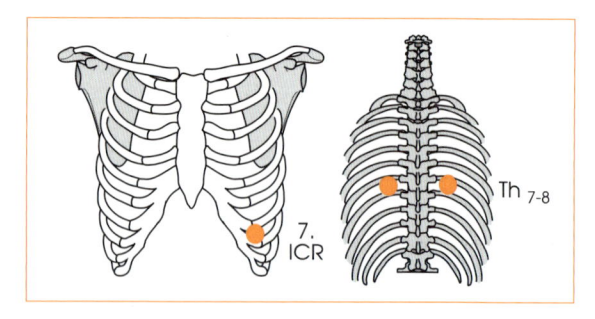

Abb. 8-283: Die neurolymphatischen Punkte des M. triceps brachii.

M. triceps brachii (dreiköpfiger Armstrecker)

Neurovaskuläre Kontaktpunkte

Auf dem Scheitelbein etwas über dem Ohr (Abb. 8-284).

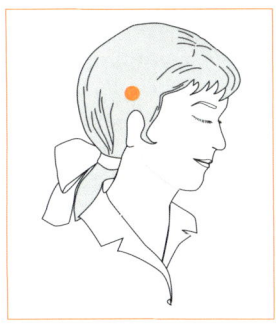

Abb. 8-284: Der neurovaskuläre Kontaktpunkt des M. triceps brachii.

Stärkende Akupunkturpunkte

- **MP 2:** Auf der medialen Seite der großen Zehe, distal des Grundgelenks.
- **He 8:** Auf der Handfläche zwischen dem 4. und 5. Mittelhandknochen. Nach dem Faustschluss liegt der Punkt unter der Spitze des kleinen Fingers.
- **Le 1:** Lateraler Nagelfalzwinkel der großen Zehe.
- **MP 1:** Medialer Nagelfalzwinkel der großen Zehe.

Erst MP 2 und He 8, dann Le 1 und MP 1 gleichzeitig 30 Sekunden lang berühren (Abb. 8-286).

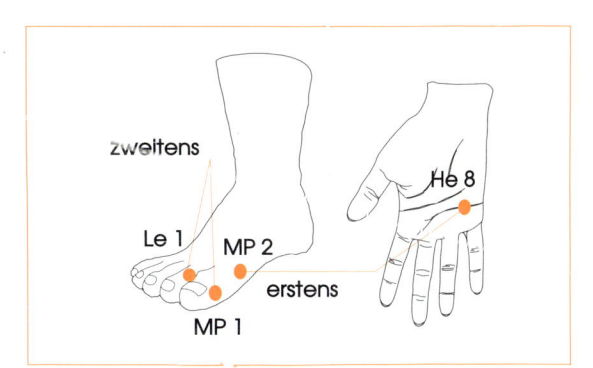

Abb. 8-286: Die stärkenden Akupunkturpunkte des M. triceps brachii.

Meridian

Milz-Pankreas-Meridian
Meridian-Maximalzeit 9.00–11.00 Uhr
Anfangspunkt (MP 1): Medialer Nagelfalzwinkel der großen Zehe.
Endpunkt (MP 21): Laterale Thoraxseite, auf der Medioaxillarlinie in Höhe der 6. Rippe (Abb. 8-285).

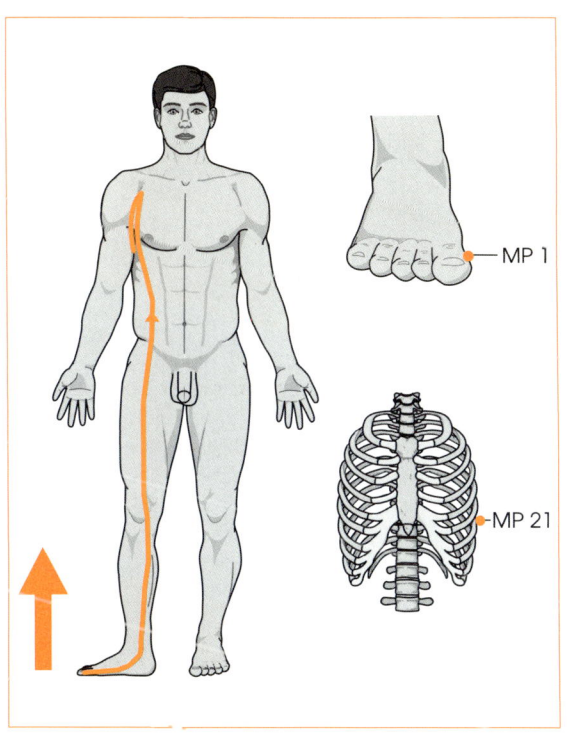

Abb. 8-285: Der Milz-Pankreas-Meridian mit Anfangs- und Endpunkt.

Muskelnährstoffe

Vitamin A: Getrocknete Aprikosen, Feldsalat, Gartenkresse, Gartenkerbel, Grünkohl, Hagebutte, Leber, Karotten, Löwenzahnblätter, Mangold, Petersilie, Schnittlauch, Spinat.
Vitamin F: Erdnussöl, Maiskeimöl, Sonnenblumenöl, Walnuss.

Nackenextensoren (Nackenmuskeln)

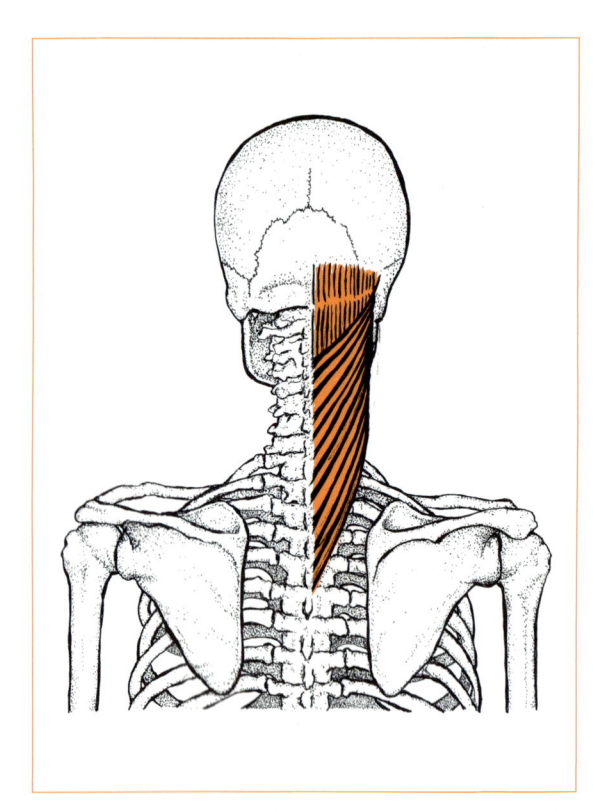

Abb. 8-287: Ursprung und Ansatz der Nackenextensoren.

Muskel

Es handelt sich um eine Gruppe von Muskeln.
Ursprung: Am Hinterkopf und den oberen drei Halswirbeln.
Ansatz: Wirbelkörper der unteren Halswirbelsäule und oberen Brustwirbelsäule (Abb. 8-287).

Test

Im Stehen (Abb. 8-288) **oder in Bauchlage** (Abb. 8-289): Die Person hebt den Kopf nach hinten an. Druck wird gegen den Hinterkopf nach unten ausgeübt, während der Kopf mit der anderen Hand an der Stirn abgesichert wird. Getestet wird außerdem noch, indem der Kopf 10° und 45° zur Seite gedreht wird.

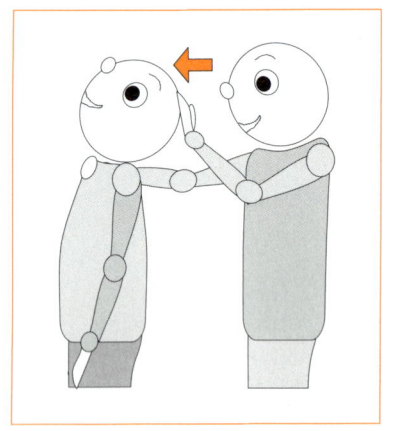

Abb. 8-288: Muskeltest „Nackenextensoren" im Stehen.

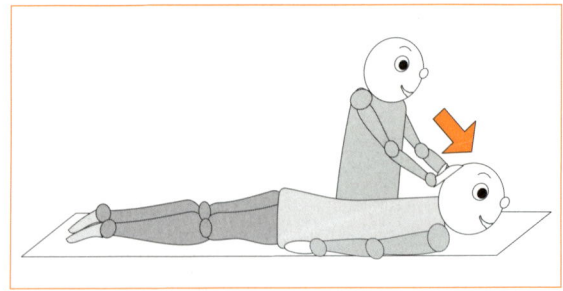

Abb. 8-289: Muskeltest „Nackenextensoren" im Liegen.

Neurolymphatische Punkte

Vordere neurolymphatische Punkte: Im 2. Interkostalraum, in der mittleren Schlüsselbeinlinie.
Hintere neurolymphatische Punkte: Circa 2 cm links und rechts von der Halswirbelsäulenmitte in Höhe des 2. Halswirbels (Abb. 8-290).

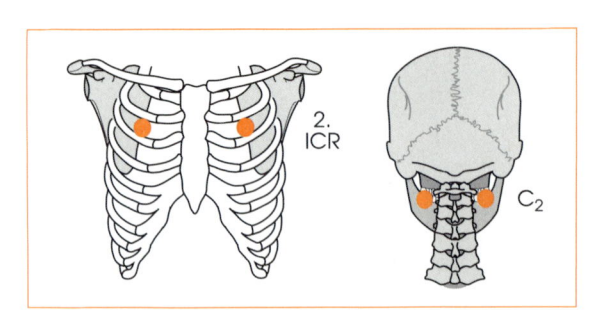

Abb. 8-290: Die neurolymphatischen Punkte der Nackenextensoren.

Nackenextensoren (Nackenmuskeln)

Neurovaskuläre Kontaktpunkte

Etwas über dem Kieferwinkel in Höhe des Mundes (Abb. 8-291).

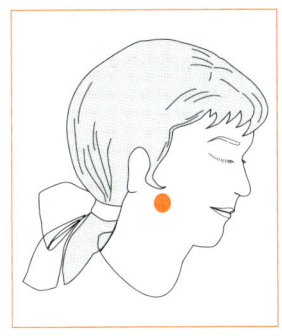

Abb. 8-291: Die neurovaskulären Kontaktpunkte der Nackenextensoren.

Meridian

Magenmeridian
Meridian-Maximalzeit 7.00–9.00 Uhr
Anfangspunkt (Ma 1): An der unteren Orbitakante, genau in der Mitte.
Endpunkt (Ma 45): Lateraler Nagelfalzwinkel der 2. Zehe (Abb. 8-292).

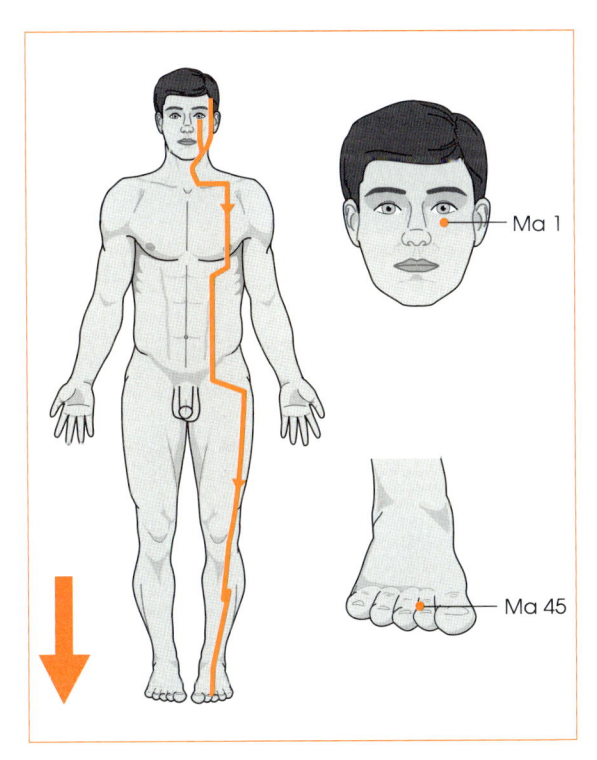

Abb. 8-292: Der Magen-Meridian mit Anfangs- und Endpunkt.

Stärkende Akupunkturpunkte

- **Ma 41:** Im oberen Sprunggelenksspalt, zwischen Griffelfortsatz und Dreieckbein.
- **Dü 5:** Auf der lateralen Seite des Handgelenks zwischen Griffelfortsatz und Dreieckbein.
- **Gb 41:** In der Vertiefung vor der Verbindung des 4. und 5. Mittelfußknochens.
- **Ma 43:** In der Vertiefung am Fußrücken zwischen dem 2. und 3. Mittelfußknochen.

Erst Ma 41 und Dü 5, dann Gb 41 und Ma 43 gleichzeitig 30 Sekunden lang berühren (Abb. 8-293).

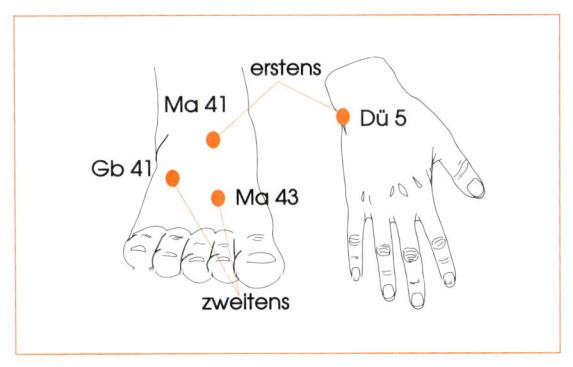

Abb. 8-293: Die stärkenden Akupunkturpunkte der Nackenextensoren.

Muskelnährstoffe

Vitamin B_6: Avocado, Banane, Eigelb, Butter, Gerste, Hafer, Leber, Bierhefe, Kleie, Johannisbeere, Linsen, Lachs, Makrele, Weizen.
Niacinamide
Organisch gebundenes Jod (bei gleichzeitig vorhandener Nasennebenhöhlenentzündung): Räucheraal, Brathering, Dorsch, Garnele, Hummer, Kabeljau, Miesmuschel, Schellfisch, Seelachs, Kelp.

Unterschenkelflexoren (Unterschenkelbeuger)

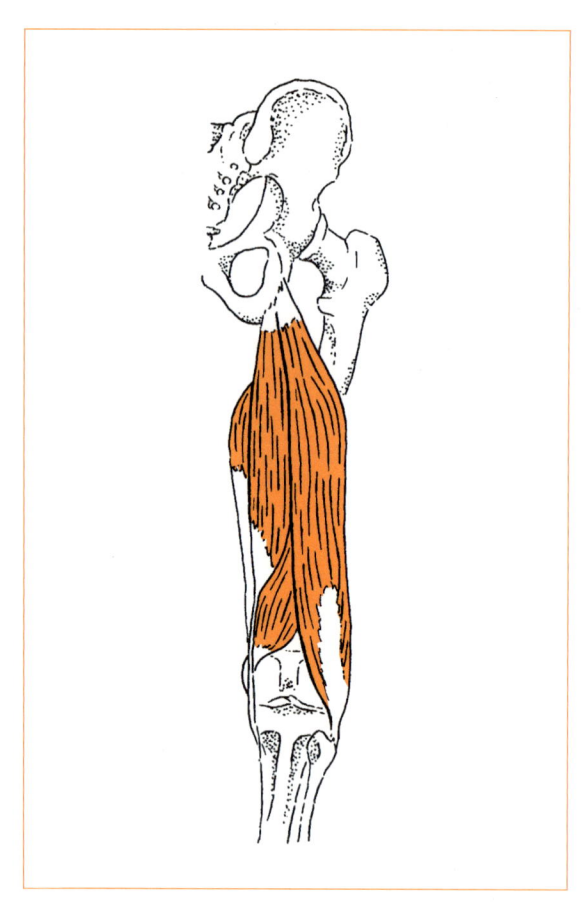

Abb. 8-294: Ursprung und Ansatz der Unterschenkelflexoren.

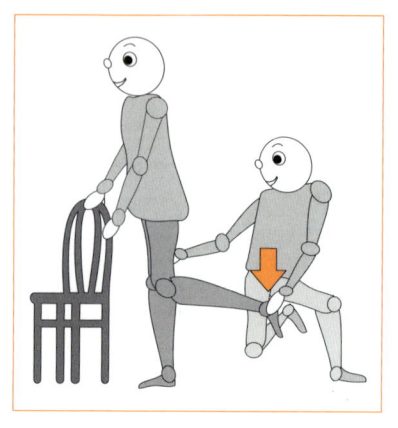

Abb. 8-295: Muskeltest „Unterschenkelflexoren" im Stehen.

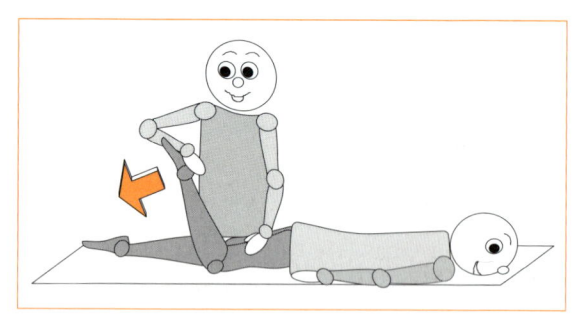

Abb. 8-296: Muskeltest „Unterschenkelflexoren" im Liegen.

Muskel

Ursprung: Sitzbein.
Ansatz: Am Schien- und Wadenbein an der Rückseite des Unterschenkels direkt unterhalb des Kniegelenks (Abb. 8-294).

Test

Im Stehen (Abb. 8-295): Der Unterschenkel wird etwas weniger als 90° gebeugt. Druck wird mit der anderen Hand auf den Unterschenkel nahe der Ferse ausgeübt, um ihn nach unten zu drücken. Die andere Hand stabilisiert am Knie.
Im Liegen (Abb. 8-296): Auf dem Bauch liegend wird der Unterschenkel etwas weniger als 90° gebeugt. Mit einer Hand wird auf die Mitte des Oberschenkels gedrückt, um einem Krampf vorzubeugen. Druck wird mit der anderen Hand auf den Unterschenkel nahe der Ferse ausgeübt, um ihn nach unten zu drücken. Das Becken sollte sich dabei nicht heben und die Lendenwirbel keine Kurve bilden.

Neurolymphatische Punkte

Vordere neurolymphatische Punkte: Innenseite der oberen Hälfte des Oberschenkels.
Hintere neurolymphatische Punkte: Neben dem hinteren oberen Darmbeinstachel links und rechts der Wirbelsäule in Höhe des 5. Lendenwirbels (Abb. 8-297).

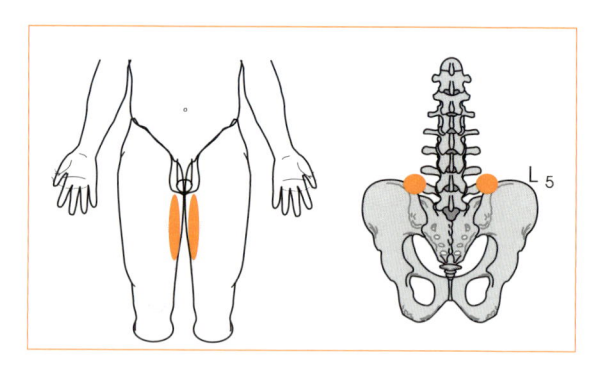

Abb. 8-297: Die neurolymphatischen Punkte der Unterschenkelflexoren.

Unterschenkelflexoren (Unterschenkelbeuger)

Neurovaskuläre Kontaktpunkte

Die hintere Fontanelle am Schnittpunkt von Pfeil- und Lambdanaht (Abb. 8-298).

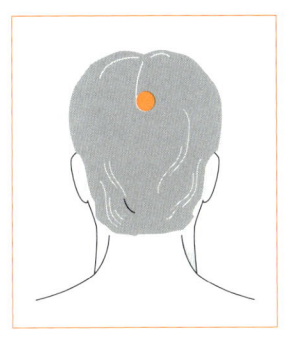

Abb. 8-298: Der neurovaskuläre Kontaktpunkt der Unterschenkelflexoren.

Meridian

Dickdarmmeridian
Meridian-Maximalzeit 5.00–7.00 Uhr
Anfangspunkt (Di 1): Medialer Nagelfalzwinkel des Zeigefingers.
Endpunkt (Di 20): Neben der Nasenspitze in der Mitte der Nasolabialfalte (Abb. 8-299).

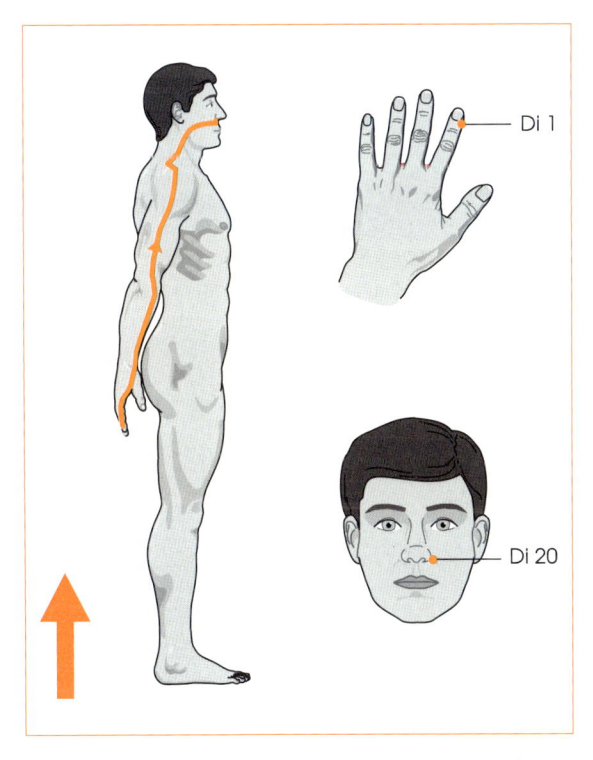

Abb. 8-299: Der Dickdarm-Meridian mit Anfangs- und Endpunkt.

Stärkende Akupunkturpunkte

- **Ma 36:** Vier Fingerbreit unterhalb des Kniegelenkspalts und einen Fingerbreit seitlich der vorderen Schienbeinkante.
- **Di 11:** Zwischen dem lateralen Ende der Ellenbogengelenksfalte.
- **Dü 5:** Auf der lateralen Seite des Handgelenks zwischen Griffelfortsatz und Dreieckbein.
- **Di 5:** Am daumenseitigen Handgelenk in der Vertiefung zwischen den Sehnen des M. extensor pollicis und des M. abductor pollicis.

Erst Ma 36 und Di 11, dann Dü 5 und Di 5 gleichzeitig 30 Sekunden lang berühren (Abb. 8-300).

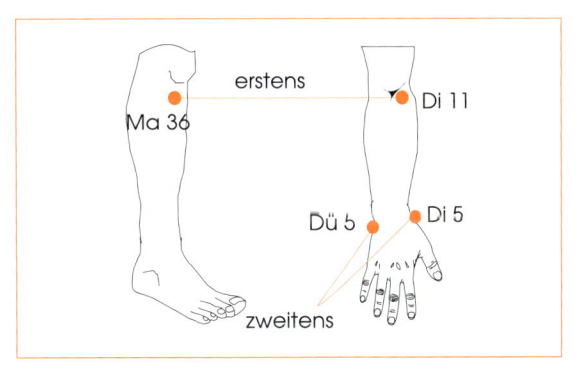

Abb. 8-300: Die stärkenden Akupunkturpunkte der Unterschenkelflexoren.

Muskelnährstoffe

Vitamin E: Distelöl, Haselnuss, Maiskeimöl, süße Mandeln, Walnuss, Weizenkeime.

8.3 Die Harmonisierung hypertoner Muskeln

Eine einfache Technik der Harmonisierung eines hypertonen Muskels wurde bereits im Kapitel 3.1.3 besprochen (**Achterfigur,** s. S. 119). Wenn dieses Verfahren nicht ausreichend ist, kann die Muskelspindeltechnik erweiternd eingesetzt werden. In einem solchen Fall wird nicht nur einmal sanft in den Muskelbauch gekniffen, sondern es werden mehrere tieferwirkende **massageähnliche Kompressionen** im Faserverlauf durchgeführt. Der Therapeut drückt mit beiden Daumen gegeneinander tief in den Muskelbauch hinein. Diese Technik lässt sich auch ohne Test an zahlreichen verhärteten Muskelbereichen zur Schmerzlinderung einsetzen. Den beschriebenen Vorgang nennt man „einen Muskel herabspindeln".

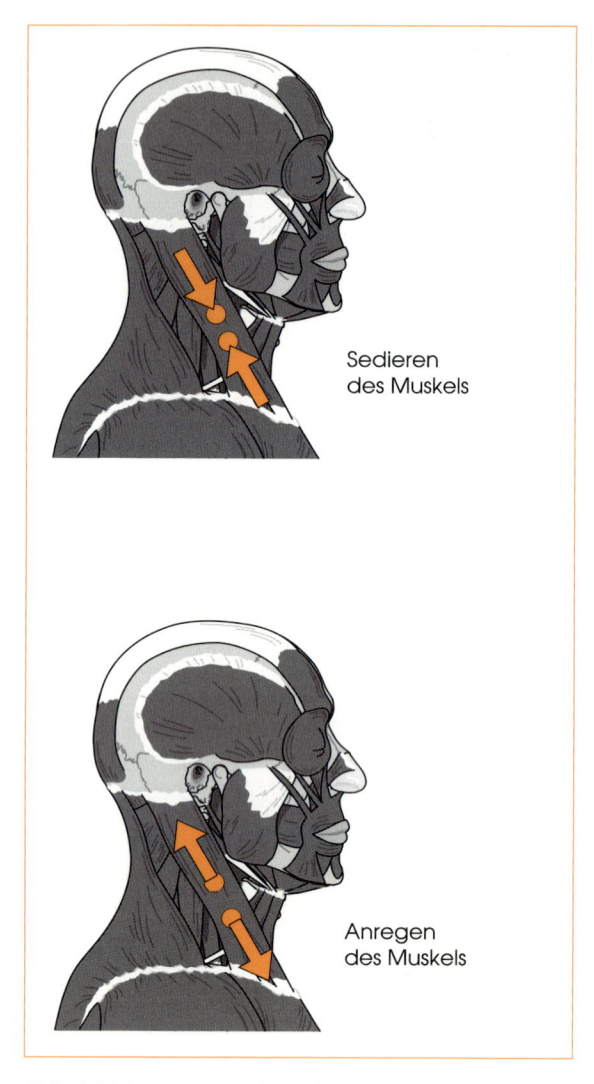

Sedieren des Muskels

Anregen des Muskels

Abb. 8-301: Die Anwendung der Muskelspindeltechnik.

9 Anhang

Adressen 298

Literaturverzeichnis 300

Register 305

Adressen

Seminare des Autors:

Zentrum für Biologisch-medizinische Kinesiologie
Günter Dobler
Maienweg 6
D-89160 Dornstadt-Tomerdingen
Tel.: 07348/23860
Fax: 07348/24152

Seminare, Literatur:

Institut für Angewandte Kinesiologie
Eschbachstr. 5
D-79199 Kirchzarten bei Freiburg
Tel.: 07661/9871-0
Fax: 07661/9871-49

Therapeutenlisten:

Deutsche Gesellschaft für Angewandte Kinesiologie e.V.
Dietenbach-Str. 22
D-79199 Kirchzarten bei Freiburg
Tel.: 07661/9807-56
Fax: 07661/1241

Seminare, Farbbrillen, Literatur:

Institut für Psycho-Kinesiologie nach Dr. Klinghardt GmbH
Waldeckerstr. 27
D-70435 Stuttgart
Tel.: 0711/8262-365
Fax: 0711/8262-366

Testsätze, Magnete:

Schäfer & Partner
Ziegelmattenstr. 33
D-79177 Freiburg
Tel.: 0761/6964-810
Fax: 0761/6964-811

Meridian-Komplexe:

Meripharm GmbH
EckbergStr. 18
D-76534 Baden-Baden
Tel.: 07221/73734
Fax: 07221/73733

Nosoden für Test und Therapie:

Staufen-Pharma GmbH
Bahnhofstr. 33–35
D-73033 Göppingen
Tel.: 07161/6760
Fax: 07161/6762-98

Testsätze, orthomolekulare Medikamente:

Centropa Phama
Karveelweg 30a
Nl-6222 NH Maastricht
Niederlande
Tel.: 0031/43/352-3160
Fax: 0031/43/352-3169

Emvita®, Chavita®:

Rubimed AG
Grossmatt 3
CH-6052 Hergiswil
Zel.: 0041/41/630-0888
Fax: 0041/41/630-0887

Boxen und Behälter zur Herstellung eigener Testsätze, Chakra-Öle:

BMS-Institut
Joachim Bley
Postfach 710139
D-60491 Frankfurt
Tel.: 069/6767-82

Testsätze bei Allergie usw.:

Holimed GmbH
Schenkendorferstr. 12
D-90455 Nürnberg
Tel.: 09129/26855
Fax: 09129/278282

Testsätze, DFM-Gerät usw.:

Fa. VEGA Grieshaber KG
Am Hohenstein 111
D-77761 Schiltach
Tel.: 07836/50219
Fax: 07836/50206

Testsatz für Diagnostik:

Lehrinstitut für Physioenergetik
Wurmbergstr. 5
D-71063 Sindelfingen
Tel.: 07031/876969
Fax: 07031/810954

Farbbrillen:

Energy Glasses
Reinhard Grel
Weilheimer Str. 15/Geb. 100
D-82418 Murnau
Tel.: 08841/5439
Fax: 08841/4376

Die Adressen der biologischen Pharma-Industrie entnehmen Sie bitte der Roten Liste.

Literaturverzeichnis

Abele, Stiefvater: Aschner-Fibel. 4. Aufl. Haug Verlag, Heidelberg 1977.

Aerni, F.: Lehrbuch der Menschenkenntnis. Kalos Verlag, 1988.

Andrews, E.: Muskel Coaching. VAK, Freiburg i. Br. 1983.

Augustin, M., Schmiedel, V.: Praxisleitfaden Naturheilkunde. Jungjohann Verlag, 1993.

Bach, E.: Heile dich selbst mit den Bach-Blüten. 3. Aufl. Hugendubel Verlag, München 1982.

Bach, E., Petersen, J.-E.: Blüten, die durch Bewußtsein heilen. Knaur Verlag, München 1988.

Bach, H. D.: Krankheiten und Zungen. Ritter Verlag, Tutzing 1997.

Bach, H. D.: Sprechende Gesichter. 2. Aufl. Ritter Verlag, Tutzing 1997.

Bach, H. D.: Sinn der Krankheit. Erwig Verlag, 1988.

Bahr, F. R.: Ohr-Akupunktur. Fischer Verlag, Frankfurt 1978.

Banis, R.: Psychosomatische Energetik. Co'Med Verlag, Sulzbach 1989.

Bässler, Grühn, Loew, Pietrzik: Vitamin-Lexikon. Gustav Fischer Verlag, Frankfurt 1992.

Berger, L., Pieper, W.: Brain Tech. Pieper Verlag, Löhrbach 1989.

Beuchelt, H.: Konstitutions- u. Reaktionstypen in der Medizin. 6. Aufl. Haug Verlag, Heidelberg 1980.

Bille, G., Schmitz, O.: Alternative Ernährung. 2. Aufl. Fischer Verlag, Frankfurt 1983.

Binder, W.: Erfolgreiche Naturheilbehandlung. Verlag f. Naturmedizin u. Bioenergetik, Deggendorf 1985.

Bircher, R.: Geheimarchiv der Ernährungslehre. Bircher-Benner Verlag, Bad Homburg 1980.

Bischko, J.: Einführung in die Akupunktur. Haug Verlag, Heidelberg 1975.

Blakeslee, T. R: Das rechte Gehirn. 3. Aufl. Aurum Verlag, Braunschweig 1991.

Blesing, G.: Blüten, die durch Bewußtsein heilen. Eigenverlag 1997.

Blome, G.: Mit Blumen heilen. Bauer Verlag, Freiburg i. Br. 1992.

Bradway, L., Albers Hill, B.: Lernen wie von Selbst. VAK Verlag, Freiburg i. Br. 1997.

Braun von Gladiss, K. H.: Das biologische System Mensch. Eigenverlag, Amelinghausen 1995.

Braun, H.: Arzneipflanzen-Lexikon. 3. Aufl. Gustav Fischer Verlag, Stuttgart 1978.

Broy, J.: Die Biochemie nach Dr. Schüßler. Foitzick Verlag, 1993.

Broy, J.: Segmentale-humorale Reiztherapie, 2. Aufl. Galmeda Verlag, 1986.

Brügemann, H.: Bioresonanz- und Multiresonanz-Therapie Bd. 1, 2. Aufl. Haug Verlag, Heidelberg 1992.

Brühl, F. G., Fleck: Sekundenphänomen Akupunktur. 4. Aufl. Eigenverlag 1977.

Bruker, M. O.: Allergien müssen nicht sein. 2. Aufl. emu Verlag, Lahnstein 1989.

Bruker, M. O.: Lebensbedingte Krankheiten. 6. Aufl. Bioverlag Gesundleben, Hopferau 1982.

Buchleiter, K.: Der Kampf um die Biologische Medizin. Haug Verlag, Heidelberg 1990.

Buchner, C.: Neues Lesen Neues Lernen. Bruno Martin Verlag, Südergellersen 1991.

Busse, E., Busse, P.: Akupunktur-Fibel. 3. Aufl. Pflaum Verlag, München 1965.

Callahan, R. J.: Leben ohne Phobie. VAK, Freiburg i. Br. 1987.

Callawy, Stokes, Whiteside: Die X-Faktoren. Miak Verlag, München 1992.

Cernaj, J.: Umweltgifte. Südwest Verlag, München 1995.

Clark, H. R.: Heilung ist Möglich. Knaur Verlag, München 1997.

Collier, R.: Milchallergie! Messing Verlag, 1997.

Connelly, D. M.: Traditionelle Akupunktur: Das Gesetz der fünf Elemente. 6. Aufl. Endrich Verlag, 1993.

Da Silva, K.: Gesundheit in unseren Händen. Knaur Verlag, München 1991.

Da Silva, K.: Richtig essen zur richtigen Zeit. Knaur Verlag, München 1990.

Daco, P.: Psychologie für Jedermann. Weltbild Verlag, Augsburg 1994.

Dahn, C. G.: Sinn und Unsinn in der Medizin. 2. Aufl. Drei Eichen Verlag, München 1975.

Das, S.: Ohne Inweltentgiftung keine ganzheitliche Therapie. Sonntag Verlag, Regensburg 1989.

Decker, F.: Energie-Balance finden. Haug Verlag, Heidelberg 1997.

Dennison, P.: Befreite Bahnen. 3. Aufl. VAK, Freiburg i. Br. 1988.

Diamond, J.: Der Körper lügt nicht. VAK Freiburg i. Br. 1983.

Diamond, J.: Die heilende Kraft der Emotionen. 2. Aufl. VAK Verlag, Freiburg i. Br. 1987.

Donhauser, H.: Diagnose-Rätsel. Synergie Verlagsbuchandel, 1997.

Do-Ri Rydl: Kinesiologie. Knaur Verlag, München 1993.

Do-Ri Rydl, Kim da Silva: Energie durch Bewegung. 3. Aufl. hpt estra Verlag, 1995.

Eberhard, L.: Heilkräfte der Farben. 6. Aufl. Drei Eichen Verlag, München 1984.

Ebert, W. M.: Spezielle Laborparameter für die naturheilkundliche Praxis. Sonntag Verlag, Regensburg 1996.

Eikenberg, E.: 7 Schritte für meine Gesundheit. Vollwert-Ernährung Verlag, Schramberg 1983.

Ellundh, M.: Achte auf deinen Rücken. 2. Aufl. Pflaum Verlag, München 1979.

Emmerich, P.: Antlitzdiagnostik. Natura Med Verlag, Neckarsulm 1997.

Enby, E.: Die revolutionären medizinischen Entdeckungen. Enderlein Semmelweis Verlag, Bremen 1998.

Ennet, D.: Lexikon Arzneipflanzen Gifte und Drogen. Weltbild Verlag, Augsburg 1988.

Fast, J.: Körpersprache. Rowohlt Verlag, Reinbek 1983.

Ferreri, C. A., Wainwright, R. B.: Breakthrough for dyslexia and learning disabilities. Exposition, 1984.

Fleck, F. G.: Pathophysiognomik. 6. Aufl. Münks Verlag, Krefeld 1973.

Freitag, E. F., Zacherias, C.: Die Macht Ihrer Gedanken. Goldmann Verlag, München 1992.

Friebel-Röhring, G.: Ärzte sind nicht allwissend. 2. Aufl. Hebel Verlag, Rastatt 1987.

Gerz, W.: Applied Kinesiology. Akse Verlag, 1996.

Girmscheid, G. B., Schmitz, O., Krüger: Das Öko-Lexikon unserer Ernährung. Fischer Verlag, Frankfurt 1986.

Glaesel, K. O.: Heilung ohne Wunder und Nebenwirkungen. Eigenverlag 1986.

Glosemeyer, H. A.: Akupunktur Kosmetik. 2. Aufl. Müller & Steinicke Verlag, München 1981.

Goebel, W., Glöckler, M.: Kinder-Sprechstunde. 7. Aufl. Urachhaus, 1988.

Grasse, E.: Chakren- und Auradiagnose. Knaur Verlag, München 1993.

Hackl, M.: Farben-Chromotherapie nach Dinshah. Sonntag Verlag, Regensburg 1998.

Haerkötter, G.: Heilkräuter gestern und heute. Fischer Verlag, Frankfurt 1983.

Hauser, Karl, Stolz: Informationen aus Struktur und Farbe. Felke Institut, Heimsheim 1998.

Heepen, G. H.: Schüssler Salze. Gräfe & Unzer Verlag, München 1999.

Heinze, F.: Gezielte Repositionstherapie. Marczell Verlag, München 1983.

Hempen, C. H.: Atlas zur Akupunktur. dtv, München 1995.

Herger, Schimmel: Grundsätzliches zu Zeichen und Pigmenten in der Iris. 3. Aufl. Eigenverlag 1976.

Herget, H. F.: Konstitutionsmedizin. Eigenverlag 1996.

Herget, H. F.: Neuro- und Phytotherapie. Bd. 1 und 2. Eigenverlag 1979.

Hoffmann, G., Ebert, R.: Krank durch Narben. Turm Verlag, Bietigheim 1993.

Holdway A.: Kinesiologie. Aurum Verlag, Braunschweig 1995.

Holler, J.: Das neue Gehirn. Bruno Martin Verlag, Südgellersen 1989.

Honegger: Die antidyskratische Behandlung. Haug Verlag, Heidelberg 1985.

Howard, Ramsell: Edward Bach: Die nachgelassenen Originalschriften. Hugendubel Verlag, München 1991.

Imhäuser, H.: Homöopathie in der Kinderheilkunde. 6. Aufl. Haug Verlag, Heidelberg 1984.

Irlen, H.: Lesen mit Farben. VAK Verlag, Freiburg i. Br. 1997.

Jaedicke: Dr. Schüßlers Biochemie: Eine Volksheilweise. Alwin Fröhlich Verlag, 1971.

Jenny, V., Zeller, G.: Naturgesund. AT Verlag, Aarau (Schweiz) 1989.

Jiu Zhen: Akupunktur und Moxibustion. Richard Pflaum Verlag, München 1974.

Johanson, S.: Alaska Blütenessenzen. Gesundheit u. Entwicklung, 1996.

Jürgens, B.: Hausrezepte der Naturheilkunde. Hallwag Verlag, Bern-Stuttgart 1991.

Kampik, G.: Propädeutik der Akupunktur. Hippokrates Verlag, Stuttgart 1988.

Katalyse-Umweltgruppe Köln: Chemie in Lebensmitteln. 24. Aufl. Zweitausendeins Versand, Frankfurt 1983.

Katz, R., Kaminski, P.: Blütenessenzen. 2. Aufl. Thelesklaf Verlag, 1988.

Keleman, S.: Verkörperte Gefühle. Kösel Verlag, 1992.

Kirchman: Biochemie Lexikon. Ruth Mertens Verlag, 1982.

Kirsch, M. und H.-B.: Akupunktur als Behandlungsprogramm. Haug Verlag, Heidelberg 1975.

Knauer, K.: Die Kräuter von Maurice Messeguè. 3. Aufl. Hartmann Verlag, Karlsruhe 1977.

Kobau, C.: Bodybalance/Intuitiv kreatives Körperbewußtsein. 2. Aufl. Eigenverlag 1997.

Kobbe, H.: So schützen Sie sich vor Elektrosmog. Bauer Verlag, Freiburg i. Br. 1998.

Koch, F. W.: Das Überleben bei Krebs und Viruskrankheiten. 2. Aufl. Haug Verlag, Heidelberg 1987.

Köhnlechner, M.: Handbuch der Naturheilkunde. Kindler Verlag, München 1975.

Kollath, W.: Die Ordnung unserer Nahrung. Haug Verlag, Heidelberg 1984.

Körfgen, G.: Hautbehandlung als Ganzheitsmedizin. 2. Aufl. WBV Biol.-Med. Verlagsgesellschaft 1979.

Körke, H.: Zähne gut–Alles gut. 2. Aufl. Eigenverlag, Düsseldorf 1978.

Köster, P.: Die Biochemische Hausapotheke. Ehrenwirth Verlag, München 1989.

Koster, Schrecke, Wertsch: Ohrakupunktur für die Praxis. 3. Aufl. Eigenverlag 1975.

Krack, N.: Biotypen. Haug Verlag, Heidelberg 1980.

Krack, N.: Segment-Diagnostik und Segment-Therapie. Haug Verlag, Heidelberg 1977.

Krämer D., Wild, H.: Neue Therapien mit Bach-Blüten. Ansata Verlag, 1989.

Krebs, H.: Eigenblut-Therapie. Jungjohann-Verlag, Stuttgart 1989.

Kropej: Systematik der Ohrakupunktur. 4. Aufl. Haug Verlag, Heidelberg 1981.

Krusche, H.: NLP/Der Frosch auf der Butter. 2. Aufl. Econ Verlag, Hamburg 1995.

Lahoda, F.: Wörterbuch der klinischen Neurologie. 3. Aufl. Einhorn-Press Verlag, Reinbeck 1997.

Langreder, W.: Von der biologischen zur biophysikalischen Medizin. Haug Verlag, Heidelberg 1985.

Lechner, J.: Störfelddiagnostik. Medikamenten- und Materialtest. Verlag für Ganzheitliche Medizin, Essen 1997.

Leib, S.: Aurikulomedizin. WBV Verlagsgesellschaft, Schondorf 1994.

Leibold, G.: Allergien vorbeugen–lindern–heilen. Humboldt Verlag, München 1982.

Lesch, M., Förder, G.: Kinesiologie: Aus dem Stress in die Balance. 5. Aufl. Gräfe & Unzer Verlag, München 1998.

Lubecki, J.: Heile dich selbst. Peter Erd Verlag, 1991.

Lugetgebrune, B.: Handbuch der Kalifornischen Blütentherapie. Windpferd Verlag, Aitrang 1987.

Lüscher, M.: Das Harmonie-Gesetz in uns. 3. Aufl. Heyne Verlag, München 1985.

Lüscher, M.: Der 4-Farben Mensch. 3. Aufl. Mosaik Verlag, München 1984.

Lüscher, M.: Die Lüscher Farben. Mosaik Verlag, München 1989.

Lüscher, M.: Lüscher Diagnostik: Der ehrliche Blick ins Innere. Econ Verlag, 1993.

Mann, F.: Die Revolution der Akupunktur. AMI, 1996.

Markjam, U.: Universelle Kräfte der Edelsteine und Kristalle. 2. Aufl. Hugendubel Verlag, München 1991.

Mastalier, O.: Reflextherapie in der Zahn- Mund- u. Kieferheilkunde. 2. Aufl. Quintessenz Verlag, Berlin 1992.

Matejka, R.: Moderne Konstitutionstherapie. Hippokrates Verlag, Stuttgart 1998.

McDermott, O´Connor: NLP und Gesundheit. VAK Freiburg i. Br. 1997.

Meyenburg, C.: Die Sache mit dem X. VAK-Verlag, Freiburg i. Br. 1994.

Müller-Mees, E., Cleff-Menne, C.: Lebendige Psychosomatik. Alternativ Heilen Verlag, 1994.

Muth, C.: Heilen durch Reflexzonentherapie, 9. Aufl. Heyne Verlag, München 1987.

Nagel-Siudzinski, E., Reese, M.: Megateaching. VAK Verlag, Freiburg i. Br. 1989.

Nell, W.: Triggerpunkte in der Akupunktur. Haug Verlag, Heidelberg 1994.

Neumann, H.: Stop der Azidose, Allergien und Haarausfall. 4. Aufl. Fürhoff Verlag, 1994.

Nogier, P. M. F.: Praktische Einführung in die Aurikulotherapie. Maisonneuve, 1978.

Oetinger, Beck, Ebeling: Von Mikrowelle bis Ayurveda. 3. Aufl. Eigenverlag 1996.

Ogal, H. P., Kloster, B. C.: Ohr-Akupunktur-Praxis. KVM Verlag, 1997.

Pachtmann, J. O.: Der sichere Weg zur Gesundheit. 2. Aufl. Eigenverlag, München 1985.

Parow, J.: Atemfibel. 5. Aufl. Hippokrates Verlag, Stuttgart 1983.

Paungger, J., Poppe, T.: Vom richtigen Zeitpunkt. 17. Aufl. Irisana Verlag, Mainz 1994.

Peper, W.: Technik der Chiropraktik. 10. Aufl. Haug Verlag, Heidelberg 1981.

Pfeiffer, C. C.: Nährstoff-Therapie bei psychischen Störungen. 2. Aufl. Haug Verlag, Heidelberg 1989.

Pollmann, A.: Fünf Wandlungsphasen in fünf Streichen. Haug Verlag, Heidelberg 1991.

Poschet, J. Juchheim, J. K.: Allergie. BLV Verlag 1990.

Rauch, E.: Heilung. 4. Aufl. Haug Verlag, Heidelberg 1975.

Read, M., Wade P.: Sportverletzungen. Hippokrates Verlag, Stuttgart 1987.

Redel: Differential-Diagnose. Eigenverlag 1997.

Rehm, E.: Bewährte homöopathische Rezepte. Turm Verlag, Bietigheim 1974.

Rhodes, G., Thame, S.: Die Farben des Menschen. Heyne Verlag, München 1988.

Roberts, J.: Die Natur der Psyche. 3. Aufl. Ariston Verlag, Genf München 1985.

Rochlitz, S.: Aus dem Vollen schöpfen. VAK-Verlag, Freiburg i. Br. 1996.

Rochlitz, S.: Die fehlende Dimension: Energiebalance. Knaur Verlag, München 1989.

Rose, D. W.: Elektrosmog Elektrostreß. Kiwi Verlag, Köln 1990.

Rosendorff, A.: Neue Erkenntnisse in der Naturheilbehandlung. 10. Aufl. Turm Verlag, Bietigheim 1964.

Rossaint, A. L.: Ganzheitliche Zahnheilkunde. 4. Aufl. Hüthig Verlag 1997.

Roy, R. & Lage Roy, C.: Homöopathischer Ratgeber/Schulschwierigkeiten. Verlag f. homöopathische Literatur, 1998.

Roy, R. & Lage Roy, C.: Homöopathischer Ratgeber bei Notfällen. 4. Aufl. Droemer-Knaur Verlag, München 1997.

Rydl Do-Ri: Edu Kinestetik in allen Lebenslagen. Selbstverlag 1990.

Savant, M., Fleischer, L.: Brain Building. Falken Verlag, Niedernhausen 1993.

Schaarschuch A.: Der alternde Mensch. 5. Aufl. Turm Verlag, Bietigheim 1979.

Scharl, Viehauser: Erfolgsrezepte aus der modernen Naturmedizin. Verlag f. alternative Medizin, 1982.

Scharl, Viehauser: Outsider-Diagnoseverfahren für Heilpraktiker. Wimmer Verlag, Würzburg 1980.

Scharl, H. H.: Die Organsprache. Marczell Verlag, München 1976.

Scheffer, M.: Die praktische Anwendung der Original Bach-Blütentherapie. Jungjohann Verlag, 1990.

Scheffer, M.: Erfahrungen mit der Bach-Blütentherapie. Hugendubel Verlag, München 1981.

Scheffer, M.: Original Bach-Blütentherapie. 4. Aufl. Hugendubel Verlag, München 1988.

Schicke, H.: Naturheilkunde-Lexikon. Sommer Verlag, Teningen 1985.

Schimmel: Bewährte Therapierichtlinien bei chr. Erkrankungen Bd.1–4. Eigenverlag 1976.

Schimmel, H. W.: Funktionelle Medizin Teil 1. Haug Verlag, Heidelberg 1991.

Schimmel, K. C., Schwaegerl, T.: Und die Natur heilt doch. Mosaik Verlag, München 1980.

Schmidt, W.: Die Kunst der Chiropraktik und Osteopathie. Marczell Verlag, München 1984.

Schneidrzik, W. E. J.: Die richtige Arznei. Lübbe Verlag, Bergisch Gladbach 1985

Schnitzer, J. G.: Zahnprobleme und ihre Überwindung. Eigenverlag 1993.

Schuhmacher, G.: Die tiefen Ursachen des Krankheitsgeschehens. Schuhma-Verlag, Babenhausen 1994.

Schulte-Uebbing, C.: Umweltbedingte Kinderkrankheiten. Sonntag Verlag, Regensburg 1998.

Scott, J., Goss, K.: Allergie und der Weg sich in wenigen Minuten davon zu befreien. VAK Verlag, Freiburg i. Br. 1990.

Seidl, N.: Chiropraktik und Osteopathie. Marczell Verlag, München 1981.

Seng, Abele, Anemueller, Baltin, Gäbler: Naturheilverfahren und Homöopathie. Hippokrates Verlag, Stuttgart 1986.

Sharamon, S., Baginski, B. J.: Das Chakra-Handbuch. 3. Aufl. Windpferd Verlag, Aitrang 1989.

Shealy, C. N.: Die große Enzyklopädie der Heilkunde. Könemann Verlag, Köln 1999.

Smrz, P.: Amalgam die verharmloste Zeitbombe. Hippokrates Akademie-Verlag 1986.

Sonnenschmidt, Knauss, H.: Musik-Kinesiologie. VAK, Freiburg i. Br. 1995.

Statisches Bundesamt: Gesundheitsbericht für Deutschland. Metzler Poeschel, 1998.

Stocksmeier, U.: Therapie Kompass. Deutscher Ärzte Verlag, Köln–Löwenich 1978.

Stuittmatter, B.: Das Störfeld in Diagnostik und Therapie. Hippokrates Verlag, Stuttgart 1998.

Tepperwein, K.: Krankheiten aus dem Gesicht erkennen. 6. Aufl. mvg 1997.

Theegarten, W.: Der Heilmagnetismus. MZ-Verlag, Koblenz 1996.

Thie, J. F.: Gesund durch berühren / Touch for health. 5. Aufl. Sphinx Verlag, 1988.

Thie, J. F.: Touch for Health. Sphinx Verlag, 1997.

Topping, W.: Das Muskeltest ABC. VAK, Freiburg i. Br. 1997.

Topping, W.: Stress Release. VAK, Freiburg i. Br. 1968.

Unkelbach, J.: Sprechstunde beim Heilpraktiker. Alternative Heilmethoden, Duisburg 1981.

Vester, F.: Phänomen Streß. 5. Aufl. Deutsche Verlags-Anstalt, Stuttgart 1983.

von Rosen, J.: Stufenplan für die Behandlung chronischer Krankheiten. Haug Verlag, Heidelberg 1993.

Wackerhagen, G.: Fußsohlen-Reflexzonen-Diagnostik. Friwa Verlag, 1984.

Walther, D. S.: Applied Kinesiology. Systems DC, 1988.

Ward, M.: Nutze den Schmerz. VAK, Freiburg i. Br. 1991.

Weber, W.: Krankheit als Ausdrucksform. Haug Verlag, Heidelberg 1993.

Wenzel, I.: Lehrbuch Handdiagnostik. Urban & Fischer Verlag, München 1999.

Wesener, L., Rademacher: Ganzkörper-Regulations-Diagnose Vega D-F-M. Edition Co'Med, Sulzbach 1997.

Whiteside, Stokes, Callaway: Der Emotionale Körper. Miak Selbstverlag, München 1992.

Whiteside, Stokes, Callaway: Neue Einsichten. Miak Selbstverlag, München 1992.

Widmaier, W.: Pflanzenheilkunde. WBV Verlagsgesellschaft, 1986.

Yamamoto, Maric-Oehler: Yamamoto neue Schädelakupunktur. 4. Aufl. Chun-Jo Verlag, 1996.

Register

A
Adressen 298
Alarmpunkte 40
Allergien 86
– Allergie-Klopfen 145
– Allergie-Löschung 145
– Eigennosode 149
– nützliche Medikamente 90
– Tests 86
Altersregression 152
Amalgam 83
– Entfernung 84
– Entgiftung 85
– Test 84
Anfangs- und End-Punkte 181
Angewandte Kinesiologie 3
– Applied Physiology 4
– Edu-Kinestetik/Brain Gym 5
– Health-Kinesiology 4
– Human-ecological Balancing Science (HEBS) 5
– Neural-Kinesiologie 4
– Neural-Organisationstechnik (N.O.T.) 4
– Professional Kinesiology Practitioner (PKP) 4
– Psycho-Kinesiologie 5
– Sport-Kinesiologie 5
– Touch for Health 4
Anti-Stress-Punkte 153
Applied Kinesiology
→ Angewandte Kinesiologie
Applied Physiology 4
Arzneimitteltest 43
– Einzeldosis 46, 47
– Häufigkeit der Verabreichung 44
– Indikatorveränderungstest 44
– individueller Testsatz 49
– Ja-Nein-Test 44
– Nosoden 48
– Sicherheitsüberprüfung 44, 45
– Tagesdosis 46

B
Bach-Blüten 73
Beckenfehler Kategorie I 109
Beckenfehler Kategorie II 111
Beckenfehler Kategorie III 113
Bush-Blüten 74

C
Chakra-Balance 183
Challenge 38

D
Dehydratation, latente 24
– Korrektur 25
– Diagnostik 58
– Prüfung 24
– psychosomatischer Fragenkatalog 78
– Vorgehensweise 58

E
Edu-Kinestetik/Brain Gym 5
Eigennosode 149
Einpunkt-Balance (Fünf Elemente) 173
Einpunkt-Balance (Organuhr) 170
Elemente-Punkte 173
emotionale Belastungen, Auflösung 79
emotionale Belastungen, Test 69
– Bach-Blüten 73
– Bush-Blüten 74
– emotionaler Modus 69
– Emotionstabellen 69
– Fünf Elemente 72
– häufige Emotionen 72
– Visualisierung und Denken an den Stressor 69
– Zwei-Punkt-Test 78
Emotions-Korrekturen 150, 151
– Affirmation 154
– Altersregression 150
– Anti-Stress-Punkte 153
– Augenbewegung 156, 158
– Farbbrille 157, 158
– Farbe und Licht 156
– Phobiebehandlung 162
– Schläfenklopfen 154
– Stress, posturaler 164
– Suchtbehandlung 165
Energetik-Korrekturen 168
– Anfangs- und End-Punkte 181
– Chakra-Balance 183
– Einpunkt-Balance (Fünf Elemente) 173
– Einpunkt-Balance (Organuhr) 170
– Elemente-Punkte 173
– Luo-Punkte 180
– Muskel-Balancen 168
– Pitch–Roll–Yaw 192
– Stellreflexe 188
– Tibetische Achter 181
– Zentrierung 186
Entzündungsherde 63
→ auch Störfelder
– Herde an Rumpf und Becken 65
– Kopfherde 64
Erdstrahlen 99
Erstkonsultation, Ablauf 5
Extensionsläsion 119

F
Farbbrillen 157
Flexionsläsion 118
Fünf Elemente 72

G
Gelenkstoßdämpfer 129
Geopathie-Belastungen 99
– elektromagnetische Felder 100
– Erdstrahlen 99
– Geopathie-Modus 10
– Testsatz Geopathie 102
– Wasseradern 99
Glaubenssätze, Arbeit mit 158
Golgi-Sehnenorgane 10
Gouverneursgefäß 22
– Überprüfung 22

H
Health-Kinesiology 4
Herdtest
– Herd-Störfeld-Modus 65
– Indikatorpunkttest 65
– Narbentest 68
– Neuraltherapie 68
– Nosodentest 67
– Reflexzonen-/Organtest 66
– Regeln und Verfahren 69
– Zwei-Punkt-Test 67, 68
Hiatushernie 128
Human-ecological Balancing Science (HEBS) 5
hypertoner Muskel, Korrektur 19
– Achterfigur 19
hypotoner Muskel, Korrektur 19, 204, 264
– Akupunkturpunkte, stärkende 205

- Anfangs- und Endpunkte des Meridians 206
- Ansatz-/Ursprung-Technik 206
- Ausstreichen von Meridianen 206
- Diaphragma (Zwerchfell) 210
- M. adductor magnus 212
- M. brachioradialis 214
- M. coracobrachialis 216
- M. deltoideus – mittlerer Anteil 220
- M. deltoideus – vorderer Anteil 218
- M. gastrocnemius 222
- M. gluteus maximus 224
- M. gluteus medius 226
- M. gracilis 228
- M. iliacus 230
- M. latissimus dorsi 232
- M. levator scapulae 234
- M. obliquus externus abdominis 236
- M. opponens pollicis 238
- M. pectoralis major clavicularis 240
- M. pectoralis major sternalis 242
- M. peroneus 244
- M. piriformis 246
- M. popliteus 248
- M. psoas 250
- M. quadratus lumborum 252
- M. quadriceps femoris 254
- M. rectus abdominis 256
- M. rhomboideus 258
- M. sacrospinalis 260
- M. sartorius 262
- M. serratus anterior 264
- M. soleus 266
- M. sternocleidomastoideus 268
- M. subscapularis 270
- M. supraspinatus 272
- M. tensor fasciae latae 274
- M. teres major 276
- M. teres minor 278
- M. tibialis anterior 280
- M. tibialis posterior 282
- M. trapezius inferior 286
- M. trapezius medialis 288
- M. trapezius superior 284
- M. triceps brachii 290
- Nackenextensoren 292
- Nährstoffe zur Muskelstärkung 206
- neurolymphatische Punkte 19, 204
- neurovaskuläre Punkte 19, 205
- stärkende Akupunkturpunkte 205
- Unterschenkelflexoren 294
- Wirbelsäulenreflexe 208

I, J

Ileozökalklappe 127
Indikatormuskel 16
- Auswahl 16
- hypertoner 17
  → auch hypertoner Muskel
- hypotoner 17
  → auch hypotoner Muskel
- Korrektur 18
- normotoner 17
- Testverfahren 16
- Überprüfung 16
Indikatorveränderungstest 44
Ja-Nein-Test 44

K, L

Kiefergelenk 114
Kinesiologie
- Definition 2
- Formen 3
- Umgang, verantwortlicher 7
Kompression, sphenobasiläre 123
Korrekturen
- Korrektur-Behandlung, Ablauf 6
kranio-sakrale Korrekturen 116
Krankheitserreger 194
- Bakterien-Modus 95
- Nosoden 98
- Parasiten-Modus 95
- Pilz-Modus 98
- Viren-Modus 95
kybernetisches Modell 52
- Gesetz der Summation 52
- Haus-/Wohnungs-Modell 53
- Modell des überlaufenden Fasses 52

M

M. adductor magnus 212
M. brachioradialis 214
M. coracobrachialis 216
M. deltoideus – mittlerer Anteil 220
M. deltoideus – vorderer Anteil 218
M. gastrocnemius 222
M. gluteus maximus 224
M. gluteus medius 226
M. gracilis 228
M. iliacus 230
M. latissimus dorsi 232
M. levator scapulae 234
M. obliquus externus abdominis 236
M. opponens pollicis 238
M. pectoralis major clavicularis 240
M. pectoralis major sternalis 242
M. peroneus 244
M. piriformis 246
M. popliteus 248
M. psoas 250
M. quadratus lumborum 252
M. quadriceps femoris 254
M. rectus abdominis 256
M. rhomboideus 258
M. sacrospinalis 260
M. sartorius 262
M. serratus anterior 264
M. soleus 266
M. sternocleidomastoideus 268
M. subscapularis 270
M. supraspinatus 272
M. tensor fasciae latae 274
M. teres major 276
M. teres minor 278
M. tibialis anterior 280
M. tibialis posterior 282
M. trapezius inferior 284
M. trapezius medialis 286
M. trapezius superior 288
M. triceps brachii 290
Medikamente, nützliche 91
Meridiane 40
- Anfangs- und Endpunkte 147
- Muskel-Zuordnung 207
- Prüfung 20
- übergeordnete 20
- Überprüfen von Energiezuständen 40
Modi 32
- Allergie-Modus 37
- Bakterien-Modus 37
- Einsatz 32
- emotionaler Modus 36
- Energetik-Modus 38

– Geopathie-Modus 38
– Herd-/Störfeld-Modus 36
– Mehr-Modus 32
– Ökologie-Modus 38
– Parasiten-Modus 37
– Pilz-Modus 38
– Prioritäts-Modus 33
– Struktur-Modus 37
– toxischer Modus 37
– Verweil-Modus 33
– Viren-Modus 37
Muskelfunktion 9
Muskel-Meridian-Zuordnung 207
Muskelspindeln (Spindelfasern) 11
– Beta-Fasern 12
– Gamma-1-Fasern 12
– Gamma-2-Fasern 11
Muskelspindeltechnik 14
Muskeltest 20
– Regeln und Verfahren 20
– Vorprogramm 15

N

Nackenextensoren 292
Nebennieren-Erschöpfungs-Syndrome 137
Nebennieren-Syndrom
– exekutives 138
– inverses 138
Neural-Kinesiologie 4
Neural-Organisationstechnik (N.O.T.) 4
Nosoden 48

O

ökologische Korrekturen 132
– Blutbestandteile 132
– Hormonkorrektur 134
– Nebennieren-Erschöpfungs-Syndrome 137
– Riddler Punkte 140
Os parietale, Kompression 124
Os temporale, Innenrotation 125

P

Phobiebehandlung 162
Pitch-Roll-Yaw 192
Professional Kinesiology Practitioner (PKP) 4
Psycho-Kinesiologie 5
Punkte
– Anti-Stress 153

– neurolymphatische 19, 204
– neurovaskuläre 19, 205

R

reaktive Muskelverhältnisse 196
– Korrektur 199
– Korrekturüberprüfung 199
– Testverfahren 196, 197
Regulation 54
– blockierte 54
– offene 54
– Regeln und Verfahren 55
Regulationsfähigkeit des Körpers 53
→ auch Regulation
– Überprüfung 53
Rezeptoren 10
– Golgi-Sehnenorgane 10
– neuromuskuläre Muskelspindeln 10
Riddler Punkte 140
– Lage 143
– Rotationsläsion 121

S

Schädelnähte, Kompression 125
Schritt- und Gangbild 189
Schwermetalle 79
Sport-Kinesiologie 5
Stellreflexe 188
Störfelder 63
→ auch Entzündungsherde
– Narben 65
Störfeldtestung 65
Stress, posturaler 164
Struktur-Modus 91
strukturelle Korrekturen 104, 105
– Beckenfehler Kategorie I 109
– Beckenfehler Kategorie II 111
– Beckenfehler Kategorie III 113
– Extensionsläsion 119
– Flexionsläsion 118
– Gelenkstoßdämpfer 129
– Hiatushernie 128
– Ileozökalklappe 127
– Kiefergelenk 114
– Kompressions-Störung 123, 124
– Korrekturschritte 104
– kranio-sakrale Korrekturen 116
– Lateralläsion 122

– Medikamente, nützliche 91
– Rotationsläsion 121
– Schritt- und Gangbild 189
– Seitneigungsläsion 120
– Stellreflexe 188
– Struktur-Modus 91
– Vertikalläsion 121
– Wirbelkörperfixierungen 107
– Wirbelkörperverlagerung 104
Struktur-Modus 91
Suchtbehandlung 165
Surrogat-Test 39
Switching 25
– Korrektur 25, 26
– Test 25
– Überprüfung 26
→ auch Test

T

Tests
– Allergietest 86, 87
– Amalgamtest 84
– Herdtest 65
– Indikatorpunkttest 65
– Indikatorveränderungstest 42
– Ja-Nein-Test 27
– Muskeltest 20
– Narbentest 68
– Nosodentest 67
– Organtest 66
– Reflexzonentest 66
– Störfeldtest 65
– Surrogat-Test 39
– Switching-Test 25
– Test durch Emotionstabellen 69
– Test durch Visualisierung und Denken an den Stressor 69
– Test mit dem emotionalen Modus 60
– Test mit homöopathischen Lösungen 83
– Test mit Originalsubstanzen 83
– Test mit toxischem Modus 83
– Zwei-Punkt-Test 39, 78, 85
Therapielokalisation 38
Touch for Health 2, 4
toxische Belastungen 79
– homöopathische Lösungen 83
– Original-Substanzen 83
– Schwermetalle 79
– Tests 79

– toxischer Modus   83
– Zwei-Punkt-Test   39, 78, 85

U, V
Unterschenkelflexoren   294
Verbaler Test   27
– Gesundheitsbereitschaft   27
– Haltungskonflikt   28, 29
– Haltungsumkehr   28, 29
– Ja-Nein-Test   27
Vertikalläsion   121

W
Wasseradern   99
Wasserhaushalt → Dehydratation, latente
Wirbelkörperfixierungen   107
Wirbelkörperverlagerung   104
Wirbelsäulenreflexe   208

Z
Zentralgefäß   21
– Überprüfung   21
Zentrierung   186
Zwei-Punkt-Test   39, 78, 85